Yogāsana

L'ENCYCLOPÉDIE DES POSTURES DE YOGA

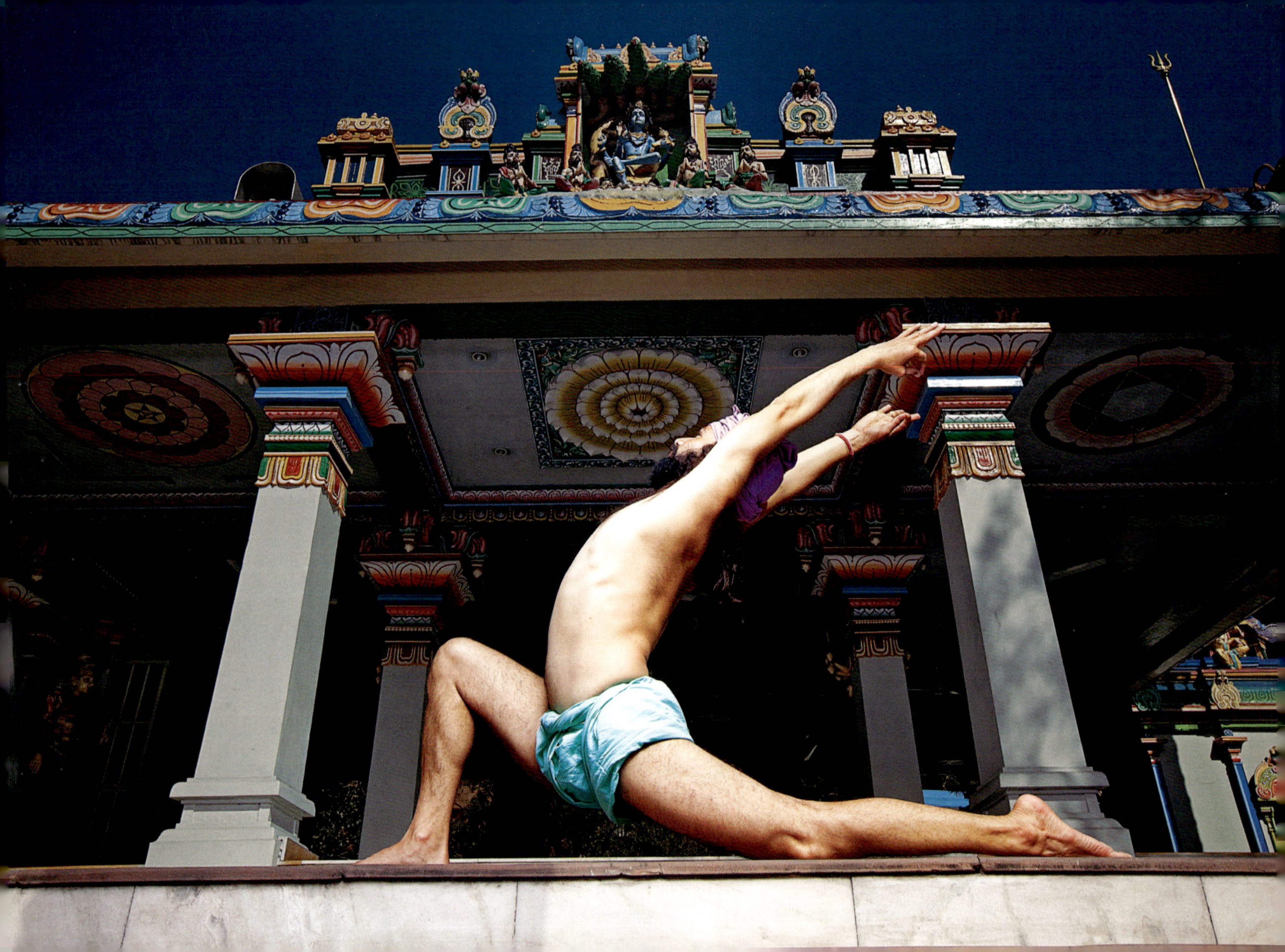

Yogāsana

L'ENCYCLOPÉDIE DES POSTURES DE YOGA

Yogrishi Vishvketu,

Préface de Sri Sri Ravi Shankar

SYNCHRONIQUE ÉDITIONS

Amitiés

Yogrishi Vishvketu est devenu un maître très important dans ma pratique. Je l'ai rencontré à Rishikesh, dans l'Ashram Anand Prakash, il y a déjà plusieurs années, et j'ai alors commencé à pratiquer avec lui tous les matins. Depuis que je le connais, il a toujours démontré une grande sagesse dans sa pratique du *yogasana* et de la méditation. Cela transparait dans ses cours, m'incitant à revenir régulièrement pratiquer avec lui. Son authenticité et son amour sincère pour chacun de ses étudiants sont profondément inspirants. C'est un yogi dont les actions sont en accord avec le discours. Le voir composer ce livre avec tant d'attention m'a permis d'apprécier l'héritage qu'il lègue à ce monde. Alors que tout change de plus en plus vite et que *yogasana* et leurs variations ne cessent d'évoluer, ce patrimoine qu'il nous transmet ici et son authenticité ne manqueront pas d'être appréciés dans les années à venir. Je le salue avec beaucoup d'amour et de gratitude pour le don qu'il fait ainsi à l'humanité.

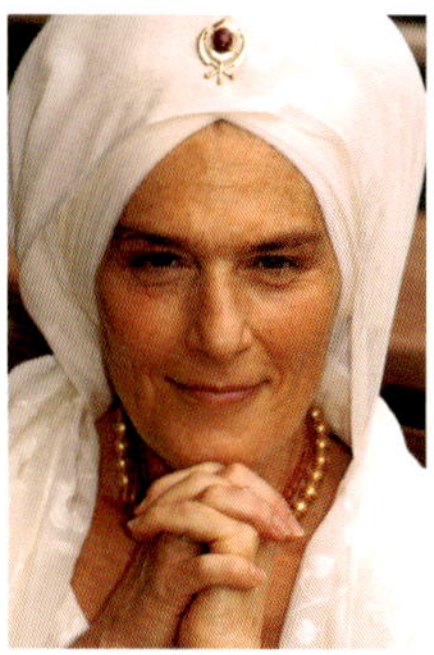

Gurmukh Kaur Khalsa,
fondatrice de *Golden Bridge Yoga*

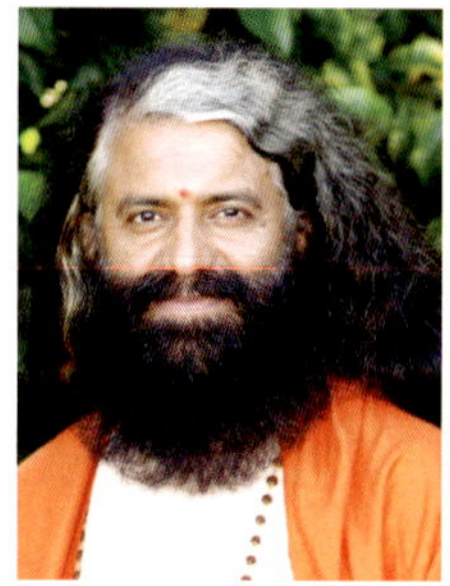

Ce travail réalisé par Yogrishi Vishvketu est un merveilleux apport à la riche tradition du yoga, toujours en évolution et fondée sur l'expérience. Dans ce livre, Yogrishi Vishvketu porte un regard neuf sur le yoga à partir d'une approche holistique. Il évoque les postures physiques et les relie à leurs pendants énergétiques en expliquant la relation qu'elles entretiennent avec le flux d'énergie qui circule dans notre corps, les chakras, et comment s'aligner avec les énergies cosmiques de l'univers. De plus, ce livre est accessible à tous. En posant un œil nouveau sur la terminologie traditionnelle des *yogasana* par le biais de la création (ou re-création) de nouveaux noms de postures, et en fournissant aux lecteurs les symboles des chakras et des *yantra*, Vishvketu nous permet d'approfondir nos connaissances sur le yoga dans son intégralité. Il adopte une nouvelle approche pour enseigner les postures, sans les classer par ordre alphabétique ou par catégorie, mais plutôt par des critères fondamentaux qui permettent aux lecteurs de les reproduire progressivement et naturellement.

H.H. Pujya Swami Chidanand Saraswatiji,
président de l'Ashram Parmarth Niketan, Rishikesh, Inde

Dans les collines sacrées de l'Himalaya, à Rishikesh, sur les rives du Gange, Yogrishi Vishvketu est un maître qui excelle dans sa pratique et son enseignement du *yogasana*. C'est un chercheur spirituel attentionné, bienveillant, au cœur ouvert – et également un ami très cher.

Radhanath Swami,
auteur de *The Journey Home*

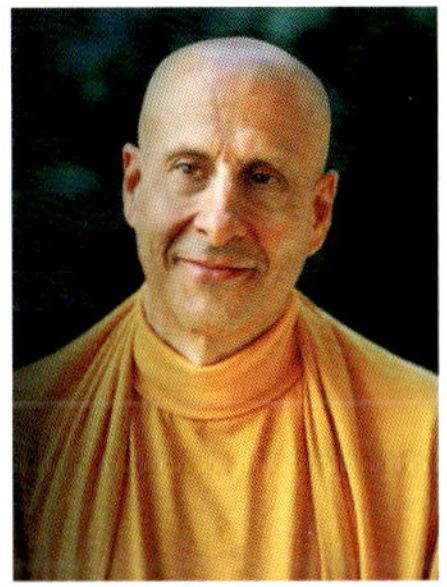

Je félicite et adresse les meilleurs bénédictions à Yogrishi Vishvketu pour avoir écrit cette encyclopédie pratique. Elle est à la fois simple et exhaustive. Ce livre est en tous points pertinent, important et utile pour les personnes qui s'engagent afin de se former sur la voie du yoga. Il est imprégné de sagesse et les noms des postures permettront de clarifier et de lever toute confusion sur les postures d'*asana*.

Dr Surendra Kumar, vice-chancelier,
Université Gurukula Kangri Vishwavidyalaya, Haridwar, Inde

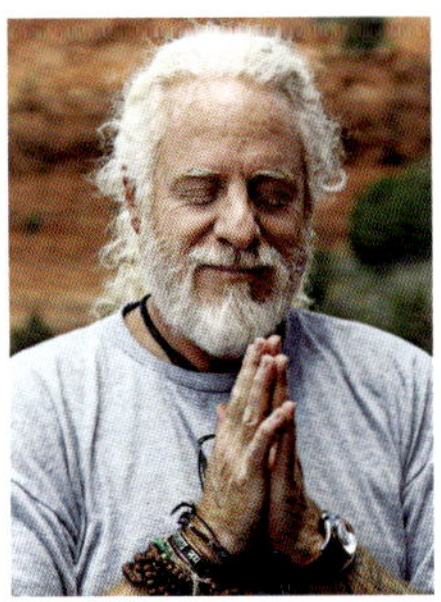

L'authenticité de Yogrishi Vishvketu émane de chacun de ses mots sur chacune de ces pages. Il est l'un de ces rares yogi qui vit et respire la sagesse de ces enseignements intemporels. Il dispense ses conseils qui transforment notre être d'une manière pure, puissante et inspirante.

Davidji,
auteur de *Secrets of Meditation*

Yogrishi Vishvketu est un cadeau fait au monde du yoga moderne. Bien que le yoga connaisse un tournant très intéressant et dynamique sur le plan théorique et pratique, il est profondément important de garder un pied fermement ancré dans son histoire, puisque c'est elle qui éclaire et oriente tout ce que nous vivons aujourd'hui. Yogrishi Vishvketu établit un pont entre les perspectives historiques et modernes, et ce avec humilité, en suscitant la curiosité et le plaisir des yeux. Je recommande vivement ce livre à tous ceux qui cherchent à approfondir leur expérience du *yogasana* et les pratiques traditionnelles dont dispose cette riche palette qu'est le yoga.

Ted Grand, fondateur de *Moksha Yoga*

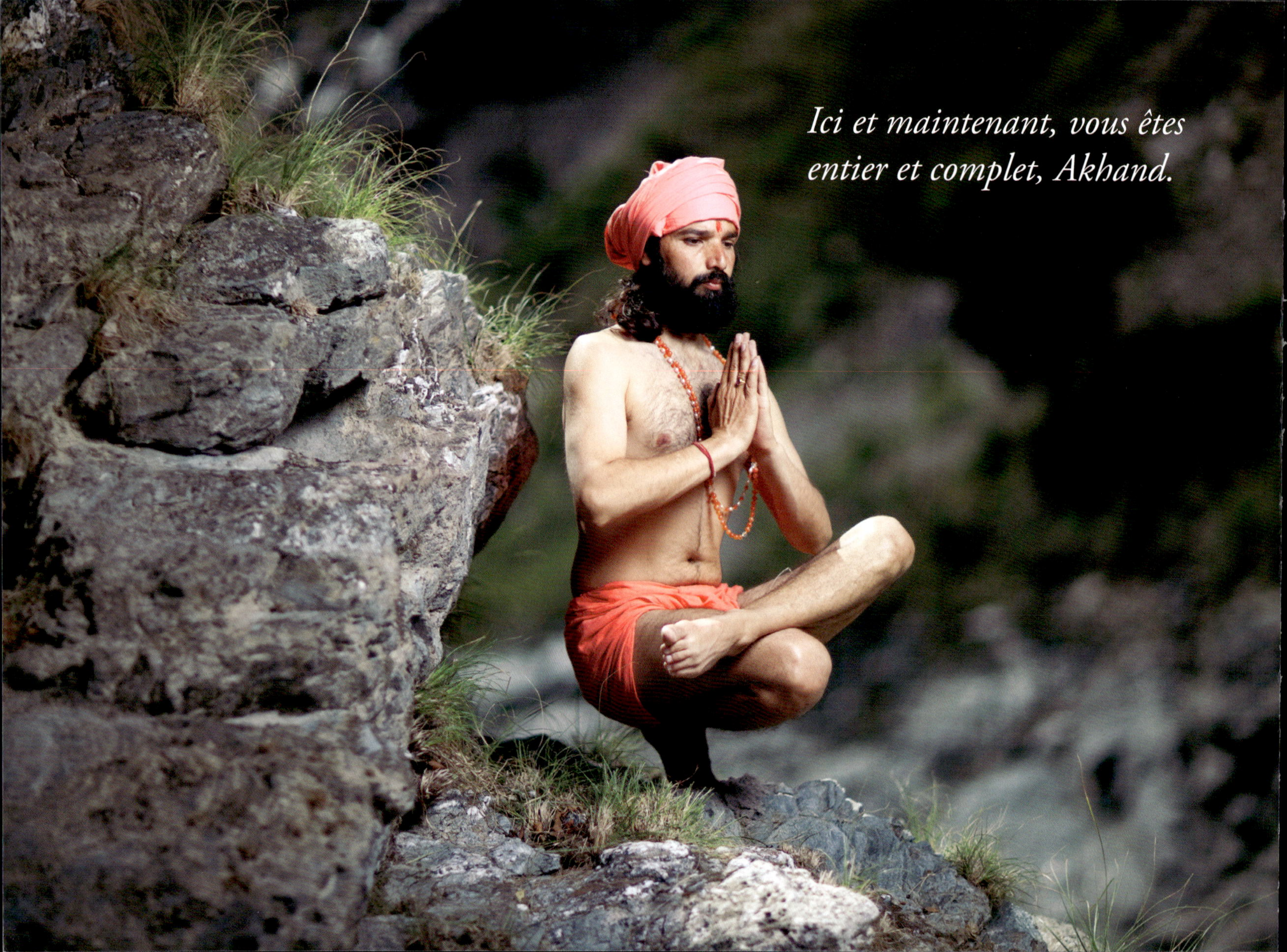

Ici et maintenant, vous êtes entier et complet, Akhand.

Sommaire

Préface

Sri Sri Ravi Shankar, président de la fondation The Art of Living

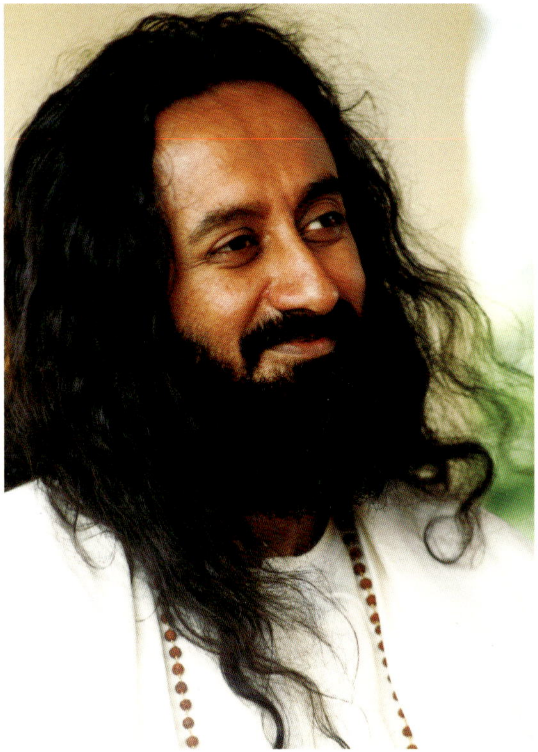

Le yoga consiste à s'unir avec la profondeur de notre Être et à découvrir qu'au fond de nous, notre véritable nature est joie. Tout le stress et la négativité n'existent qu'en surface ; avec une simple prise de conscience et un peu de pratique, nous pouvons découvrir la source de félicité qui réside en nous. Lorsque nous sommes en contact avec notre Moi profond, l'harmonie règne à tous les niveaux de notre existence. La paix et le bonheur se manifestent alors sans requérir le moindre effort. Le yoga redonne à chacun son naturel et sa spontanéité. Il préserve la jeunesse et la vivacité du cœur et de l'esprit. C'est la sagesse du yoga qui nous fait basculer de l'arrogance à la confiance en soi, de la docilité à l'humilité, de la dépendance à l'interdépendance, du désir de liberté à la conscience des profondeurs insondables de notre être, et de la limitation du soi à l'unité avec le tout.

Aussi ironique que cela puisse paraître, sur ce chemin, la discipline mène à la liberté. La discipline du corps est directement reliée à la libération des distorsions de l'esprit. Je suis heureux de constater que Yogrishi Vishvketu a regroupé dans ce livre un si grand nombre d'*asana* détaillés. Je suis sûr que cet effort aidera et inspirera beaucoup de personnes sur la voie de l'union avec leur Moi.

Remerciements

Je commence ce recueil en adressant mon plus grand respect à la lignée du hatha-yoga, à ses vénérables fondateurs et enseignants, connus ou inconnus. Je commencerai par honorer Mahayogi Sadashiv Adinath, avec qui cette lignée débute, et qui a éclairé la voie du yoga du grand maître Matsyendranath, selon la lignage des *nātha*. Ce dernier a, à son tour, enseigné au grand yogi Gorakhnath, qui a enrichi la lignée de ses propres révélations et a diffusé les enseignements du hatha-yoga il y a plus de 1 000 ans. Depuis ce temps-là, d'innombrables yogis et yoginis ont à leur tour enrichi ces enseignements. Le yoga est une discipline expérimentale, et chaque génération a ajouté ses propres découvertes et révélations pour en faire la pratique que nous connaissons aujourd'hui. Tous les styles modernes de yoga prennent racine dans l'éminente lignée du hatha-yoga. Ce manuel est fondé sur les enseignements que j'ai reçus et sur ce que j'ai appris au cours de mes propres années de pratique. Je remercie humblement mes nombreux enseignants et étudiants, et j'espère que ce livre sera utile à d'autres.

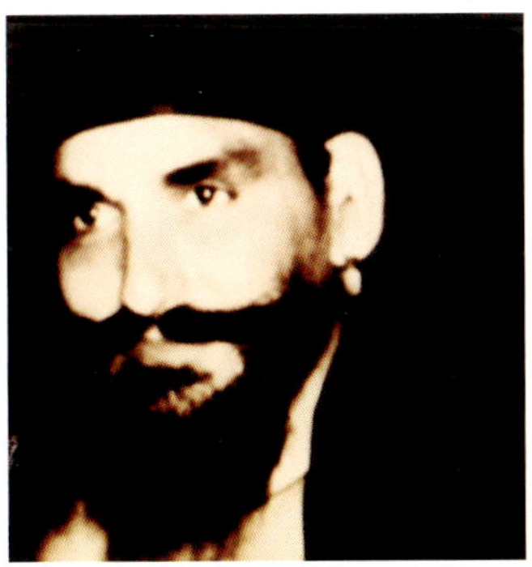

Baba Premnāth

J'aimerais rendre hommage à Baba Premnath et aux nombreux enseignants de la tradition du yoga himalayen qui ont partagé leurs connaissances avec moi. Je voudrais en particulier remercier le regretté Swami Amlanand Giri, fondateur de l'ashram Tripura Yoga à Haridwar, qui a toujours soutenu notre travail à l'ashram et qui fut mon yog sadhana personnel. Il m'a toujours inspiré par la simplicité et la gentillesse dont il faisait preuve envers tout un chacun. Je tiens également à saluer le Dr Yogi Raj, enseignant émérite de yoga et d'ayurveda et fondateur de l'ashram Gurukul Kanva dans le nord de l'Inde. Je remercie chaleureusement mon directeur de thèse, le Dr Ishwar Bhardwaj, de l'université Gurukula Kangri à Haridwar.

De nombreuses personnes m'ont aidé à donner vie à cet ouvrage : je remercie l'œil aiguisé et le talent de Ronjoy Gogoi pour les photographies de chaque posture de yoga, et témoigne de ma reconnaissance à Martin Prihoda pour

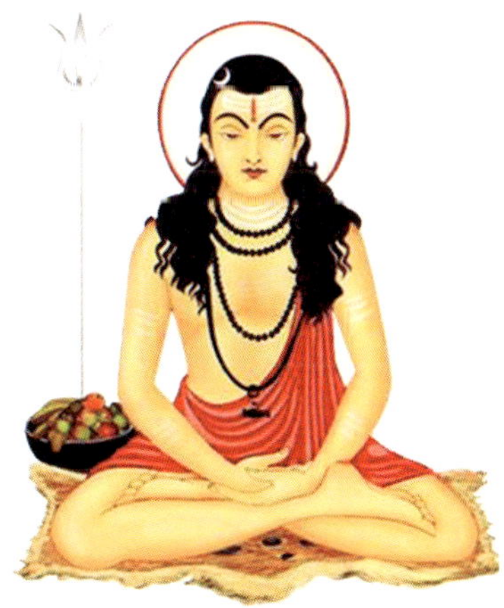

Yogi Gorakhnath

ses illustrations de l'ensemble du livre. Je tiens à exprimer toute ma gratitude à Sandeep Tyagi, Yogacharya et universitaire spécialiste du sanskrit, qui a travaillé avec moi à expliciter les significations des noms sanskrits figurant dans ce livre, ainsi qu'au Yogacharya Dr Vijay Kumar Tyagi, professeur assistant à l'Université Gurukula Kangri de Haridwar, qui a contribué à la transcription des termes sanskrits contenus dans cet ouvrage. Un grand merci à Julian Baba (Julian Jorgensen) pour son soutien en amont à la réalisation graphique, et à Meera Sethi pour la conception du livre. Merci également à un autre membre clé de notre équipe de formateurs d'enseignants, Parvati (Angela Lytle), qui a corrigé la partie textuelle de cet ouvrage en la rendant substantielle et pertinente, ainsi qu'à Karishma Kripalani, qui a apporté son aide et ses conseils éditoriaux tout au long du processus de publication, puis à Yogi Uday pour son soutien à la réalisation de ce livre et au sein de la communauté de l'ashram. Merci à mon éditeur, et en particulier à Courtney Andersson, pour tout le travail qu'elle a accompli afin que cet ouvrage puisse être publié. De nombreuses autres personnes ont apporté leur soutien et leur aide à l'élaboration de ce recueil, notamment Rashmi (Julia Forest), enseignante dans l'équipe de formation d'Akhanda Yoga, ainsi que les autres membres de la famille de l'Ashram Anand Prakash. Je tiens à exprimer toute ma gratitude à Sri Sri Ravi Shankar pour son avant-propos, ainsi qu'aux yogis, yoginis et universitaires qui ont relu ce livre : Gurmukh Kaur Khalsa, S.S. Pujya Swami Chidanand Saraswatiji, Radhanath Swamiji, Davidji, Ted Grand, Swami Amlanandji Giri, Dr Ishwar Bhardwaj, Dr Surendra Kumar, Dr Yogi Raj, Acharya V. Vasudevan et Dr Anil K. Mehta.

Je remercie sincèrement mes nombreux étudiants du monde entier de m'avoir donné l'occasion d'enseigner. J'ai tant appris de vous tous. Je tiens également à remercier ma famille pour sa patience et son soutien sans faille.

Mon équipe et moi-même avons fait de notre mieux pour être clairs et précis dans cette publication, mais toute erreur dans cet ouvrage relève de ma responsabilité, et je vous remercie par avance de votre compréhension.

Mot de l'éditeur

L'objectif de Yogrishi Vishvketu, en retournant aux racines sanskrites des postures pour en proposer une nouvelle dénomination, est de rester fidèle à l'essence énergétique et spirituelle de chaque posture. Dans un souci de clarté, nous avons toutefois également rappelé les noms usuels sous lesquels certaines postures sont connues habituellement en Occident.

Introduction

Dans la tradition du hatha-yoga, on dit qu'il y avait autrefois répertoriées soixante-douze mille postures de yoga (ou *yogasana*). Dans la *Gheranda Samhita*, le sage Gheranda affirme qu'il y a autant de *yogasana* qu'il existe d'êtres vivants. Il dénombre précisément quatre-vingt-quatre postures fondamentales et en détaille trente-deux. D'autres textes classiques du hatha-yoga, dont le *Siddhi Sidhanta Padatti* et le *Hatha Yoga Pradipika*, mentionnent également quatre-vingt-quatre *yogasana* principaux, mais se concentrent sur un nombre plus restreint de postures, considérées comme particulièrement importantes. Il s'agit notamment des postures du *padmasana*, *siddhasana* et du *sukhasana*, qui sont toutes des postures de méditation assises. Le *padmasana*, ou la posture du lotus, est à la fois inspirée par et imprégnée de l'essence de cette plante qui s'épanouit dans des circonstances difficiles, et qui est ancrée dans le monde. Les anciens yogis vivaient et pratiquaient habituellement dans la nature, entourés de saints et de divinités, et ils utilisaient cet environnement pour nommer les postures. Dans ce livre, j'ai souhaité perpétuer cette tradition.

J'avais huit ans lorsque j'ai commencé à pratiquer le yoga. Depuis lors, au cours de mon enseignement auprès de professeurs plutôt traditionnalistes, j'ai entendu un nombre important de désignations pour nommer les *yogasana*, que ce soit dans un *gurukul*, (c'est-à-dire un site résidentiel dédié à l'enseignement spirituel respectant la relation traditionnelle entre le guru et son disciple) ou dans un cadre universitaire. Certaines de ces dénominations semblent très intuitives et résonnent avec la forme ou l'énergie de l'*asana*, mais ce n'est pas le cas pour d'autres. Lorsque j'ai déménagé au Canada il y a plus de quatorze ans, j'ai constaté que, souvent, le sansrkit était utilisé pour décrire des postures ou des variations, mais que dans d'autres cas, les postures avaient seulement un nom en anglais. Après de nombreuses années de pratique, d'enseignement, et après avoir mis au point mes propres ajustements aux postures, il me semble que le moment est venu de systématiser la nomination des *asana* afin qu'ils aient un sens en sanskrit tout en s'inscrivant dans le système yogique moderne.

Dans ce livre, j'ai cherché à simplifier les noms de postures avec une méthodologie facile à mémoriser. Si vous réussissez à acquérir une base d'environ trois cents mots en sanskrit, vous pourrez aisément vous souvenir de leurs noms. Nous avons travaillé avec le Dr Vijay Kumar Tyagi, spécialiste du sanskrit, afin d'attribuer des termes logiques et parlants à un grand nombre de variations courantes de postures. Dans d'autres cas, les noms sont apparus spontanément alors que nous combinions des mots relatifs aux parties du corps avec ceux qui décrivaient la manière dont le corps se maintient dans certaines postures. Le sanskrit est une langue très complexe, donc nous avons développé des noms qui ne qualifient que les variations et modifications des postures. Le livre s'articule autour de ces ensembles, ou familles, de postures. Dans chaque famille, on peut voir comment, dans la pratique, chaque posture fondamentale peut être modifiée ou approfondie.

Par exemple, dans cette encyclopédie, vous trouverez des postures nommées à partir du mot *parvati*. *Parvati* est le nom du principe féminin « déesse ». Elle représente l'énergie cachée du féminin sacré qui réside dans notre *muladhara*, le chakra racine. Cette énergie féminine est appelée *Kundalini Shakti*. L'ensemble des postures nommées d'après Parvati fait intervenir l'ouverture des hanches, qui crée un espace permettant à l'énergie *Kundalini Shakti* de se déployer et de s'élever.

Nous avons également essayé de rester fidèles à l'essence de chaque posture. J'ai toujours connu la célèbre posture du « chien tête en bas » sous le nom de *parvatasana*, ou posture de la montagne. Selon moi, cette appellation est beaucoup plus significative et plus évocatrice car, dans cette posture, nous sommes ancrés au sol tant par les mains que par les pieds, alors que nos hanches se dressent comme le sommet d'une montagne. Nous invoquons la solidité de la montagne grâce à notre propre corps. De plus, la montagne a toujours été un environnement privilégié pour la pratique du yoga. Ce nom évoque à notre conscience l'Himalaya, le berceau du yoga, et nous relie à l'énergie de la nature, au fait de se retirer du monde au profit de la pratique spirituelle, et nous incite à contempler les vastes cieux qui entourent les montagnes. Dans de nombreuses traditions spirituelles, les événements divins ou extraordinaires se déroulent dans les montagnes, des espaces qui recèlent des forces secrètes et regorgent de plantes sacrées, d'animaux rares. À mon sens, la posture du « chien tête en bas » est une posture différente où la tête ou le menton touche le sol, ce qui va alors créer une énergie différente et répond à un autre objectif.

L'énergie véhiculée par un nom est puissante et chargée de sens, et nous en avons tenu compte dans l'élaboration de ce livre. Traduire est un processus délicat, et nous avons essayé de choisir des mots qui évoquent le sanskrit. Par exemple, dans les postures où l'on utilise le mot sanskrit *bhu*, pour se référer au sol (comme « les mains au sol »), nous avons choisi la traduction « terre », afin de faire écho à la déférence implicite envers la terre dans le mot original, mot qui désigne également la déesse de la terre (Bhu Devi) en sanskrit.

Par ailleurs, afin de représenter les enseignements de la tradition du yoga prise au sens large, ainsi que l'Ayurveda (la science sœur du yoga), nous avons intégré les noms d'importants sages et enseignants. Nous espérons que le fait d'honorer ainsi leur contribution au yoga permettra de sensibiliser les pratiquants actuels à la culture, aux origines et racines ancestrales de la pratique.

Lorsque les dénominations originales pour des postures n'étaient pas connues, comme dans le cas des *yogasana* connus sous le nom de Guerrier I, II et III, nous avons choisi des noms différents mais liés entre eux pour ne pas les confondre : *virasana*, *virabhadrasana* et *mahavirabhadrasana*. Ainsi, la relation existante entre les postures est maintenue, tandis que les noms suggèrent que l'énergie se transmet de l'une à l'autre position. De même, de nombreuses postures sont la combinaison de deux postures, aussi leurs noms ont-ils été créés en fusionnant le nom des deux *asana*. Par exemple, *dhruva candrasana* associe la posture de l'arbre et la posture de la lune, et son nom comprend donc les mots sanskrits pour arbre (*dhruva*) et pour lune (*candra*). Un autre exemple est celui de *bheka ustrasana* : *bheka* signifie grenouille, et *ustra* veut dire chameau ; cette posture combine la posture du chameau et celle de la grenouille. Des termes supplémentaires vont ensuite se rapporter à la position des parties du corps. Au fur et à mesure que vous explorerez ce livre, la manière de créer des termes en sanskrit vous paraîtra claire et évidente. Les schémas, tableaux et traductions vous aideront à vous familiariser avec le sanskrit, et vous pourrez ainsi apprendre les noms traditionnels des *asana* tout en renforçant votre lien avec les origines du yoga.

La tradition du yoga dans son intégralité et les pratiques du hatha-yoga se sont développées au cours d'une très longue période et dans de nombreuses régions géographiques. Aujourd'hui, le yoga s'est répandu dans le monde entier. Si tous les *yogasana* appartiennent à la tradition du hatha-yoga, de nombreux enseignants et groupes de *yogacharyas* (maîtres) ont développé leur propre voie d'expression du yoga.

Les différentes lignées ont chacune développé de multiples formes pour exprimer leurs enseignements, et je ne prétends pas créer un système universel qui remplacerait celui d'autres lignées. J'ai davantage initié ce projet afin de répertorier ce que j'ai appris sur les *yogasana* et pour trouver un système de dénomination qui corresponde à ma compréhension du yoga. C'est dans cet esprit que je mets à disposition *Yogāsana - L'Encyclopédie des postures de yoga*, en espérant qu'elle sera utile à d'autres. Au fil du temps, il ne fait aucun doute que votre connaissance du yoga ne cessera de grandir grâce à l'expérimentation et en apprenant auprès de nombreux pratiquants.

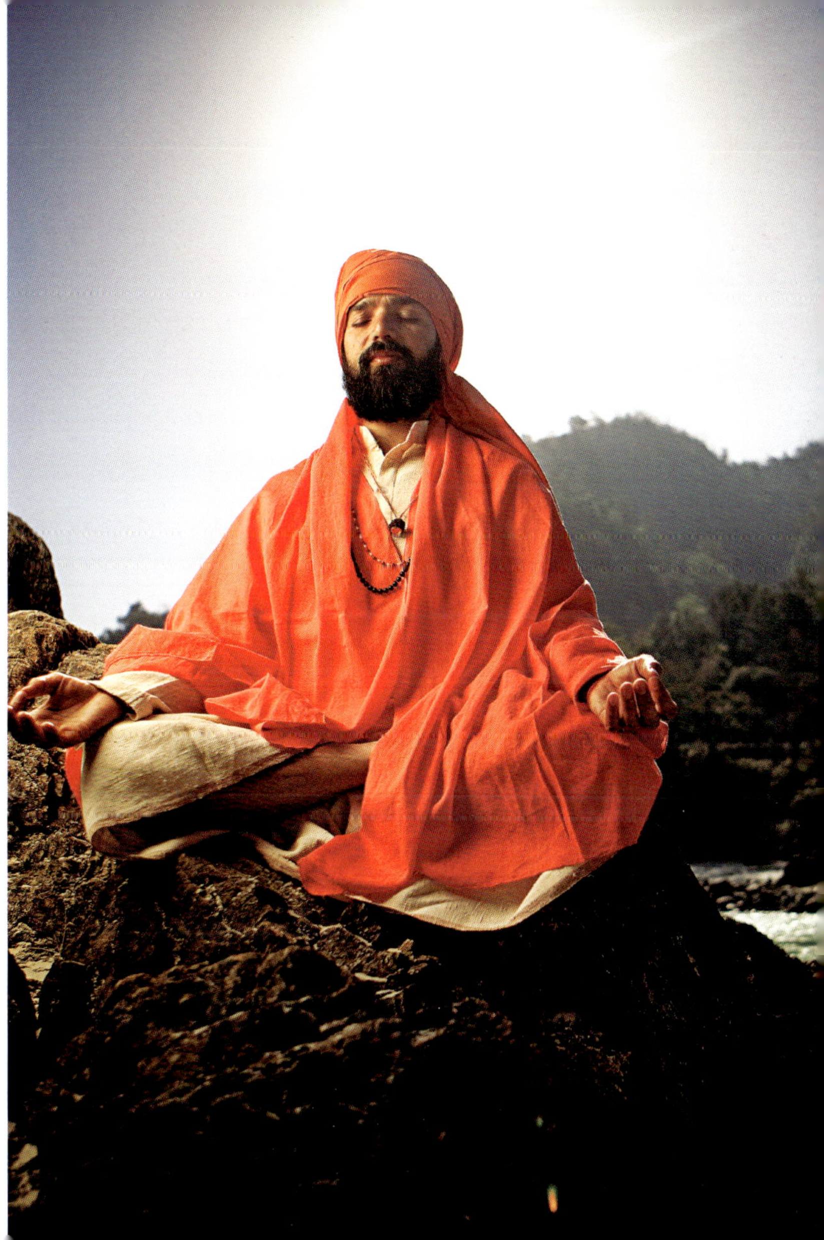

Comment utiliser ce livre

Ce livre contient près de huit cent cinquante postures de yoga classées en fonction de leurs caractéristiques fondamentales, une classification qui se retrouve dans le système de nomenclature. Ce système présente aux pratiquants de yoga la progression naturelle qui permet d'approfondir chaque posture. Par ailleurs, l'ensemble du livre suit le déroulement logique d'un cours de yoga, en proposant plusieurs variantes et modifications pour chacune des postures, et se termine par des exercices de relaxation.

Vous pouvez utiliser ce livre comme un guide de référence à feuilleter à tout moment. Cependant, pour en tirer le meilleur parti en tant qu'encyclopédie, et pour vous familiariser avec le système de nomenclature, prenez le temps d'examiner les notices des pages qui suivent. Elles rassemblent la traduction, la translittération et la prononciation du sanskrit vers le français, un diagramme des noms sanskrits des différentes parties du corps, et une introduction au système des chakras et aux symboles des *yantra* qui seront associés aux postures tout au long du livre.

Chaque posture est accompagnée de son nom écrit en sanskrit, de sa translittération, et de sa signification en français.

Conseils pour votre pratique

Devenir un pratiquant avancé du yoga dépend davantage de l'orientation que l'on donne à sa pratique que de son aptitude à exécuter de nombreuses postures. Il est important de suivre le but que vous vous êtes fixé. Cherchez-vous à éliminer vos toxines, à développer votre vie intérieure ? À accéder à un état de méditation profonde ou à la guérison ?

Lorsque je suis arrivé en Occident, j'ai découvert que les *yogasana* étaient enseignés et pratiqués indépendamment de la tradition du yoga dans son intégralité. Certains pratiquants peuvent avoir une grande souplesse physique, mais ne parviennent pas à toucher l'essence de la pratique. De mon point de vue, le *yogasana* permet de libérer les sens et de préparer le corps et l'esprit à la méditation. Le grand sage Patanjali ne mentionne qu'une seule asana dans les yoga sutras : la position de méditation assise. Une pratique du yoga réalisée avec assiduité mène à la méditation, qui elle-même conduit à un état élevé de conscience.Le yoga, ce n'est pas seulement ce que nous faisons sur le tapis ; notre pratique doit se refléter dans notre manière de vivre au quotidien. Ne pratiquer qu'une partie de la discipline yogique, c'est comme bander les yeux à quelqu'un qui regarde ou boucher les oreilles à quelqu'un qui écoute.

Dans le yoga Akhanda, nous utilisons les *mudra*, des gestes de la main qui convoquent certains types d'énergie dans notre pratique des *asana*. Nous utilisons en particulier *jnana mudra*, où le pouce touche le haut de l'index. Ce geste favorise la concentration et l'ancrage dans la posture, en approfondissant et en prolongeant la respiration. À chaque fois que vous avez les mains libres, vous pouvez utiliser ce *mudra* pour compléter la posture, équilibrer votre énergie et augmenter votre concentration. Enfin, l'endroit où nous plaçons notre regard, ou *drishti*, à la fois physiquement et du point de vue de l'intention, est très important pour notre pratique. Il y a une grande variété de *drishti*, vous pouvez choisir celle qui est en harmonie avec ce qui vous pousse à pratiquer. Par exemple, *bahaya drishti*, qui désigne un regard doux les yeux ouverts, permet de focaliser votre concentration sur la posture. *Antara drishti*, qui signifie fermer les yeux et diriger le regard vers l'intérieur, éveille la conscience au système énergétique qui circule dans le corps. Vous pouvez concentrer votre regard sur le troisième œil, le cœur, la pointe du nez ou le mouvement du *prana* (énergie vitale). Vous servir de votre *drishti* peut vous aider à prendre conscience à chaque instant de votre moi lors de votre méditation. Dès que cela vous est possible, dans le cadre de votre pratique, essayez de fermer les yeux et portez votre attention à l'intérieur de vous.

Considérations pratiques sur le yoga

Le yoga a de nombreuses vertus curatives, mais il est important de bénéficier des conseils d'un enseignant expérimenté pour tirer le meilleur parti de votre pratique et éviter les blessures. Veillez à toujours maintenir une pratique équilibrée, en y incluant : l'intention (*sankalpa*), le travail du son (*mantra* ou sonorité), le travail de la respiration (*pranayama*), la méditation, la relaxation ainsi que chaque type d'*asana* (debout, assis, sur le ventre, sur le dos, équilibres sur les mains, flexions arrières, ouvertures des hanches et inversions). Le corps est un système holistique qui fonctionne comme un organisme unifié. Aussi, est-il important que votre pratique se focalise sur l'alignement de tout votre être.

Autant que possible, il est préférable de faire du yoga dans un cadre naturel où circule l'air frais et le *prana*. Portez des tenues simples, confortables, confectionnées de tissus clairs et naturels qui reflètent l'esprit vivifiant du yoga. Le moment de la journée et la manière dont vous pratiquez affectent l'ensemble de votre système physiologique et énergétique : votre circulation, la sécrétion d'hormones, le flux des énergies lunaire et solaire dans les *nadis* (les voies énergétiques du corps) et votre état d'esprit. Dans la tradition, on considère que la pratique du yoga doit se faire face au soleil levant pour en absorber les bienfaits physiques et énergétiques. Il est idéal de pratiquer le matin à jeun.

Si vous pratiquez à un autre moment de la journée, choisissez attentivement vos postures. Ayez conscience de la nature de chaque posture : génère-t-elle de la chaleur, procure-t-elle du calme ou stimule-t-elle ? Observez les effets de votre pratique sur votre corps, votre esprit et vos émotions afin de trouver la meilleure pratique pour vous, c'est-à-dire un équilibre qui soit en harmonie avec les cycles quotidiens, mensuels et annuels de la nature.

Apprenez à connaître votre constitution ayurvédique personnelle, non seulement pour comprendre ce que vous devez manger et comment optimiser votre état de santé, mais également afin de vous aider à choisir les *asana* et les *pranayama* qui vous conviennent. Je dis souvent que le yoga est un mode de vie qui commence dans la cuisine.

Le plus important reste l'attitude et l'intention que vous mettez lorsque vous pratiquez. Le sage du hatha-yoga Gorakhnatha a dit : « *hasobha karobha dhyanam* ». *Hasobha* signifie joie, *karo* signifie action, et *dhyanam* signifie méditation. Notre méditation doit être une joie. Je répète souvent à mes étudiants « respiration heureuse » ou « orteils heureux » pour leur rappeler de transmettre cette attitude joyeuse à chaque cellule de leur corps.

Ici, maintenant, vous êtes entier et complet. Laissez le *yogasana* vous apporter lumière et paix. *Hari Om.*

Guide de translittération et de prononciation du sanskrit au français

अक्षर (lettre)		Lettre	Son	Mot en français
अ		a	a	papa
आ	ा	ā	a allongé	âtre
इ	ि	i	i	idée
ई	ी	ī	i allongé	éphigie
उ	ु	u	ou	roux
ऊ	ू	ū	ou allongé	pouce
ऋ		ṛ	ri	riz
ॠ	ॄ	ṝ	ri allongé	arrimage
ऌ		ḷ	li	lisière
ए		e	é	bébé
ऐ		ai	aï	aïe
ओ	ो	o	o	yoga
औ	ौ	au	aou	aoutat
अं		ṃ	m/n	nid
अः	:	ḥ	muet	/
क् / क		k	que	moque
ख् / ख		kh	k	kaki
ग् / ग		g	g	garçon
घ् / घ		gn	gu	gui
ङ् / ङ		ṅ	gn	gagner

अक्षर (lettre)		Lettre	Son	Mot en français
च् / च		c	ch	chaise
छ् / छ		ch	ch allongé	match
ज् / ज		j	j	juge
झ् / झ		jh	z	azure
ञ् / ञ		ñ	n	pinède
ट् / ट		ṭ	t	talon
ठ् / ठ		ṭh	th	d'habitude
ड् / ड		ḍ	d	déesse
ढ् / ढ		ḍh	d et h aspiré	dafalgan
ण् / ण		ṇ	n	nez
त् / त		t	t	tante
थ् / थ		th	f	faon
द् / द		d	v	voiture
ध् / ध		dh	d allongé	Buddha
न् / न		n	n	non
प् / प		p	p	par
फ् / फ		pn	ph	photo
ब् / ब		b	b	bulle
भ् / भ		bh	b et h allongé	club-house
म् / म		m	m	mon

अक्षर (lettre)		Lettre trans-crite	Son	Mot en français
य् / य		y	y	yaourt
र् / र		r	r	rue
ल् / ल		l	l	lien
व् / व		v	v	variété
श् / श		ś	ch	chat
ष् / ष		ṣ	s	ouest
स् / स		s	s allongé	sud
ह् / ह		h	h	haricot
क्ष् / क्ष		kṣ	k suivi d'un ch	rickshaw
त्र् / त्र		tr	tr	trésor
ज्ञ् / ज्ञ		jñ	jn	jñana

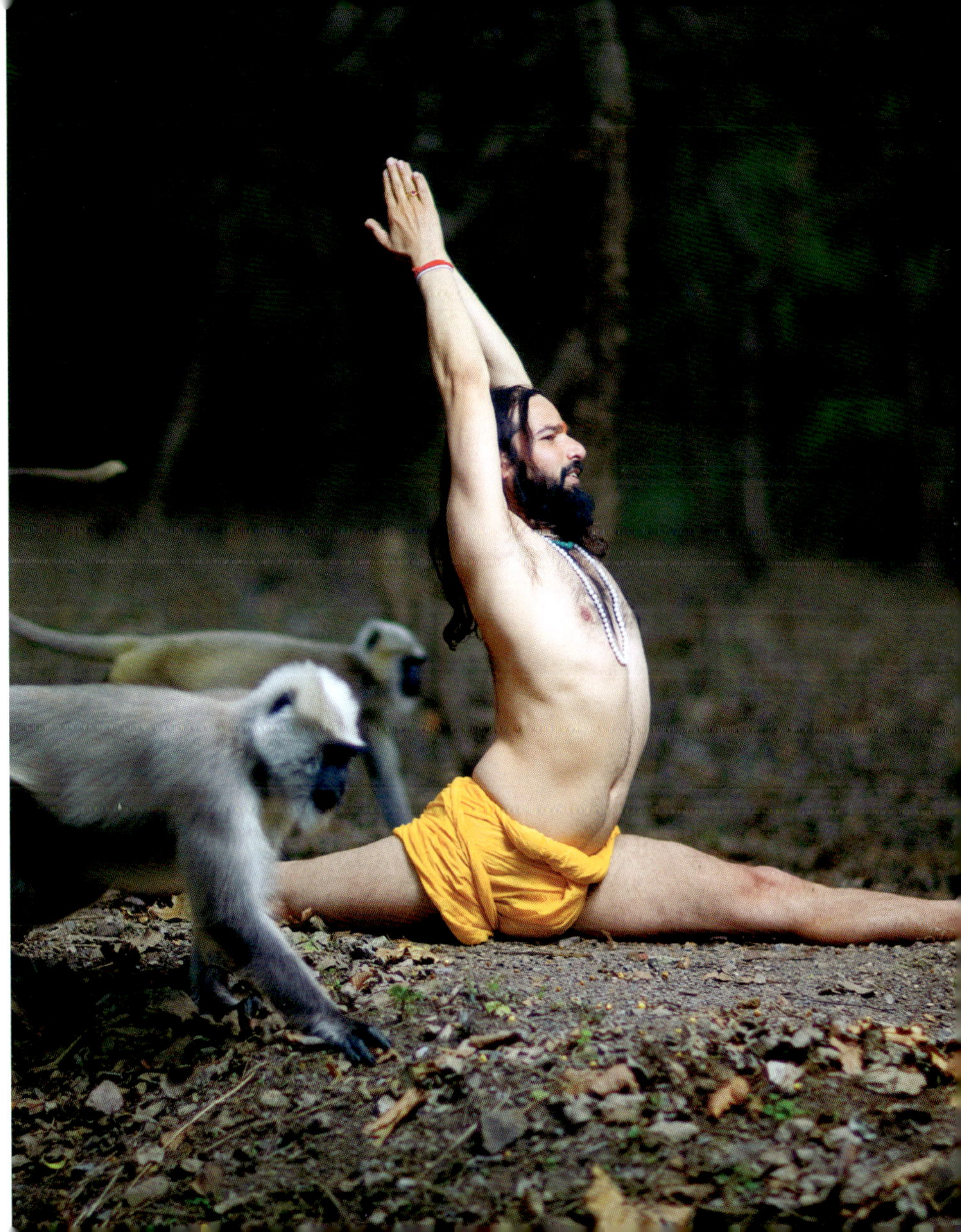

Traduction du sanskrit au français

Sanskrit	Translittération du sanskrit	Français
अङ्ग	aṅga	parties du corps et organes
अङ्गुल	aṅgula	doigts
अङ्गुली (तर्जनी, मध्यमा, अनामिका, कनिष्ठिका), अङ्गुष्ठ	aṅgulī (tarjan, madhyamā, anāmikā, kaniṣthikā) aṅguṣṭha	doigts et orteils (index, médian) gros orteil
अधोपाद	adhopāda	pieds, bas des jambes
अधोमुख	adhomukha	face au sol
अन्तर्दृष्टि	antaṛdṛṣṭi	regarder à l'intérieur
अस्थि:	asthih	os
मुखम्	mukham	visage
उत्कफोणि	utkaphoṇi	coudes levés
उदर	udara	abdomen
हृदय:	hṛdayaḥ	coeur
उरु	uru	cuisse
कटि, श्रोणी	kaṭi, sroṇī	taille
कण्ठ:	kaṇth	gorge
कपाल:	kāpāl	crâne
कपोल:	kapolah	joues
कफोणि	kaphoṇi	coude
कर	kara	main

Sanskrit	Translittération du sanskrit	Français
करतल	karatala	paume
कर्ण	karṇa	oreille, personnage du Mahâbhârata
काख:, कुक्षि	kākhah, kukṣi	aisselles
केश	keśa	poil
गर्भ	garbha	ventre, matrice
गुल्फ	gulpha	cheville
गो	go	sens, vache
ग्रीवा	grīvā	cou
चक्र	cakra	roue, centre d'énergie
जटा	jaṭā	dreadlocks
जानु	jānu	genou
तिलक	tilaka	onction du troisième oeil
त्वक् (त्वचा)	tvak (tvacā)	peau
दक्षिण	dakṣiṇa	Sud
दन्त:, दशन	dantah, daśana	dents
दृष्टि	dṛṣṭi	regard
देह, काय, शरीर	deha, kāya, sarīra	corps
नख:	nakhah	ongles
नाभ	nābha/nābhi	nombril
नासिका	nāsikā	nez
नितम्ब	nitamba	fesses, hanches

Sanskrit	Translittération du sanskrit	Français
पाद	pāda	pieds, jambes, orteils
पुच्छ	puccha	queue, plume
फुफ्फुस:	phuphphusah	poumons
पूर्व	pūrva	avant, vers l'avant
पूर्वत:	pūrvatah	du devant
पृष्ठ	pṛṣtha	arrière, derrière
पृष्ठत:	pṛṣṭhatah	de l'arrière
प्रपाद	prapāda	la demi-pointe du pied
बहिर्जानु	bahirjānu	bord extérieur des genou
बहिर्दृष्टि	bahirdṛṣṭi	regarder vers l'extérieur
बहिर्पाद	bahirpāda	bord extérieur du pied
बहिर्पार्श्व	bahirpārśva	regarder sur le côté
बहिर्हस्त	bahirhasta	bord extérieur des mains
बुद्धि, मनीषा, प्रज्ञा	buddhi, manīṣā, prajñā	intelligence
भुज	bhuja	bras
भ्रू:	bhrūh	sourcils
मणि	maṇi	bijou
मन:	mana	esprit
मस्तिष्कम्	mastiṣkam	cerveau
मुष्टि	muṣṭi	poing
मूल	mūla	racine, source, fondation
मेरु	meru	colonne vertébrale, nom d'une montagne sacrée
योनि, भग:	yoni, bhagah	espèce, vagin
रसना(जिह्वा)	rasanā, jihvā	langue

Sanskrit	Translittération du sanskrit	Français
रोम:	romah	pores
ललाट, मस्तक	lalāṭa, mastaka	front
लिङ्गम्, शिश्न, मेढ्र:	liṇgam, siśna, meḍhrah	pénis
वक्ष:	vakṣah	poitrine
वाम	vāma	gauche
शिखा	śikhā	sommet de la tête, couronne
शिर	śira	tête
शीर्ष	śīrṣa, randhra	couronne de la tête
सन्धि	sandhi	articulations
समक्ष	samakṣa	avant
समक्षत:	samakṣaṭah	de l'avant
समदृष्टि	samadṛṣti	regard fixe
सम्मुख	sammukha	face à l'avant, devant
लघु आन्त्र	laghu āntra	intestin grêle
स्कन्ध	skandha	épaule
दीर्घ आन्त्र	dhirgha āntra	gros intestin
स्नायु:(नाडी)	snāyuh, naḍī	nerfs
श्रोत्र	śrotra, karṇa	oreille
हस्त	hasta	bras et mains
मणिबन्ध	maṇibandha	poignet
हनु	hanu	menton
नेत्रम्, लोचनम्	netram, locanam	yeux
नेत्रलोम	netraloma	cils

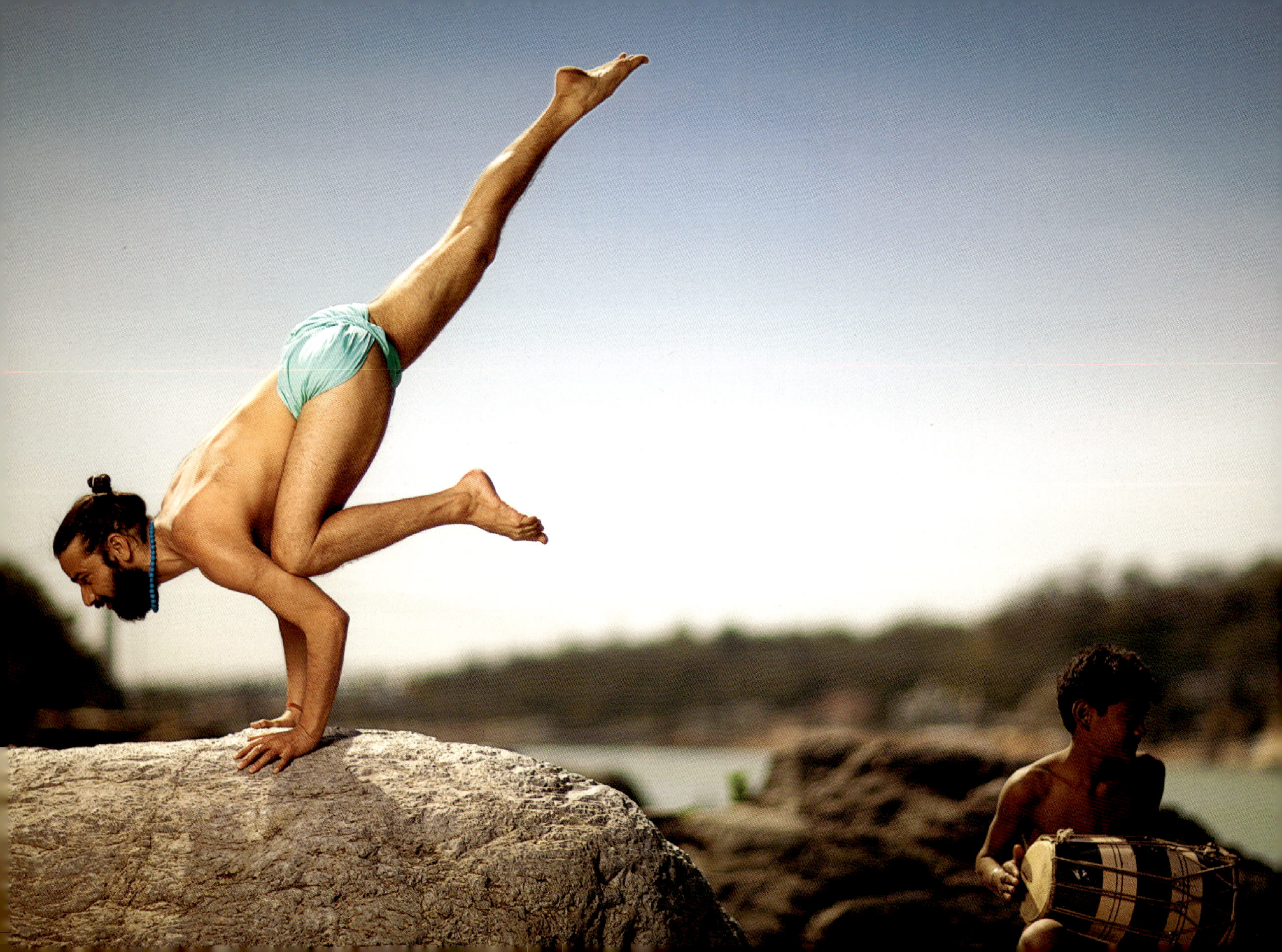

Schéma du corps du sanskrit au français

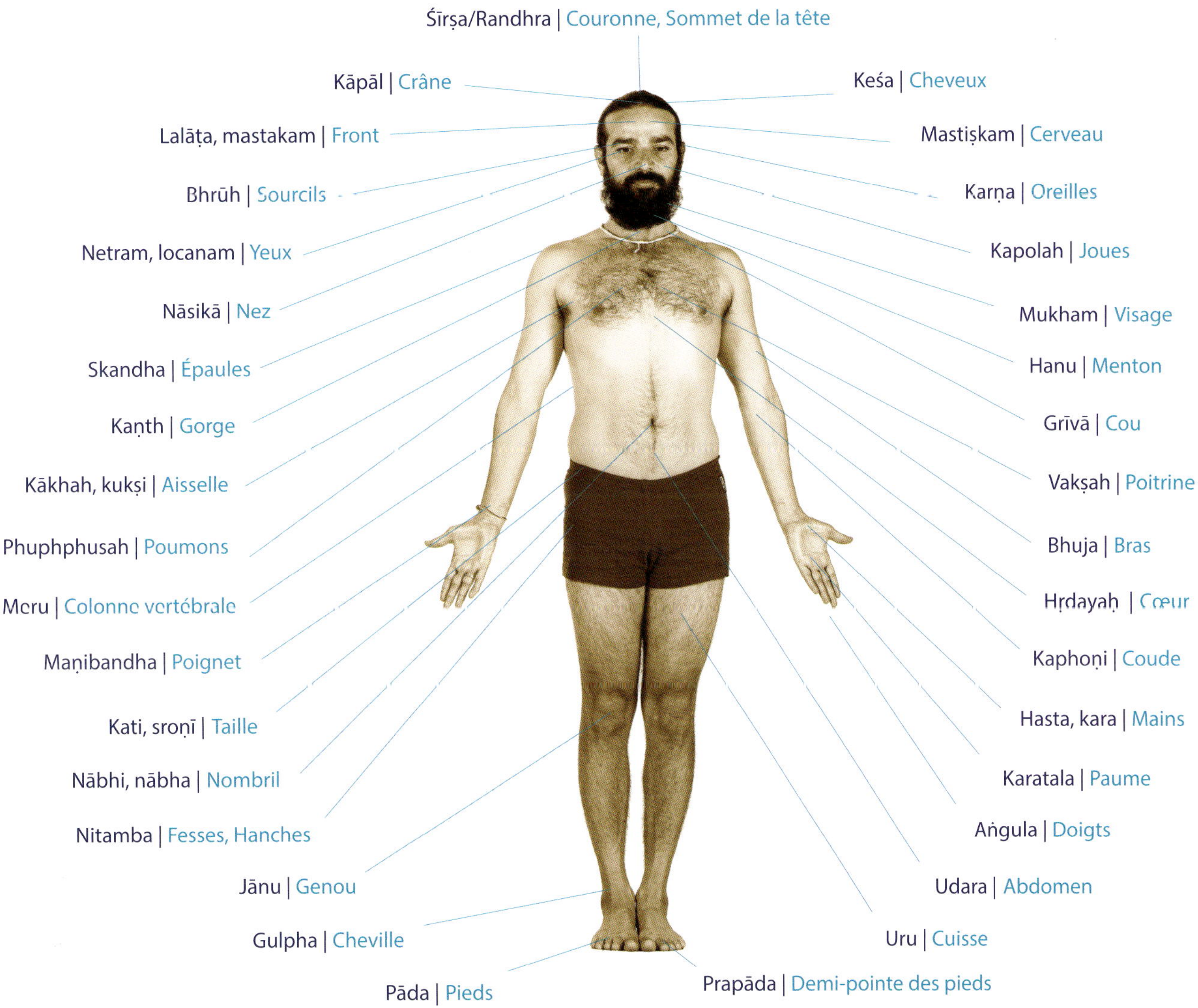

Le système des chakras

Le système du hatha-yoga a été conçu en se basant principalement sur l'anatomie énergétique du corps, un aspect facilement oublié ou ignoré dans notre société moderne où la prédominance du physique règne. Le hatha-yoga prend ses racines dans le tantra, un système de philosophie et de pratiques yogiques complexes qui considère que le corps est un élément esentiel dans le développement de la conscience de soi. Les anciens hatha-yogis percevaient le corps comme un système énergétique interconnecté, où le *prana* circule à travers les *nadis* (les voies énergétiques du corps). Il y aurait soixante-douze mille de ces circuits énergétiques dans le corps. Les deux *nadis* majeurs sont Ida, relié à la narine gauche et à l'hémisphère droit du cerveau et qui se caractérise par une énergie lunaire, froide et calme, et puis Pingala, relié à la narine droite et à l'hémisphère gauche du cerveau et qui se caractérise par une énergie solaire, chaude et active. Le *prana* circulant dans le réseau des *nadis*, l'énergie converge en certains points du corps, les fameux chakras. Équilibrer ces chakras est une composante majeure du yoga.

Le mot *hatha* se décompose en deux racines : *ha*, qui signifie soleil, et *tha*, qui signifie lune. Cette étymologie renvoie à la vocation première du hatha-yoga : être une pratique énergétique dans laquelle nous cherchons à équilibrer les énergies cosmiques présentes dans le corps. Maintenir cet équilibre énergétique contribue à élever notre conscience, qui à son tour éveille la Kundalini Shakti, énergie du féminin sacré, lovée à la base de la colonne vertébrale. L'un des visages de Shiva est Ardhanarishwara, qui est représenté à la fois comme Shakti, le féminin sacré (la moitié gauche du corps), et Shiva, le masculin primordial (la moitié droite du corps). Cette représentation est une belle métaphore poétique illustrant l'union des polarités par le yoga. On dit encore que Shakti vit à la racine, au niveau du périné, en tant que Kundalini, tandis que Shiva vit dans la couronne, au sommet de la tête, en tant que conscience. En travaillant pour améliorer le flux d'énergie qui passe par le système des chakras, nous unissons ces deux énergies cosmiques.

L'équilibre des chakras procure des bienfaits physiques, émotionnels et mentaux subtils. Si l'on accorde beaucoup d'importance à l'alignement physique, le yoga exige un alignement à bien d'autres niveaux. Dans les *Yoga Sutras de Patanjali*, il dit « *Sthiram sukham asanam* », qui signifie que les postures de yoga sont caractérisées à la fois par la stabilité et la fluidité. Une des traductions de sukham est « contentement profond ». Pour moi, cela signifie que le yoga est le processus et le résultat de l'alignement de l'intention, du corps physique, du corps pranique, du corps mental et de l'âme. Cela nous ouvre à l'expérience de la supra conscience.

Dans cet ouvrage, vous trouverez les *yantra*, symboles géométriques des chakras, placés au-dessus de chaque posture. Une seule posture peut contribuer à équilibrer plusieurs chakras. Avec le temps, vous comprendrez intuitivement, et expérimenterez même, les effets de chaque posture sur votre système de chakras. Les pages suivantes présentent les énergies dominantes et les caractéristiques de chaque chakra. Il existe de nombreux et merveilleux ouvrages que vous pouvez lire pour en savoir davantage sur l'énergie des chakras, mais le plus important est d'apprendre par l'expérience de votre propre pratique.

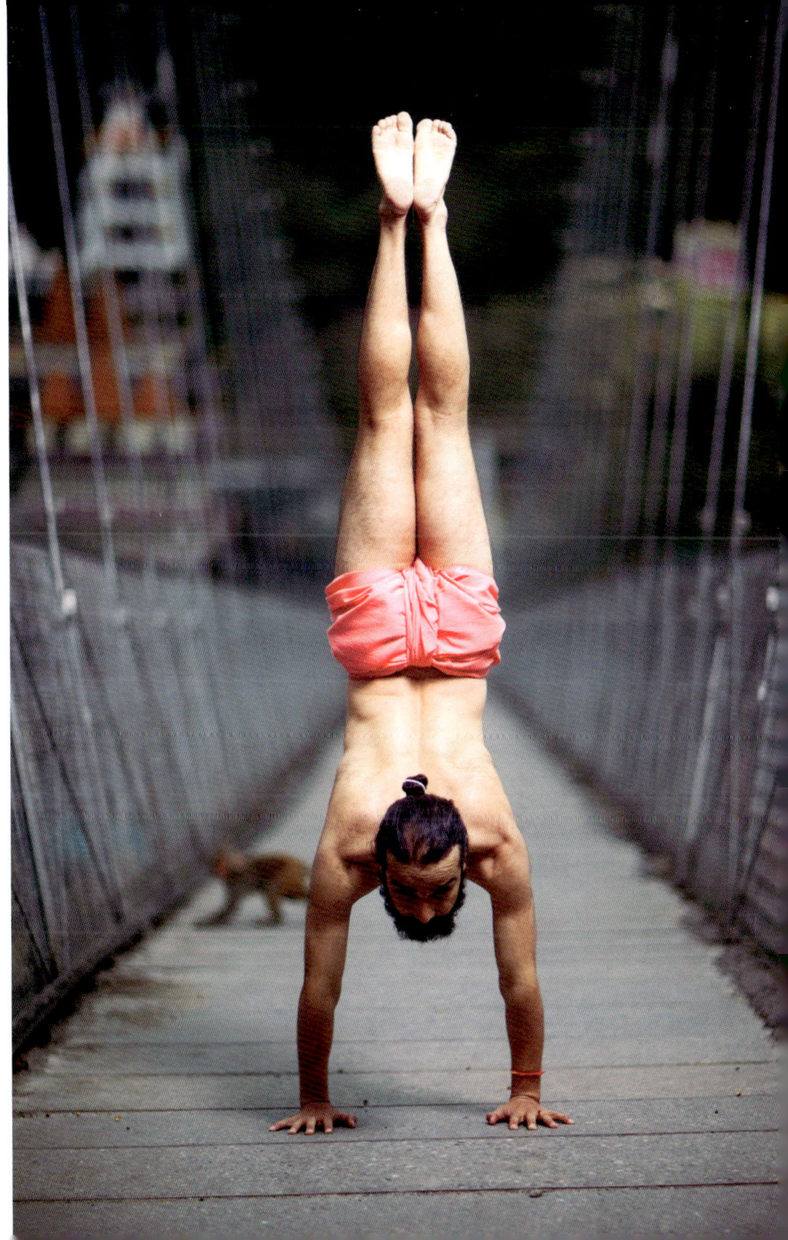

1
Muladhara Chakra
Chakra racine

Tattva (élément) : Terre
Bija (graine) mantra : LAM
Jnanendriya (sens) : odorat

Associations : Enracinement ; concentration ; relation avec les ancêtres et la famille biologique ; relation avec la nourriture ; sentiment de sécurité, sens de la survie et des besoins ; santé du corps physique, notamment des os et des muscles.
Asana associés : Postures debout, en équilibre ; postures où le corps a beaucoup de contact avec la terre.

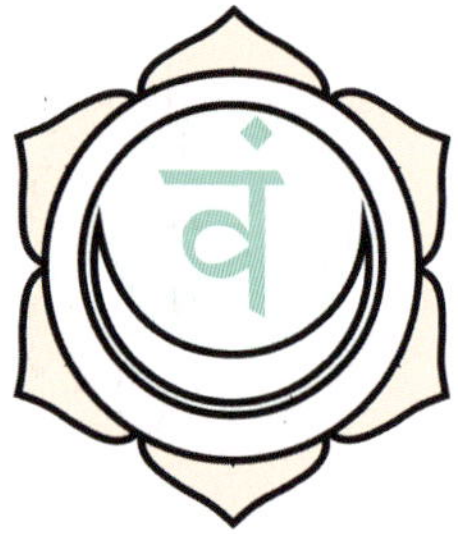

2
Svadhisthana Chakra
Chakra sacré

Tattva : Eau
Bija mantra : VAM
Jnanendriya : goût

Associations : Circulation du sang et des fluides, y compris les hormones ; ovaires et testicules ; sensualité ; désir ; envies ; re-création et renouvellement ; créativité.
Asana associés : Postures d'étirement latéral ; postures qui compriment le bas-ventre.

3
Manipura Chakra
Chakra du nombril

Tattva : Feu
Bija mantra : RAM
Jnanendriya : vue

Associations : Digestion ; maintien de la température corporelle, des niveaux d'énergie et de la santé du corps physique ; motivation ; ego, volonté et confiance ; vitalité ; colère, jalousie, anxiété et peur ; transformer, libérer et laisser aller les émotions négatives ; surrénales ; pancréas.
Asana associés : Postures de flexion avant ; postures de renforcement et de torsion des abdominaux.

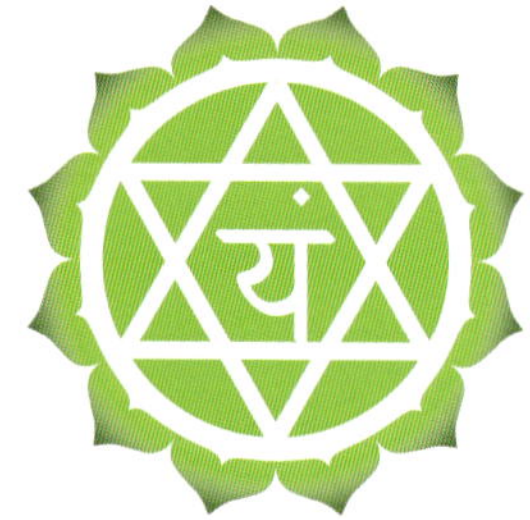

4
Anahata Chakra
Chakra du cœur

Tattva : Air
Bija mantra : YAM
Jnanendriya : toucher

Associations : Donner et recevoir de l'amour inconditionnel ; compassion et amour ; bonté ; bonheur sans biens matériels ; l'esprit et les émotions ; partage ; vulnérabilité et ouverture ; problèmes de cœur aux niveaux physique et émotionnel ; dévotion ; profond contentement ; relation au monde ; thymus.
Asana associés : Postures d'ouverture du cœur, de redressement de la poitrine et de flexion arrière.

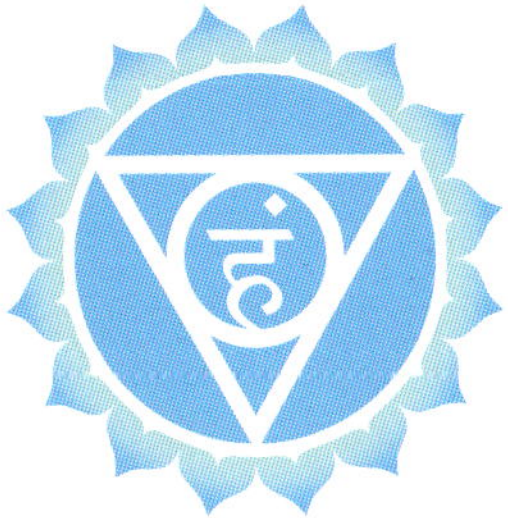

5

Vishuddha Chakra
Chakra de la gorge

Tattva : Éther
Bija mantra : HAM
Jnanendriya : ouïe

Associations : Son, purification, vibration et expression créative ; expression et représentation de soi ; travail avec les blocages du corps et de l'esprit ; sensibilité au son ; glandes thyroïde et parathyroïde.
Asana associé : Postures qui resserrent la gorge ; libération des émotions et des tensions par le son et le chant.

6

Ajna Chakra
Chakra du troisième œil

Tattva : au-delà des cinq éléments
Bija mantra : OM
Jnanendriya : sens subtils

Associations : Sattva Buddhi (centre intuitif) ; concentration ; conscience éveillée ; centre psychique ; connaissance du passé, du présent et du futur ; guidance intérieure et conscience discernante ; siège de la glande pituitaire (maître) et de la glande pinéale.
Asana associés : Postures en équilibre qui améliorent la concentration, inversions, méditation.

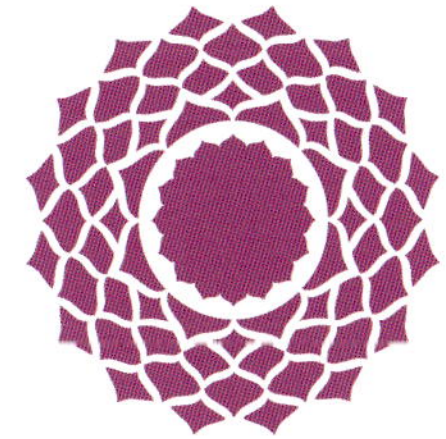

7

Sahasrara Chakra
Chakra de la couronne

Tattva : au-delà des cinq éléments
Bija mantra : SOHUM (union de l'univers)
Jnanendriya: sens subtils

Associations : Point de repos de Shiva et Shakti (énergies divines masculines et féminines) ; expérience d'union ; point de connexion à Brahma/Divinité/Union avec l'univers/Supra Conscience ; expérience d'expansion infinie
Asana associés : Inversions ; méditation.

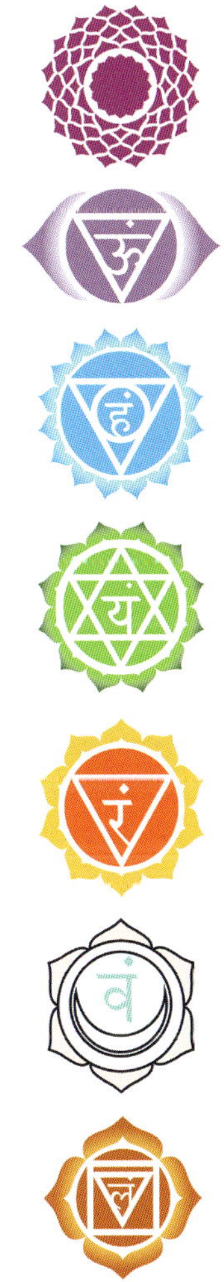

Debout

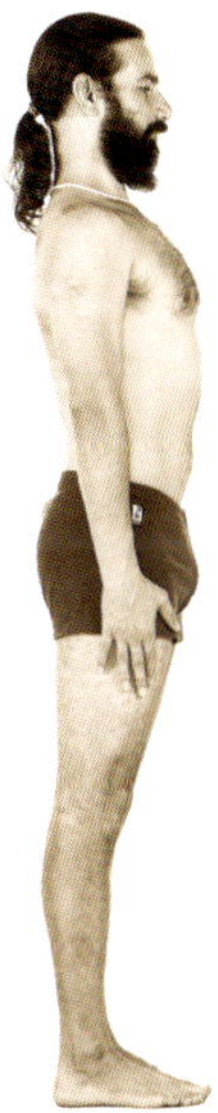

1

ताड आसन (सम स्थिति)
Tāḍa āsana (sama sthiti)
Posture du palmier
(debout, droit et immobile)

ताडासन (समस्थिति)
Tāḍāsana (samasthiti)

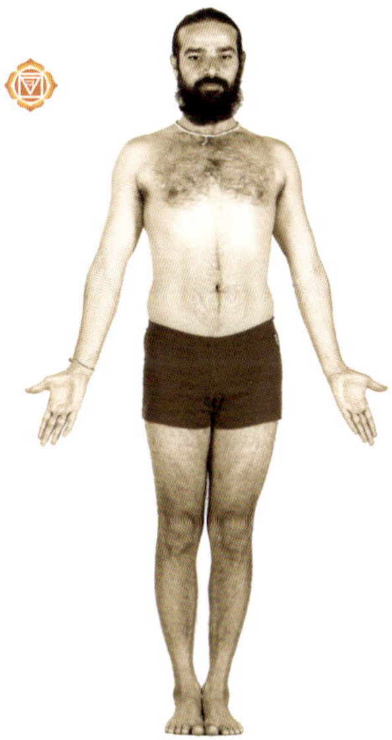

2

ताड आसन(सम स्थिति, हस्त बहिर्वृत्त)
Tāḍa āsana (sama sthiti, hasta bahirvṛtta)
Posture du palmier (debout et immobile, paumes vers l'extérieur)

ताडासन (समस्थिति, हस्तबहिर्वृत्त)
Tāḍāsana (samasthiti, hastabahirvṛtta)

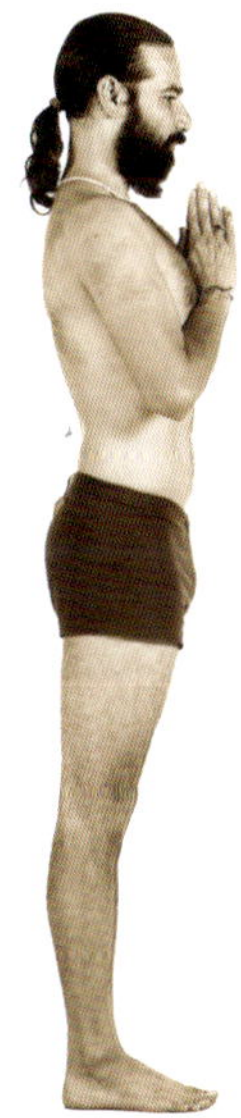

3

नमस्कार ताड आसन
Namaskāra tāḍa āsana
Posture du palmier (mains en prière)

नमस्कारताडासन
Namaskāratāḍāsana

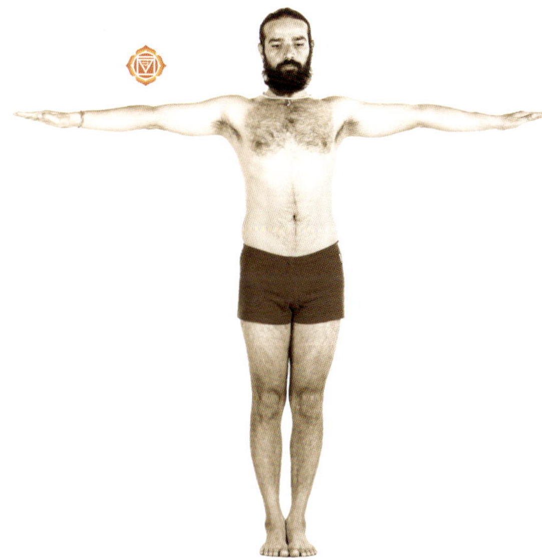

4

विराट हस्त ताड आसन
Tāḍa asana (virāṭa hasta)
Posture du palmier
(bras tendus à l'horizontal)

ताडासन (विराटहस्त)
Tāḍasana (virātahasta)

Nom usuel des postures 1 à 13 et 15 : la montagne

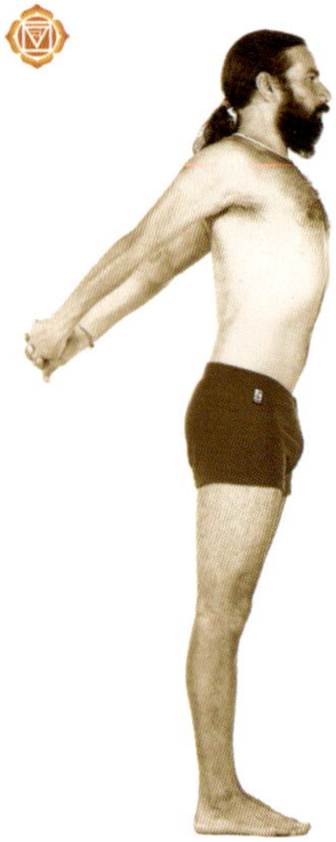

5
ताड आसन (पृष्ठ हस्त उत्तान)
Tāḍa āsana (pṛṣṭha hasta uttāna)
Posture du palmier
(bras tendus en arrière)

ताडासन (पृष्ठहस्तोत्तान)
Tāḍāsana (pṛṣṭhahastottāna)

Nom usuel des postures 1 à 13 et 15 : la montagne

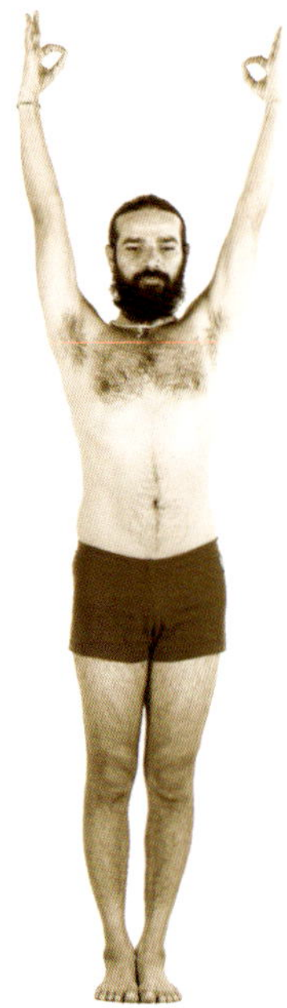

6
ताड आसन (ऊर्ध्व हस्त)
Tāḍa āsana (ūrdhva hasta)
Posture du palmier (mains vers le ciel)

ताडासन (ऊर्ध्वहस्त)
Tāḍasana (ūrdhvahasta)

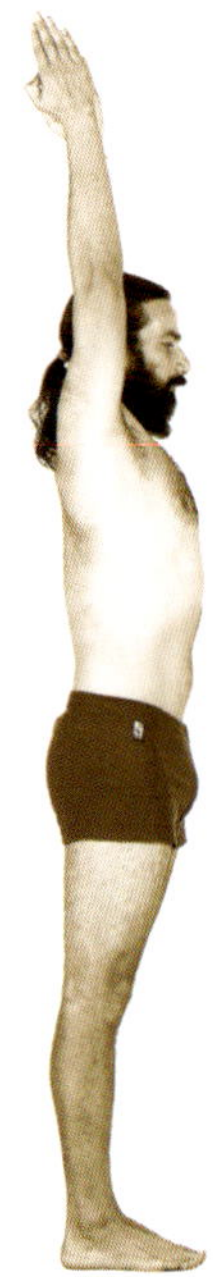

7
ताड आसन (ऊर्ध्व हस्त नमस्कार)
Tāḍa āsana (ūrdhva hasta namaskāra)
Posture du palmier
(mains en prière vers le ciel)

ताडासन (ऊर्ध्वहस्तनमस्कार)
Tāḍāsana (ūrdhvahastanamaskāra)

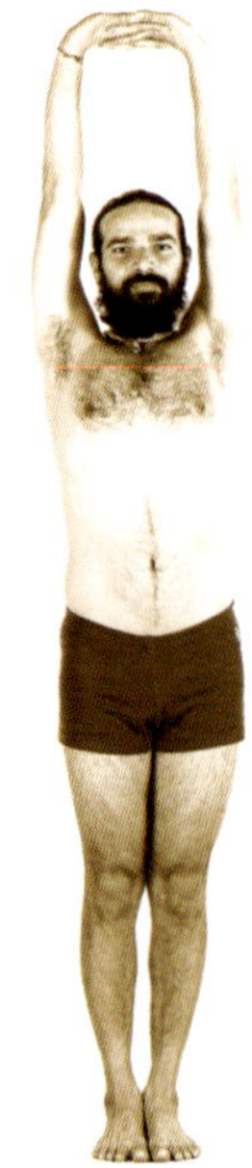

8
ताड आसन (ऊर्ध्व करतल)
Tāḍa āsana (ūrdhva karatala)
Posture du palmier
(paumes tournées vers le ciel)

ताडासन (ऊर्ध्वकरतल)
Tāḍāsana (ūrdhvakaratala)

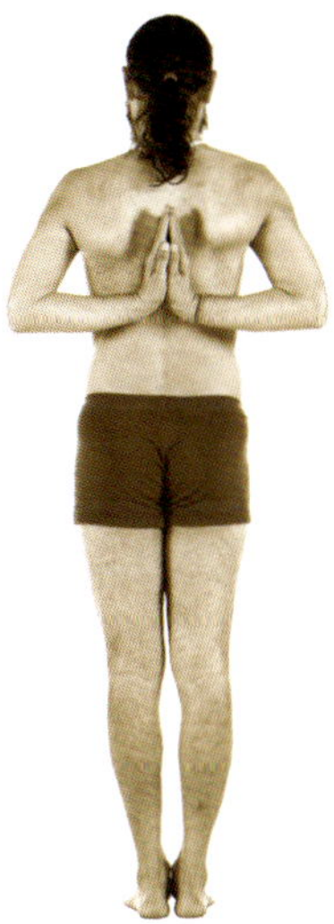

9
ताड आसन (पृष्ठ नमस्कार)
Tāḍa āsana (pṛṣṭha namaskāra)
Posture du palmier
(mains en prière dans le dos)

ताडासन (पृष्ठनमस्कार)
Tāḍāsana (pṛṣṭhanamaskāra)

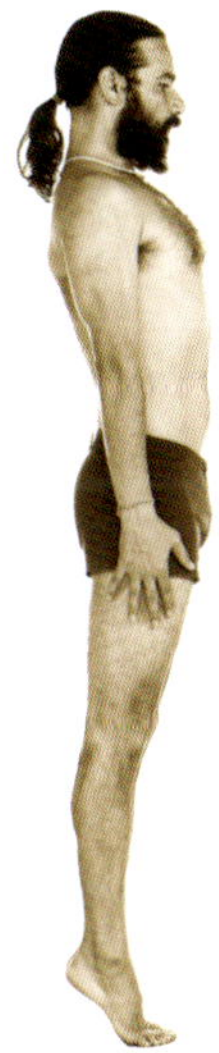

10
उत्तोलन ताड आसन
Uttolana tāḍa āsana
Posture du palmier, en équilibre

उत्तोलनताडासन
Uttolanatāḍāsana

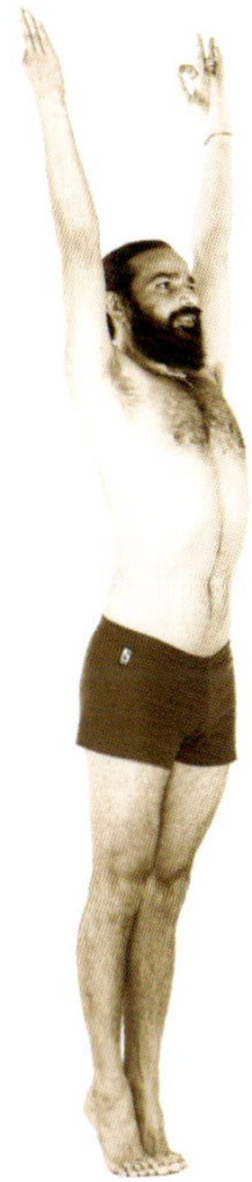

11
उत्तोलन ताड आसन (ऊर्ध्व हस्त)
Uttolana tāḍa āsana (ūrdhva hasta)
Posture du palmier, en équilibre
(mains vers le ciel)

उत्तोलनताडासन (ऊर्ध्वहस्त)
Uttolanatāḍāsana (ūrdhvahasta)

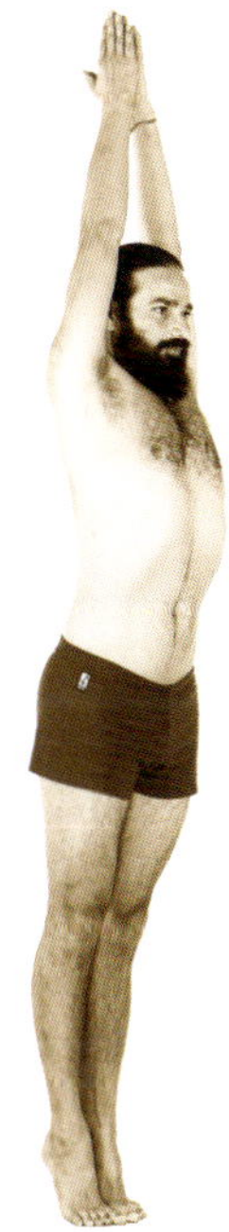

12
उत्तोलन ताड आसन (ऊर्ध्व हस्त नमस्कार)
Uttolana tāḍa āsana (ūrdhva hasta namaskāra)
Posture du palmier, en équilibre
(mains en prière vers le ciel)

उत्तोलनताडासन (ऊर्ध्वहस्तनमस्कार)
Uttolanatāḍāsana (ūrdhvahastanamaskāra)

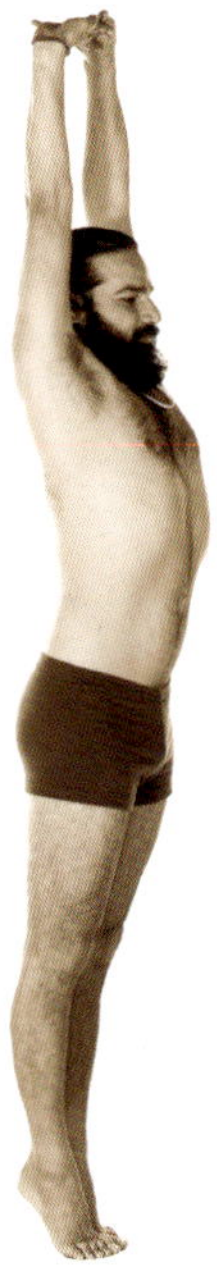

13
उत्तोलन ताड आसन (ऊर्ध्व करतल)
Uttolana tāḍa āsana (ūrdhva karatala)
Posture du palmier, en équilibre
(paumes tournées vers le ciel)

उत्तोलनताडासन (ऊर्ध्वकरतल)
Uttolanatāḍāsana (ūrdhvakaratala)

Nom usuel des postures 1 à 13 et 15 : la montagne

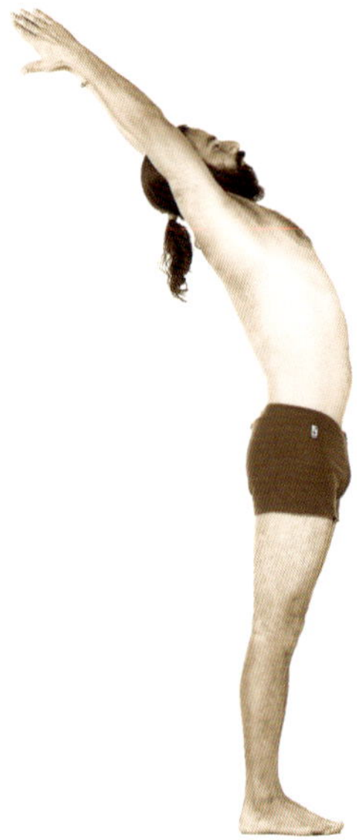

14
ऊर्ध्व हस्त उत्तान आसन
Ūrdhva hasta uttāna āsana
Posture d'étirement arrière
(mains vers le ciel)

ऊर्ध्वहस्तोत्तानासन
Ūrdhvahastottānāsana

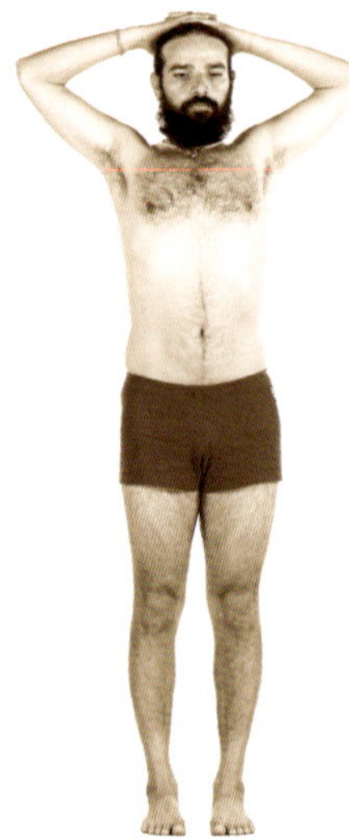

15
ताड आसन (शीर्ष हस्त)
Tāḍa āsana (śīrṣa hasta)
Posture du palmier (mains sur la tête)

ताडासन (शीर्षहस्त)
Tāḍasana (śīrṣahasta)

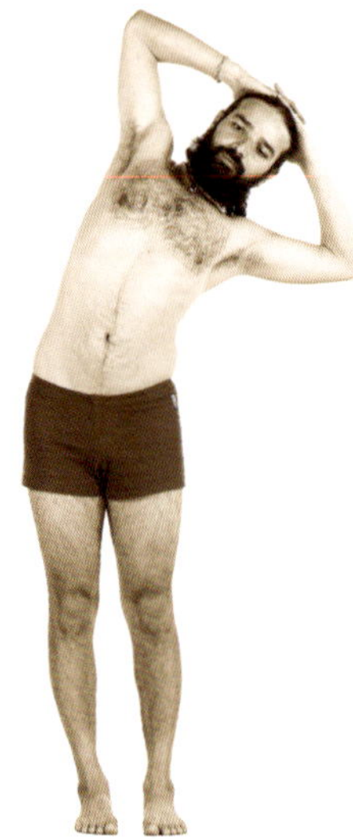

16
चन्द्र आसन (शीर्ष हस्त)
Candra āsana (śīrṣa hasta)
Posture de la lune (mains sur la tête)

चन्द्रासन (शीर्षहस्त)
Candrāsana (śīrṣahasta)

Nom usuel des postures 16 à 24 : le palmier ou le croissant

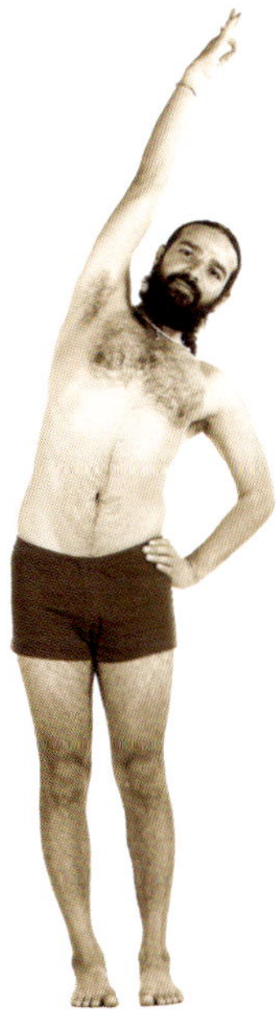

17
अर्ध चन्द्र आसन (एक कटि हस्त)
Ardha candra āsana (eka kati hasta)
Posture de la demi-lune
(une main sur la taille)

अर्धचन्द्रासन (एककटिहस्त)
Ardhacandrāsana (ekakatihasta)

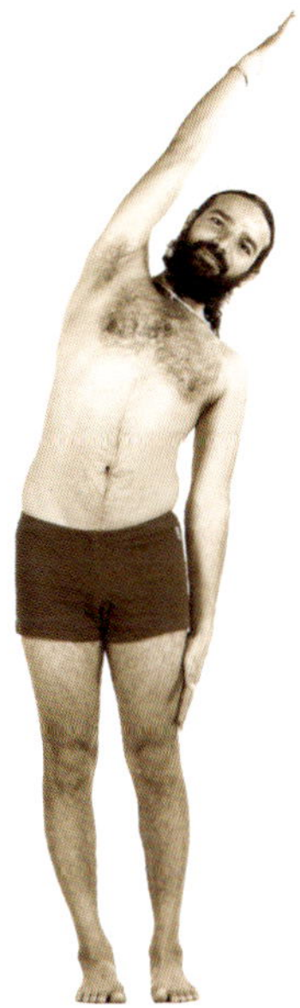

18
अर्ध चन्द्र आसन (एक हस्त उरु)
Ardha candra āsana (eka hasta uru)
Posture de la demi-lune
(une main sur la cuisse)

अर्धचन्द्रासन (एकहस्तोरु)
Ardhacandrāsana (ekahastoru)

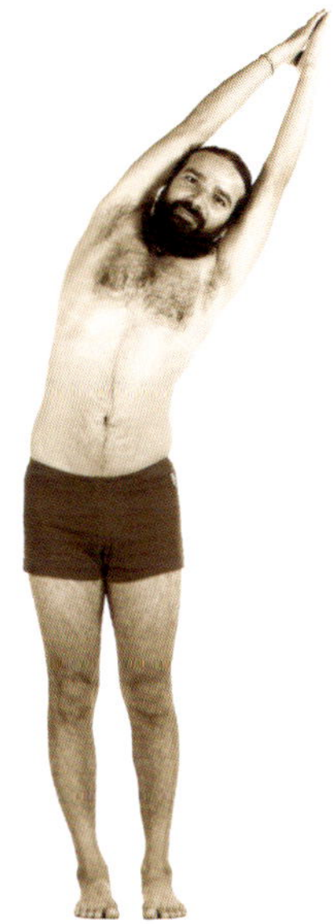

19
चन्द्र आसन (नमस्कार हस्त)
Candra āsana (namaskāra hasta)
Posture de la lune (mains en prière)

चन्द्रासन (नमस्कारहस्त)
Candrāsana (namaskārahasta)

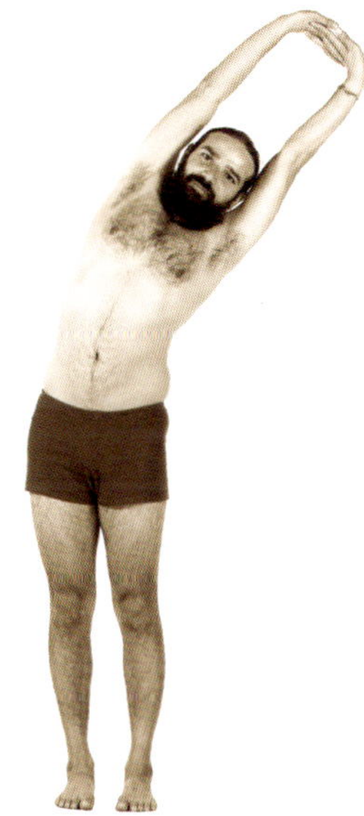

20
चन्द्र आसन (ऊर्ध्व करतल)
Candra āsana (ūrdhva karatala)
Posture de la lune
(paumes tournées vers le ciel)

चन्द्रासन (ऊर्ध्वकरतल)
Candrāsana (ūrdhvakaratala)

En équilibre

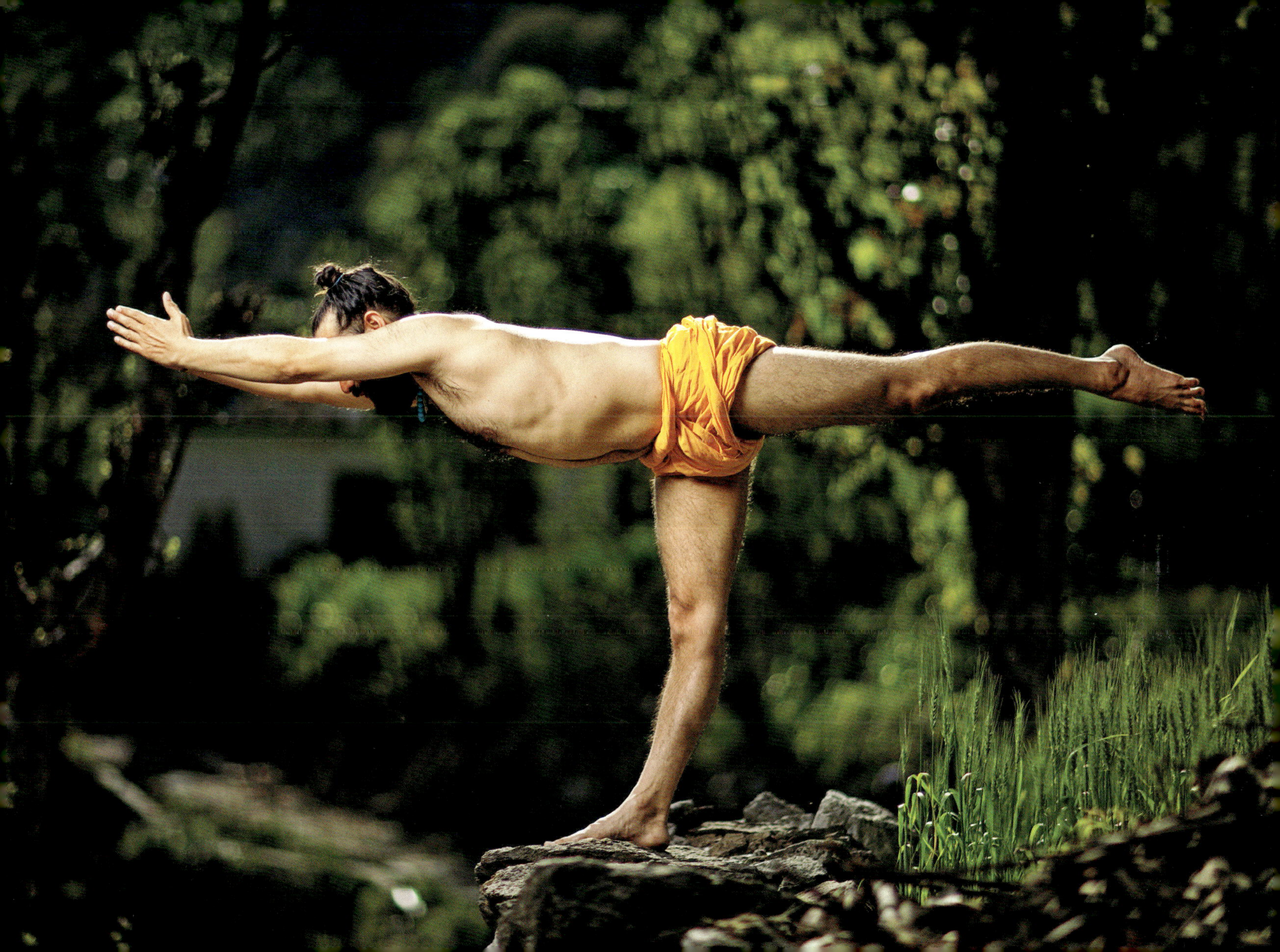

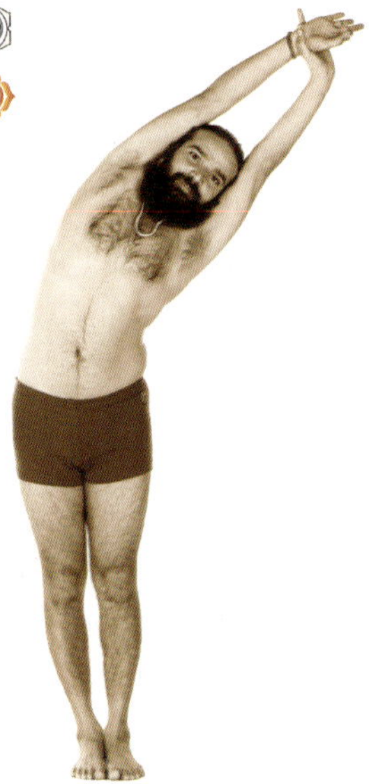

21
चन्द्र आसन (मणि बन्ध)
Candra āsana (maṇi bandha)
Posture de la lune
(poignet tenu)

चन्द्रासन (मणिबन्ध)
Candrāsana (maṇibandha)

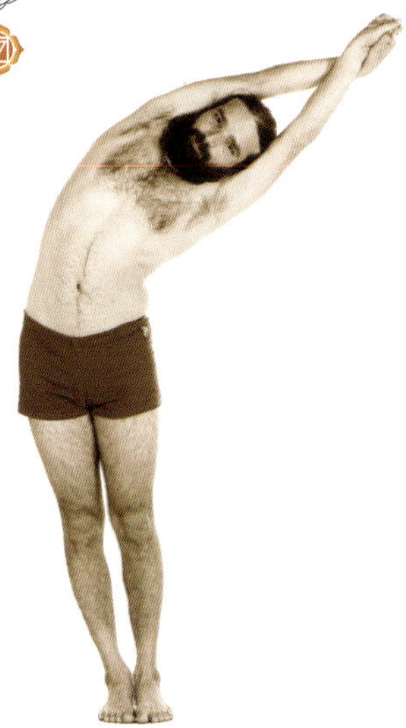

22
चन्द्र आसन (रज्जु हस्त)
Candra āsana (rajju hasta)
Posture de la lune (mains liées)

चन्द्रासन (रज्जुहस्त)
Candrāsana (rajjuhasta)

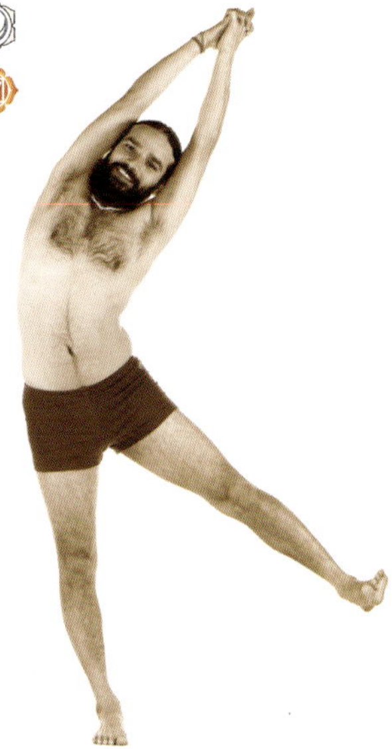

23
चन्द्र आसन (उत्तोलन एक पाद)
Candra āsana (uttolana eka pāda)
Posture de la lune
(en équilibre sur un pied)

चन्द्रासन (उत्तोलनैकपाद)
Candrāsana (uttolanaikapāda)

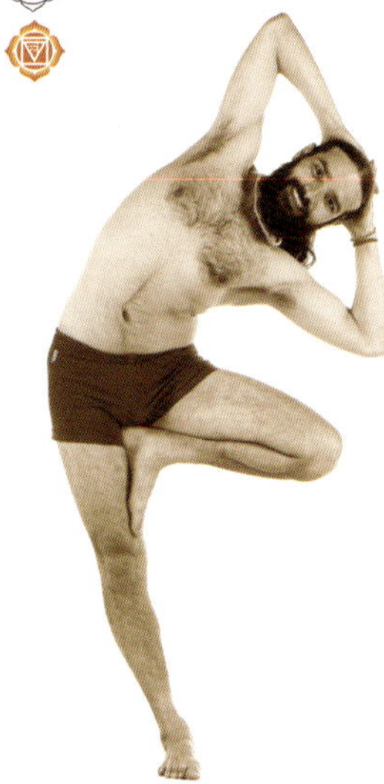

24
ध्रुव चन्द्र आसन (शीर्ष हस्त)
Dhruva candra āsana (śīrṣa hasta)
Posture de la lune en figuier
(mains sur la tête)

ध्रुवचन्द्रासन (शीर्षहस्त)
Dhruvacandrāsana (śīrṣahasta)

Nom usuel des postures 16 à 24 : le palmier ou le croissant

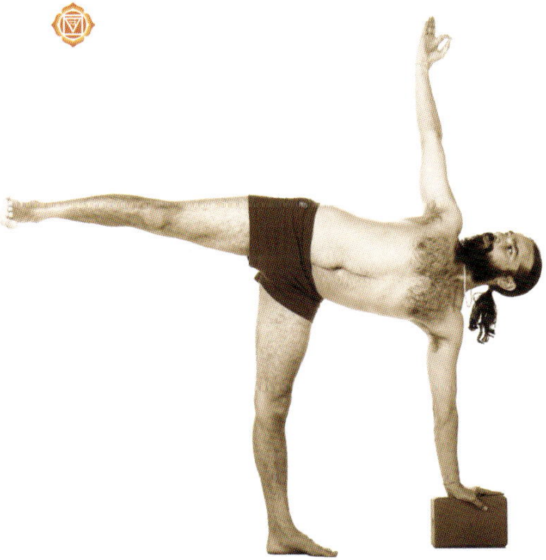

25
अर्ध चन्द्र कला आसन (सालम्ब हस्त)
Ardha candra kalā āsana (sālamba hasta)
Posture de la demi-lune en phase
(main avec support)

अर्धचन्द्रकलासन (सालम्बहस्त)
Ardhacandrakalāsana (sālambahasta)

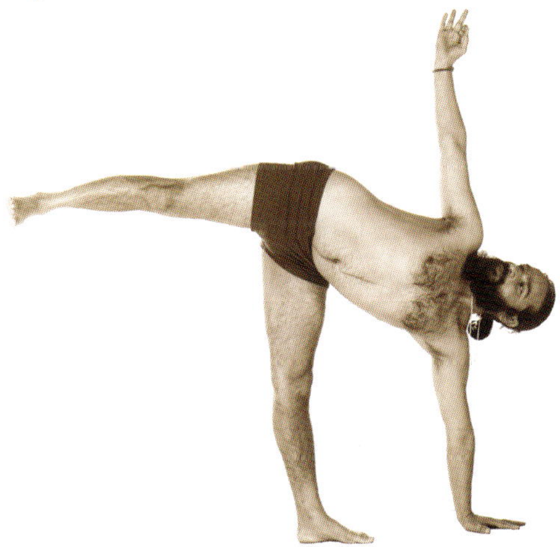

26
अर्ध चन्द्र कला आसन
Ardha candra kalā āsana
Posture de la demi-lune en phase

अर्धचन्द्रकलासन
Ardhacandrakalāsana

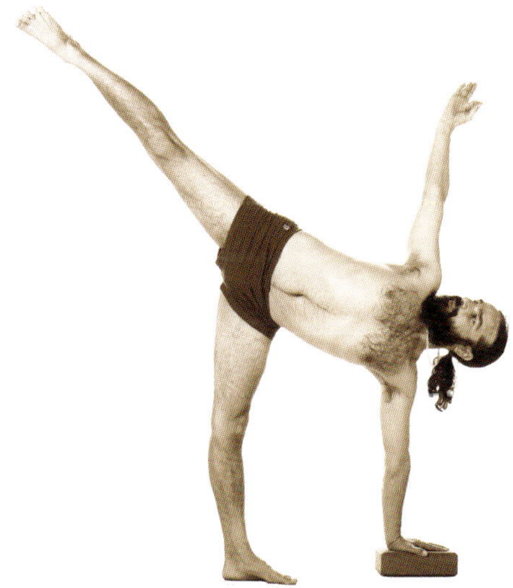

27
चन्द्र कला आसन (सालम्ब हस्त, व्योम पाद)
Candra kalā āsana (sālamba hasta, vyoma pāda)
Posture de la lune en phase
(main avec support et rotation externe du pied)

चन्द्रकलासन (सालम्बहस्त, व्योमपाद)
Candrakalāsana (sālambahasta, vyomapāda)

Nom usuel des postures 27 à 31 : la demi-lune

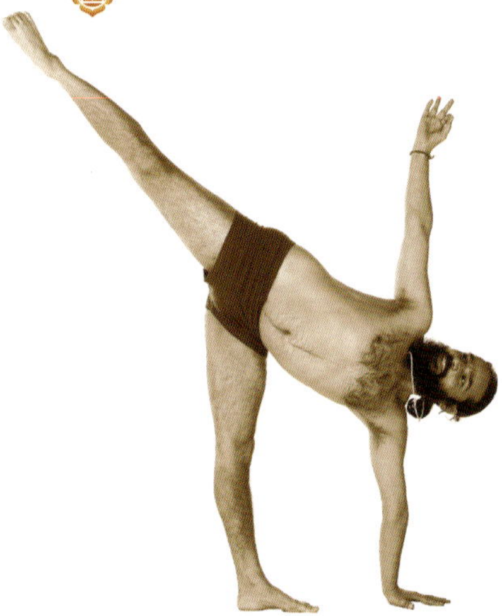

28
चन्द्र कला आसन
Candra kalā āsana
Posture de la lune en phase

चन्द्रकलासन
Candrakalāsana

Nom usuel des postures 27 à 31 : la demi-lune

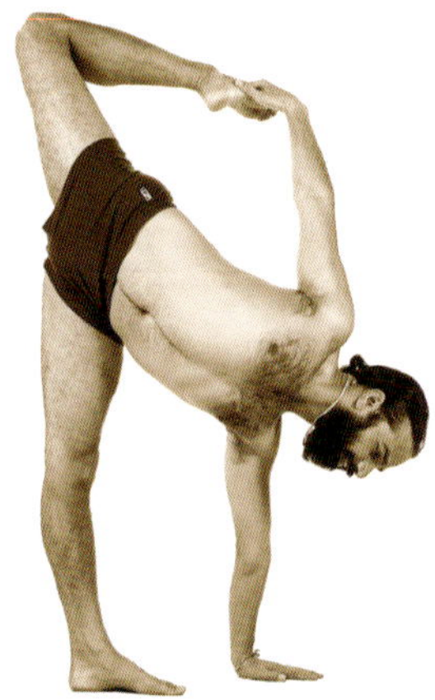

29
नृत्य चन्द्र कला आसन (अधो मुख)
Nṛtya candra kalā āsana (adho mukha)
Posture de la lune en phase dansante (visage vers le bas)

नृत्यचन्द्रकलासन (अधोमुख)
Nṛtyacandrakalāsana (adhomukha)

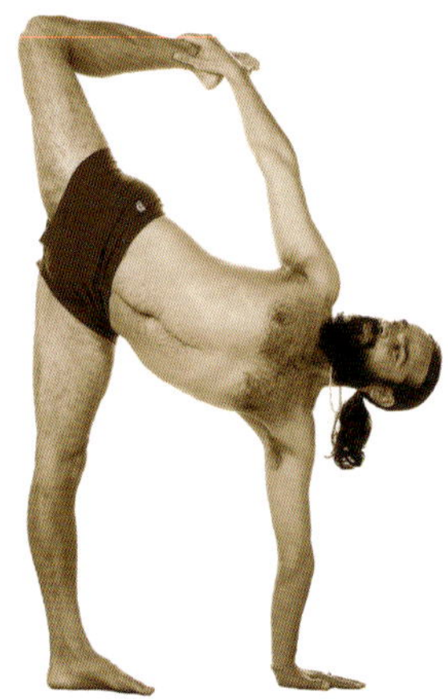

30
नृत्य चन्द्र कला आसन (ऊर्ध्व मुख)
Nṛtya candra kalā āsana (ūrdhva mukha)
Posture de la lune en phase dansante (regard vers le haut)

नृत्यचन्द्रकलासन(ऊर्ध्वमुख)
Nṛtyacandrakalāsana (ūrdhvamukha)

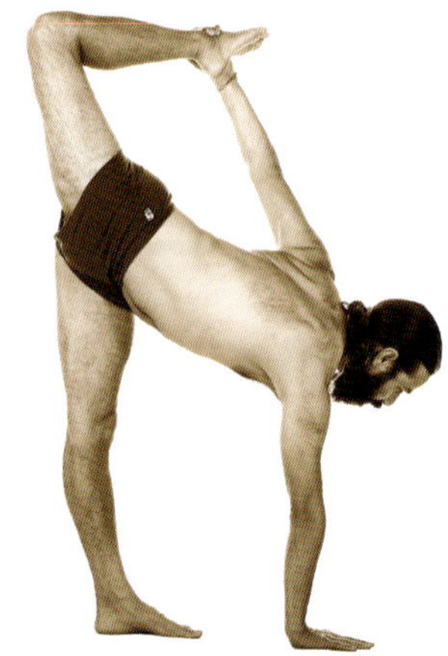

31
परिवृत्त नृत्य चन्द्र कला आसन (अधो मुख)
Parivṛtta nṛtya candra kalā āsana (adho mukha)
Posture de la lune en phase dansante, en torsion (regard vers le bas)

परिवृत्तनृत्यचन्द्रकलासन (अधोमुख)
Parivṛttanṛtyacandrakalāsana (adhomukha)

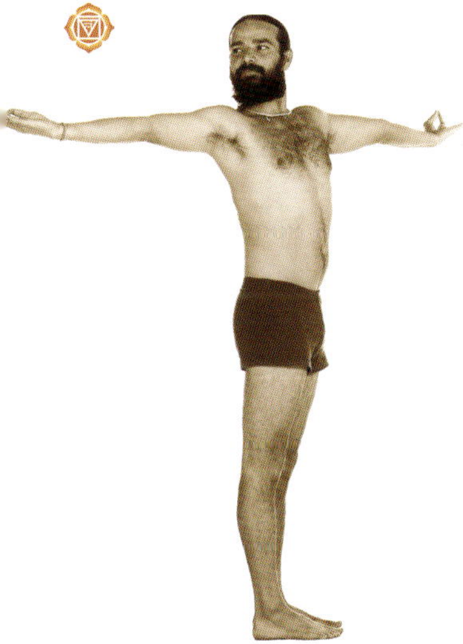

32
परिवृत्त कटि चक्र आसन
Parivṛtta kati cakra āsana
Posture de la taille en torsion

परिवृत्तकटिचक्रासन
Parivṛttakaticakrāsana

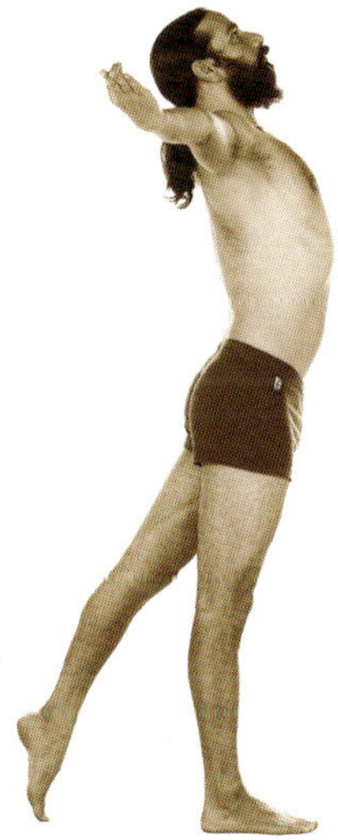

33
अप्सरा आसन (पृष्ठ पाद अङ्गुल भू)
Apsarā āsana (pṛṣṭha pāda aṅgula bhū)
Posture de l'ange (orteils arrière à terre)

अप्सरासन (पृष्ठपादाङ्गुलभू)
Apsarāsana (pṛṣṭhapādāṅgulabhū)

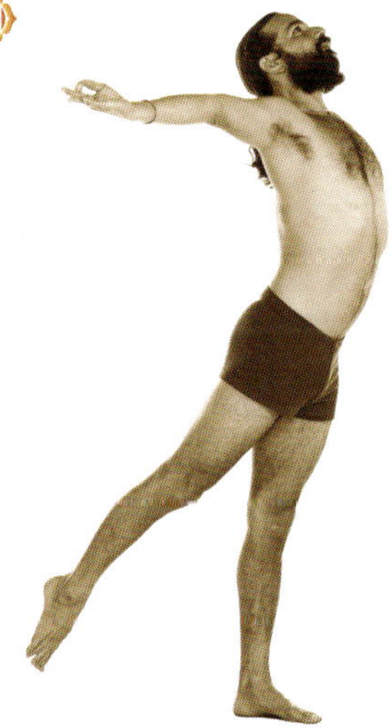

34
भद्र अप्सरा आसन
Bhadra apsarā āsana
Belle posture de l'ange

भद्राप्सरासन
Bhadrāpsarāsana

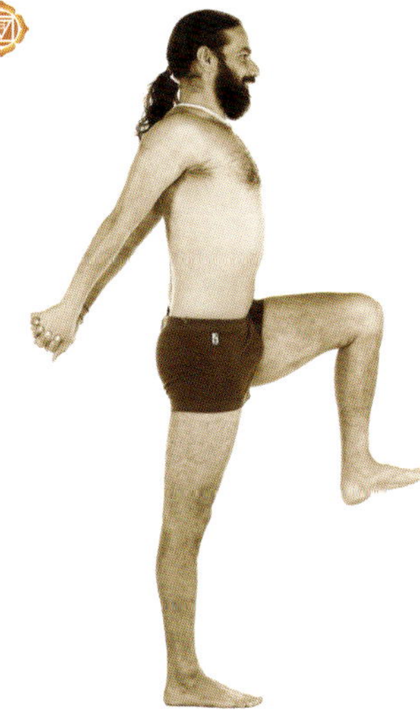

35
पवित्र आसन (पृष्ठ हस्त उत्तान)
Pavitra āsana (pṛṣṭha hasta uttāna)
Posture de la pureté (bras tendus en arrière)

पवित्रासन (पृष्ठहस्तोत्तान)
Pavitrāsana (pṛṣṭhahastottāna)

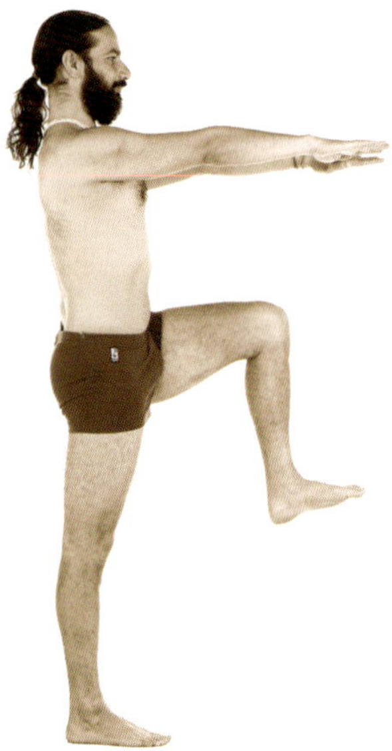

36
पवित्र आसन (समक्ष हस्त)
Pavitra āsana (samakṣa hasta)
Posture de la pureté (mains en avant)

पवित्रासन (समक्षहस्त)
Pavitrāsana (samakṣahasta)

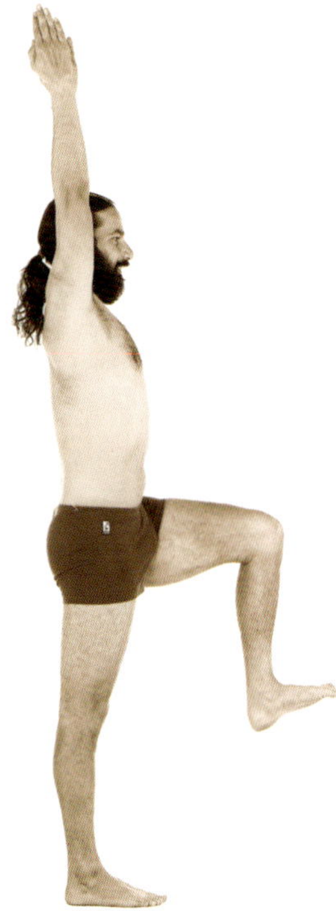

37
पवित्र आसन (ऊर्ध्व हस्त)
Pavitra āsana (ūrdhva hasta)
Posture de la pureté (mains vers le ciel)

पवित्रासन (ऊर्ध्वहस्त)
Pavitrāsana (ūrdhvahasta)

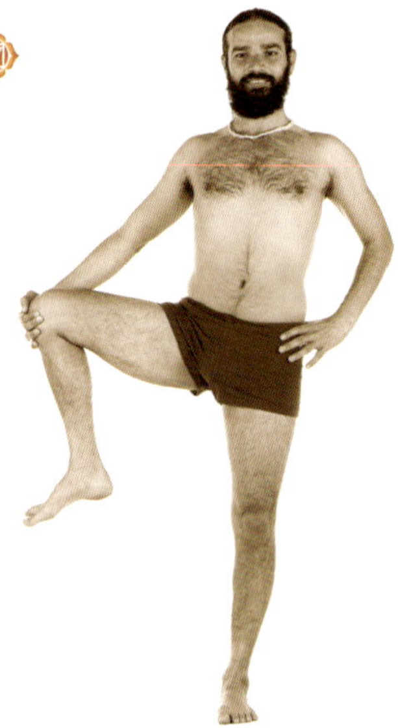

38
पवित्र आसन (पार्श्व कटि जानु हस्त)
Pavitra āsana (pārśva kati jānu hasta)
Posture de la pureté
(main à la taille et genou ouvert sur le côté)

पवित्रासन (पार्श्वकटिजानुहस्त)
Pavitrāsana (pārśvakatijānuhasta)

Votre véritable nature est faite de bonheur, de joie, d'amusement et d'audace.

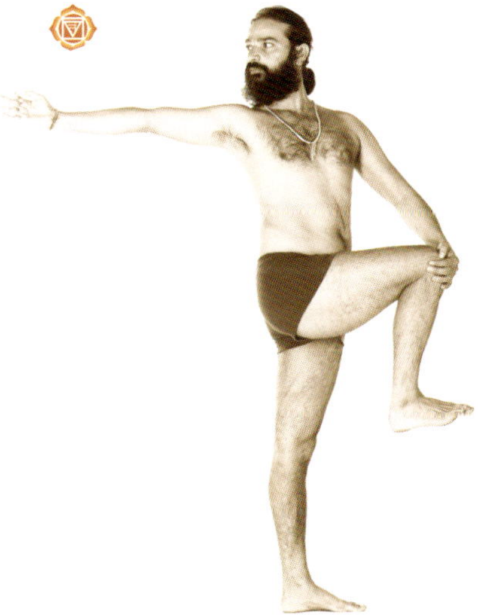

39
परिवृत्त पवित्र आसन (एक जानु हस्त)
Parivṛtta pavitra āsana (eka jānu hasta)
Posture de la pureté, en torsion
(une main sur le genou)

परिवृत्तपवित्रासन (एकजानुहस्त)
Parivṛttapavitrāsana (ekajānuhasta)

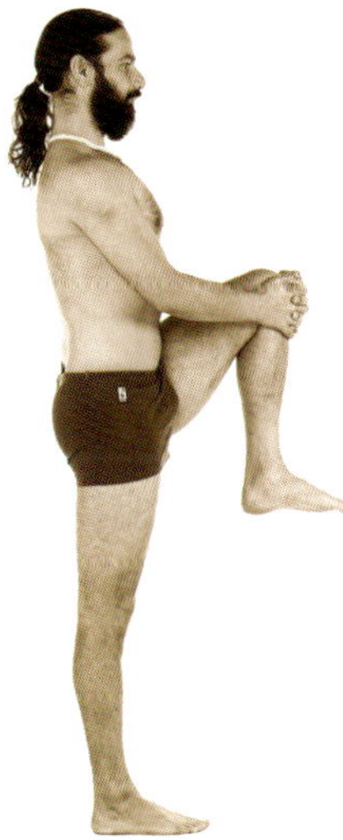

40
पवित्र आसन (जानु बद्ध)
Pavitra āsana (jānu baddha)
Posture de la pureté (genou tenu)

पवित्रासन (जानुबद्ध)
Pavitrāsana (jānubaddha)

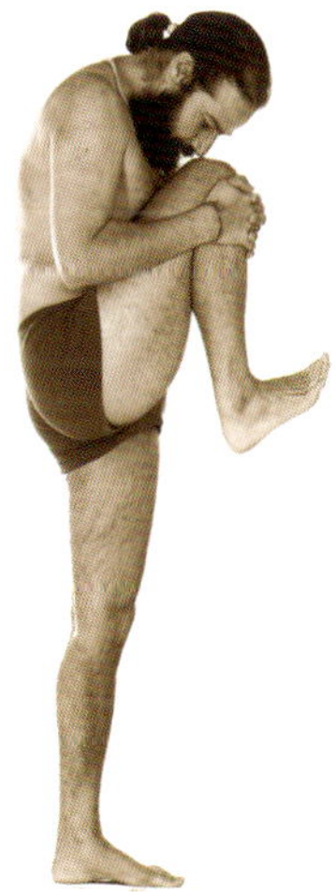

41
पवित्र आसन (जानु शिर)
Pavitra āsana (jānu śira)
Posture de la pureté (tête aux genoux)

पवित्रासन (जानुशिर)
Pavitrāsana (jānuśira)

*Le yoga n'est pas
une gymnastique ;
c'est un voyage intérieur.*

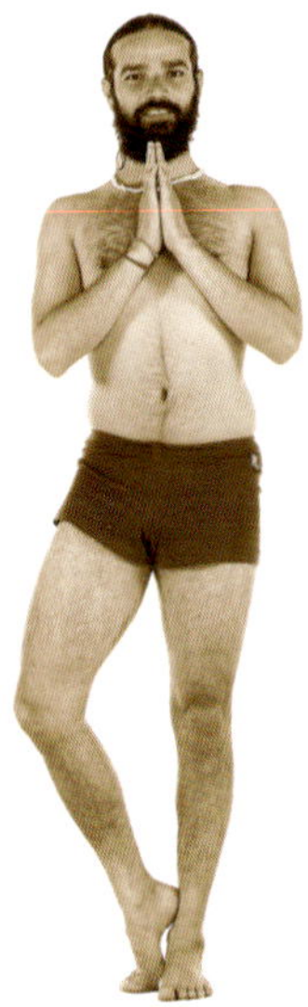

42
ध्रुव आसन (प्रपदिक)
Dhruva āsana (prapadika)
Posture du figuier (demi-pointe à terre)

ध्रुवासन(प्रपदिक)
Dhruvāsana (prapadika)

Nom usuel des postures 42 à 51 : l'arbre

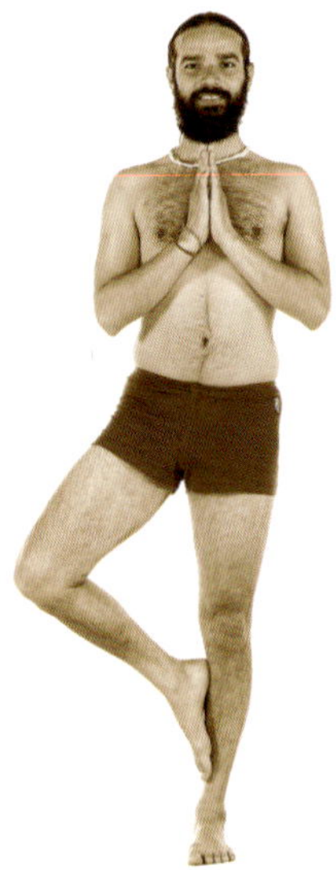

43
ध्रुव आसन (गुल्फ पाद)
Dhruva āsana (gulpha pāda)
Posture du figuier (pied sur la cheville)

ध्रुवासन (गुल्फपाद)
Dhruvāsana (gulphapāda)

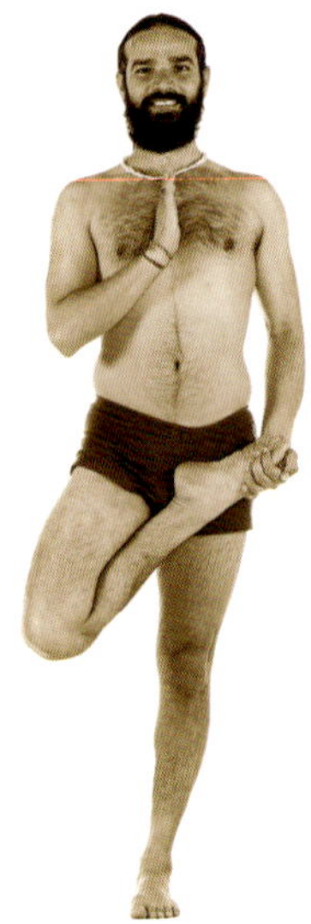

44
अर्ध पद्म ध्रुव आसन (एक हस्त नमस्कार)
Ardha padma dhruva āsana
(eka hasta namaskāra)
Posture du demi-lotus en figuier
(une main en prière)

अर्धपद्मध्रुवासन (एकहस्तनमस्कार)
Ardhapadmadhruvāsana (ekahastanamaskāra)

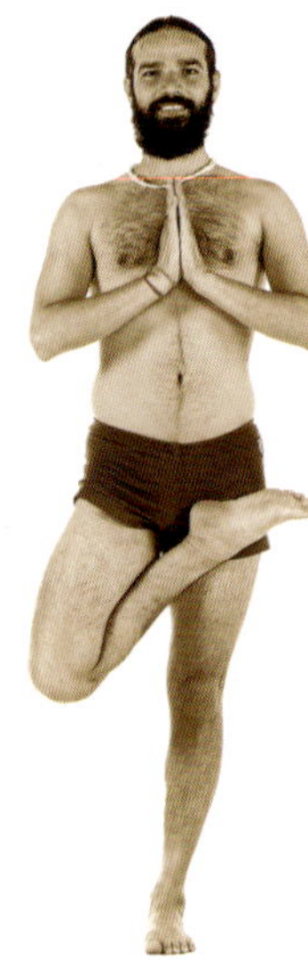

45
अर्ध पद्म ध्रुव आसन (नमस्कार हस्त)
Ardha padma dhruva āsana (namaskāra hasta)
Posture du demi-lotus en figuier
(mains en prière)

अर्धपद्मध्रुवासन (नमस्कारहस्त)
Ardhapadmadhruvāsana (namaskārahasta)

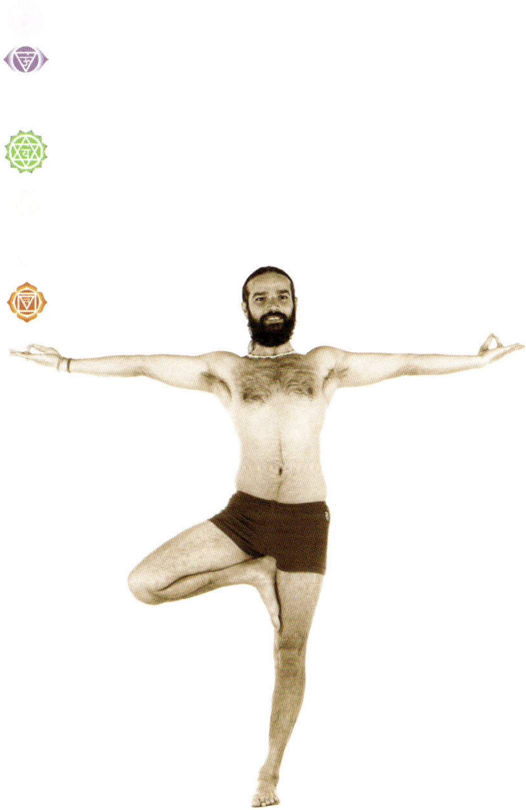

46
ध्रुव आसन (विराट हस्त)
Dhruva āsana (virāṭa hasta)
Posture du figuier (bras tendus à l'horizontal)

ध्रुवासन (विराटहस्त)
Dhruvāsana (virātahasta)

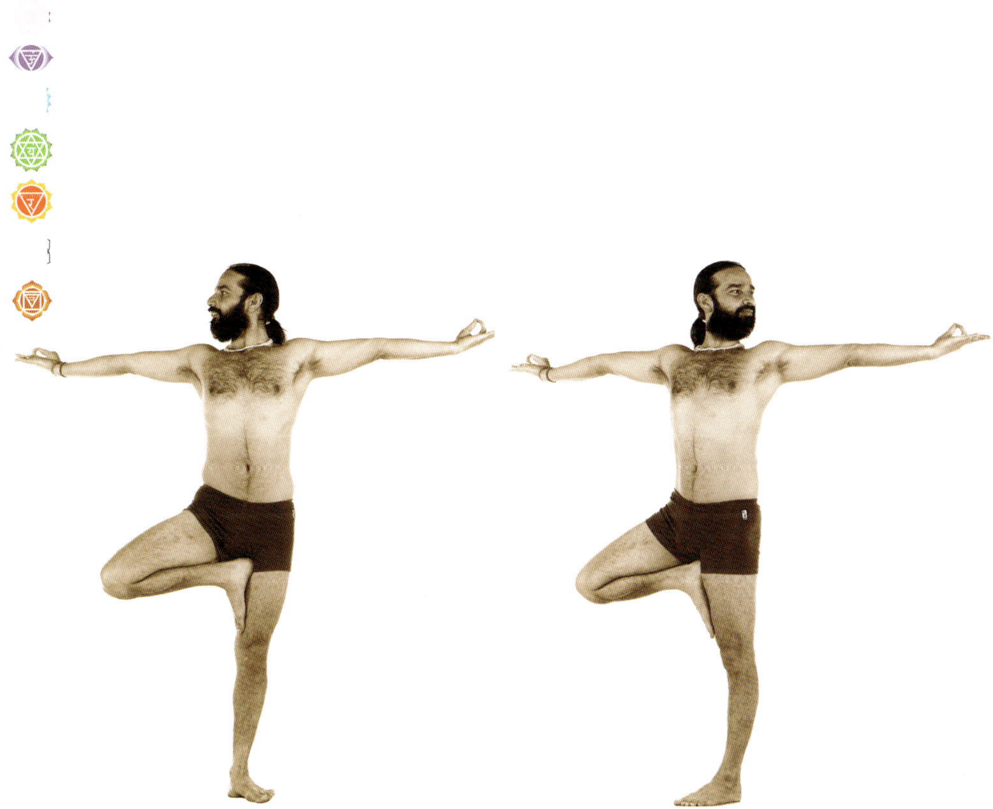

47
परिवृत्त ध्रुव आसन (विराट हस्त)
Parivṛtta dhruva āsana (virāṭa hasta)
Pose du figuier, en torsion (bras tendus à l'horizontal)

परिवृत्तध्रुवासन (विराटहस्त)
Parivṛttadhruvāsana (virātahasta)

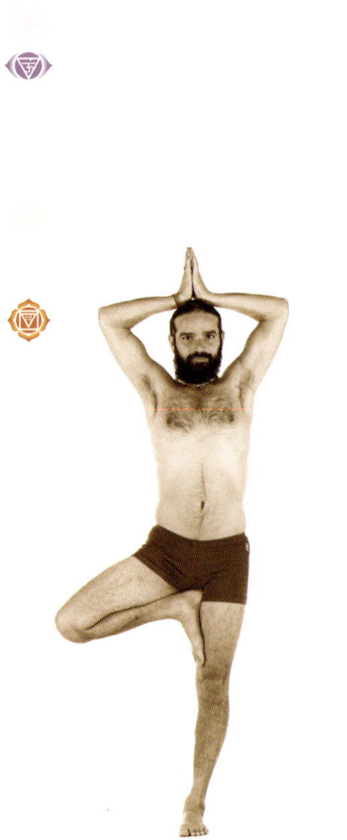

48
ध्रुव आसन (शिखा नमस्कार)
Dhruva āsana (śikhā namaskāra)
Posture du figuier (mains en prière sur la tête)

ध्रुवासन (शिखानमस्कार)
Dhruvāsana (śikhānamaskāra)

Nom usuel des postures 42 à 51 : l'arbre

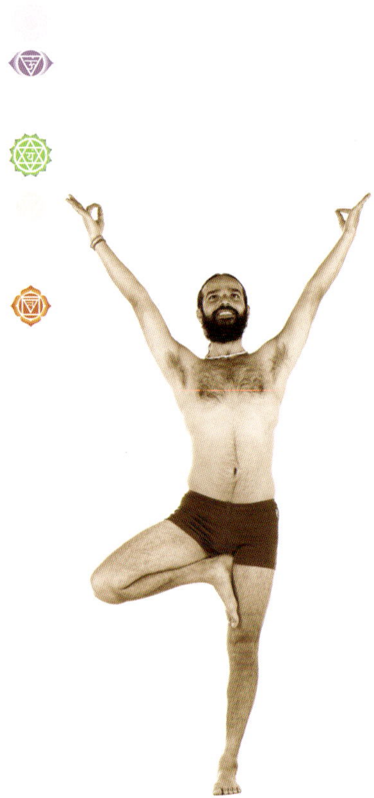

49
आनन्द ध्रुव आसन
Ānanda dhruva āsana
Posture du figuier bienheureux

आनन्दध्रुवासन
Ānandadhruvāsana

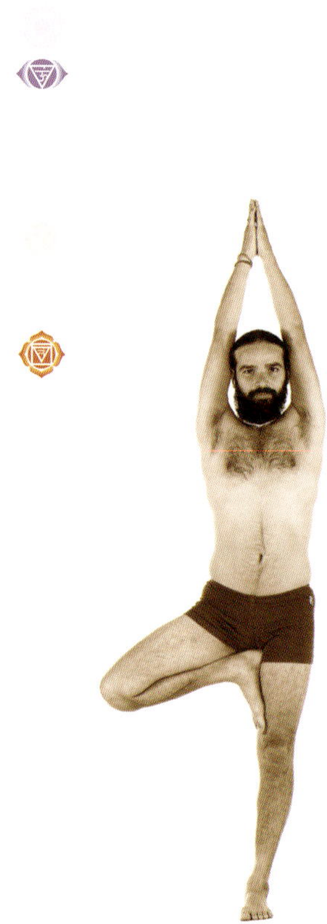

50
ध्रुव आसन
Dhruva āsana
Posture du figuier

ध्रुवासन
Dhruvāsana

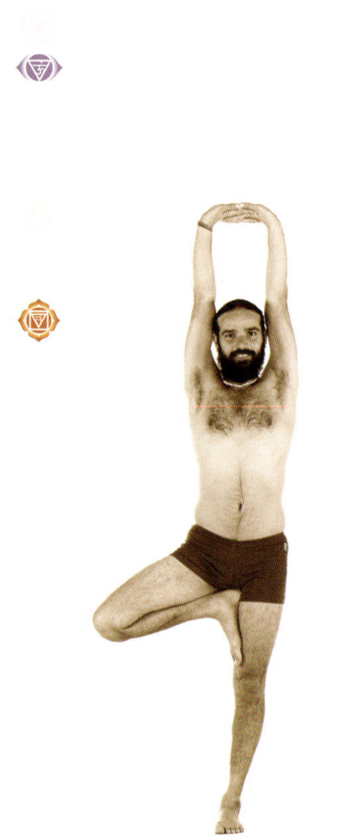

51
ध्रुव आसन (ऊर्ध्व करतल)
Dhruva āsana (ūrdhva karatala)
Posture du figuier (paumes tournées vers le ciel)

ध्रुवासन (ऊर्ध्वकरतल)
Dhruvāsana (ūrdhvakaratala)

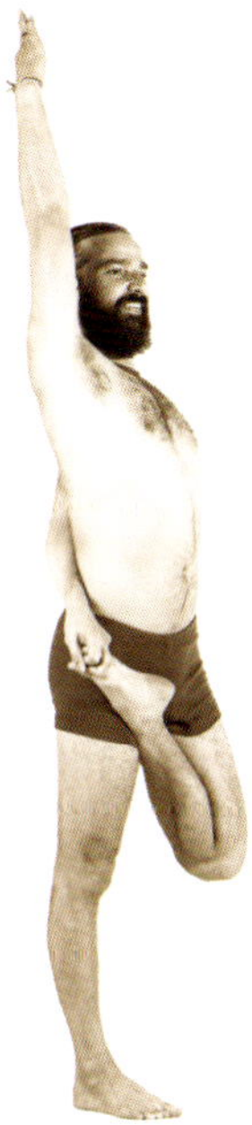

52
उत्तान ताड आसन (अर्ध बद्ध पद्म)
Uttāna tāḍa āsana (ardha baddha padma)
Posture du palmier étiré (demi-lotus lié)

उत्तानताडासन (अर्धबद्धपद्म)
Uttānatāḍāsana (ardhabaddhapadma)

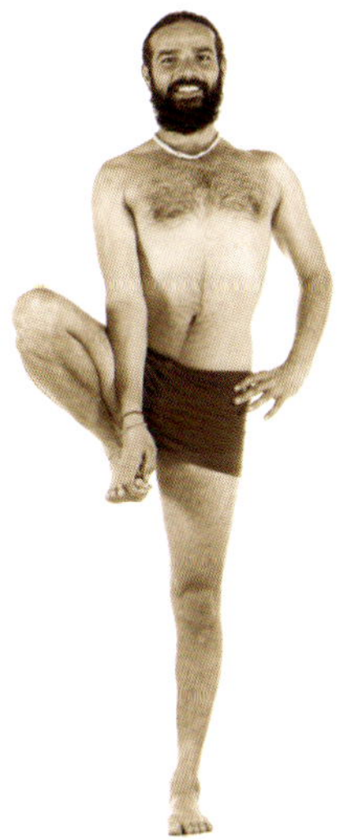

53
उत्थित हस्त पाद अङ्गुष्ठ आसन (आरम्भ अवस्था)
Utthita hasta pādā aṅguṣṭha āsana (ārambha avasthā)
Posture debout, main au gros orteil (position initiale)

उत्थितहस्तपादाङ्गुष्ठासन (आरम्भावस्था)
Utthitahastapādāṅguṣṭhāsana (ārambhāvasthā)

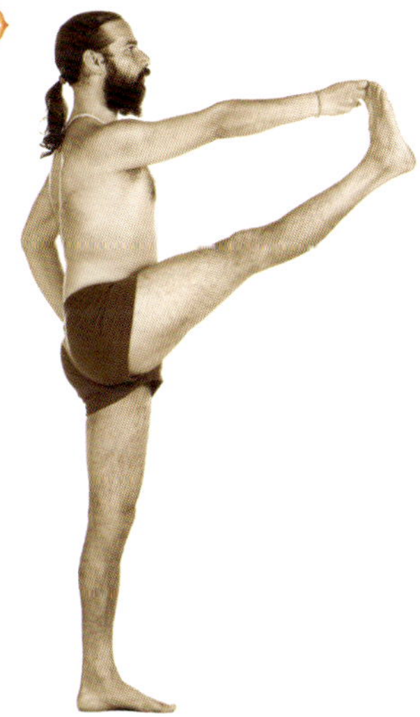

54
उत्थित हस्त पाद अङ्गुष्ठ आसन
Utthita hasta pādā āṅguṣṭha āsana
Posture debout, main au gros orteil

उत्थितहस्तपादाङ्गुष्ठासन
Utthitahastapādāṅguṣṭhāsana

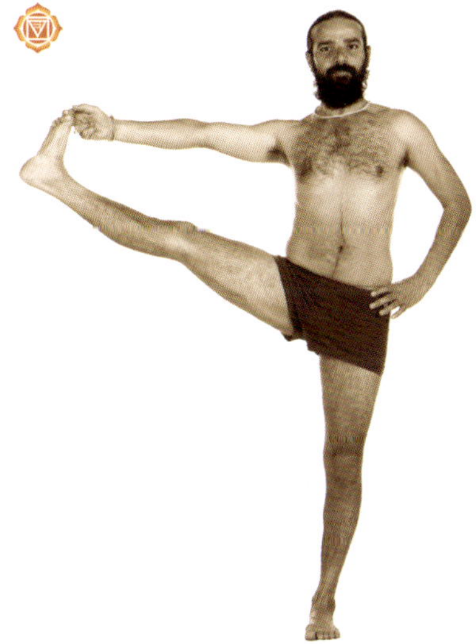

55
उत्थित हस्त पाद अङ्गुष्ठ आसन (पार्श्व)
Utthita hasta pādā āṅguṣṭha āsana (pārśva)
Posture debout, main au gros orteil (sur le côté)

उत्थितहस्तपादाङ्गुष्ठासन (पार्श्व)
Utthitahastapādāṅguṣṭhāsana (pārśva)

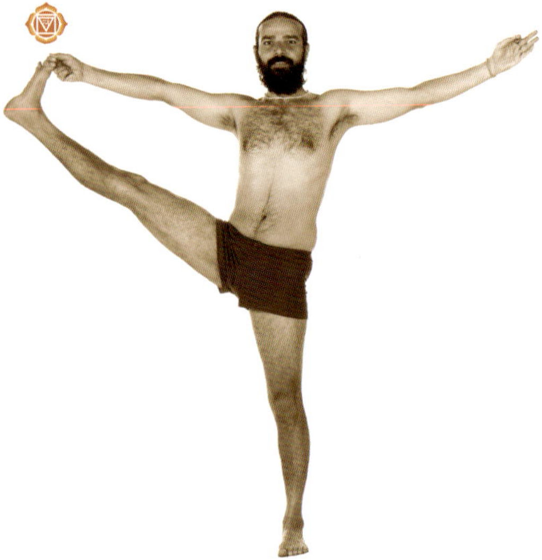

56
उत्थित पार्श्व हस्त पाद अङ्गुष्ठ आसन (पार्श्व, विराट हस्त)
Utthita hasta pāda āṅguṣṭha āsana (pārśva, virāṭa hasta)
Posture debout, main au gros orteil
(sur le côté, bras tendus à l'horizontal)

उत्थितहस्तपादाङ्गुष्ठासन (पार्श्व,विराटहस्त)
Utthitahastapādānguṣṭhāsana (pārśva, virāṭahasta)

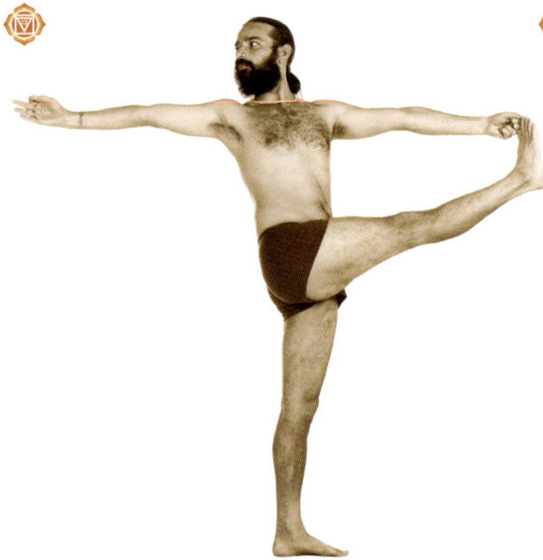

57
उत्थित परिवृत्त हस्त पाद अङ्गुष्ठ आसन (विराट हस्त)
Utthita parivṛtta hasta pāda aṅguṣṭha āsana (virāṭa hasta)
Posture debout, main au gros orteil, en torsion
(bras tendus à l'horizontal)

उत्थितपरिवृत्तहस्तपादाङ्गुष्ठासन (विराटहस्त)
Utthitaparivṛttahastapādānguṣṭhāsana (virāṭahasta)

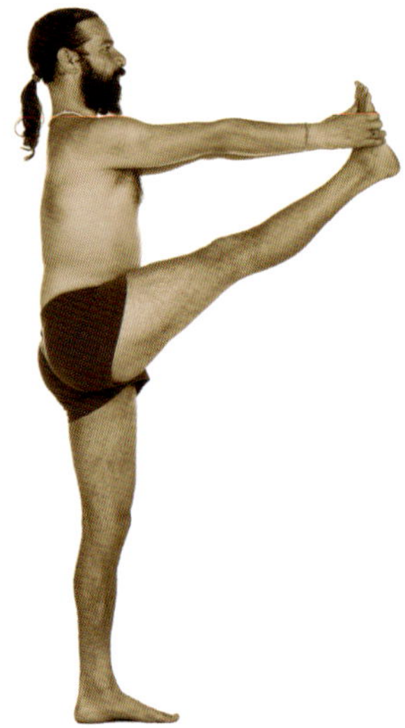

58
उत्थित त्रि विक्रम आसन
Utthita tri vikrama āsana
Posture debout, sagesse de la trinité

उत्थितत्रिविक्रमासन
Utthitatrivikramāsana

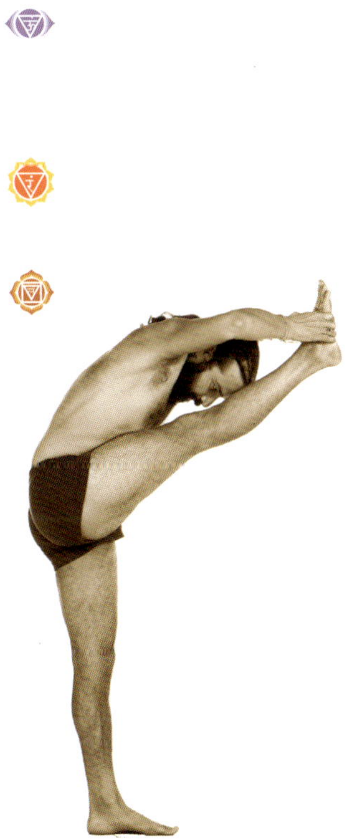

59
उत्थित त्रि विक्रम आसन (जानु शिर)
Utthita tri vikrama āsana (jānu śira)
Posture debout, sagesse de la trinité (tête aux genoux)

उत्थितत्रिविक्रमासन (जानुशिर)
Utthitatrivikramāsana (jānuśira)

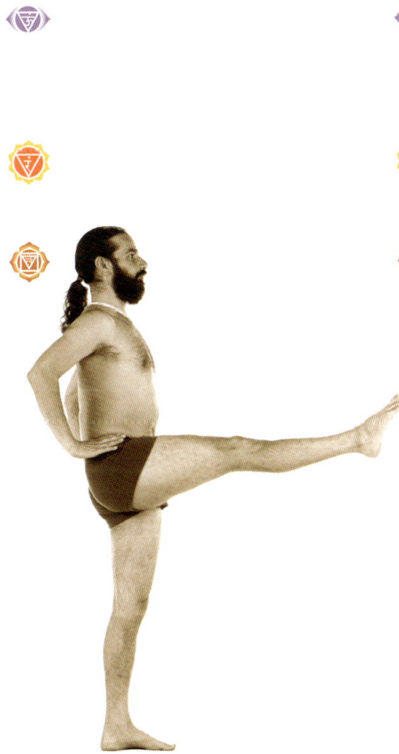

60
उत्थित एक पाद दण्ड आसन (कटि हस्त)
Utthita eka pāda daṇḍa āsana (kati hasta)
Posture debout, jambe levée tendue (mains sur la taille)

उत्थितैकपाददण्डासन (कटिहस्त)
Utthitaikapādaṇdaḍāsana (katihasta)

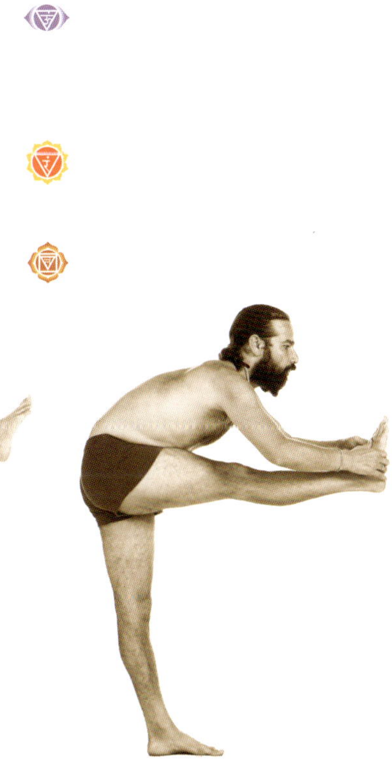

61
उत्थित एक पाद जानु शिर आसन (पूर्व मुख)
Utthita eka pāda jānu śira āsana (pūrva mukha)
Posture debout, jambe levée, tête au genou (regard en avant)

उत्थितैकपादजानुशिरासन (पूर्वमुख)
Utthitaikapādajānuśirāsana (pūrvamukha)

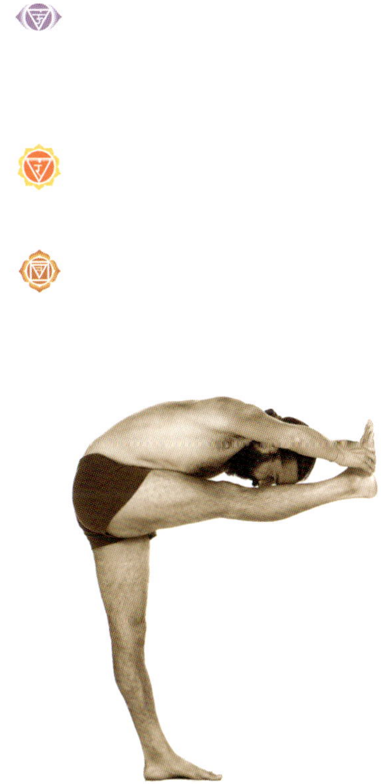

62
उत्थित एक पाद जानु शिर आसन
Utthita eka pāda jānu śira āsana
Posture debout, jambe levée, tête au genou

उत्थितैकपादजानुशिरासन
Utthitaikapādajānuśirāsana

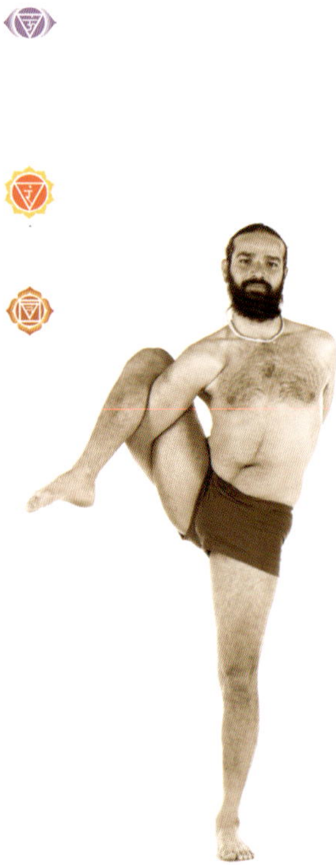

63
पार्श्व त्रि विक्रम आसन (रज्जु हस्त,आरम्भ अवस्था)
Pārśva tri vikrama āsana
(rajju hasta, ārambha avasthā)
Posture de la sagesse de la trinité de côté
(mains liées, position initiale)

पार्श्वत्रिविक्रमासन (रज्जुहस्त, आरम्भावस्था)
Pārśvatrivikramāsana (rajjuhasta, ārambhāvasthā)

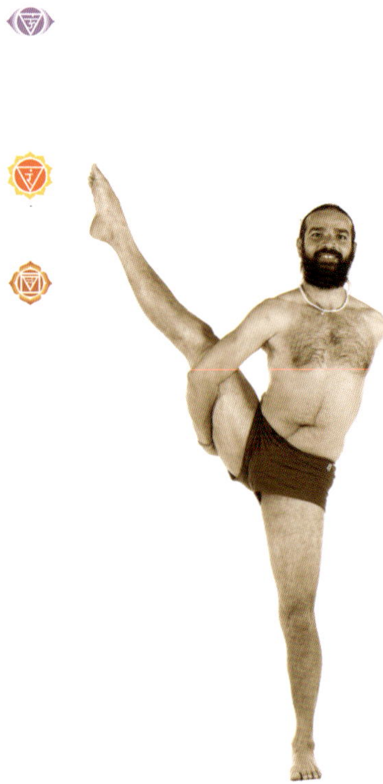

64
पूर्ण पार्श्व त्रि विक्रम आसन (रज्जु हस्त)
Pūrṇa pārśva tri vikrama āsana (rajju hasta)
Posture de la sagesse de la trinité de côté
(complète, mains liées)

पूर्णपार्श्वत्रिविक्रमासन (रज्जुहस्त)
Pūrṇapārśvatrivikramāsana (rajjuhasta)

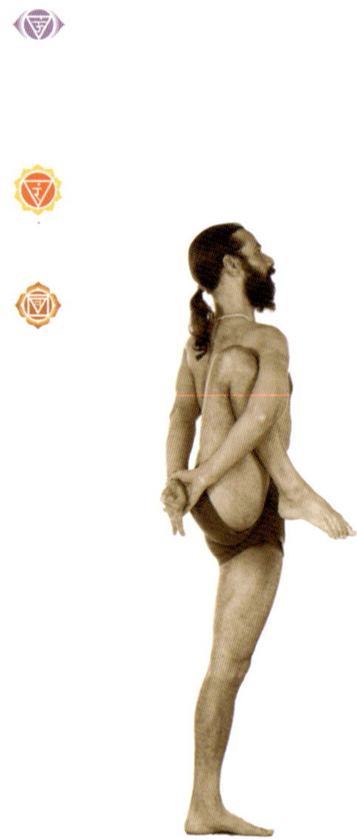

65
जटायु आसन
Jaṭāyu āsana
Posture du vautour

जटायुासन
Jaṭāyuāsana

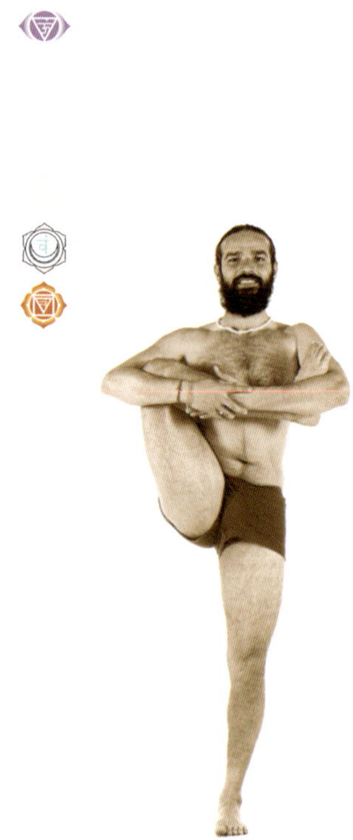

66
उत्थितशिशु वात्सल्य आसन
Utthita śīṣu vātsalya āsana
Posture debout, berceau de bébé

उत्थितशिशुवात्सल्यासन
Utthitaśīṣuvātsalyāsana

Nom usuel des postures 63 et 64 : l'oiseau du paradis

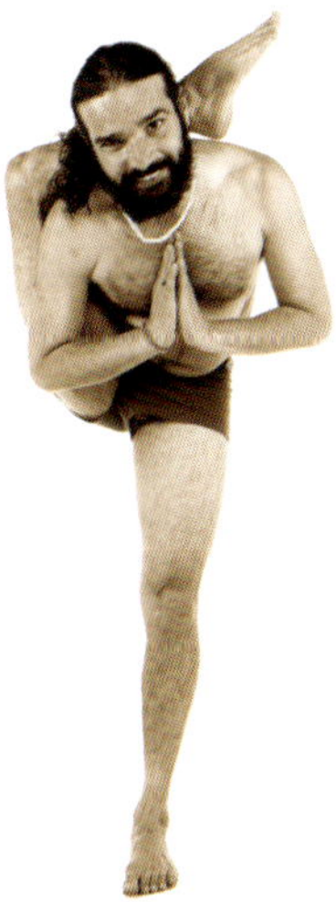

67
उत्थित नमस्कार भैरव आसन
Utthita namaskāra bhairava āsana
Posture debout, prière sans peur

उत्थितनमस्कारभैरवासन
Utthitanamaskārabhairavāsana

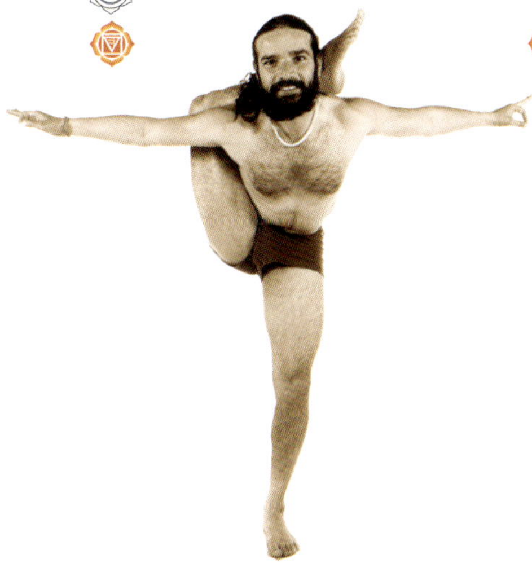

68
उत्थित भैरव आसन (विराट हस्त)
Utthita bhairava āsana (virāṭa hasta)
Posture sans peur (bras tendus à l'horizontal)

उत्थितभैरवासन (विराटहस्त)
Utthitabhairavāsana (virāṭahasta)

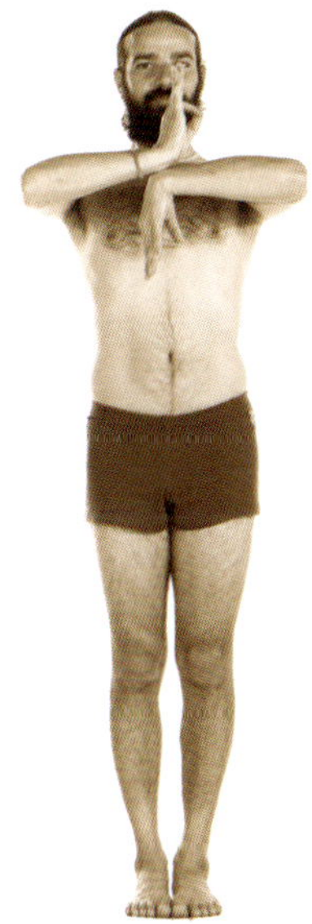

69
नट राज आसन (आरम्भ अवस्था)
Naṭa rāja āsana (ārambha avasthā)
Posture du roi de la danse (position initiale)

नटराजासन(आरम्भावस्था)
Naṭarājāsana (ārambhavasthā)

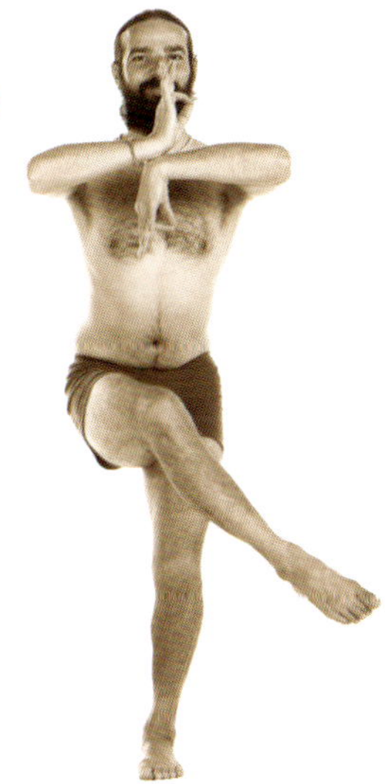

70
शाम्भवी नट राज आसन
Śāmbhavī naṭa rāja āsana
Posture du roi de la danse Shiva Shakti

शाम्भवीनटराजासन
Śāmbhavīnaṭarājāsana

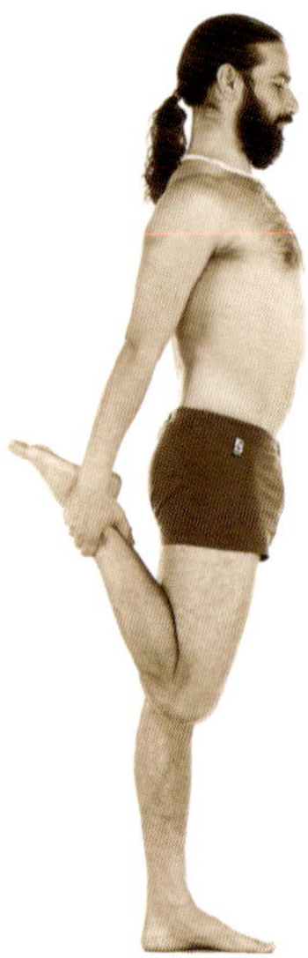

71
मृदुल नट राज आसन (आरम्भ अवस्था)
Mṛdula nata rāja āsana (ārambha avasthā)
Posture du roi heureux de la danse
(position initiale)

मृदुलनटराजासन (आरम्भावस्था)
Mṛdulanatarājāsana (ārambhāvasthā)

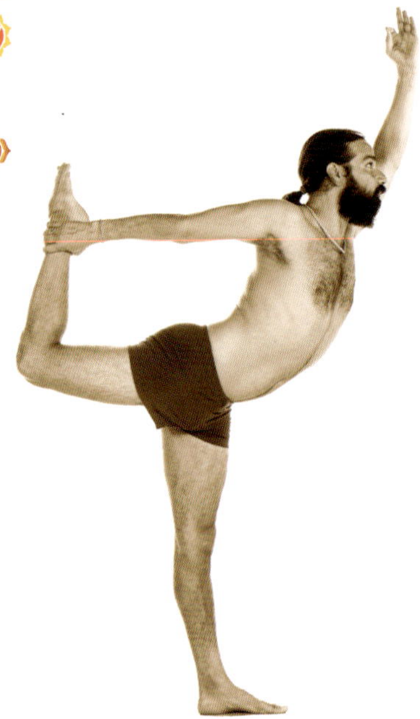

72
नट राज आसन (बहि: गुल्फ हस्त)
Naṭa rāja āsana (bahiḥ gulpha hasta)
Posture du roi de la danse
(main à l'extérieur de la cheville)

नटराजासन (बहिर्गुल्फहस्त)
Naṭarājāsana (bahirgulphahasta)

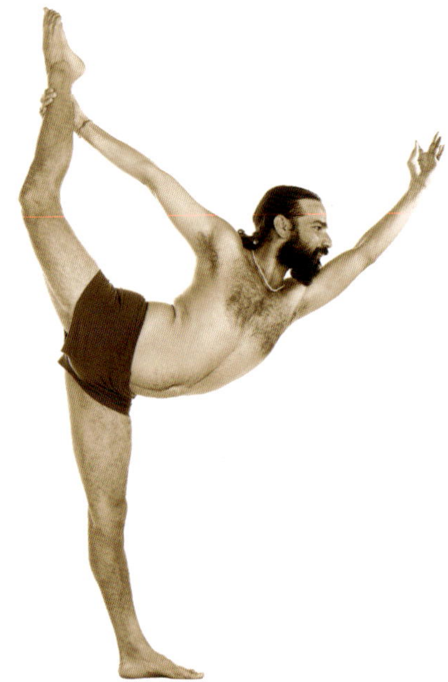

73
नट राज आसन (अन्त: गुल्फ हस्त)
Naṭa rāja āsana (antar gulpha hasta)
Posture du roi de la danse
(main à l'intérieur de la cheville)

नटराजासन (अन्तर्गुल्फहस्त)
Naṭarājāsana (antaṛgulphahasta)

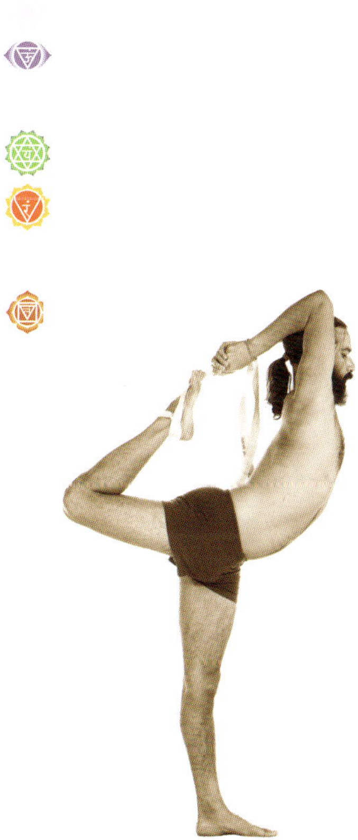

74
नट राज आसन (सरज्जु)
Nata rāja āsana (sarajju)
Posture du roi de la danse
(soutenu par une sangle)

नटराजासन (सरज्जु)
Natarājāsana (sarajju)

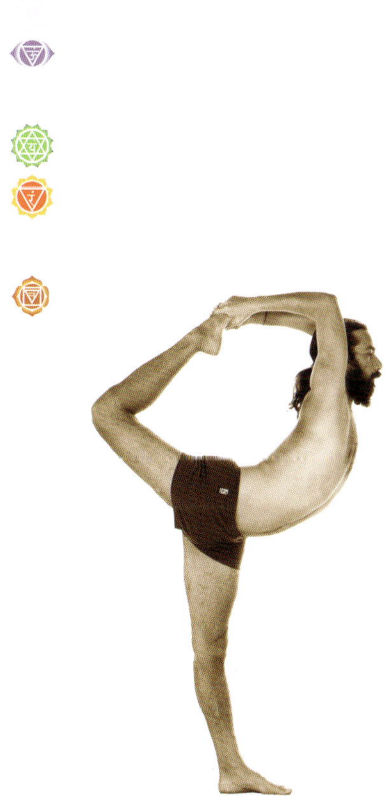

75
नट राज आसन (द्वि हस्त पाद)
Nata rāja āsana (dvi hasta pāda)
Posture du roi de la danse
(deux mains sur le pied)

नटराजासन (द्विहस्तपाद)
Natarājāsana (dvihastapāda)

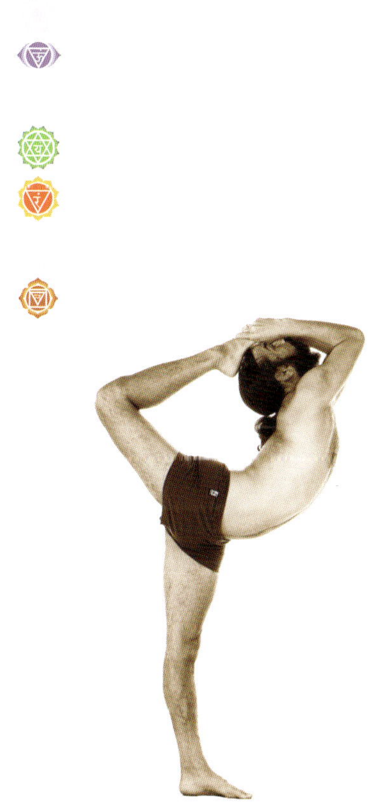

76
पूर्ण नट राज आसन
Pūrṇa nata rāja āsana
Posture du roi de la danse (complète)

पूर्णनटराजासन
Pūrṇanatarājāsana

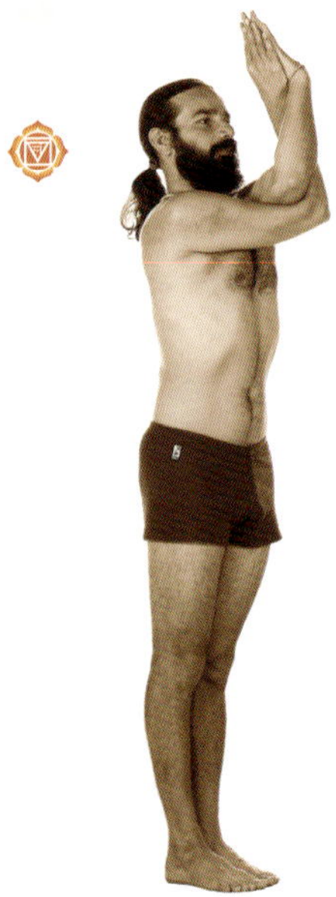

77
गरुड आसन (आरम्भ अवस्था)
Garuḍa āsana (ārambha avasthā)
Posture de l'aigle (position initiale)

गरुडासन (आरम्भावस्था)
Garuḍāsana (ārambhavasthā)

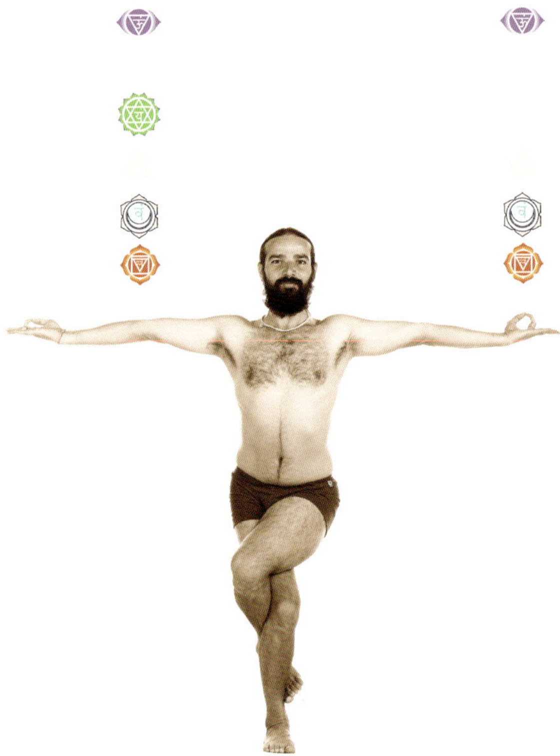

78
गरुड आसन (विराट हस्त)
Garuḍa āsana (virāṭa hasta)
Posture de l'aigle
(bras tendus à l'horizontal)

गरुडासन (विराटहस्त)
Garuḍāsana (virātahasta)

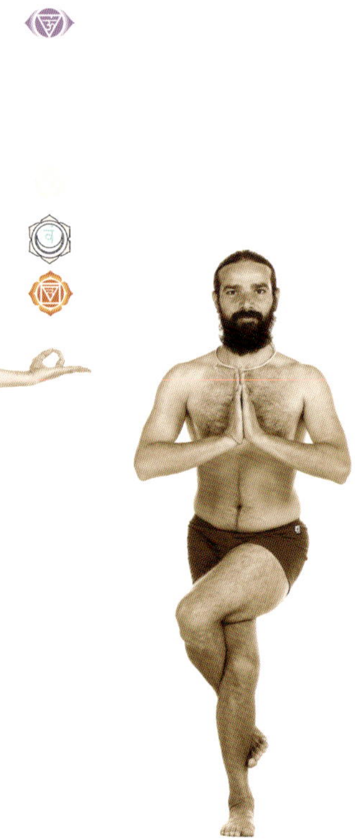

79
नमस्कार गरुडासन
Namaskāra garuḍa āsana
Posture de l'aigle en prière

नमस्कारगरुडासन
Namaskāragaruḍāsana

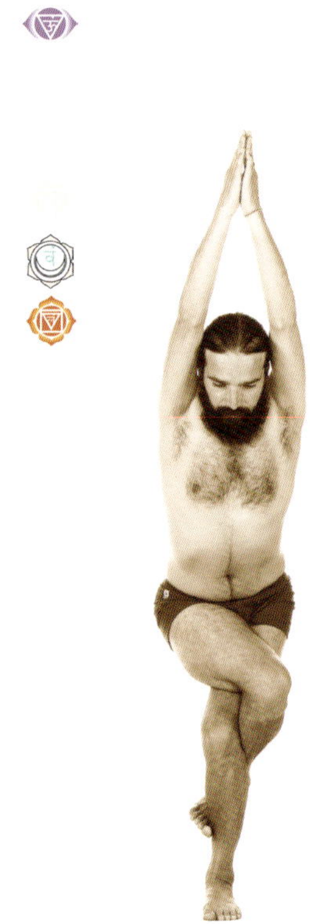

80
गरुड आसन (ऊर्ध्व हस्त नमस्कार)
Garuḍa āsana (ūrdhva hasta namaskāra)
Posture de l'aigle
(mains en prière vers le ciel)

गरुडासन (ऊर्ध्वहस्तनमस्कार)
Garuḍāsana (ūrdhvahastanamaskāra)

La vie est passion et enthousiasme !

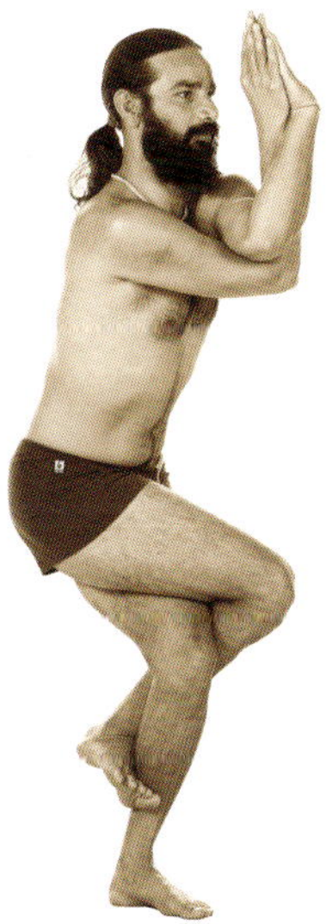

81
गरुड आसन
Garuḍa āsana
Posture de l'aigle

गरुडासन
Garuḍāsana

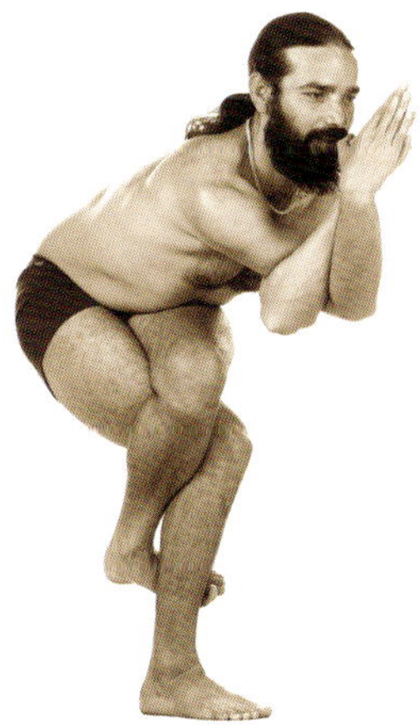

82
विनत गरुड आसन
Vinata garuḍa āsana
Posture de l'aigle humble

विनतगरुडासन
Vinatagaruḍāsana

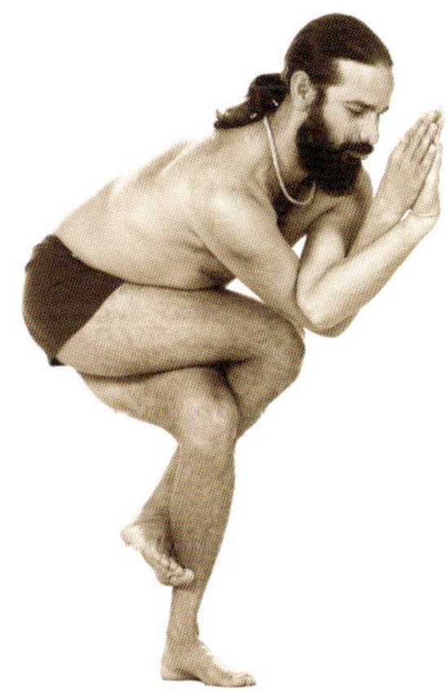

83
गरुड आसन (कफोणि जानु)
Garuḍa āsana (kaphoṇi jānu)
Posture de l'aigle (coude au genou)

गरुडासन (कफोणिजानु)
Garuḍāsana (kaphoṇijānu)

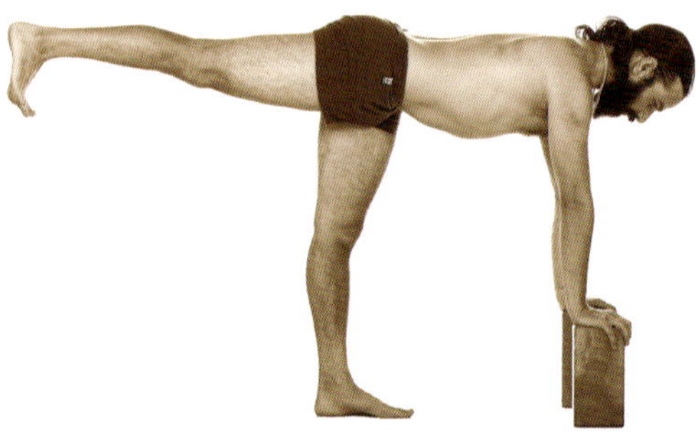

84
उत्तोलन एक पाद आसन (सालम्ब हस्त)
Uttolana eka pāda āsana (sālamba hasta)
Posture en équilibre sur une jambe
(main avec support)

उत्तोलनैकपादासन (सालम्बहस्त)
Uttolanaikapādāsana (sālambahasta)

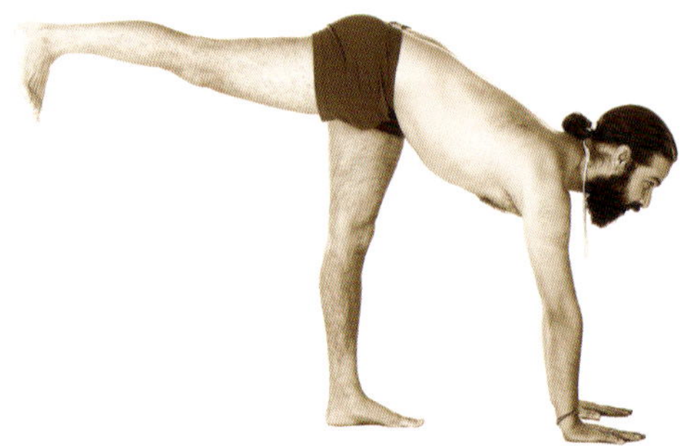

85
उत्तोलन एक पाद आसन (हस्त भू)
Uttolana eka pāda āsana (hasta bhū)
Posture en équilibre sur une jambe
(mains à terre)

उत्तोलनैकपादासन (हस्तभू)
Uttolanaikapādāsana (hastabhū)

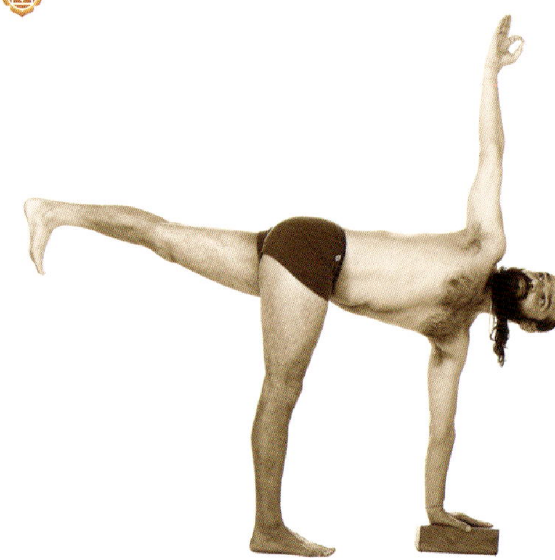

86
परिवृत्त उत्तोलन एक पाद आसन (सालम्ब हस्त)
Parivṛtta uttolana eka pāda āsana (sālamba hasta)
Posture en équilibre sur une jambe, en torsion
(main avec support)

परिवृत्तोत्तोलनैकपादासन (सालम्बहस्त)
Parivṛttottolanaikapādāsana (sālambahasta)

Nom usuel des postures 86 et 87 : la demi-lune en torsion

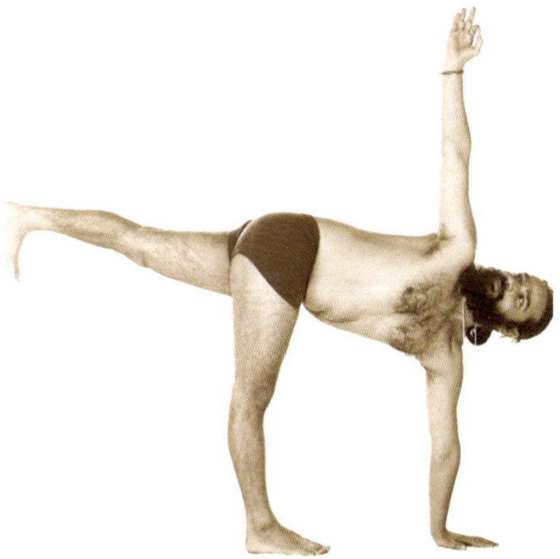

87
परिवृत्त उत्तोलन एक पाद आसन (हस्त भू)
Parivṛtta uttolana eka pāda āsana (hasta bhū)
Posture en équilibre sur une jambe, en torsion (main à terre)

परिवृत्तोत्तोलनैकपादासन (हस्तभू)
Parivṛttottolanaikapādāsana (hastabhū)

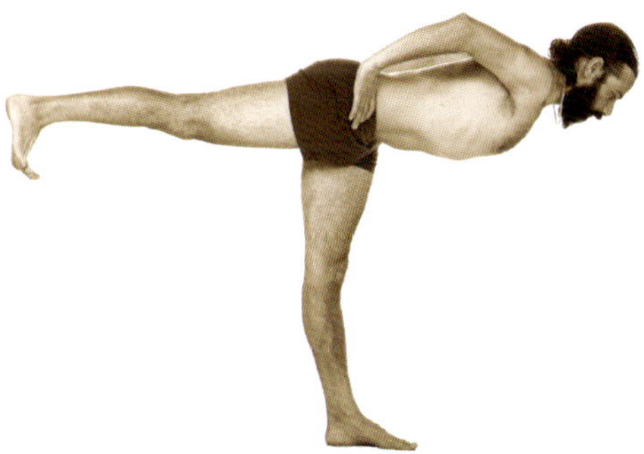

88
उत्तोलन एक पाद आसन (कटि हस्त)
Uttolana eka pāda āsana (kaṭi hasta)
Posture en équilibre sur une jambe (mains sur la taille)

उत्तोलनैकपादासन (कटिहस्त)
Uttolanaikapādāsana (kaṭihasta)

Nom usuel des postures 88 à 92 : Guerrier n°3

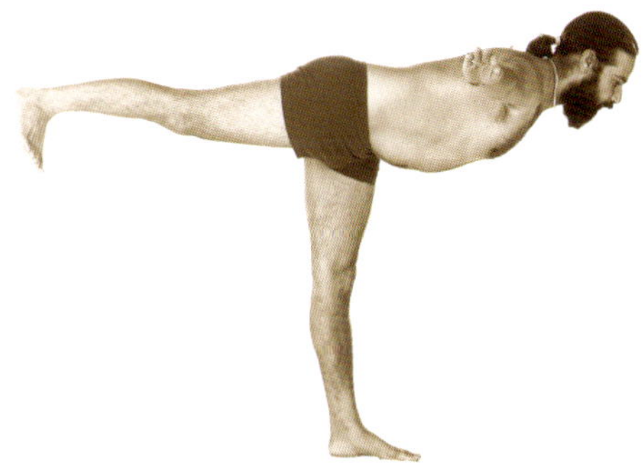

89
उत्तोलन एक पाद आसन (विराट हस्त)
Uttolana eka pāda āsana (virāṭa hasta)
Posture en équilibre sur une jambe (bras tendus à l'horizontal)

उत्तोलनैकपादासन (विराटहस्त)
Uttolanaikapādāsana (virātahasta)

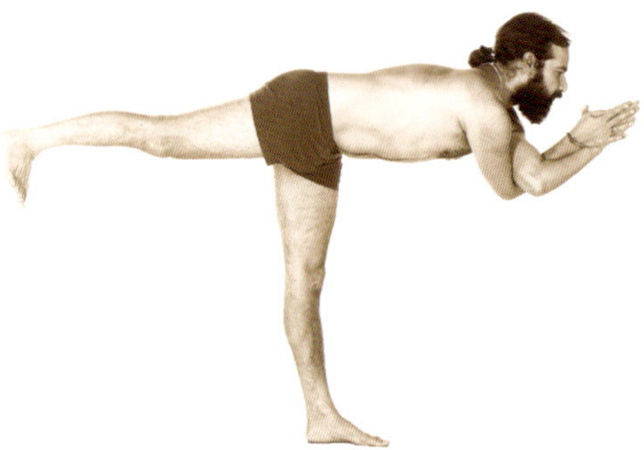

90
उत्तोलन एक पाद आसन (गरुड हस्त)
Uttolana eka pāda āsana (garuḍa hasta)
Posture en équilibre sur une jambe
(mains en aigle)

उत्तोलनैकपादासन (गरुडहस्त)
Uttolanaikapādāsana (garuḍahasta)

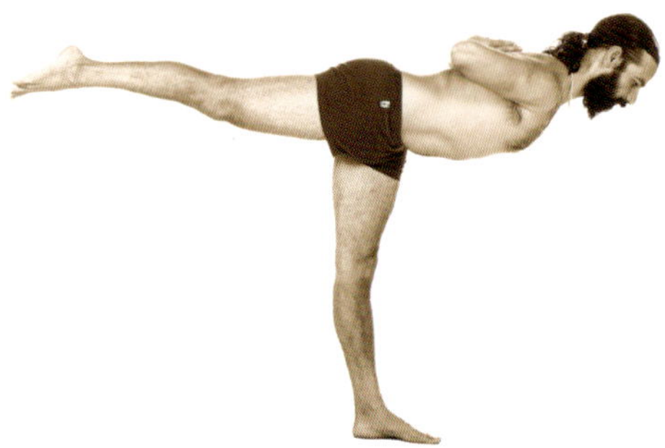

91
उत्तोलन एक पाद आसन (पृष्ठ नमस्कार)
Uttolana eka pāda āsana (pṛṣṭha namaskāra)
Posture en équilibre sur une jambe
(mains en prière dans le dos)

उत्तोलनैकपादासन (पृष्ठनमस्कार)
Uttolanaikapādāsana (pṛṣṭhanamaskāra)

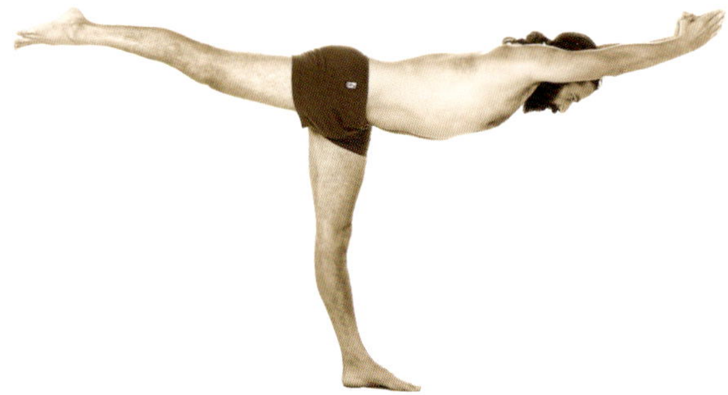

92
पूर्ण उत्तोलन एक पाद आसन
Pūrṇa uttolana eka pāda āsana
Posture en équilibre sur une jambe
(complète)

पूर्णोत्तोलनैकपादासन
Pūrṇottolanaikapādāsana

Nom usuel des postures 88 à 92 : Guerrier n°3

Vers la Terre

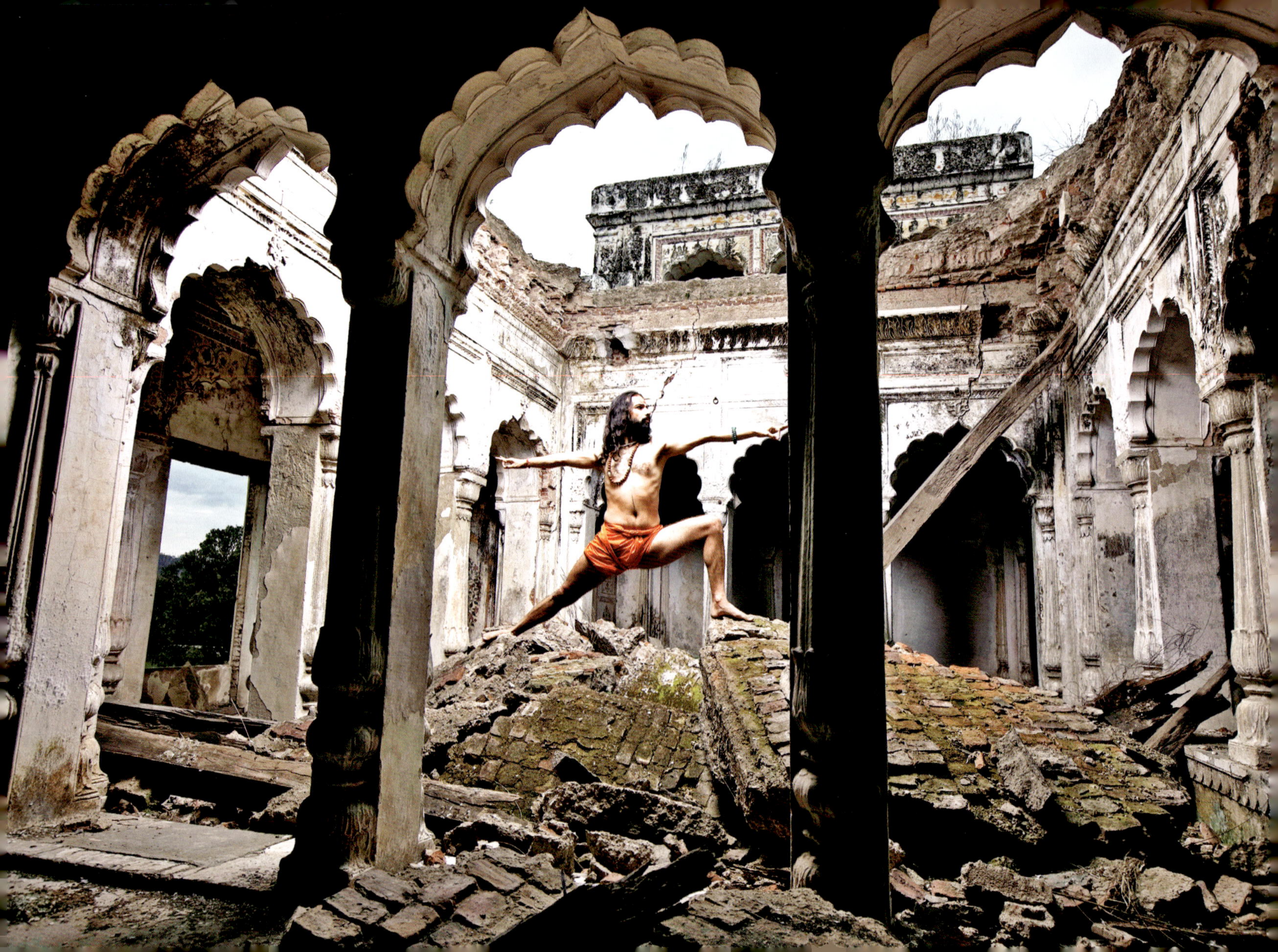

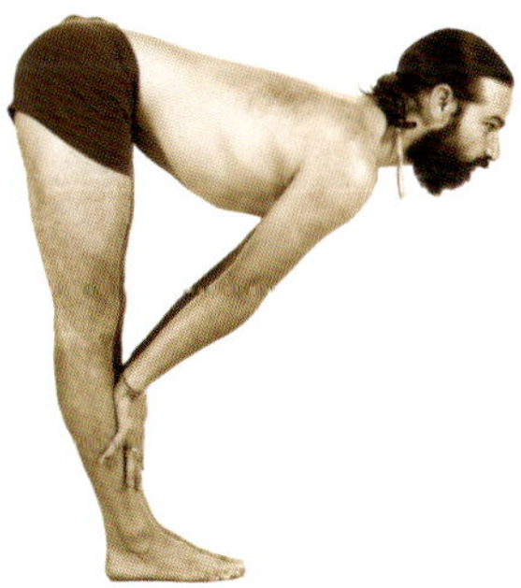

93
अर्ध पृष्ठ उत्तान आसन (पूर्व मुख)
Ardha pṛṣṭha uttāna āsana (pūrva mukha)
Posture de demi-étirement du dos
(regard en avant)

अर्धपृष्ठोत्तानासन (पूर्वमुख)
Ardhapṛṣṭhottānāsana (pūrvamukha)

Nom usuel des postures 93 à 113 : flexion avant

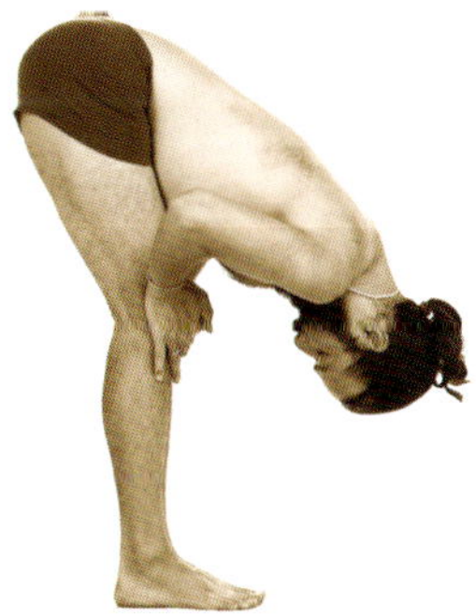

94
पृष्ठ उत्तान आसन (करतल जानु)
Pṛṣṭha uttāna āsana (karatala jānu)
Posture d'étirement du dos
(paumes sur les genoux)

पृष्ठोत्तानासन (करतलजानु)
Pṛṣṭhottānāsana (karatalajānu)

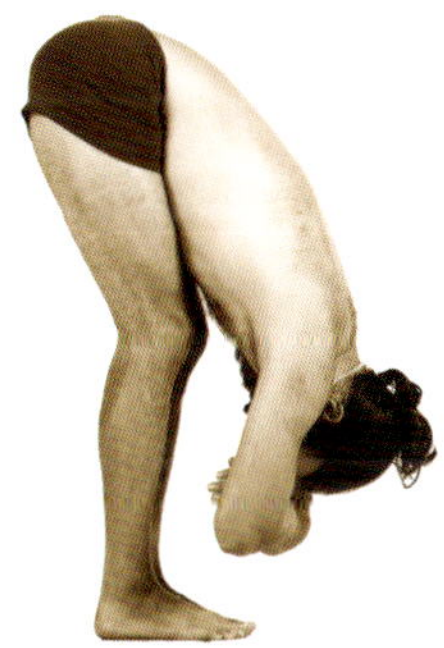

95
पृष्ठ उत्तान आसन (बद्ध कफोणि)
Pṛṣṭha uttāna āsana (baddha kaphoṇi)
Posture d'étirement du dos (coudes liés)

पृष्ठोत्तानासन (बद्धकफोणि)
Pṛṣṭhottānāsana (baddhakaphoṇi)

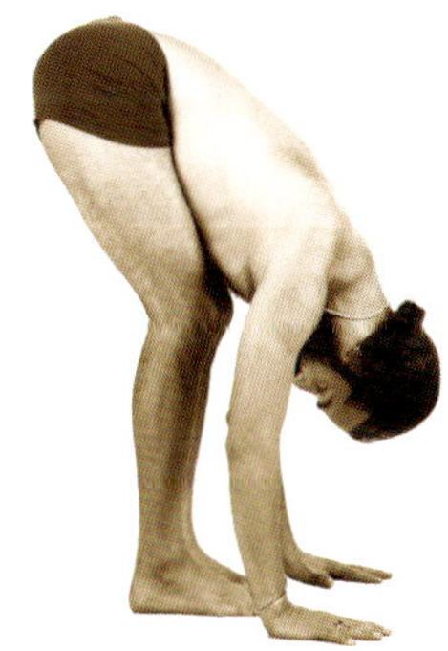

96
पृष्ठ उत्तान आसन (हस्त भू)
Pṛṣṭha uttāna āsana (hasta bhū)
Posture d'étirement du dos
(mains à terre, genoux pliés)

पृष्ठोत्तानासन (हस्तभू)
Pṛṣṭhottānāsana (hastabhū)

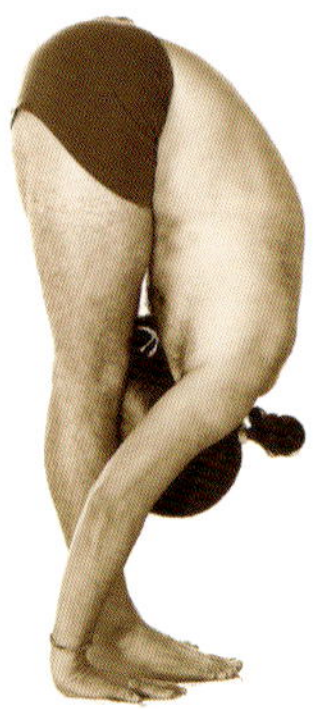

97
पृष्ठ उत्तान आसन (हस्त भू)
Pṛṣṭha uttāna āsana (hasta bhū)
Posture d'étirement du dos (mains à terre)

पृष्ठोत्तानासन (हस्तभू)
Pṛṣṭhottānāsana (hastabhū)

Nom usuel des postures 93 à 113 : flexion avant

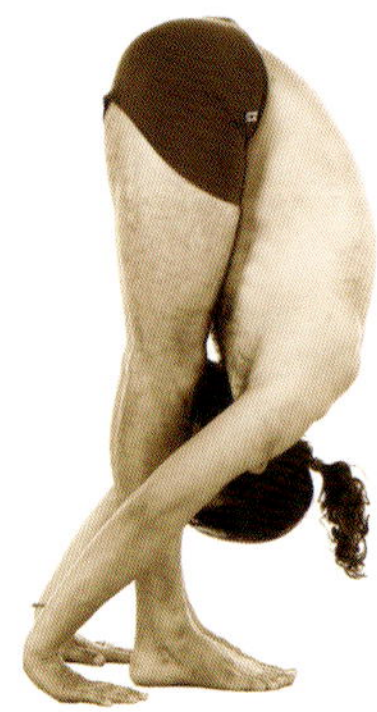

98
पृष्ठ उत्तान आसन (पृष्ठ हस्त भू)
Pṛṣṭha uttāna āsana (pṛṣṭha hasta bhū)
Posture d'étirement du dos
(mains à terre en arrière)

पृष्ठोत्तानासन (पृष्ठहस्तभू)
Pṛṣṭhottānāsana (pṛṣṭhahastabhū)

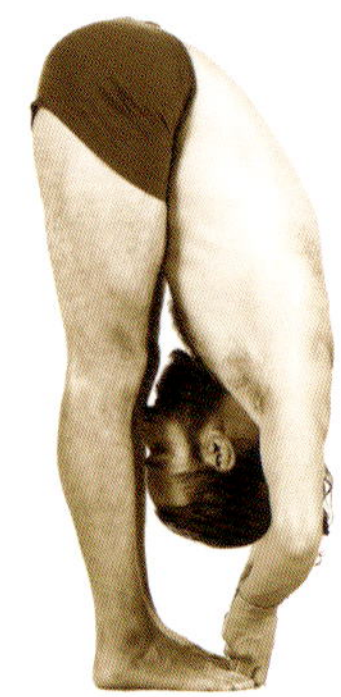

99
पृष्ठ उत्तान आसन (पाद अङ्गुष्ठ)
Pṛṣṭha uttāna āsana (pāda aṅguṣṭha)
Posture d'étirement du dos (tenir les gros orteils)

पृष्ठोत्तानासन (पादाङ्गुष्ठ)
Pṛṣṭhottānāsana (pādāṅguṣṭha)

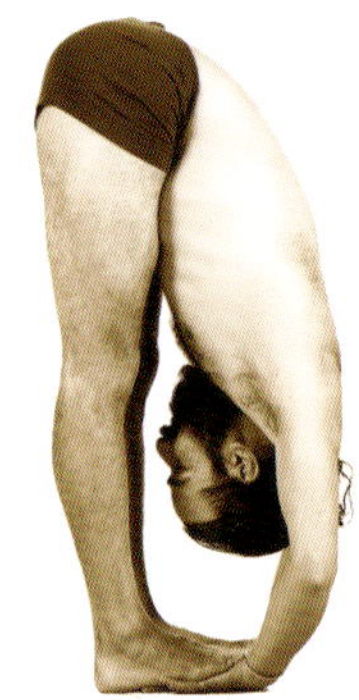

100
पृष्ठ उत्तान आसन (पाद हस्त)
Pṛṣṭha uttāna āsana (pāda hasta)
Posture d'étirement du dos
(mains sous les pieds)

पृष्ठोत्तानासन (पादहस्त)
Pṛṣṭhottānāsana (pādāhasta)

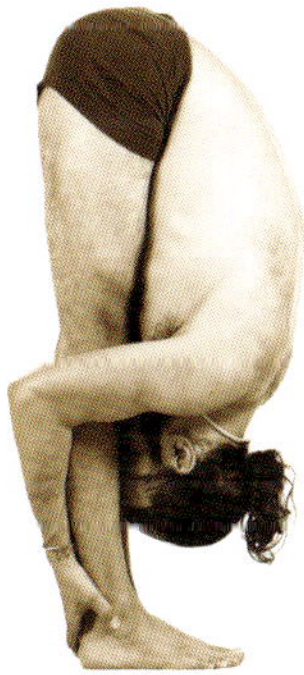

101
पृष्ठ उत्तान आसन (गुल्फ बद्ध)
Pṛṣṭha uttāna āsana (gulpha baddha)
Posture d'étirement du dos (tenir les chevilles)

पृष्ठोत्तानासन (गुल्फबद्ध)
Pṛṣṭhottānāsana (gulphabaddha)

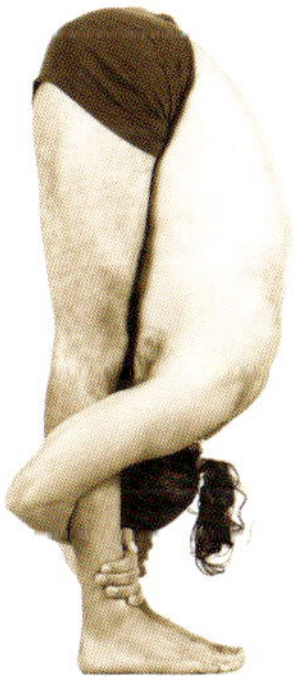

102
पृष्ठ उत्तान आसन (विपरीत गुल्फ बद्ध)
Pṛṣṭha uttāna āsana (viparīta gulpha baddha)
Posture d'étirement du dos
(tenir les chevilles opposées)

पृष्ठोत्तानासन (विपरीतगुल्फबद्ध)
Pṛṣṭhottānāsana (viparītagulphabaddha)

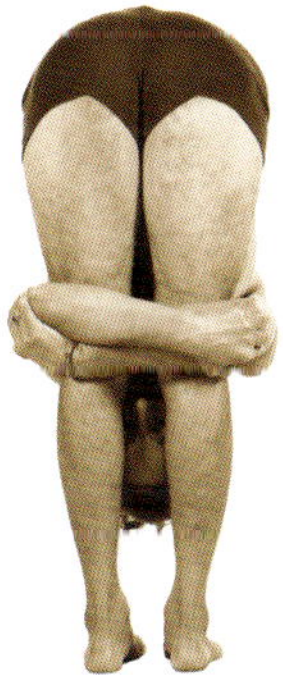

103
पृष्ठ उत्तान आसन (पृष्ठ पाद रज्जु हस्त)
Pṛṣṭha uttāna āsana (pṛṣṭha pāda rajju hasta)
Posture d'étirement du dos
(bras croisés derrière les jambes)

पृष्ठोत्तानासन (पृष्ठपादरज्जुहस्त)
Pṛṣṭhottānāsana (pṛṣṭhapādarajjuhasta)

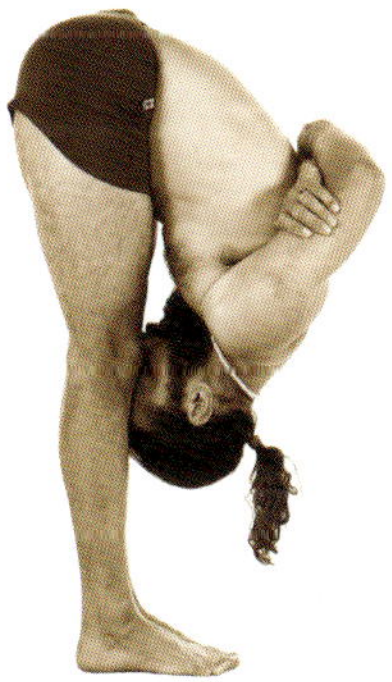

104
पृष्ठ उत्तान आसन (पृष्ठ कफोणि बद्ध)
Pṛṣṭha uttāna āsana (pṛṣṭha kaphoṇi baddha)
Posture d'étirement du dos
(bras croisés dans le dos)

पृष्ठोत्तानासन (पृष्ठकफोणिबद्ध)
Pṛṣṭhottānāsana (pṛṣṭhakaphoṇibaddha)

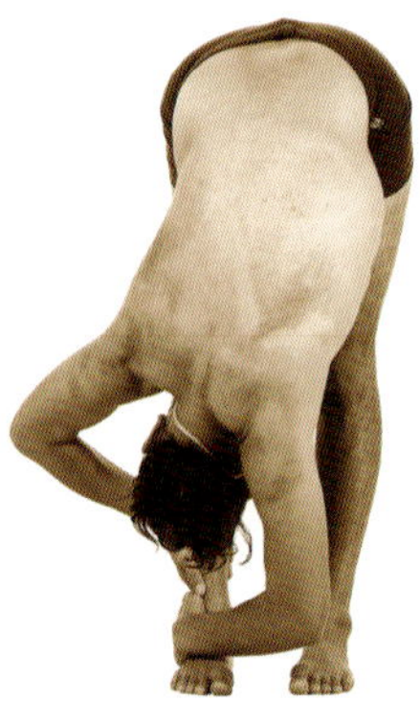

105
पृष्ठ उत्तान आसन (पार्श्व एक पाद)
Pṛṣṭtha uttāna āsana (pārśva eka pāda)
Posture d'étirement du dos (tenir une jambe)

पृष्ठोत्तानासन (पार्श्वैकपाद)
Pṛṣṭthottānāsana (pārśvaikapāda)

Nom usuel des postures 93 à 113 : flexion avant

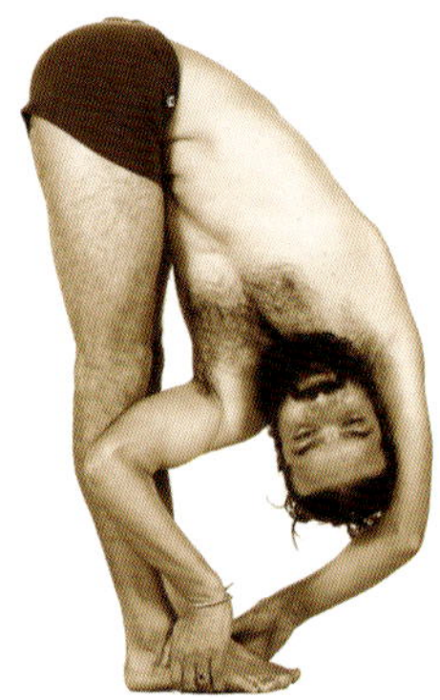

106
परिवृत्त पृष्ठ उत्तान आसन
Parivṛtta pṛṣṭha uttāna āsana
Posture d'étirement du dos, en torsion

परिवृत्तपृष्ठोत्तानासन
Parivṛttapṛṣṭhottānāsana

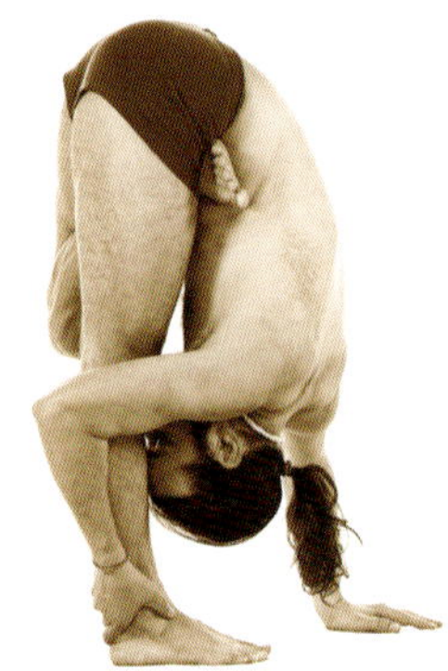

107
पृष्ठ उत्तान आसन (अर्ध पद्म पाद)
Pṛṣṭha uttāna āsana (ardha padma pāda)
Posture d'étirement du dos
(jambe en demi-lotus)

पृष्ठोत्तानासन (अर्धपद्मपाद)
Pṛṣṭhottānāsana (ardhapadmapāda)

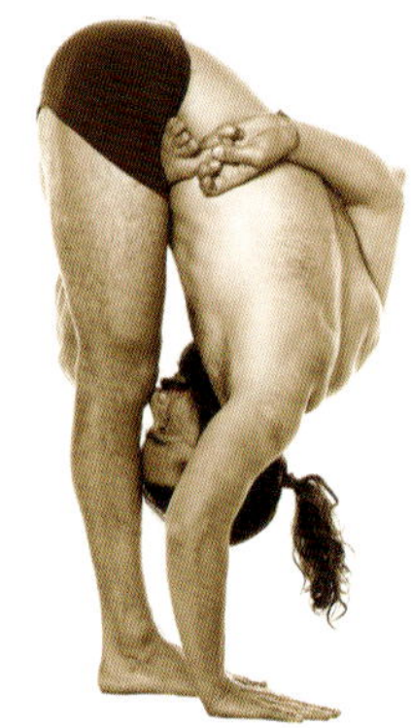

108
पृष्ठ उत्तान आसन (अर्ध बद्ध पद्म)
Pṛṣṭha uttāna āsana (ardha baddha padma)
Posture d'étirement du dos (demi-lotus lié)

पृष्ठोत्तानासन (अर्धबद्धपद्म)
Pṛṣṭhottānāsana (ardhabaddhapadma)

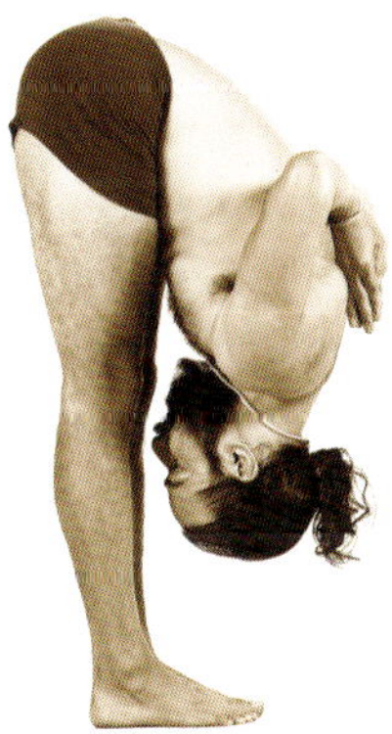

109
पृष्ठ उत्तान आसन (पृष्ठ नमस्कार)
Pṛṣṭha uttāna āsana (pṛṣṭha namaskāra)
Posture d'étirement du dos
(mains en prière dans le dos)

पृष्ठोत्तानासन (पृष्ठनमस्कार)
Pṛṣṭhottānāsana (pṛṣṭhanamaskāra)

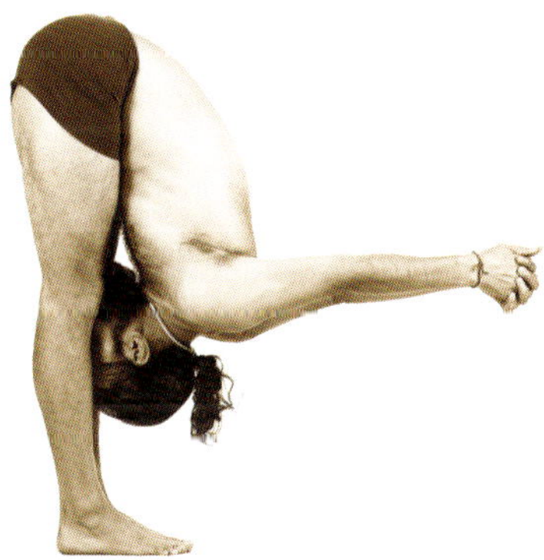

110
पृष्ठ उत्तान आसन (पृष्ठ हस्त उत्तान)
Pṛṣṭha uttāna āsana (pṛṣṭha hasta uttāna)
Posture d'étirement du dos
(bras tendus en arrière)

पृष्ठोत्तानासन (पृष्ठहस्तोत्तान)
Pṛṣṭhottānāsana (pṛṣṭhahastottāna)

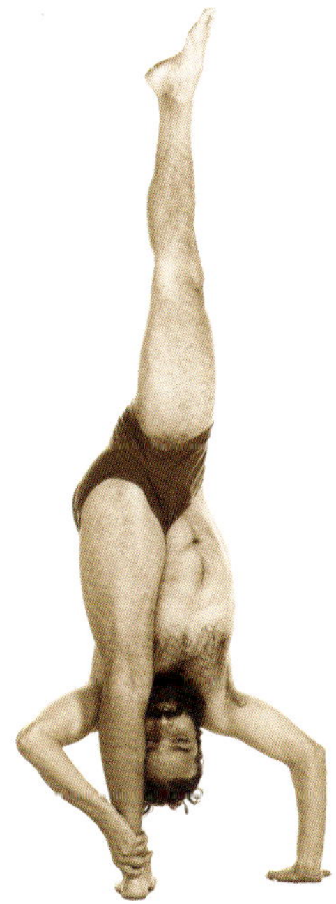

111
पृष्ठ उत्तान आसन (ऊर्ध्व एक पाद)
Pṛṣṭha uttāna āsana (ūrdhva eka pāda)
Posture d'étirement du dos (une jambe levée)

पृष्ठोत्तानासन (ऊर्ध्वैकपाद)
Pṛṣṭhottānāsana (ūrdhvaikapāda)

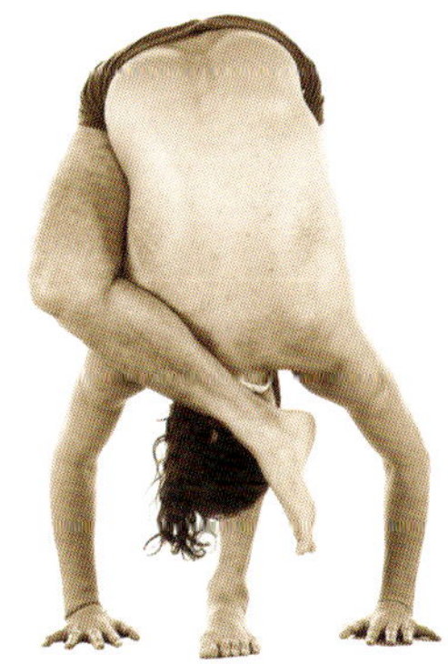

112
भैरव पृष्ठ उत्तान आसन
Bhairava pṛṣṭha uttāna āsana
Posture d'étirement du dos sans peur

भैरवपृष्ठोत्तानासन
Bhairavapṛṣṭhottānāsana

Le yoga est transformation.

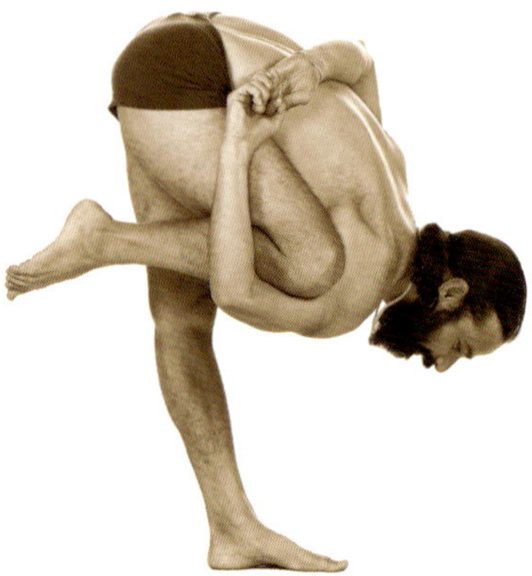

113
जटायु पृष्ठ उत्तान आसन
Jatāyu pṛṣṭha uttāna āsana
Posture d'étirement du dos en vautour

जटायुपृष्ठोत्तानासन
Jatāyupṛṣṭhottānāsana

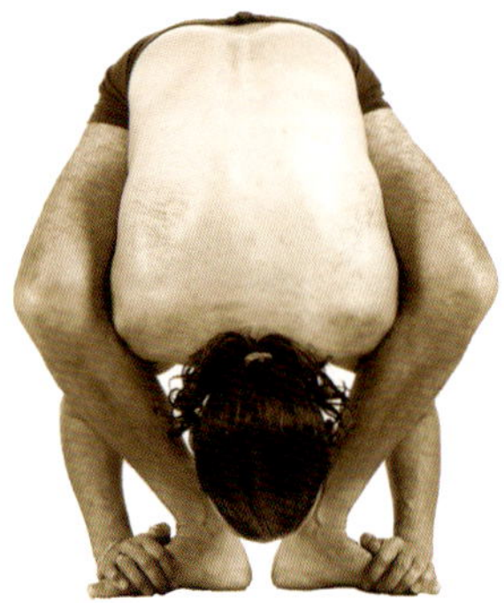

114
शिर पाद उत्तान आसन (बद्ध हस्त पाद)
Śira pāda uttāna āsana (baddha hasta pāda)
Posture d'étirement de la tête aux pieds (mains tenant les pieds)

शिरपादोत्तानासन (बद्धहस्तपाद)
Śirapādottānāsana (baddhahastapāda)

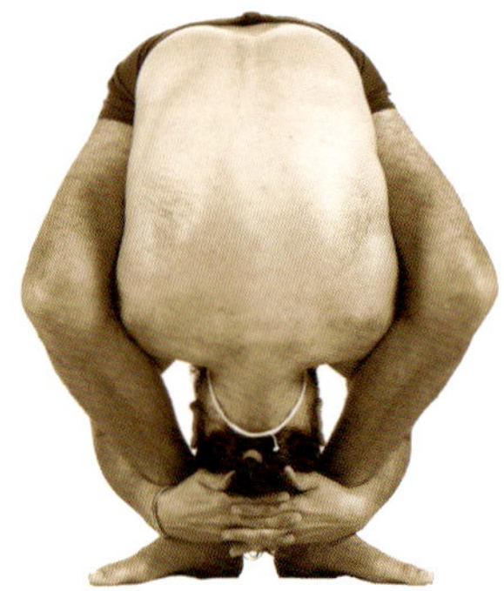

115
शिर पाद उत्तान आसन (बद्ध हस्त शिर)
Śira pāda uttāna āsana (baddha hasta śira)
Posture d'étirement de la tête aux pieds (mains posée sur la tête)

शिरपादोत्तानासन (बद्धहस्तशिर)
Śirapādottānāsana (baddhahastaśira)

Nom usuel des postures 93 à 113 : flexion avant

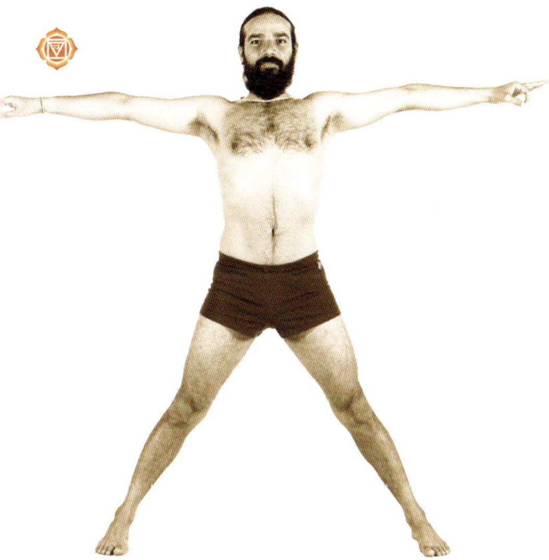

116
प्रसरित पाद आसन (विराट हस्त)
Prasarita pāda āsana (virāṭa hasta)
Posture pieds écartés (bras tendus à l'horizontal)

प्रसरितपादासन (विराटहस्त)
Prasaritapādāsana (virāṭahasta)

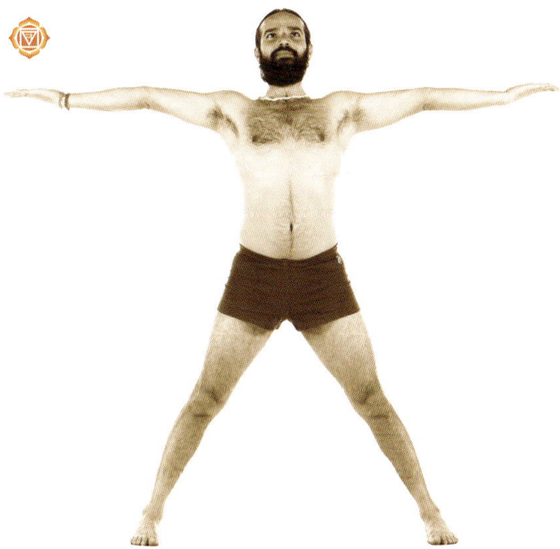

117
प्रसरित पाद आसन (विराट हस्त, ऊर्ध्व करतल)
Prasarita pāda āsana (virāṭa hasta, ūrdhva karatala)
Posture pieds écartés
(bras tendus à l'horizontal, paumes vers le ciel)

प्रसरितपादासन (विराटहस्त,ऊर्ध्वकरतल)
Prasaritapādāsana (virāṭahasta, ūrdhvakaratala)

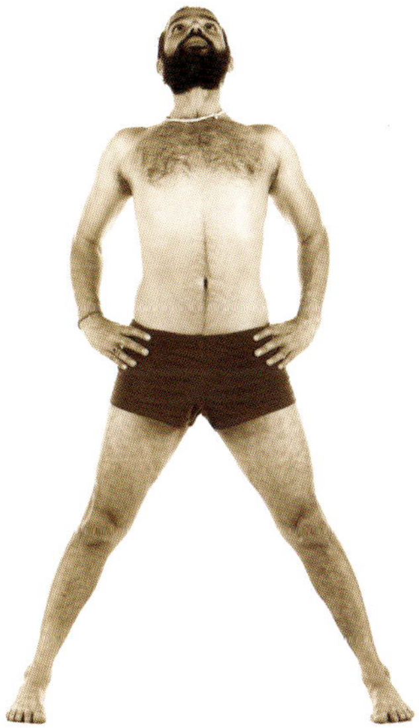

118
प्रसरित पाद आसन (कटि हस्त, ऊर्ध्व मुख)
Prasarita pāda āsana (kaṭi hasta, ūrdhva mukha)
Posture pieds écartés
(mains sur la taille, regard vers le ciel)

प्रसरितपादासन (कटिहस्त, ऊर्ध्वमुख)
Prasaritapādāsan (kaṭihasta, ūrdhvamukha)

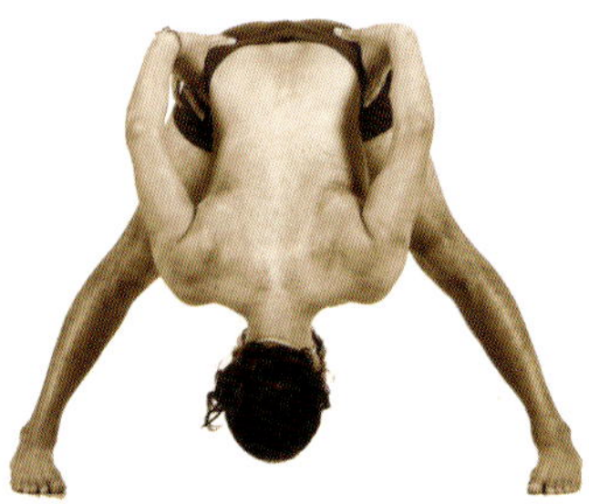

119
प्रसरित पाद उत्तान आसन (कटि हस्त)
Prasarita pāda uttāna āsana (kati hasta)
Posture pieds écartés, flexion avant
(mains sur la taille)

प्रसरितपादोत्तानासन (कटिहस्त)
Prasaritapādottānāsana (katihasta)

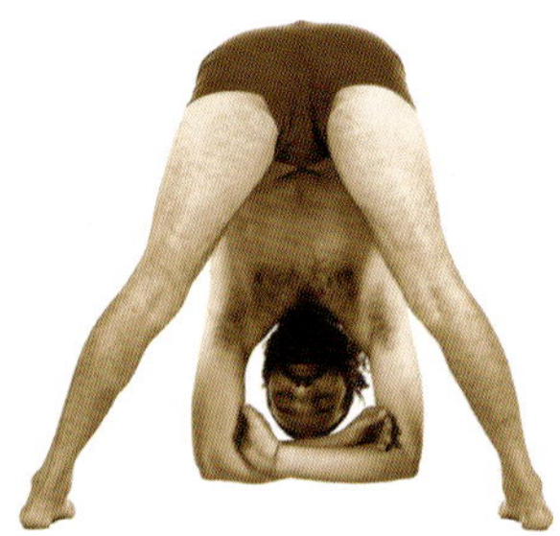

120
प्रसरित पाद उत्तान आसन (बद्ध कफोणि)
Prasarita pāda uttāna āsana (baddha kaphoṇi)
Posture pieds écartés, flexion avant
(bras croisés)

प्रसरितपादोत्तानासन (बद्धकफोणि)
Prasaritapādottānāsana (baddhakaphoṇi)

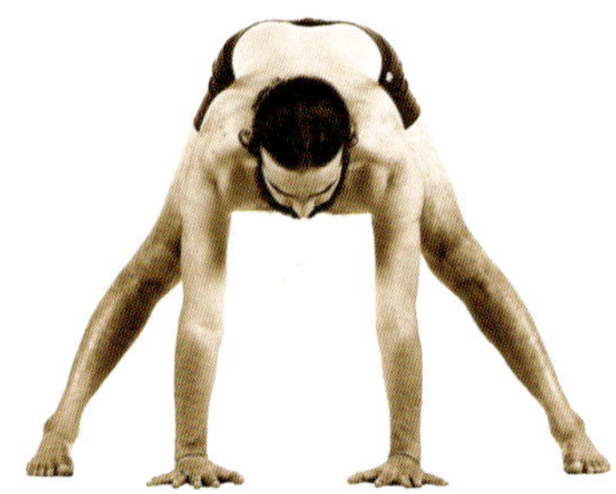

121
प्रसरित पाद उत्तान आसन (हस्त भू पूर्व मुख)
Prasarita pāda uttāna āsana
(hasta bhū pūrva mukha)
Posture pieds écartés, flexion avant
(mains à terre en avant)

प्रसरितपादोत्तानासन (हस्तभूपूर्वमुख)
Prasaritapādottānāsana
(hastabhūpūrvamukha)

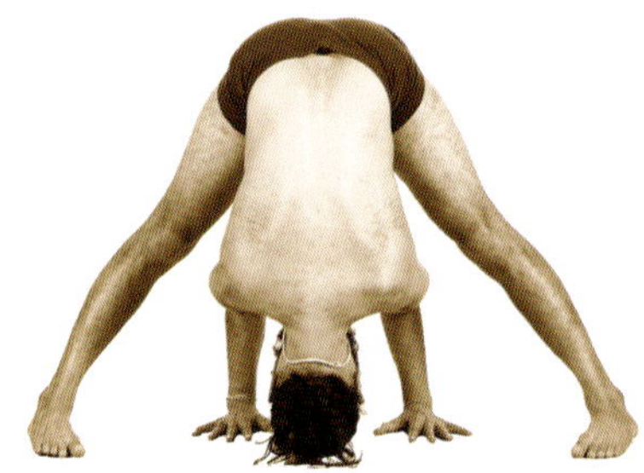

122
प्रसरित पाद उत्तान आसन (हस्त भू)
Prasarita pāda uttāna āsana (hasta bhū)
Posture pieds écartés, flexion avant
(mains à terre)

प्रसरितपादोत्तानासन (हस्तभू)
Prasaritapādottānāsana (hastabhū)

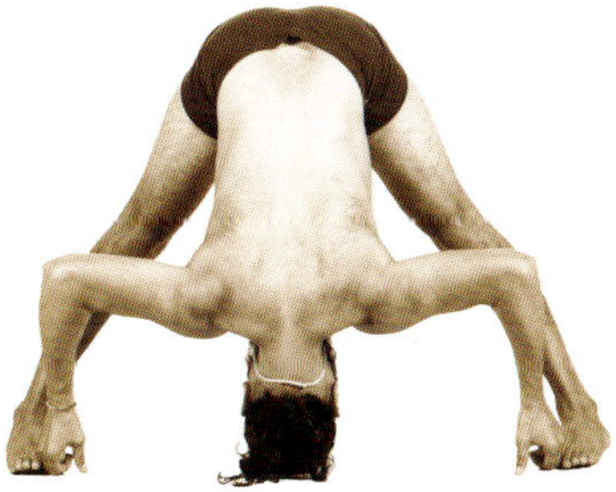

123
प्रसरित पाद उत्तान आसन (बद्ध पाद अङ्गुष्ठ)
Prasarita pāda uttāna āsana
(baddha pāda aṅguṣṭha)
Posture pieds écartés, flexion avant
(tenir les gros orteils)

प्रसरितपादोत्तानासन (बद्धपादाङ्गुष्ठ)
Prasaritapādottānāsana
(baddhapādāṅguṣṭha)

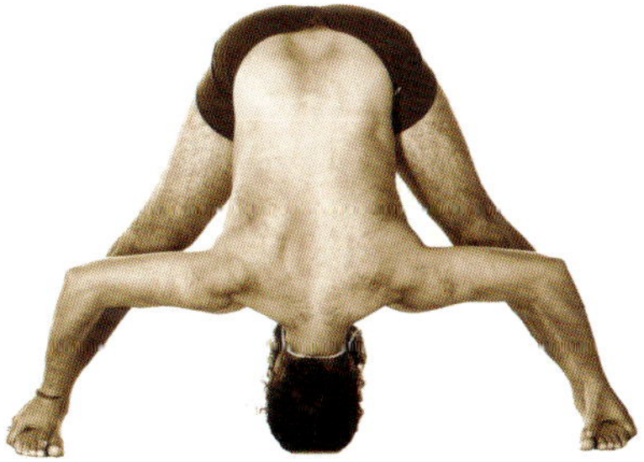

124
प्रसरित पाद उत्तान आसन (बद्ध बहिर्पाद)
Prasarita pāda uttāna āsana
(baddha bahirpāda)
Posture pieds écartés, flexion avant
(tenir l'extérieur des pieds)

प्रसरितपादोत्तानासन (बद्धबहिर्पाद)
Prasaritapādottānāsana (baddhabahirpāda)

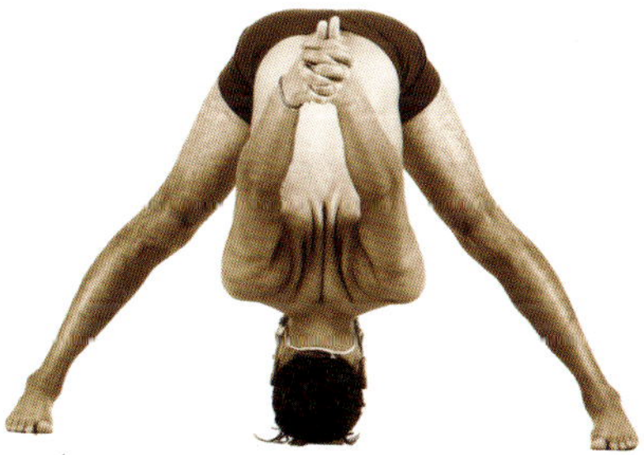

125
प्रसरित पाद उत्तान आसन (पृष्ठ हस्त उत्तान)
Prasarita pāda uttāna āsana
(pṛṣṭha hasta uttāna)
Posture pieds écartés, flexion avant
(bras tendus en arrière)

प्रसरितपादोत्तानासन (पृष्ठहस्तोत्तान)
Prasaritapādottānāsana (pṛṣṭhahastottāna)

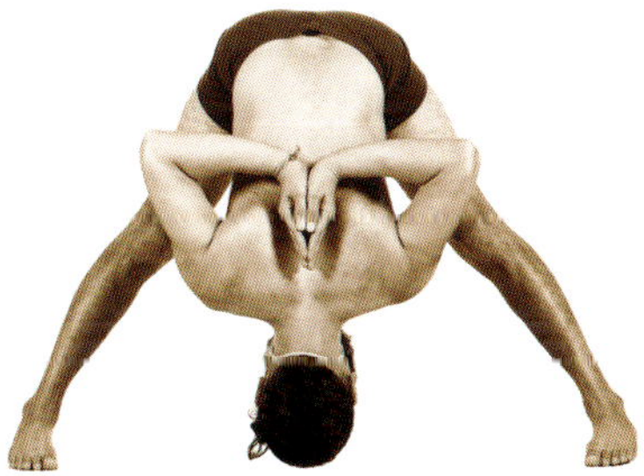

126
प्रसरित पाद उत्तान आसन (पृष्ठ नमस्कार)
Prasarita pāda uttāna āsana
(pṛṣṭha namaskāra)
Posture pieds écartés, flexion avant
(mains en prière dans le dos)

प्रसरितपादोत्तानासन (पृष्ठनमस्कार)
Prasaritapādottānāsana (pṛṣṭhanamaskāra)

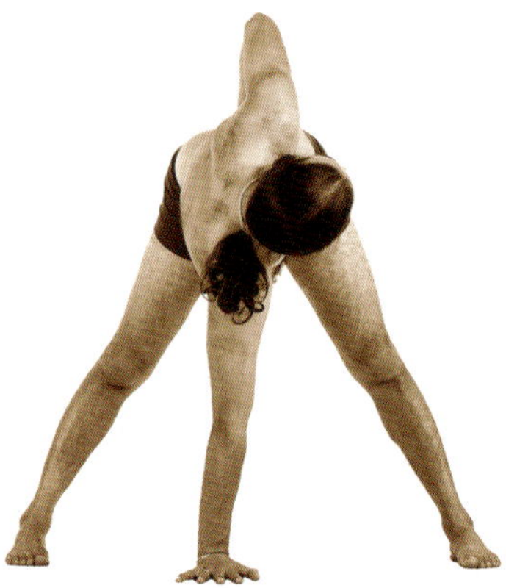

127
परिवृत्त प्रसरित पाद उत्तान आसन (एक हस्त भू कटि)
Parivṛtta prasarita pāda uttāna āsana
(eka hasta bhū kati)
Posture pieds écartés, flexion avant en torsion
(une main à terre, l'autre sur la taille)

परिवृत्तप्रसरितपादोत्तानासन (एकहस्तभूकटि)
Parivṛttaprasaritapādottānāsana
(ekahastabhūkati)

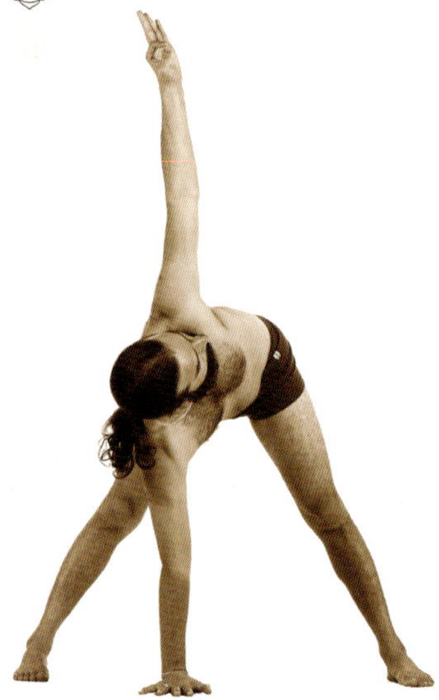

128
परिवृत्त प्रसरित पाद उत्तान आसन (विराट हस्त भू)
Parivṛtta prasarita pāda uttāna āsana
(virāṭa hasta bhū)
Posture pieds écartés, flexion avant
en torsion (une main à terre, l'autre levée)

परिवृत्तप्रसरितपादोत्तानासन (विराटहस्तभू)
Parivṛttaprasaritapādottānāsana
(virāṭahastabhū)

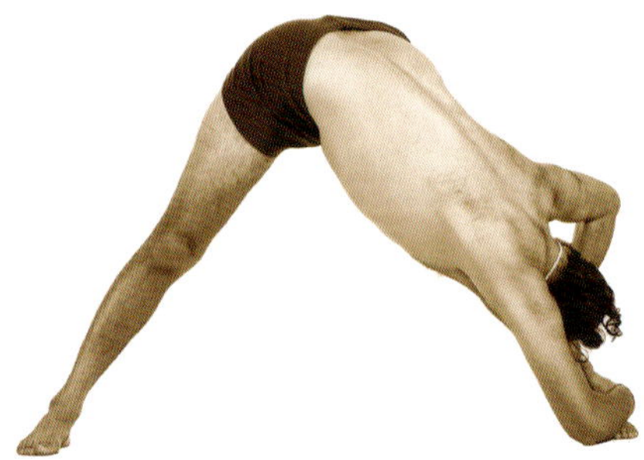

129
पार्श्व प्रसरित पाद उत्तान आसन (गुल्फ बद्ध)
Pārśva prasarita pāda uttāna āsana
(gulpha baddha)
Posture pieds écartés, flexion avant de côté
(tenir la cheville)

पार्श्वप्रसरितपादोत्तानासन (गुल्फबद्ध)
Pārśvaprasaritapādottānāsana
(gulphabaddha)

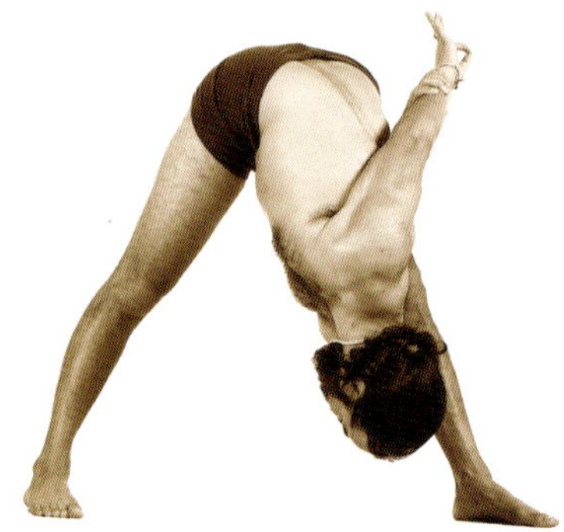

130
प्रसरित पाद उत्तान आसन (पार्श्व पाद हस्त बद्ध)
Prasarita pāda uttāna āsana
(pārśva pāda hasta baddha)
Posture pieds écartés, flexion avant
(mains liées autour de la jambe)

प्रसरितपादोत्तानासन (पार्श्वपादहस्तबद्ध)
Prasaritapādottānāsana
(pārśvapādahastabaddha)

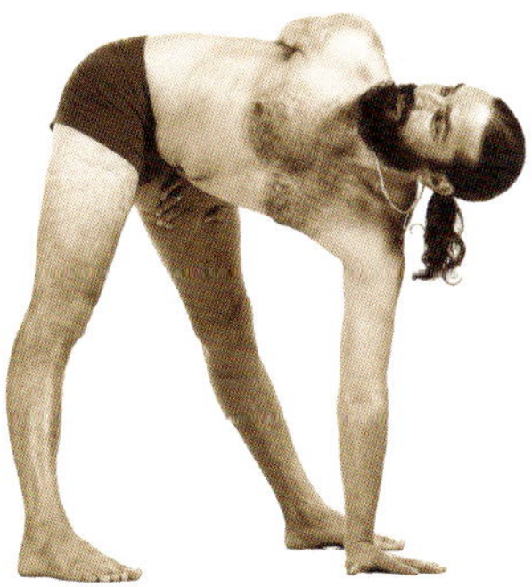

131
परिवृत्त प्रसरित पाद उत्तान आसन (एक हस्त भू, उरु)
Parivṛtta prasarita pāda uttāna āsana
(eka hasta bhū, uru)
Posture pieds écartés,
flexion avant en torsion
(une main à terre, l'autre sur la cuisse)

परिवृत्तप्रसरितपादोत्तानासन (एकहस्तभू, उरु)
Parivṛttaprasaritapādottānāsana
(ekahastabhū, uru)

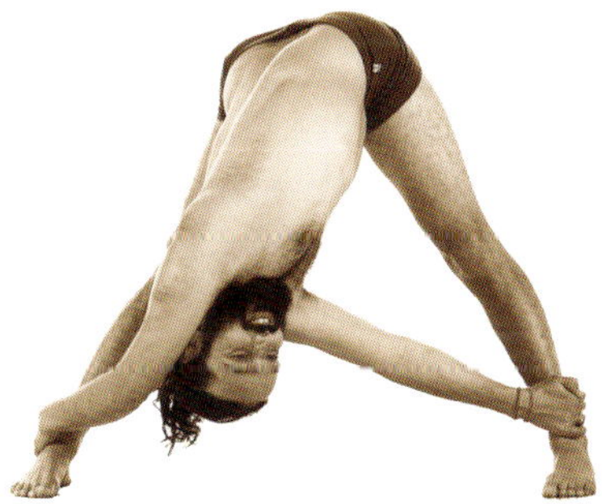

132
परिवृत्त प्रसरित पाद उत्तान आसन (विपरीत गुल्फ बद्ध)
Parivṛtta prasarita pāda uttāna āsana
(viparī ita gulpha baddha)
Posture pieds écartés, flexion avant
en torsion (tenir les chevilles opposées)

परिवृत्तप्रसरितपादोत्तानासन (विपरीतगुल्फबद्ध)
Parivṛttaprasaritapādottānāsana
(viparī itagulphabaddha)

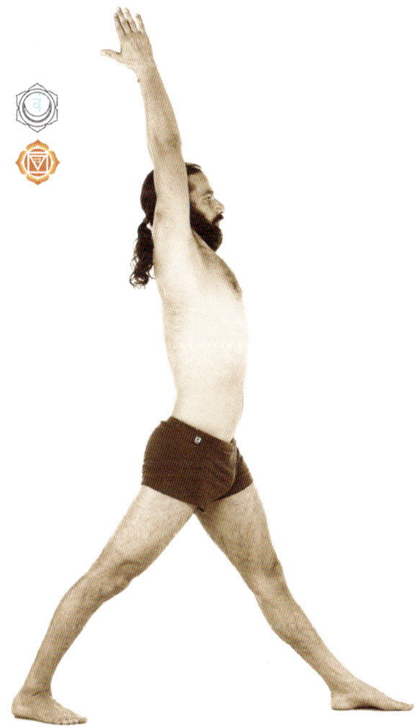

133
पार्श्व उत्तान आसन (ऊर्ध्व हस्त आरम्भ अवस्था)
Pārśva uttāna āsana
(ūrdhva hasta, ārambhā avasthā)
Posture d'étirement latéral
(mains vers le ciel, position initiale)

पार्श्वोत्तानासन (ऊर्ध्वहस्तारम्भावस्था)
Pārśvottānāsana
(ūrdhvahasta, ārambhāvasthā)

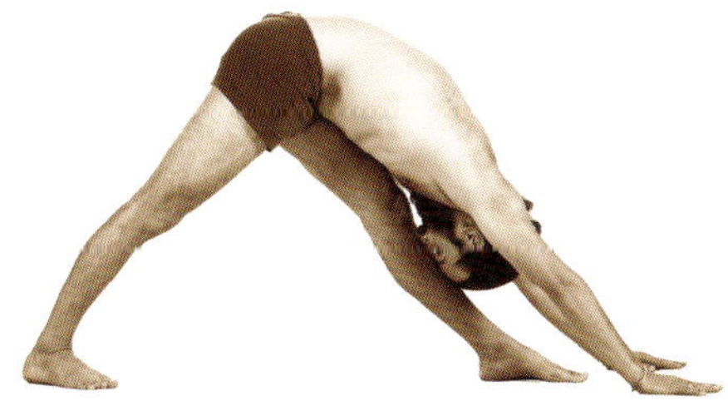

134
पार्श्व उत्तान आसन (हस्त भू)
Pārśva uttāna āsana (hasta bhū)
Posture d'étirement latéral (mains à terre)

पार्श्वोत्तानासन (हस्तभू)
Pārśvottānāsana (hastabhū)

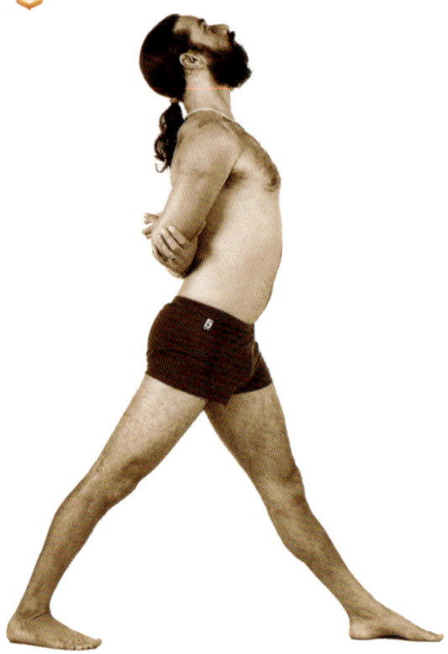

135
पार्श्व उत्तान आसन (पृष्ठ कफोणि बद्ध आरम्भ अवस्था)
Pārśva uttāna āsana
(pṛṣṭha kaphoṇi baddha, ārambha avasthā)
Posture d'étirement latéral
(bras croisés dans le dos, position initiale)

पार्श्वोत्तानासन (पृष्ठकफोणिबद्धारम्भावस्था)
Pārśvottānāsana
(pṛṣṭhakaphoṇibaddhārambhāvasthā)

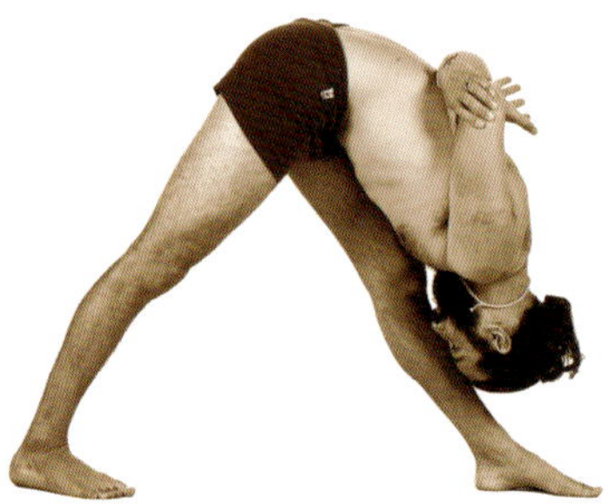

136
पार्श्व उत्तान आसन (पृष्ठ कफोणि बद्ध)
Pārśva uttāna āsana (pṛṣṭha kaphoṇi baddha)
Posture d'étirement latéral
(bras croisés dans le dos)

पार्श्वोत्तानासन (पृष्ठकफोणिबद्ध)
Pārśvottānāsana (pṛṣṭhakaphoṇibaddha)

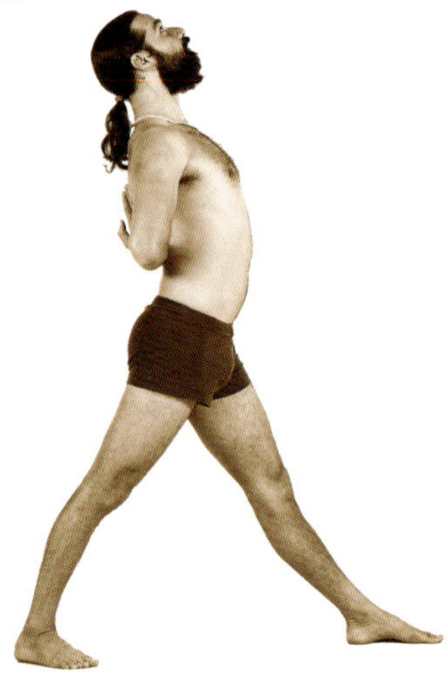

137
पार्श्व उत्तान आसन (पृष्ठ नमस्कार आरम्भ अवस्था)
Pārśva uttāna āsana
(pṛṣṭha namaskāra, ārambha avasthā)
Posture d'étirement latéral
(mains en prière dans le dos, position initiale)

पार्श्वोत्तानासन (पृष्ठनमस्कारारम्भावस्था)
Pārśvottānāsana
(pṛṣṭhanamaskārārambhāvasthā)

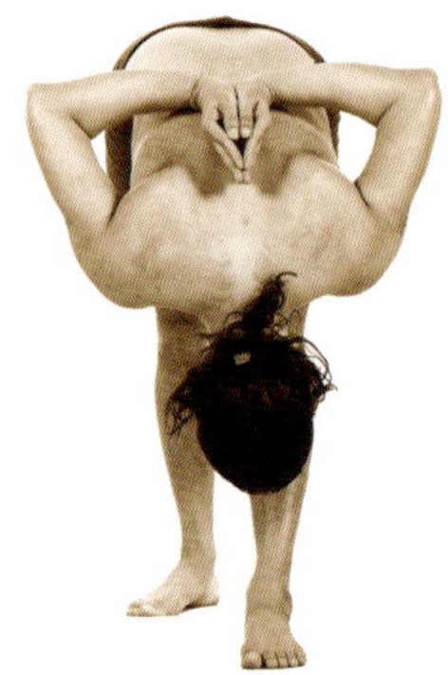

138
पार्श्व उत्तान आसन (पृष्ठ नमस्कार)
Pārśva uttāna āsana (pṛṣṭha namaskāra)
Posture d'étirement latéral
(mains en prière dans le dos)

पार्श्वोत्तानासन (पृष्ठनमस्कार)
Pārśvottānāsana (pṛṣṭhanamaskāra)

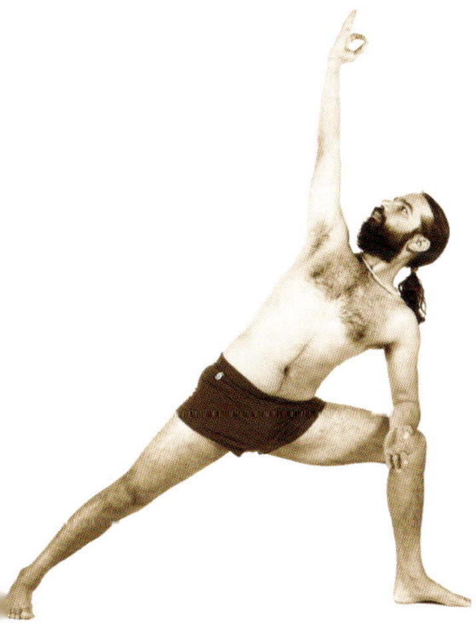

139
अर्ध पार्श्व कोण आसन
Ardha pārśva koṇa āsana
Posture de demi-angle latéral

अर्धपार्श्वकोणासन
Ardhapārśvakoṇāsana

Nom usuel des postures 139 à 152 : la fente

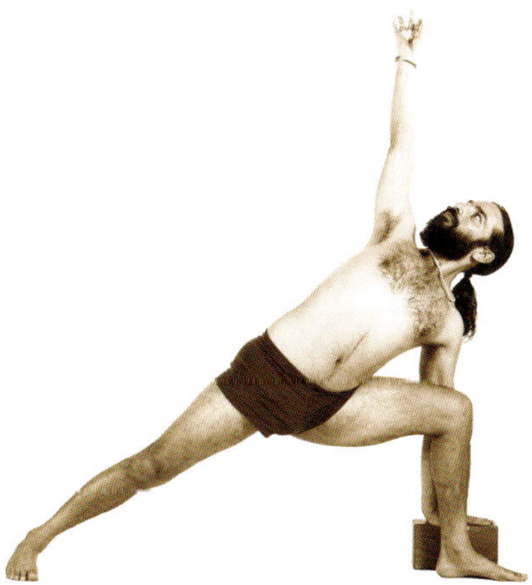

140
पार्श्व कोण आसन (सालम्ब बहिर्हस्त)
Pārśva koṇa āsana (sālamba bahirhasta)
Posture de l'angle latéral
(main avec support)

पार्श्वकोणासन (सालम्बबहिर्हस्त)
Pārśvakoṇāsana (sālambabahirhasta)

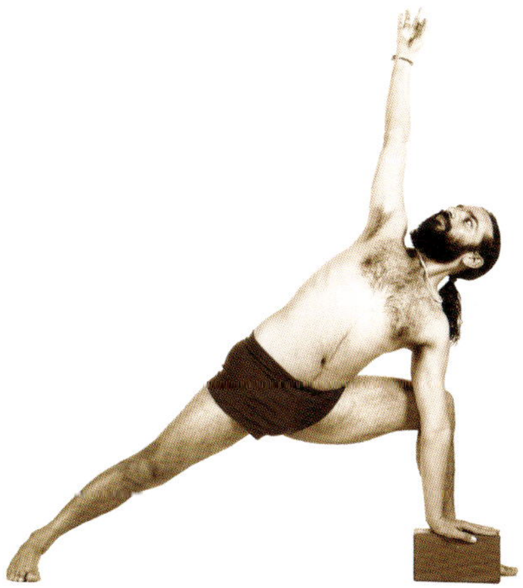

141
पार्श्व कोण आसन (सालम्ब अन्तर्हस्त)
Pārśva koṇa āsana (sālamba antarhasta)
Posture de l'angle latéral
(main avec support à l'intérieur)

पार्श्वकोणासन (सालम्बान्तर्हस्त)
Pārśvakoṇāsana (sālambantarhasta)

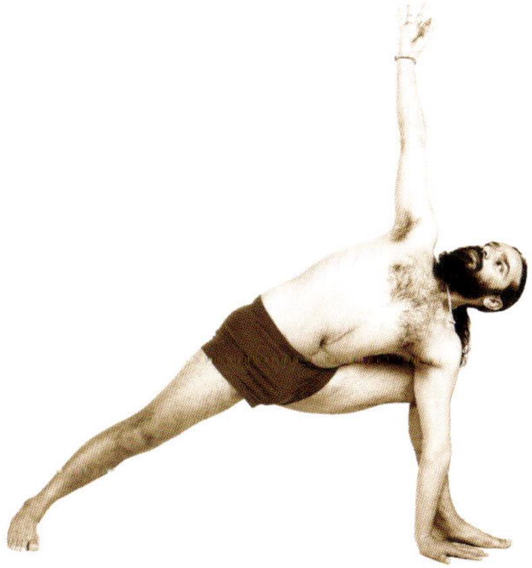

142
पार्श्व कोण आसन (अन्तर्हस्त)
Pārśva koṇa āsana (antarhasta)
Posture de l'angle latéral (main à l'intérieur)

पार्श्वकोणासन (अन्तर्हस्त)
Pārśvakoṇāsana (antarhasta)

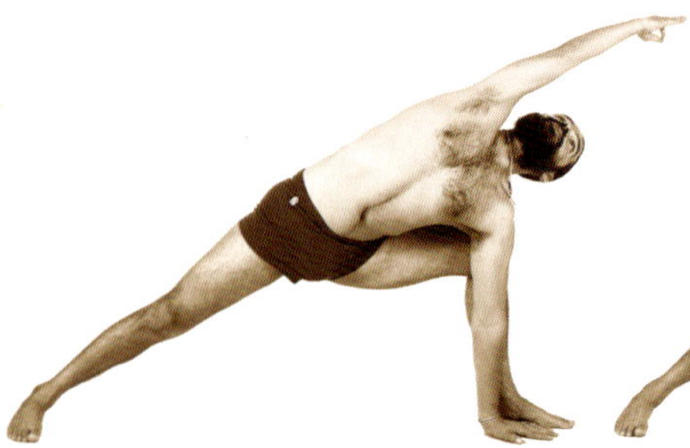

143
पूर्ण पार्श्व कोण आसन (अन्तर्हस्त)
Pūrṇa pārśva koṇa āsana (antarhasta)
Posture de l'angle latéral
(complète, main à l'intérieur)

पूर्णपार्श्वकोणासन (अन्तर्हस्त)
Pūrṇapārśvakoṇāsana (antarhasta)

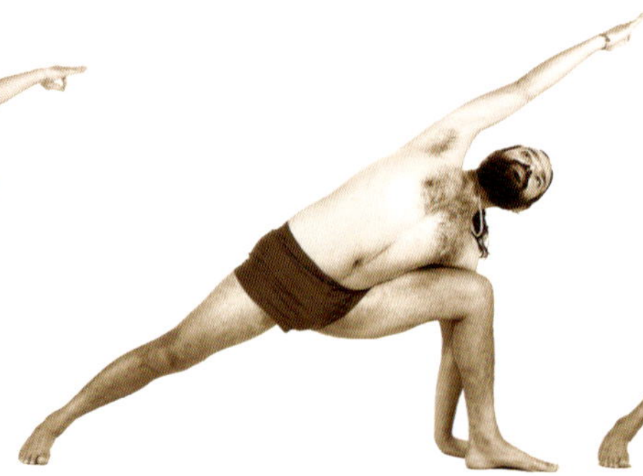

144
पूर्ण पार्श्व कोण आसन (बहिर्हस्त)
Pūrṇa pārśva koṇa āsana (bahirhasta)
Posture de l'angle latéral
(complète, main à l'extérieur)

पूर्णपार्श्वकोणासन (बहिर्हस्त)
Pūrṇapārśvakoṇāsana (bahirhasta)

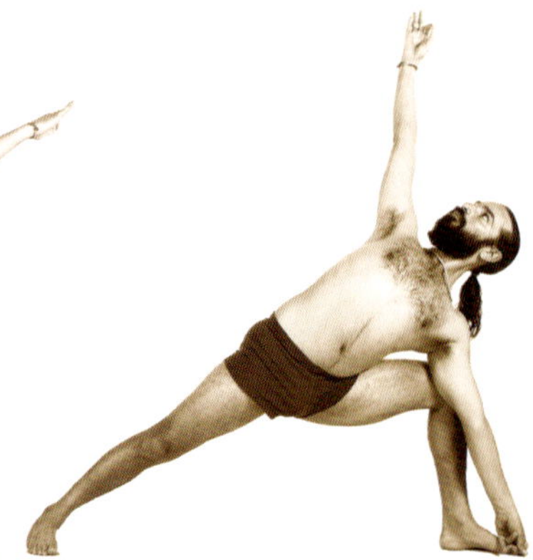

145
पार्श्व कोण आसन (बद्ध पाद अङ्गुष्ठ)
Pārśva koṇa āsana (baddha pāda aṅguṣṭha)
Posture de l'angle latéral (tenir le gros orteil)

पार्श्वकोणासन (बद्धपादाङ्गुष्ठ)
Pārśvakoṇāsana (baddhapādāṅguṣṭha)

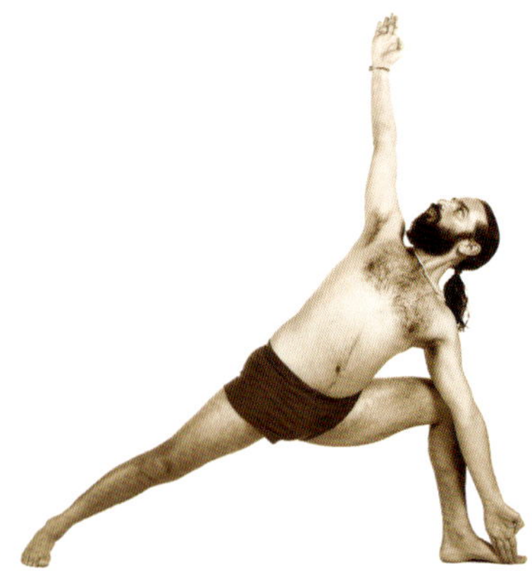

146
पार्श्व कोण आसन
Pārśva koṇa āsana
Posture de l'angle latéral

पार्श्वकोणासन
Pārśvakoṇāsana

Nom usuel des postures 139 à 152 : la fente

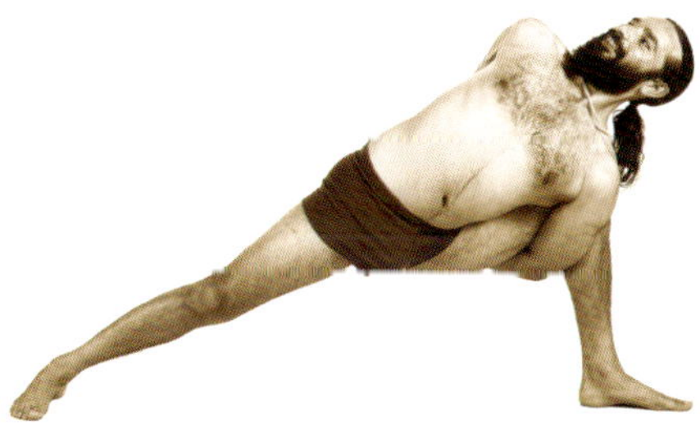

147
पार्श्व कोण आसन (उरु रज्जु हस्त)
Pārśva koṇa āsana (uru rajju hasta)
Posture de l'angle latéral
(mains liées autour de la cuisse)

पार्श्वकोणासन (उरुरज्जुहस्त)
Pārśvakoṇāsana (ururajjuhasta)

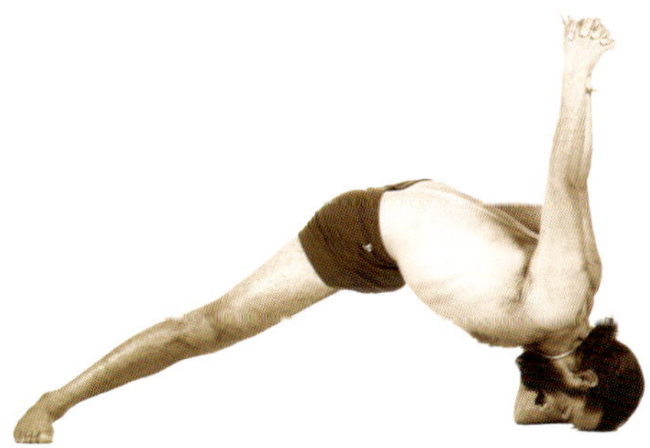

148
शीर्ष पाद अङ्गुष्ठ पार्श्व कोण आसन
Śirṣa pāda aṅguṣṭha pārśva koṇa āsana
Posture de l'angle latéral, tête au gros orteil

शीर्षपादाङ्गुष्ठपार्श्वकोणासन
Śirṣapādāṅguṣṭhapārśvakoṇāsana

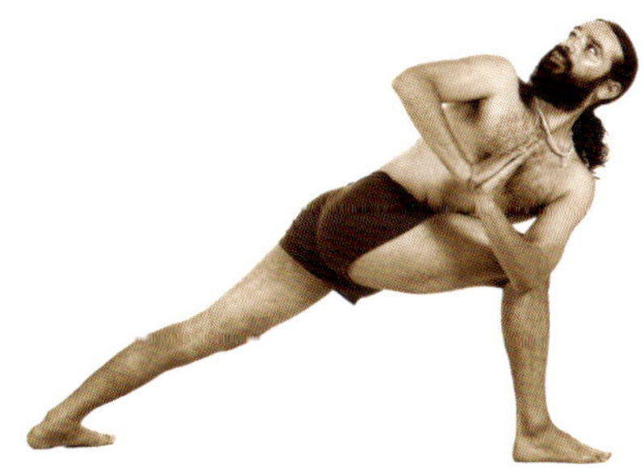

149
परिवृत्त पार्श्व कोण आसन (नमस्कार हस्त)
Parivṛtta pārśva koṇa āsana (namaskāra hasta)
Posture de l'angle latéral, en torsion (mains en prière)

परिवृत्तपार्श्वकोणासन (नमस्कारहस्त)
Parivṛttapārśvakoṇāsana (namaskārahasta)

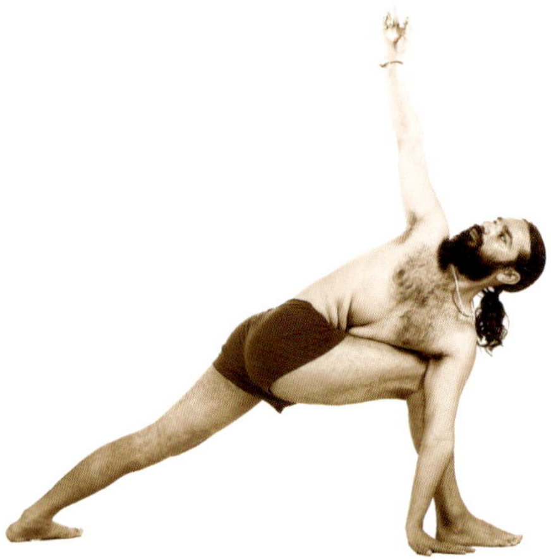

150
परिवृत्त पार्श्व कोण आसन
Parivṛtta pārśva koṇa āsana
Posture de l'angle latéral, en torsion

परिवृत्तपार्श्वकोणासन
Parivṛttapārśvakoṇāsana

Nom usuel des postures 139 à 152 : la fente

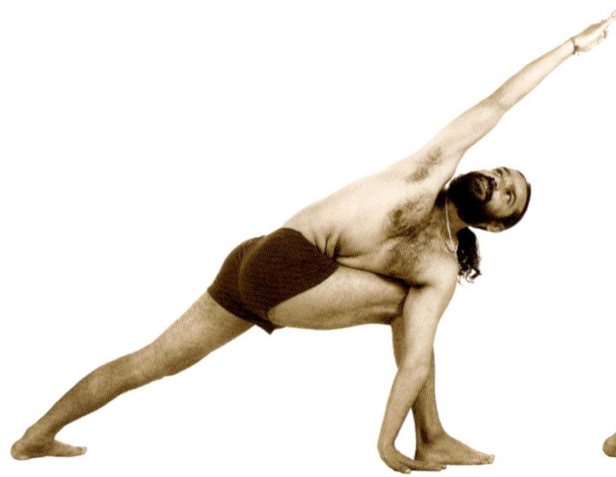

151
परिवृत्त पूर्ण पार्श्व कोण आसन
Parivṛtta pūrṇa pārśva koṇa āsana
Posture de l'angle latéral, en torsion (complète)

परिवृत्तपूर्णपार्श्वकोणासन
Parivṛttapūrṇapārśvakoṇāsana

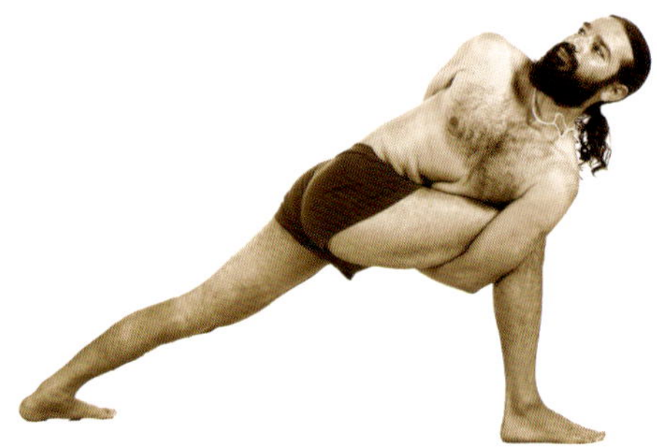

152
परिवृत्त पार्श्व कोण आसन (रज्जु हस्त)
Parivṛtta pārśva koṇa āsana (rajju hasta)
Posture de l'angle latéral, en torsion (bras liés)

परिवृत्तपार्श्वकोणासन (रज्जुहस्त)
Parivṛttapārśvakoṇāsana (rajjuhasta)

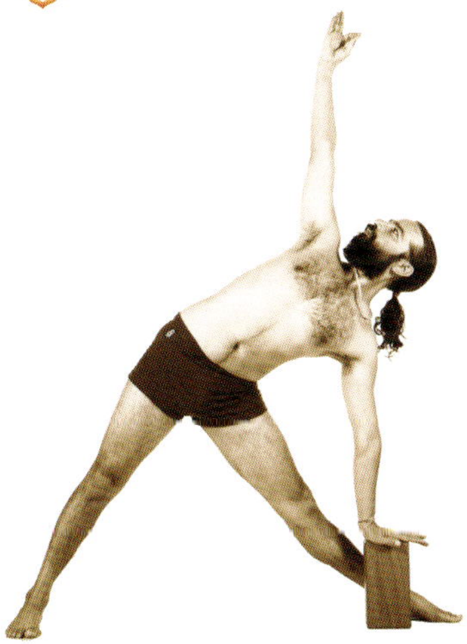

153
त्रिकोण आसन (सालम्ब अन्तर्हस्त)
Trikoṇa āsana (sālamba antarhasta)
Posture du triangle
(main avec support à l'intérieur)

त्रिकोणासन (सालम्ब अन्तर्हस्त)
Trikoṇāsana (sālamba antarhasta)

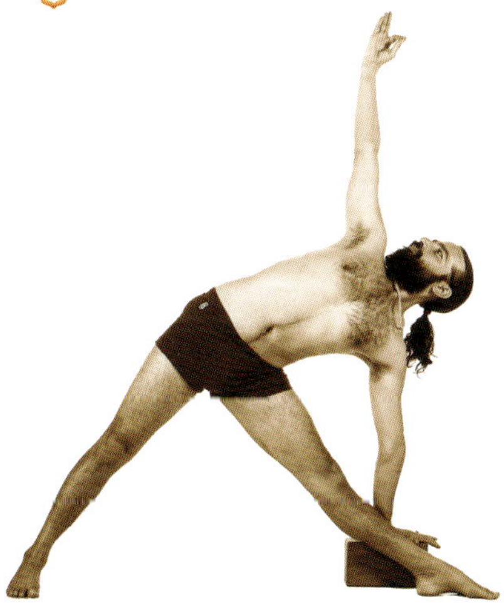

154
त्रिकोण आसन (सालम्ब बहिर्हस्त)
Trikoṇa āsana (sālamba bahirhasta)
Posture du triangle
(main avec support à l'extérieur)

त्रिकोणासन (सालम्ब बहिर्हस्त)
Trikoṇāsana (sālambabahirhasta)

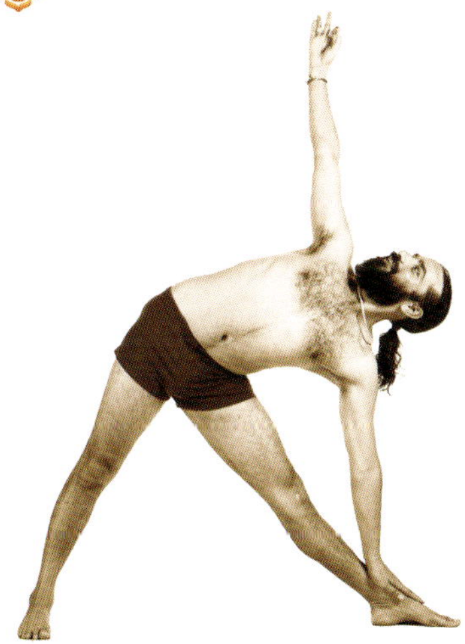

155
त्रिकोण आसन (पाद हस्त)
Trikoṇa āsana (pāda hasta)
Posture du triangle (main sur le pied)

त्रिकोणासन (पादहस्त)
Trikoṇāsana (pādahasta)

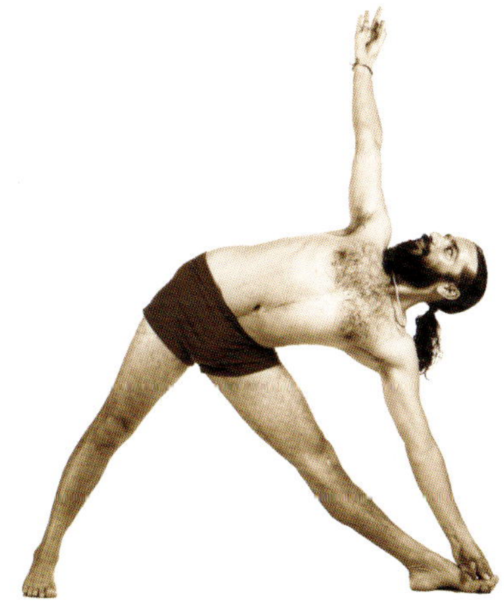

156
त्रिकोण आसन (बद्ध पाद अङ्गुष्ठ)
Trikoṇa āsana (baddha pāda aṅguṣṭha)
Posture du triangle (tenir le gros orteil)

त्रिकोणासन (बद्धपादाङ्गुष्ठ)
Trikoṇāsana (baddhapādāṅguṣṭha)

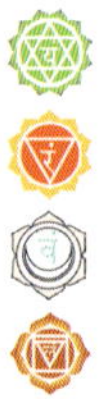
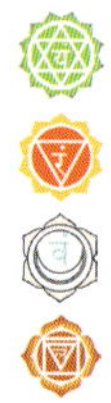
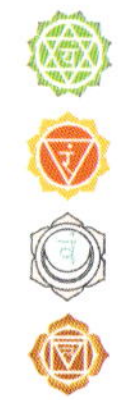
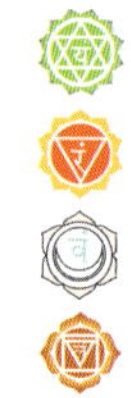

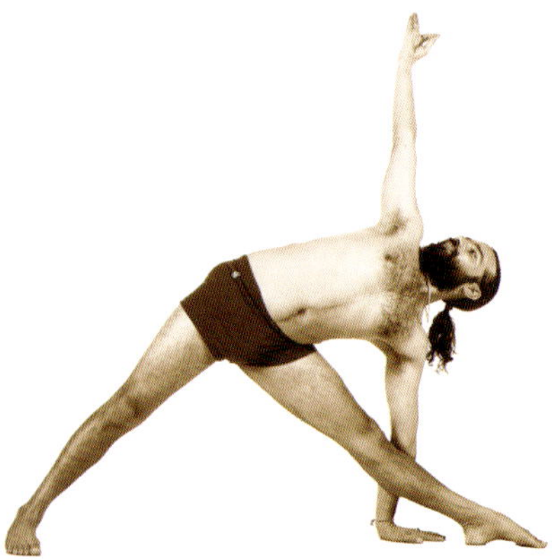
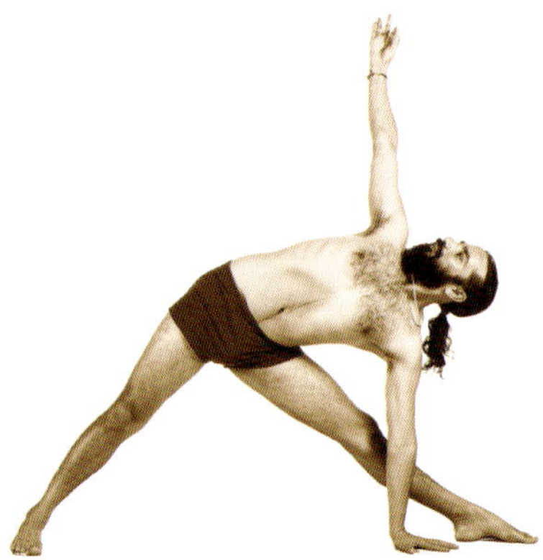
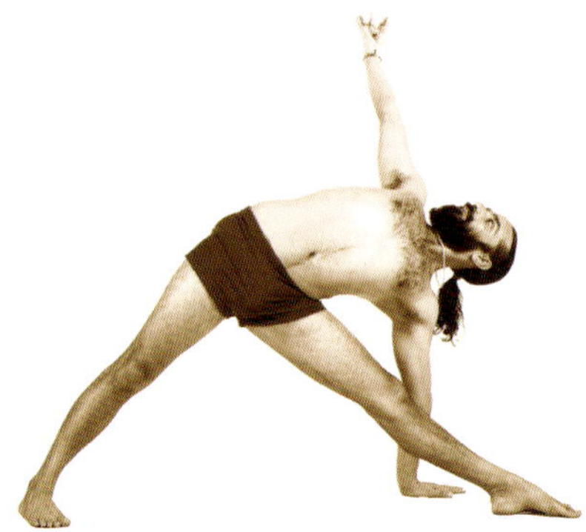
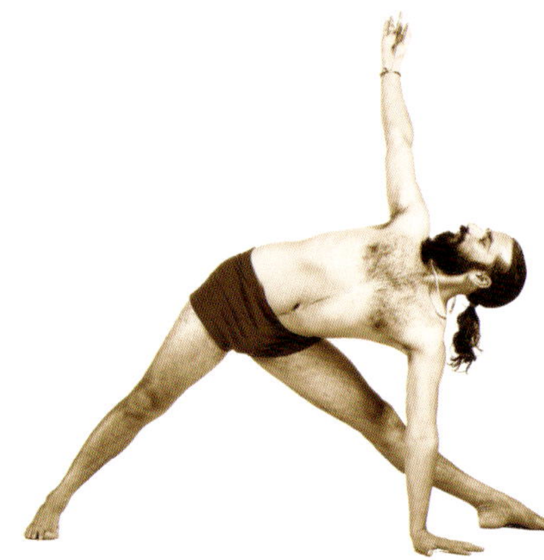

157
त्रिकोण आसन (हस्त भू, बहिर्हस्त)
Trikoṇa āsana (hasta bhū, bahirhasta)
Posture du triangle
(main à terre et à l'extérieur)

त्रिकोणासन (हस्तभू, बहिर्हस्त)
Trikoṇāsana (hastabhū, bahirhasta)

158
त्रिकोण आसन (हस्त भू, अन्तर्हस्त)
Trikoṇa āsana (hasta bhū, antarhasta)
Posture du triangle
(main à terre et à l'intérieur)

त्रिकोणासन (हस्तभू, अन्तर्हस्त)
Trikoṇāsana (hastabhū, antarhasta)

159
त्रिकोण आसन (हस्त भू, बहिर्हस्त परिवृत्तबहिः)
Trikoṇa āsana (hasta bhū, bahirhasta parivṛtta bahiḥ)
Posture du triangle
(main à terre et à l'extérieur, torsion ouverte)

त्रिकोणासन (हस्तभू, बहिर्हस्तपरिवृत्तबहिः)
Trikoṇāsana (hastabhū, bahirhastaparivṛttabahiḥ)

160
त्रिकोण आसन (हस्त भू, अन्तर्हस्त परिवृत्तबहिः)
Trikoṇa āsana (hasta bhū, antarhasta parivṛtta bahiḥ)
Posture du triangle
(main à terre et à l'intérieur, torsion ouverte)

त्रिकोणासन (हस्तभू, अन्तर्हस्तपरिवृत्तबहिः)
Trikoṇāsana (hastabhū, antarhastaparivṛttabahiḥ)

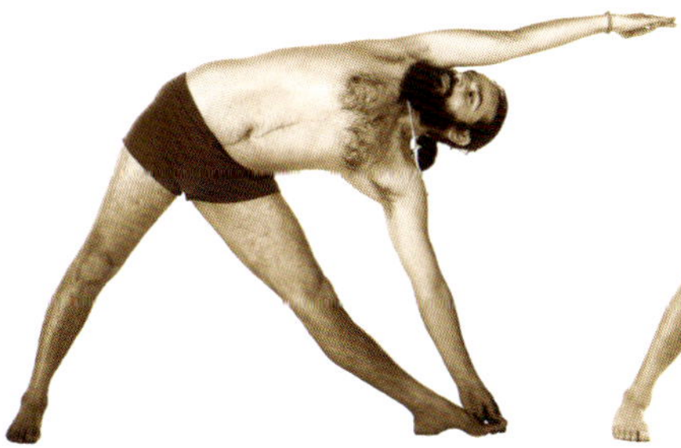

161
पूर्ण त्रिकोण आसन (बद्ध पाद अङ्गुष्ठ)
Pūrṇa trikoṇa āsana (baddha pāda aṅguṣṭha)
Posture du triangle
(complète, tenir le gros orteil)

पूर्णत्रिकोणासन (बद्धपादाङ्गुष्ठ)
Pūrṇatrikoṇāsana (baddhapādaṅguṣṭha)

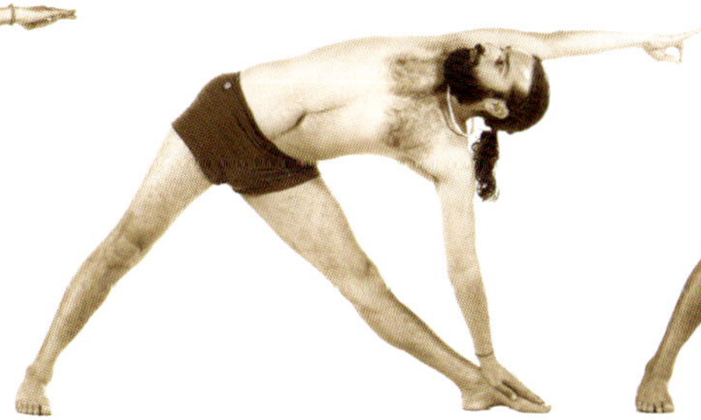

162
पूर्ण त्रिकोण आसन (पाद हस्त)
Pūrṇa trikoṇa āsana (pāda hasta)
Posture du triangle
(complète, main sur le pied)

पूर्णत्रिकोणासन (पादहस्त)
Pūrṇatrikoṇāsana (pādahasta)

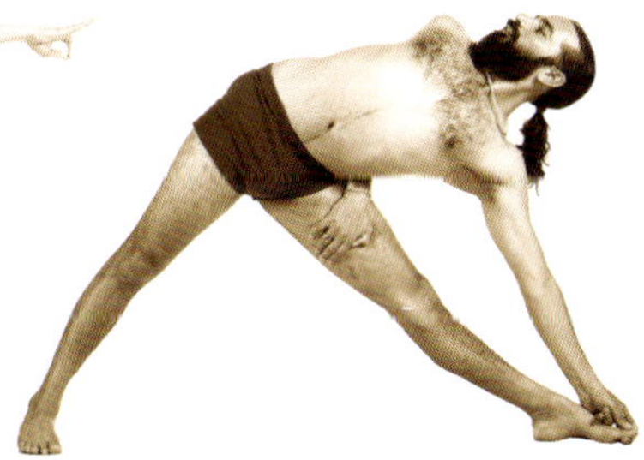

163
त्रिकोण आसन (बद्ध पाद अङ्गुष्ठ, उरु हस्त)
Trikoṇa āsana (baddha pāda aṅguṣṭha, uru hasta)
Posture du triangle
(tenir le gros orteil, main sur la cuisse)

त्रिकोणासन (बद्धपादाङ्गुष्ठ, उरुहस्त)
Trikoṇāsana (baddhapādāṅguṣṭha, uruhasta)

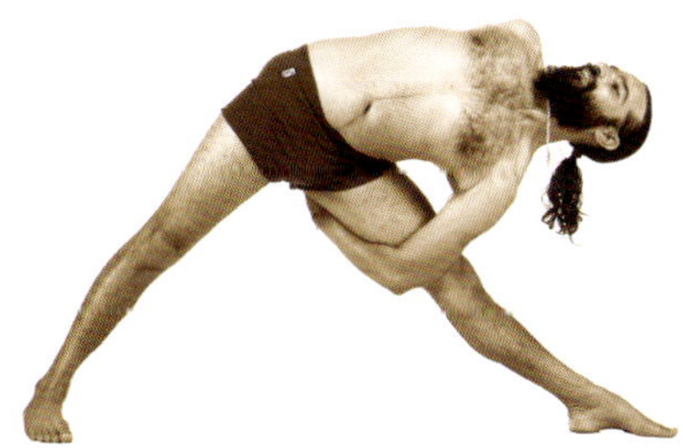

164
विक त्रिकोण आसन (उरु बद्ध, रज्जु हस्त)
Vika trikoṇa āsana (uru baddha, rajju hasta)
Posture du triangle
(difficile, mains liées autour de la cuisse)

विकत्रिकोणासन (उरुबद्ध, रज्जुहस्त)
Vikatrikoṇāsana (urubaddha, rajjuhasta)

Avant d'apprendre quelque chose de nouveau, pratiquez ce que vous connaissez déjà.

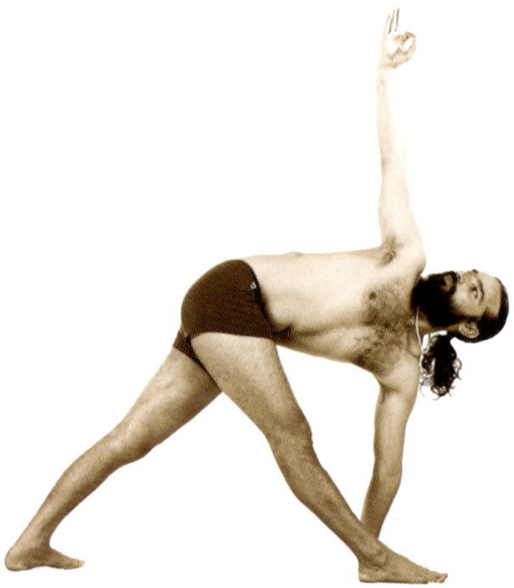

165
परिवृत्त त्रिकोण आसन (अन्तर्हस्त भू)
Parivṛtta trikoṇa āsana (antaṛ hasta bhū)
Posture du triangle, en torsion
(main à terre et à l'intérieur)

परिवृत्तत्रिकोणासन (अन्तर्हस्तभू)
Parivṛttatrikoṇāsana (antaṛhastabhū)

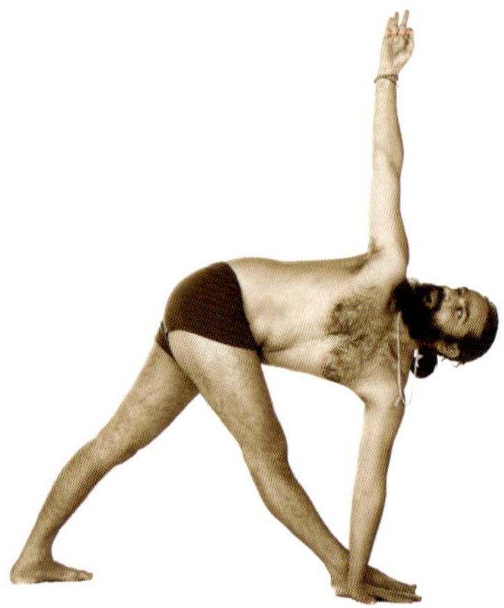

166
परिवृत्त त्रिकोण आसन (बहिर्हस्त भू)
Parivṛtta trikoṇa āsana (bahir hasta bhū)
Posture du triangle, en torsion
(main à terre et à l'extérieur)

परिवृत्तत्रिकोणासन (बहिर्हस्तभू)
Parivṛttatrikoṇāsana (bahirhastabhū)

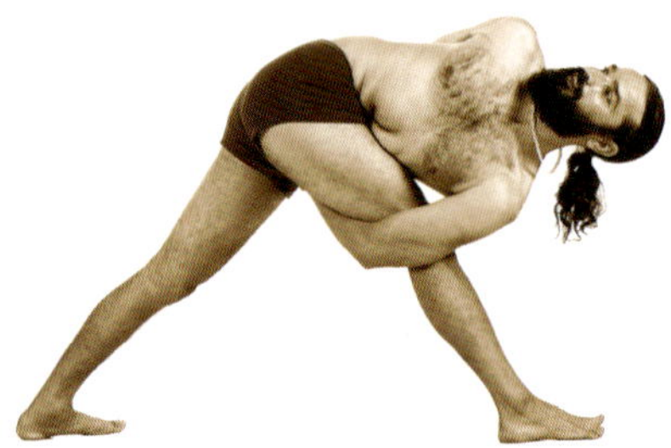

167
परिवृत्त विकटत्रिकोण आसन (रज्जु हस्त)
Parivṛtta vikaṭa trikoṇa āsana (rajju hasta)
Posture du triangle, en torsion
(difficile, mains liées)

परिवृत्तविकटत्रिकोणासन (रज्जुहस्त)
Parivṛttavikaṭatrikoṇāsana (rajjuhasta)

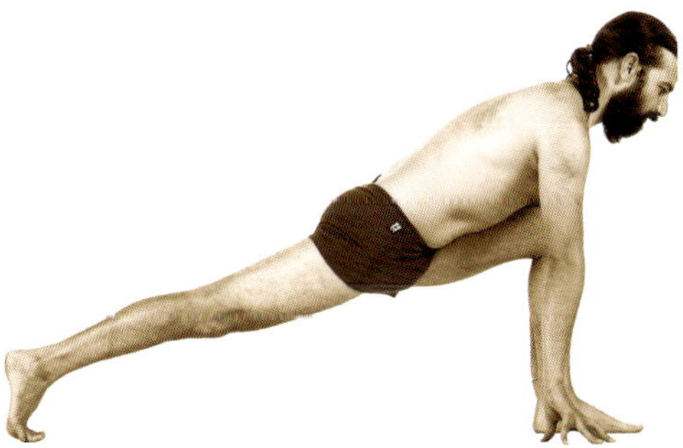

168
वीर आसन (हस्त अङ्गुल भू)
Vīra āsana (hasta aṅgula bhū)
Posture du héros (doigts à terre)

वीरासन (हस्ताङ्गुलभू)
Vīrāsana (hastāṅgulabhū)

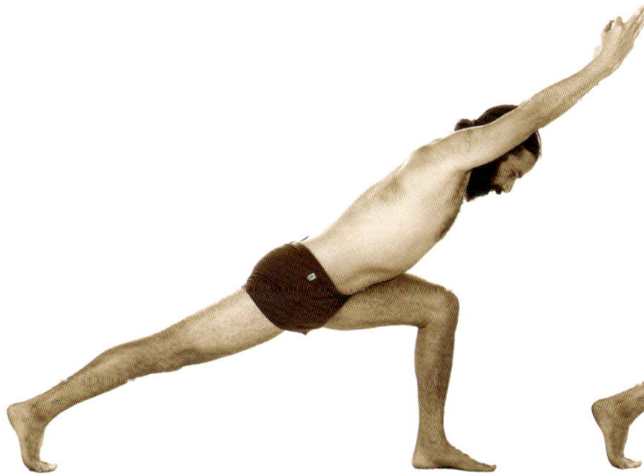

169
क्षितिज वीर आसन (अधोमुख)
Kṣitija vīra āsana (adhomukha)
Posture du héros à l'horizon
(regard vers le bas)

क्षितिजवीरासन (अधोमुख)
Kṣitijavīrāsana (adhomukha)

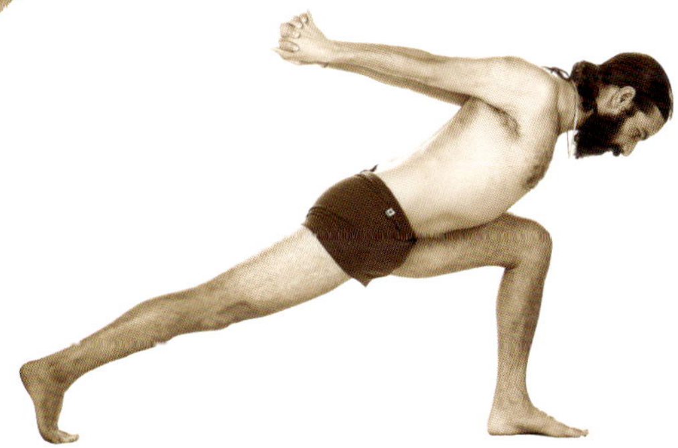

170
क्षितिज वीर आसन (पृष्ठ हस्त उत्तान)
Kṣitija vīra āsana (pṛṣṭha hasta uttāna)
Posture du héros à l'horizon
(bras tendus en arrière)

क्षितिजवीरासन (पृष्ठहस्तोत्तान)
Kṣitijavīrāsana (pṛṣṭhahastottāna)

Nom usuel des postures 168 à 179 : le fils d'Angani

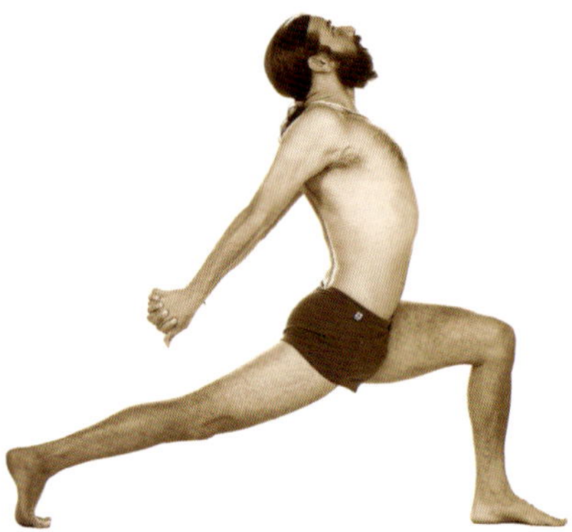

171
वीर आसन (हस्त बद्ध पृष्ठ उत्तान)
Vīra āsana (hasta baddha pṛṣṭha uttāna)
Posture du héros
(mains liées et tendues en arrière)

वीरासन (हस्तबद्धपृष्ठोत्तान)
Vīrāsana (hastabaddhapṛṣṭhottāna)

Nom usuel des postures 168 à 179 : le fils d'Angani

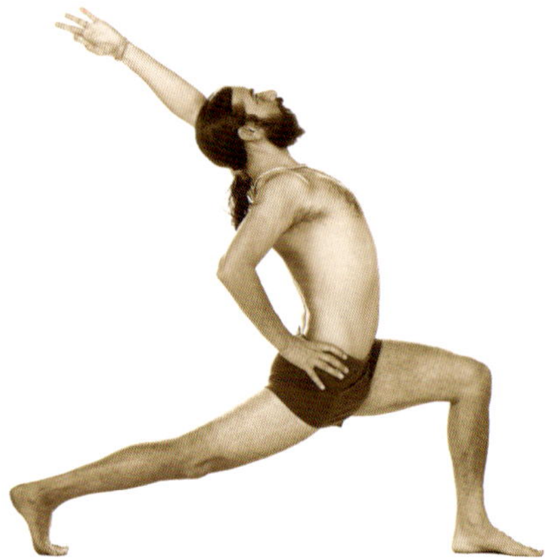

172
वीर आसन (एक कटि हस्त)
Vīra āsana (eka kaṭi hasta)
Posture du héros (une main sur la taille)

वीरासन (एककटिहस्त)
Vīrāsana (ekakaṭihasta)

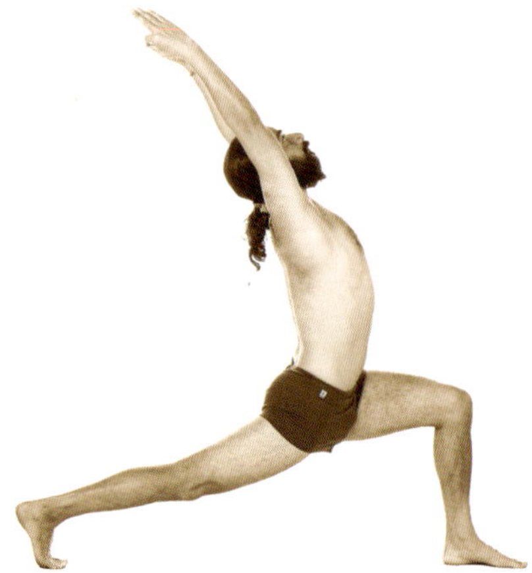

173
वीर आसन (ज्ञान मुद्रा)
Vīra āsana (jñāna mudrā)
Posture du héros (mains en jñāna mudrā)

वीरासन (ज्ञानमुद्रा)
Vīrāsana (jñanamudrā)

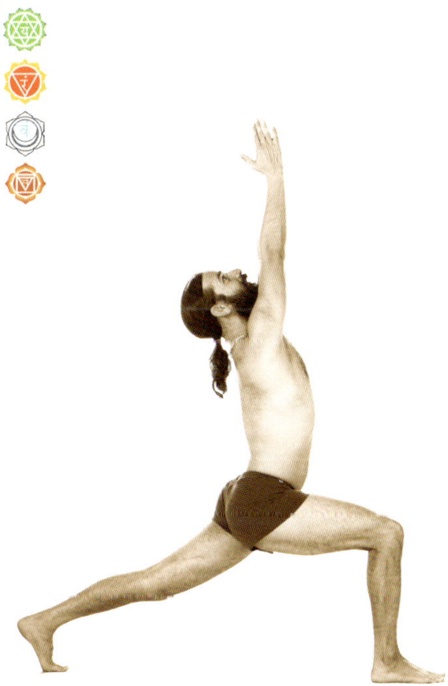

174

वीर आसन

Vīra āsana

Posture du héros

वीरासन

Vīrāsana

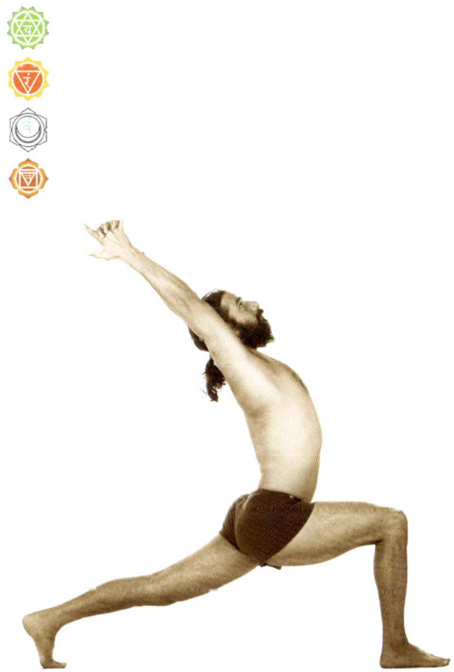

175

वीर आसन (आकाश तर्जनी मुद्रा)

Vīra āsana (ākāśa tarjanī mudrā)

Posture du héros (pointer les index vers le ciel)

वीरासन (आकाशतर्जनीमुद्रा)

Vīrāsana (ākāśatarjanīmudrā)

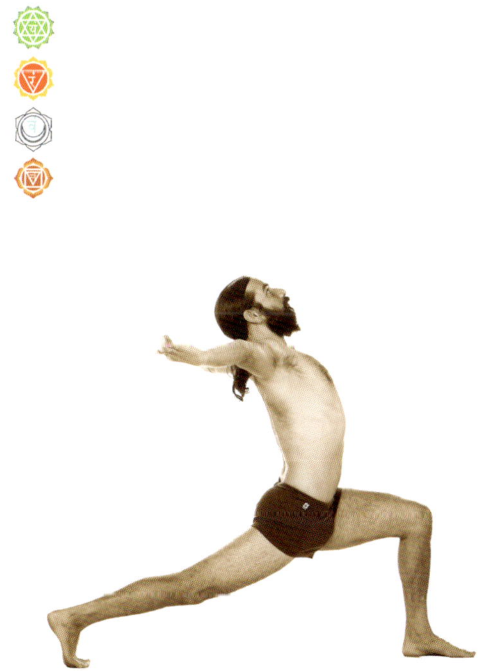

176

वीर आसन (विराट हस्त ज्ञान मुद्रा)

Vīra āsana (virāṭa hasta jñāna mudrā)

Posture du héros

(mains en jñāna mudrā étendues à l'horizontal)

वीरासन (विराटहस्तज्ञानमुद्रा)

Vīrāsana (virāṭahastajñānamudrā)

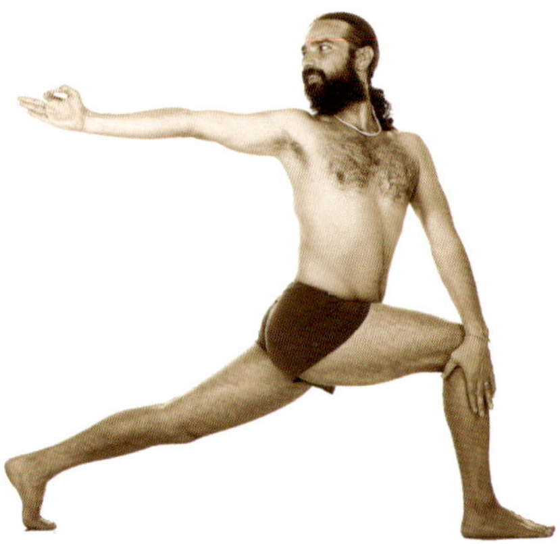

177
परिवृत्त वीरा आसन (विपरीत हस्त जानु)
Parivṛtta vīra āsana (viparīta hasta jānu)
Posture du héros, en torsion
(main opposée au genou)

परिवृत्तवीरासन (विपरीतहस्तजानु)
Parivṛttavīrāsana (viparītahastajānu)

Nom usuel des postures 168 à 179 : le fils d'Angani

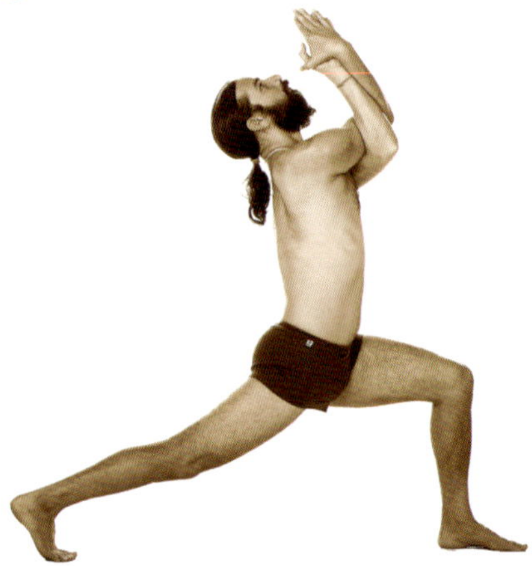

178
वीर आसन (गरुड हस्त)
Vīra āsana (garuḍa hasta)
Posture du héros (mains en aigle)

वीरासन (गरुडहस्त)
Vīrāsana (garuḍahasta)

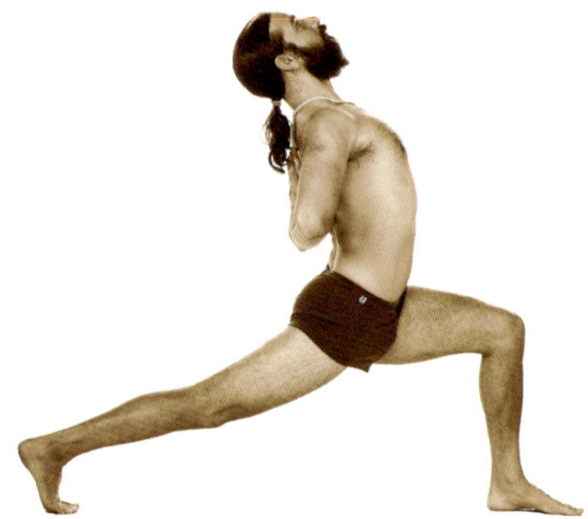

179
वीर आसन (पृष्ठ नमस्कार)
Vīra āsana (pṛṣṭha namaskāra)
Posture du héros
(mains en prière dans le dos)

वीरासन (पृष्ठनमस्कार)
Vīrāsana (pṛṣṭhanamaskāra)

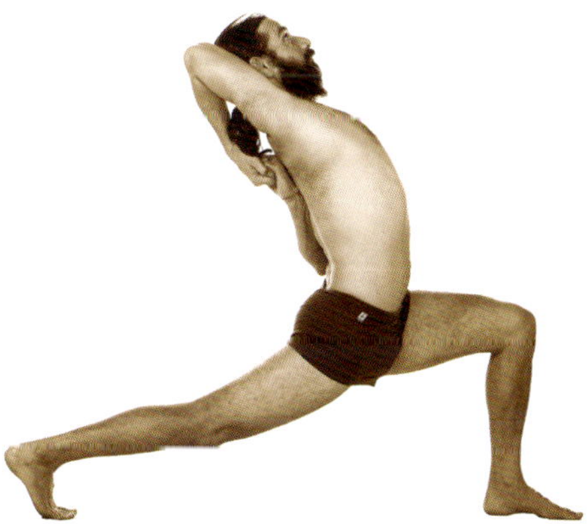

180
वीर आसन (गो मुख हस्त)
Vīra āsana (go mukha hasta)
Posture du héros (mains en tête de vache)

वीरासन (गोमुखहस्त)
Vīrāsana (gomukhahasta)

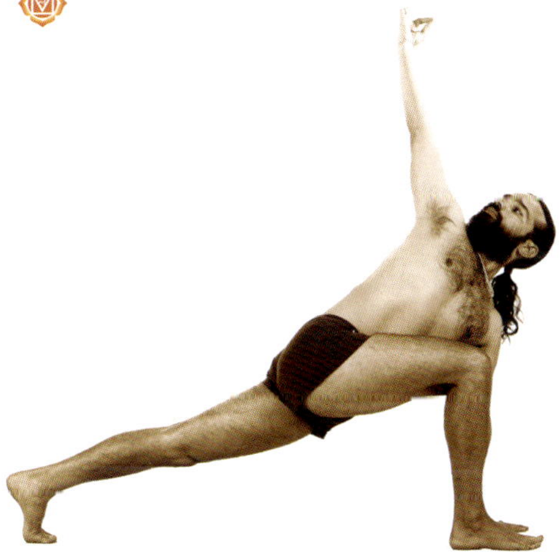

181
परिवृत्त वीर आसन (अन्तर्हस्त, विराट हस्त)
Parivṛtta vīra āsana (antarhasta, virāṭa hasta)
Posture du héros, en torsion
(main à l'intérieur, bras tendus)

परिवृत्तवीरासन (अन्तर्हस्त, विराटहस्त)
Parivṛttavīrāsana (antarhasta, virātahasta)

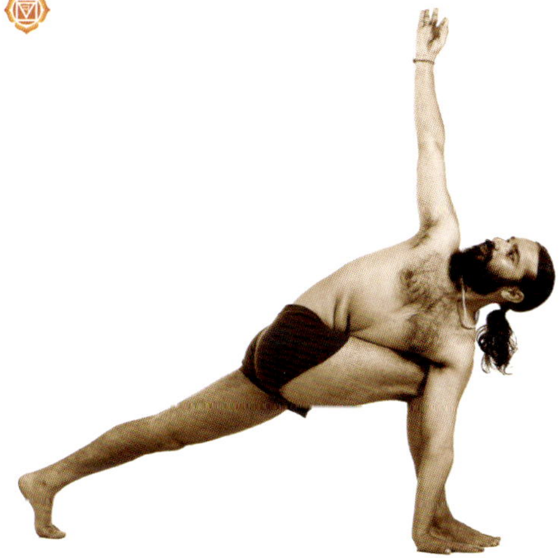

182
परिवृत्त वीर आसन (बहिर्हस्त, विराट हस्त)
Parivṛtta vīra āsana (bahirhasta, virāṭa hasta)
Posture du héros, en torsion
(mains à l'extérieur, bras tendus)

परिवृत्तवीरासन (बहिर्हस्त, विराटहस्त)
Parivṛttavīrarāsana (bahirhasta, virātahasta)

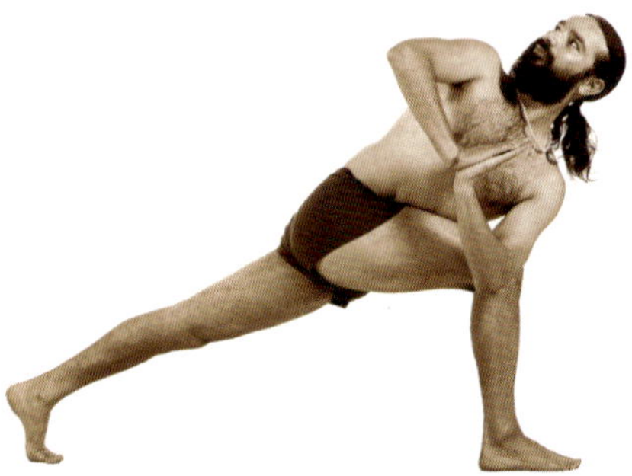

183
परिवृत्त नमस्कार वीर आसन
Parivṛtta namaskāra vīra āsana
Posture du héros, en torsion (mains en prière)

परिवृत्तनमस्कारवीरासन
Parivṛttanamaskāravīrāsana

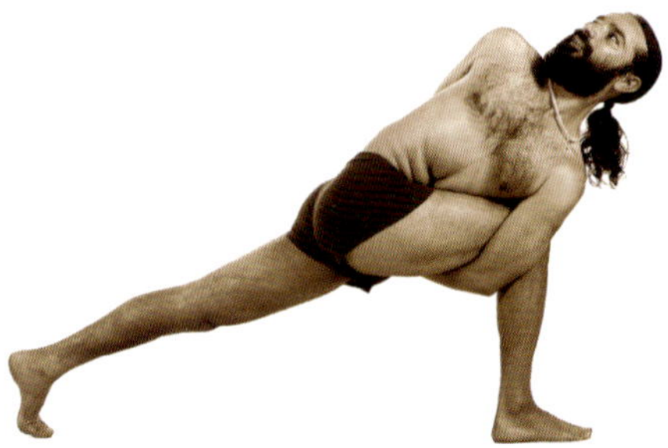

184
परिवृत्त वीर आसन (रज्जु हस्त)
Parivṛtta vīra āsana (rajju hasta)
Posture du héros, en torsion (mains liées)

परिवृत्तवीरासन (रज्जुहस्त)
Parivṛttavīrāsana (rajjuhasta)

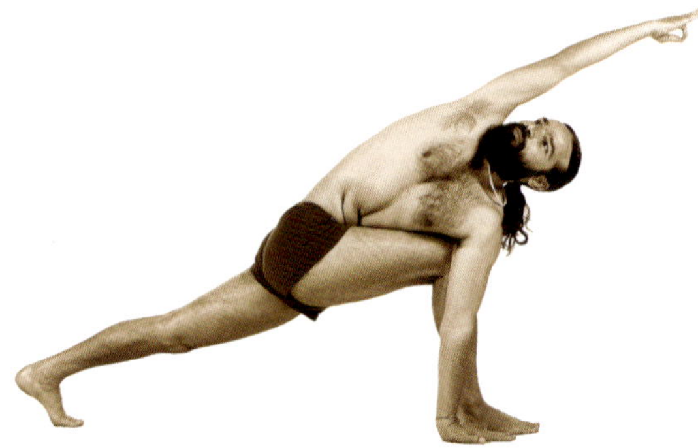

185
परिवृत्त पूर्ण वीर आसन (बहिर्हस्त भू)
Parivṛtta pūrṇa vīra āsana (bahirhasta bhū)
Posture du héros, en torsion
(complète, main à terre à l'extérieur du pied)

परिवृत्तपूर्णवीरासन (बहिर्हस्तभू)
Parivṛttapūrṇavīrāsana (bahirhastabhū)

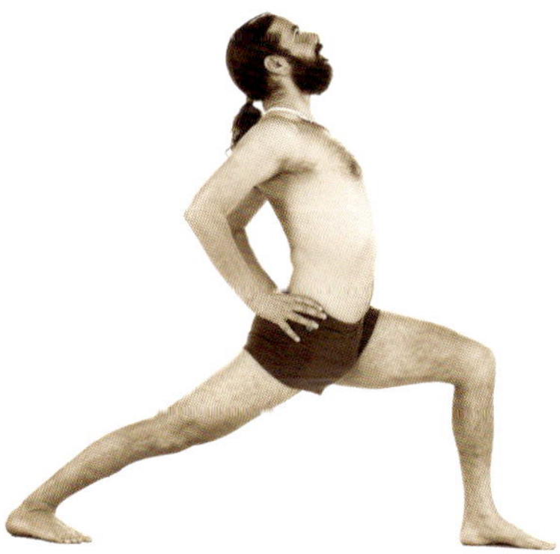

186
वीर भद्र आसन (कटि हस्त)
Vīra bhadra āsana (kati hasta)
Posture du beau guerrier (mains sur la taille)

वीरभद्रासन (कटिहस्त)
Vīrabhadrāsana (kaṭihasta)

Nom usuel des postures 186 à 192 : Guerrier n°1

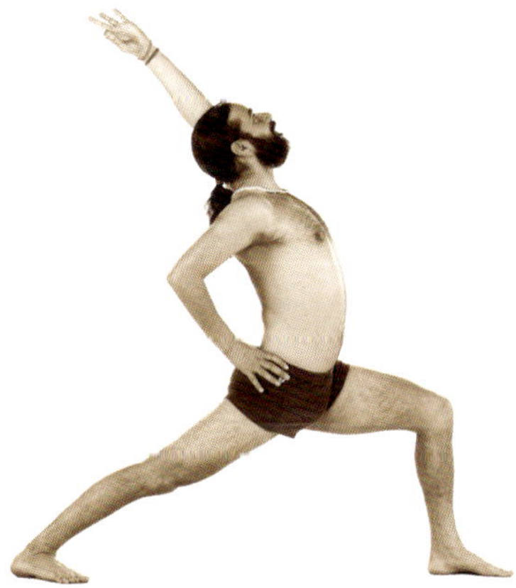

187
वीर भद्र आसन (एक कटि हस्त)
Vīra bhadra āsana (eka kati hasta)
Posture du beau guerrier
(une main sur la taille)

वीरभद्रासन (एककटिहस्त)
Vīrabhadrāsana (ekakaṭihasta)

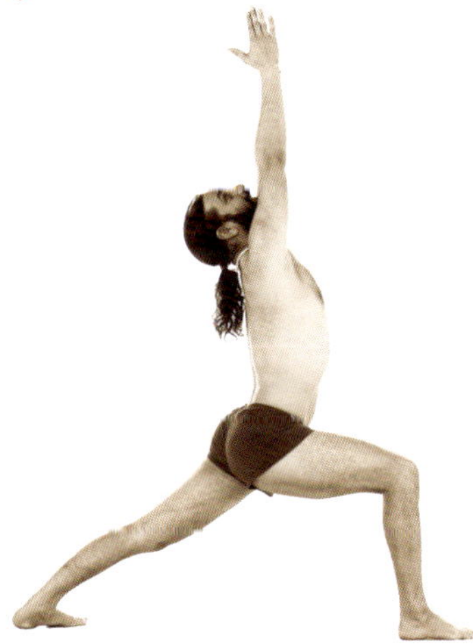

188
वीर भद्र आसन (ऊर्ध्व नमस्कार)
Vīra bhadra āsana (ūrdhva namaskāra)
Posture du beau guerrier
(mains en prière vers le ciel)

वीरभद्रासन (ऊर्ध्वनमस्कार)
Vīrabhadrāsana (ūrdhvanamaskāra)

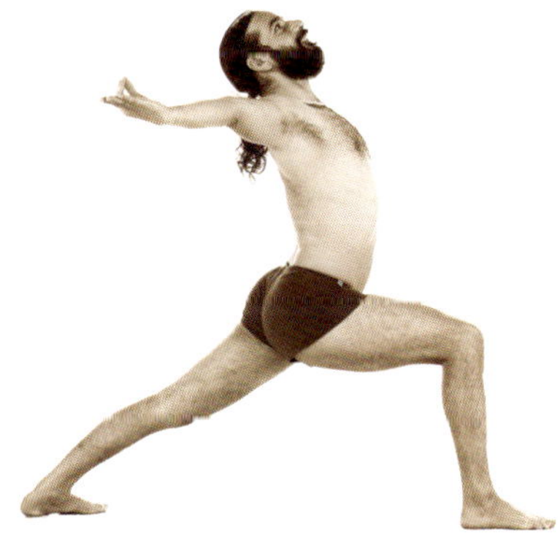

189
वीर भद्र आसन (विराट हस्त)
Vīra bhadra āsana (virāṭa hasta)
Posture du beau guerrier
(bras tendus à l'horizontal)

वीरभद्रासन (विराटहस्त)
Vīrabhadrāsana (virāṭahasta)

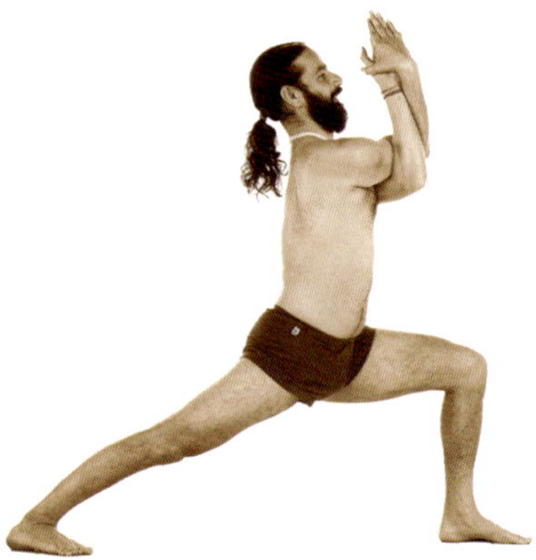

190
वीर भद्र आसन (गरुड हस्त)
Vīra bhadra āsana (garuḍa hasta)
Posture du beau guerrier (mains en aigle)

वीरभद्रासन (गरुडहस्त)
Vīrabhadrāsana (garuḍahasta)

Nom usuel des postures 186 à 192 : Guerrier n°1

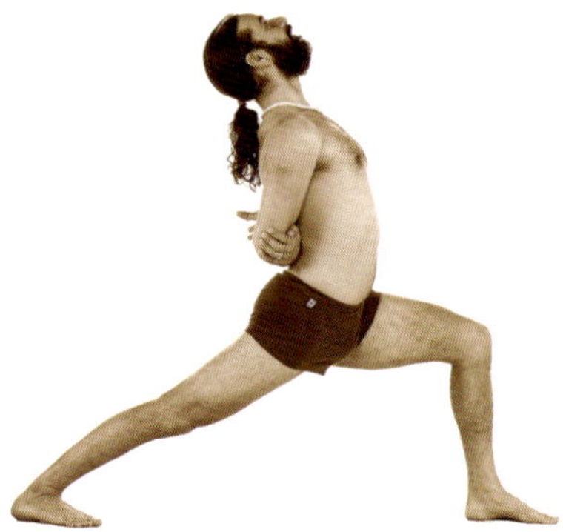

191
वीर भद्र आसन (पृष्ठ कफोणि बद्ध)
Vīra bhadra āsana (pṛṣṭha kaphoṇi baddha)
Posture du beau guerrier
(bras croisés dans le dos)

वीरभद्रासन (पृष्ठकफोणिबद्ध)
Vīrabhadrāsana (pṛṣṭhakaphoṇibaddha)

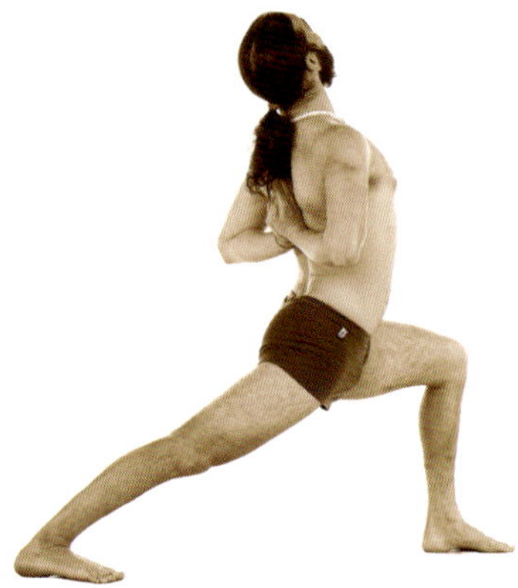

192
वीर भद्र आसन (पृष्ठ नमस्कार)
Vīra bhadra āsana (pṛṣṭha namaskāra)
Posture du beau guerrier
(mains en prière dans le dos)

वीरभद्रासन (पृष्ठनमस्कार)
Vīrabhadrāsana (pṛṣṭhanamaskāra)

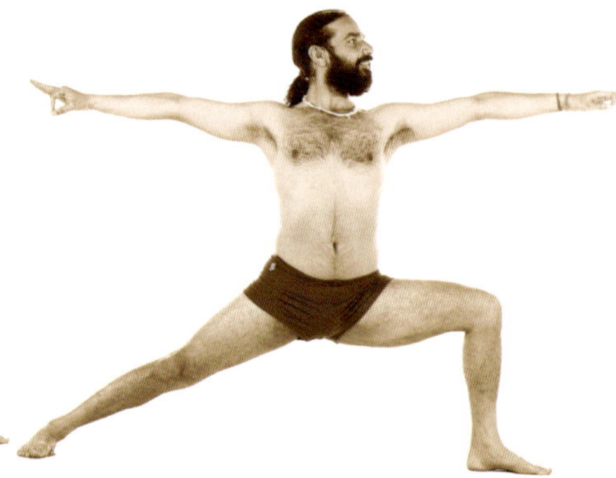

193
महा वीर भद्र आसन (ज्ञान मुद्रा)
Mahā vīra bhadra āsana (jñāna mudrā)
Grande posture du beau guerrier
(mains en jñāna mudrā)

महावीरभद्रासन (ज्ञानमुद्रा)
Mahāvīrabhadrāsana (jñānamudrā)

Nom usuel des postures 193 à 196 : Guerrier n°2

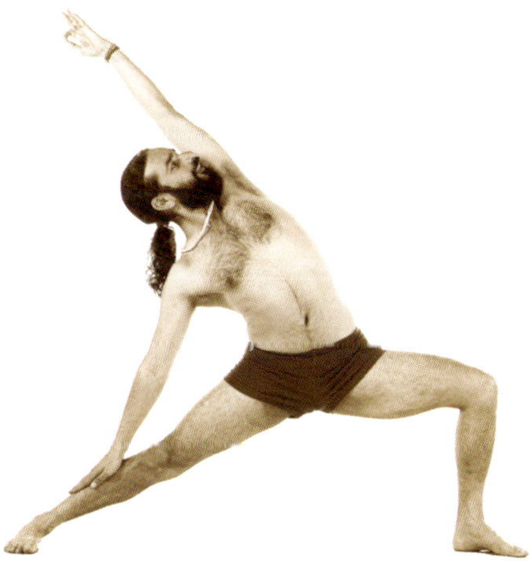

194
नृत्त महा वीर भद्र आसन (ऊर्ध्व मुख)
Nṛtya mahā vīra bhadra āsana (ūrdhva mukha)
Grande posture du beau guerrier dansant
(regard vers le ciel)

नृत्तमहावीरभद्रासन (ऊर्ध्वमुख)
Nṛtyamahāvīrabhadrāsana (ūrdhvamukha)

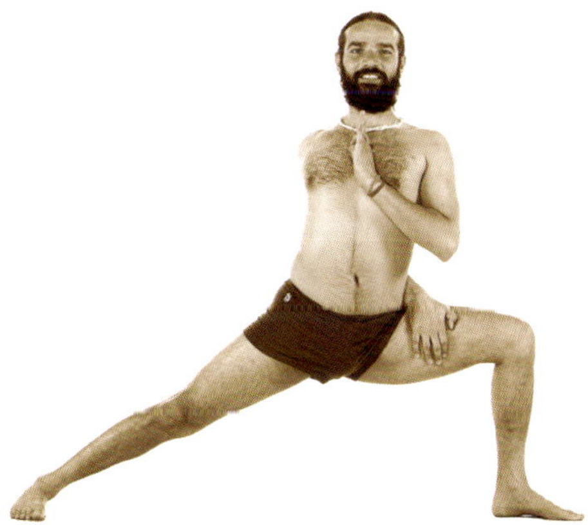

195
महा वीर भद्र आसन (उरु हस्त, ज्ञान मुद्रा)
Mahā vīra bhadra āsana (uru hasta, jñāna mudrā)
Grande posture du beau guerrier
(main sur la cuisse, main en jñāna mudrā)

महावीरभद्रासन (उरुहस्त, ज्ञानमुद्रा)
Mahāvīrabhadrāsana (uruhasta, jñānamudrā)

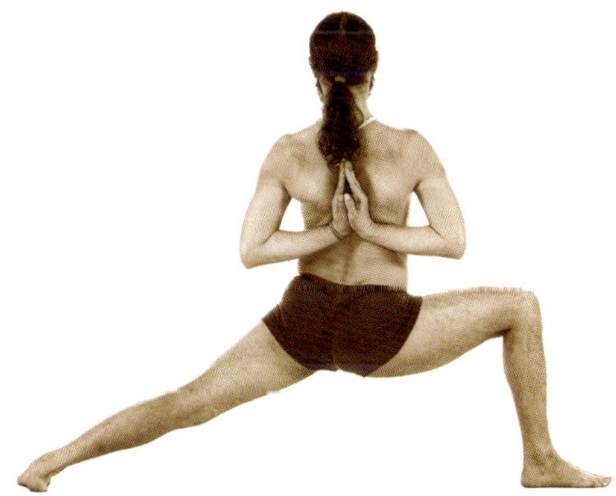

196
महा वीर भद्र आसन (पृष्ठ नमस्कार)
Mahā vīra bhadra āsana (pṛṣṭha namaskāra)
Grande posture du beau guerrier
(mains en prière dans le dos)

महावीरभद्रासन (पृष्ठनमस्कार)
Mahāvīrabhadrāsana (pṛṣthanamaskāra)

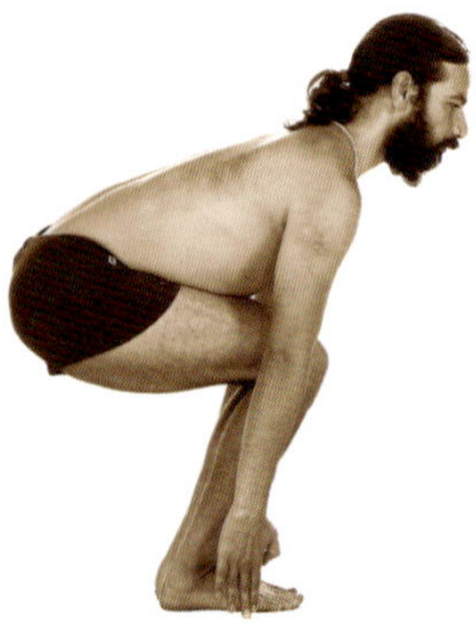

197
उत्कट आसन (हस्त अङ्गुल भू)
Utkaṭa āsana (hasta aṅgula bhū)
Posture forte (doigts à terre)

उत्कटासन (हस्ताङ्गुलभू)
Utkaṭāsana (hastāṅgulabhū)

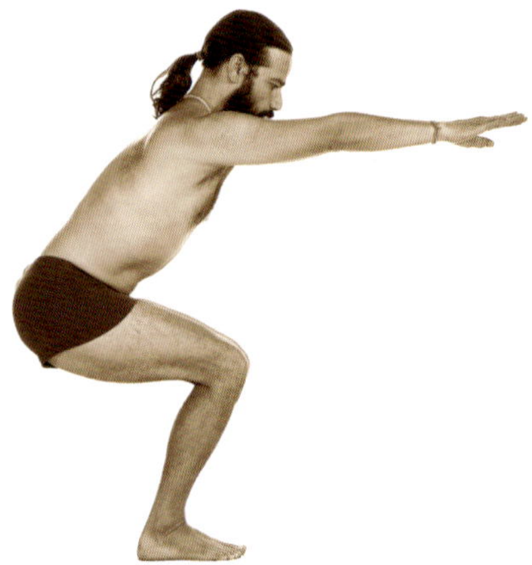

198
उत्कट आसन (समक्ष हस्त)
Utkaṭa āsana (samakṣa hasta)
Posture forte (bras en avant)

उत्कटासन (समक्षहस्त)
Utkaṭāsana (samakṣahasta)

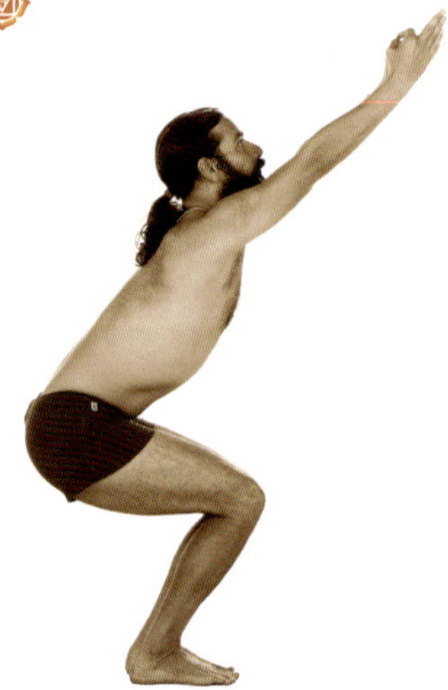

199
उत्कट आसन (ज्ञान मुद्रा)
Utkaṭa āsana (jñāna mudrā)
Posture forte (mains en jñāna mudrā)

उत्कटासन (ज्ञानमुद्रा)
Utkaṭāsana (jñānamudrā)

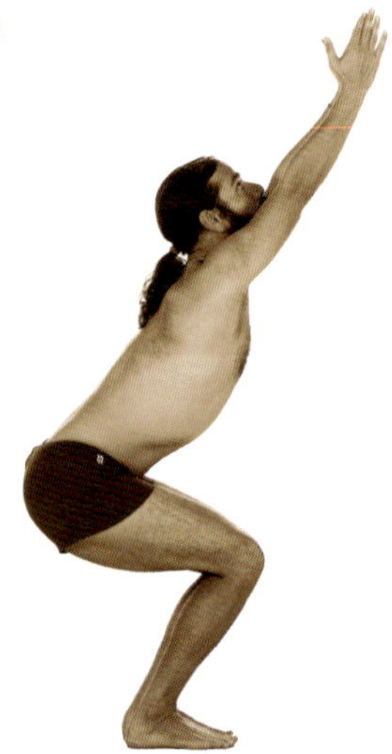

200
उत्कट आसन
Utkaṭa āsana
Posture forte

उत्कटासन
Utkaṭāsana

Nom usuel des postures 197 à 207 : la chaise

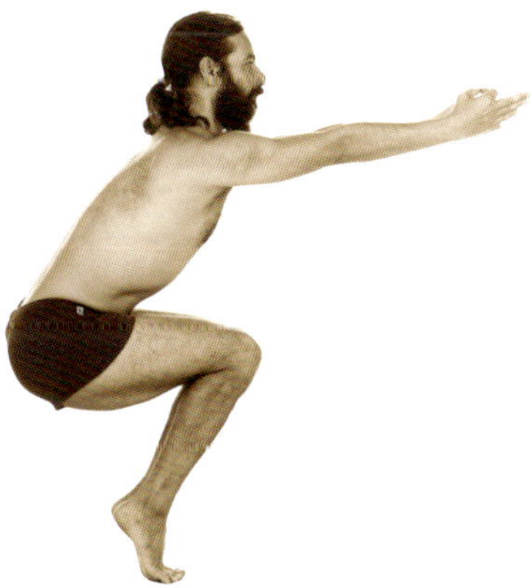

201
उत्तोलन उत्कट आसन (समक्ष हस्त)
Uttolana utkaṭa āsana (samakṣa hasta)
Posture forte en équilibre (mains devant)

उत्तोलनोत्कटासन (समक्षहस्त)
Uttolanotkaṭāsana (samakṣahasta)

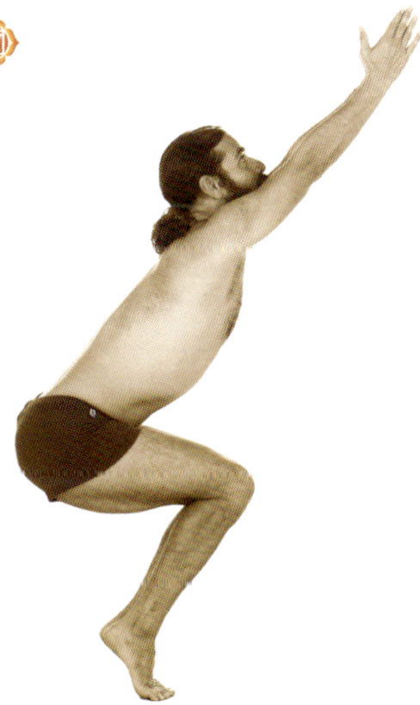

202
उत्तोलन उत्कट आसन
Uttolana utkaṭa āsana
Posture forte, en équilibre

उत्तोलनोत्कटासन
Uttolanotkaṭāsana

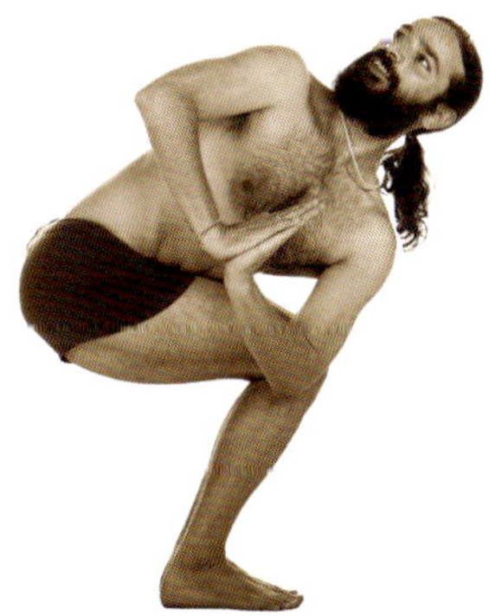

203
परिवृत्त उत्कट आसन (नमस्कार हस्त)
Parivṛtta utkaṭa āsana (namaskāra hasta)
Posture forte, en torsion (mains en prière)

परिवृत्तोत्कटासन (नमस्कारहस्त)
Parivṛttotkaṭāsana (namaskārahasta)

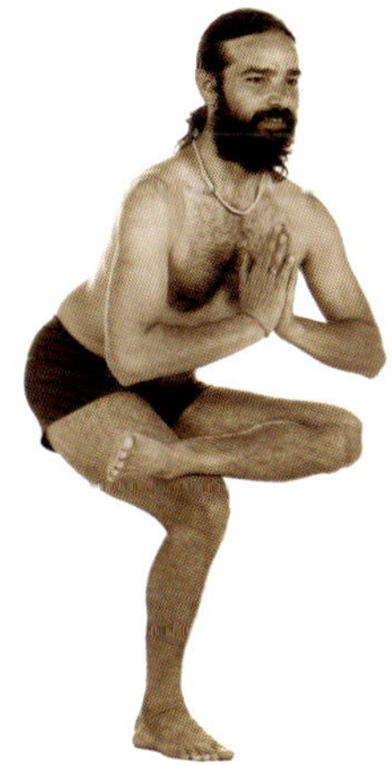

204
उत्तोलन उत्कट आसन (एक पाद जानु)
Utollana utkaṭa āsana (eka pāda jānu)
Posture forte, en équilibre
(un pied sur le genou)

उत्तोलनोत्कटासन (एकपादजानु)
Uttolanotkaṭāsana (ekapādajānu)

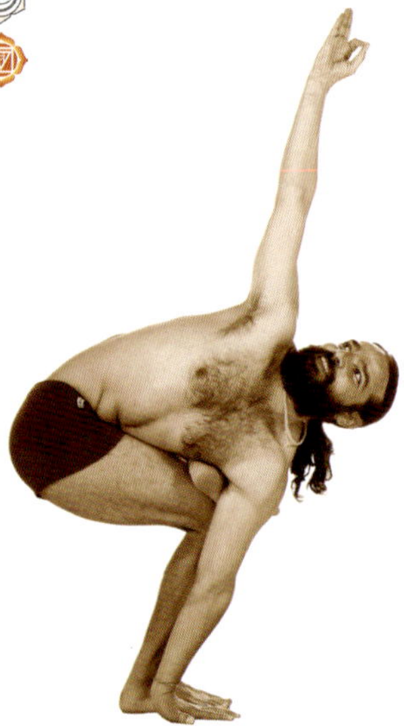

205
परिवृत्त योग दण्ड उत्कट आसन
Parivṛtta yoga daṇḍa utkaṭa āsana
Pose forte du bâton, en torsion

परिवृत्तयोगदण्डोत्कटासन
Parivṛttayogadaṇḍotkaṭāsana

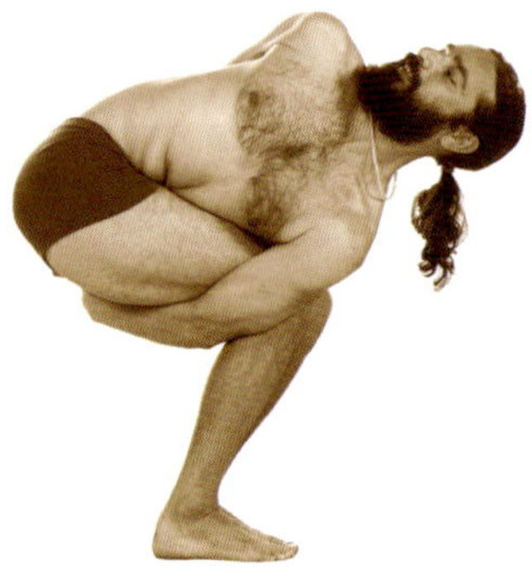

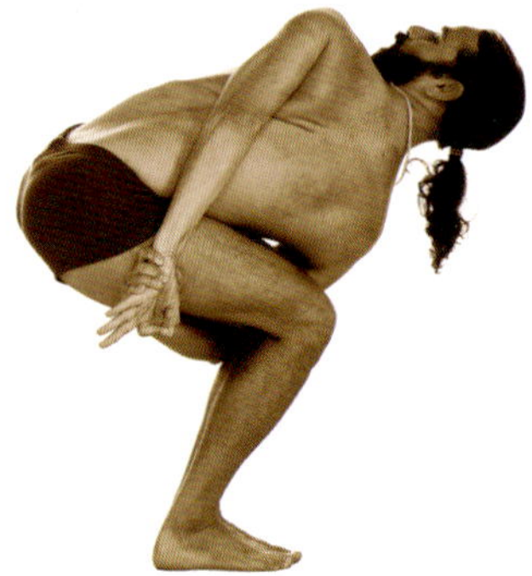

206
परिवृत्त उत्कट आसन (रज्जु हस्त)
Parivṛtta utkaṭa āsana (rajju hasta)
Posture forte, en torsion (mains liées)

परिवृत्तोत्कटासन (रज्जुहस्त)
Parivṛttotkaṭāsana (rajjuhasta)

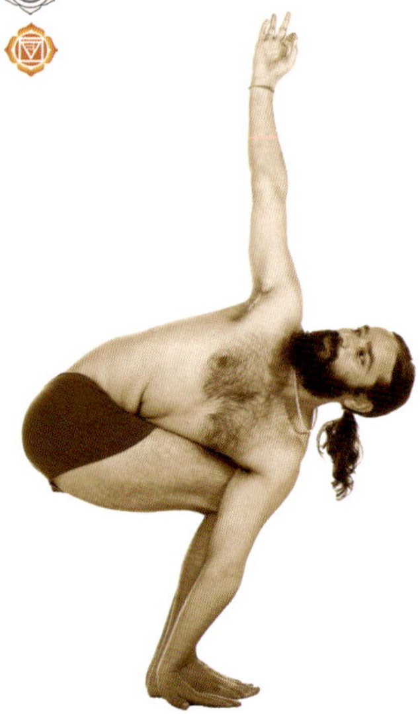

207
परिवृत्त उत्कट आसन (विराट हस्त भू)
Parivṛtta utkaṭa āsana (virāṭa hasta bhū)
Posture forte, en torsion
(main à terre, bras tendus)

परिवृत्तोत्कटासन (विराटहस्तभू)
Parivṛttotkaṭāsana (virāṭahastabhū)

Nom usuel des postures 197 à 207 : la chaise

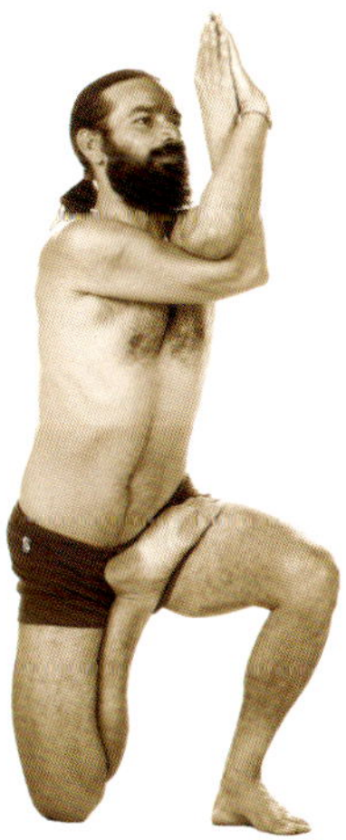

208
वातायन आसन (गरुड हस्त)
Vātāyana āsana (garuḍa hasta)
Posture de la fenêtre (mains en aigle)

वातायनासन (गरुडहस्त)
Vātāyanāsana (garuḍahasta)

Postures 208 à 210 : le cheval

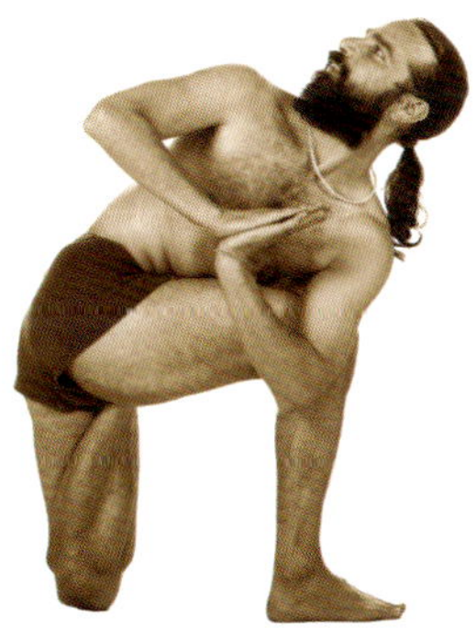

209
परिवृत्त वातायनासन (नमस्कार हस्त)
Parivṛtta vātāyana āsana (namaskāra hasta)
Posture de la fenêtre, en torsion
(mains en prière)

परिवृत्तवातायनासन (नमस्कारहस्त)
Parivṛttavātāyanāsana (namaskārahasta)

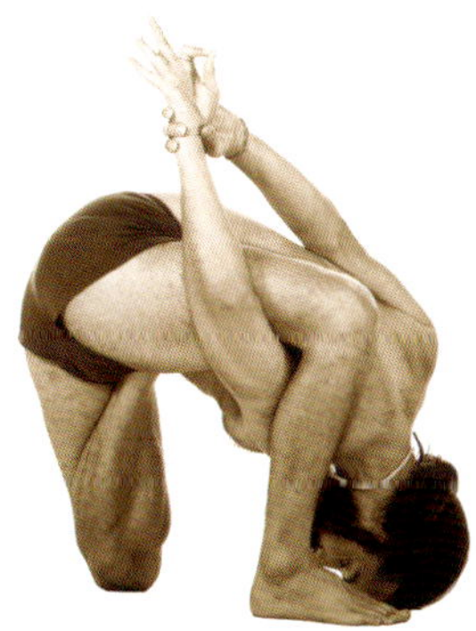

210
वातायन आसन (ललाट भू,रज्जु हस्त)
Vātāyana āsana (lalāṭa bhū, rajju hasta)
Posture de la fenêtre
(front à terre, mains liées)

वातायनासन (ललाटभू, रज्जुहस्त)
Vātāyanāsana (lalāṭabhū, rajjuhasta)

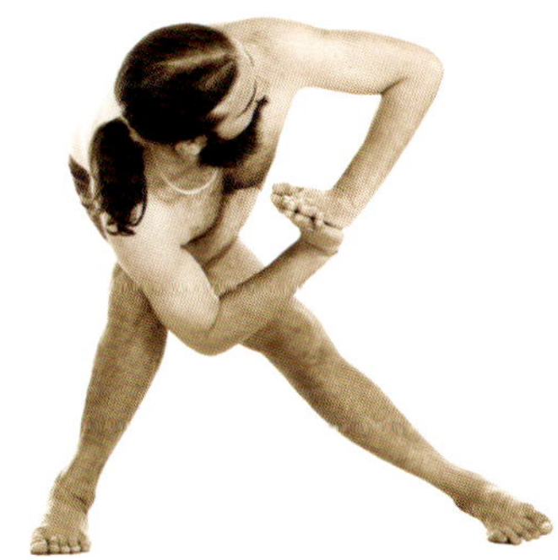

211
निरङ्कार नमस्कार आसन
Niraṅkāra namaskāra āsana
Posture de la prière sans forme

निरङ्कारनमस्कारासन
Niraṅkāranamaskārāsana

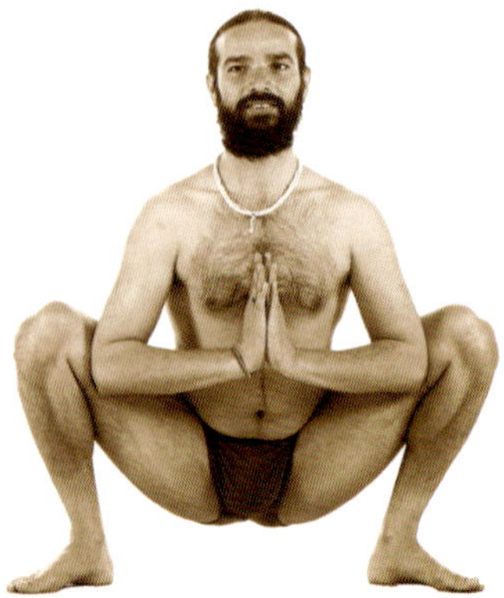

212
भू मङ्गला देवी आसन (नमस्कार)
Bhū maṅgalā devī āsana (namaskāra)
Posture de la déesse auspicieuse (mains en prière)

भूमङ्गलादेवीसन (नमस्कार)
Bhūmaṅgalādevīāsana (namaskāra)

Nom usuel des postures 212 à 214 : la guirlande

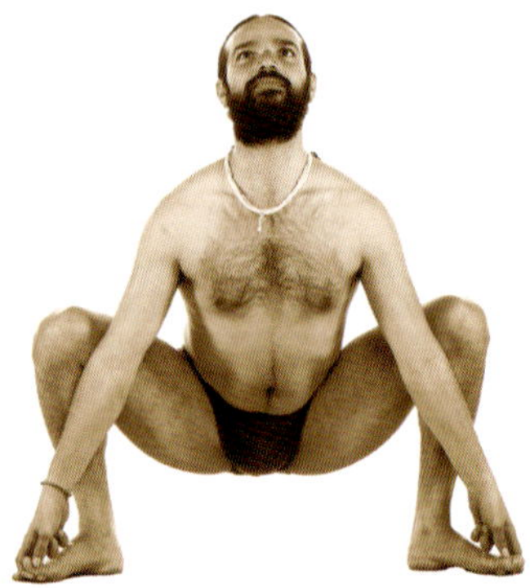

213
भू मङ्गला देवी आसन
Bhū maṅgalā devī āsana
Posture de la déesse auspicieuse

भूमङ्गलादेवीसन
Bhūmaṅgalādevīāsana

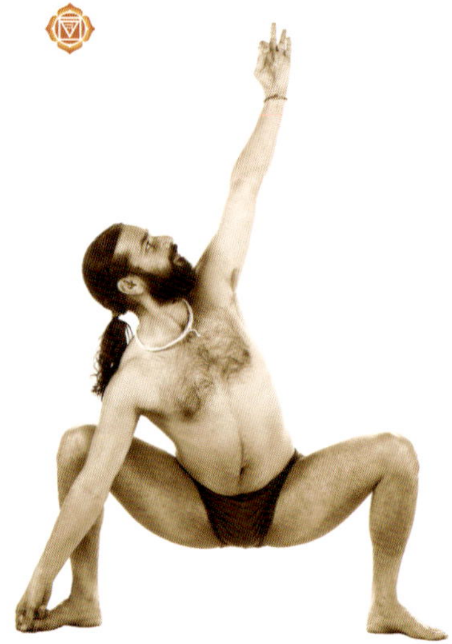

214
धात्री देवी आसन
Dhātri devī āsana
Posture de la déesse du don

धात्रीदेवीसन
Dhātridevīāsana

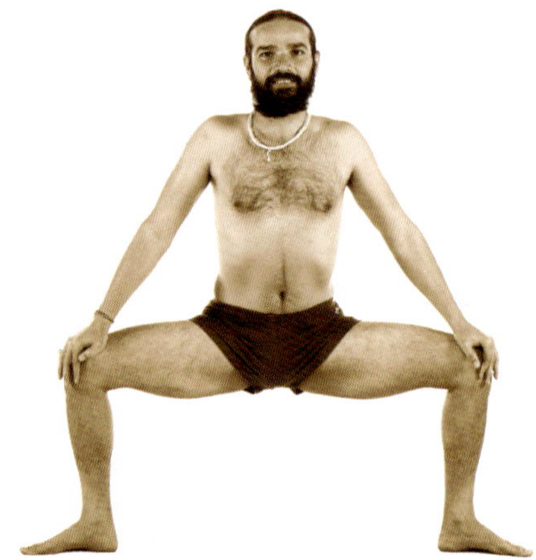

215
देवी शैल पुत्री आसन
Devī śaila putrī āsana
Posture de la fille de la déesse de la montagne

देवीशैलपुत्रीसन
Devīśailaputrīāsana

Nom usuel des postures 215 à 223 : Kali

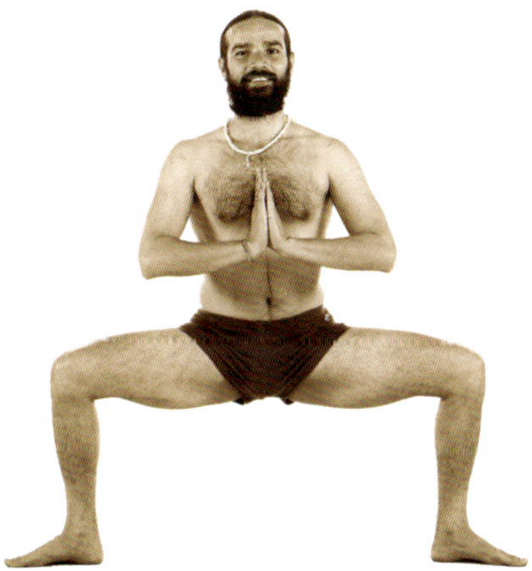

216
देवी ब्रह्म चारिणी आसन (नमस्कार)
Devī brahma cāriṇī āsana (namaskāra)
Posture de la déesse austère (mains en prière)

देवीब्रह्मचारिण्यासन (नमस्कार)
Devībrahmacāriṇyāsana (namaskāra)

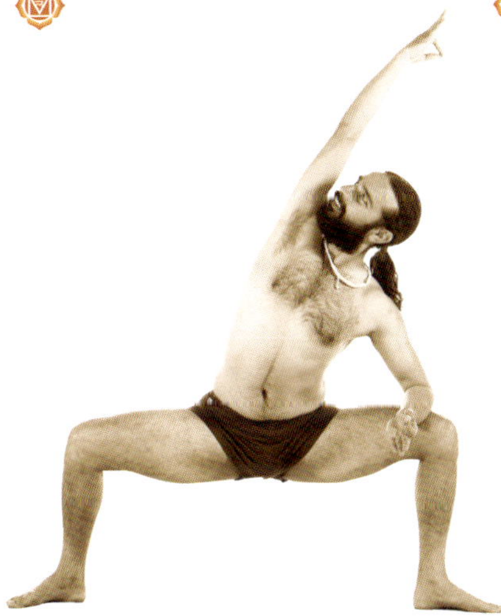

217
देवी चन्द्र घण्टा आसन
Devī candra ghaṇṭā āsana
Posture de la déesse de la lune en cloche

देवीचन्द्रघण्टासन
Devīcandraghaṇṭāsana

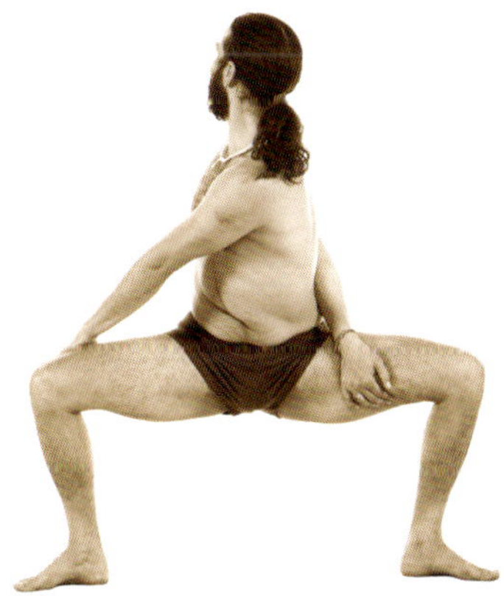

218
देवी कुण्डलिनी आसन
Devī kuṇḍalinī āsana
Posture de la déesse de la force du serpent

देवीकुण्डलिन्यासन
Devīkuṇḍalinyāsana

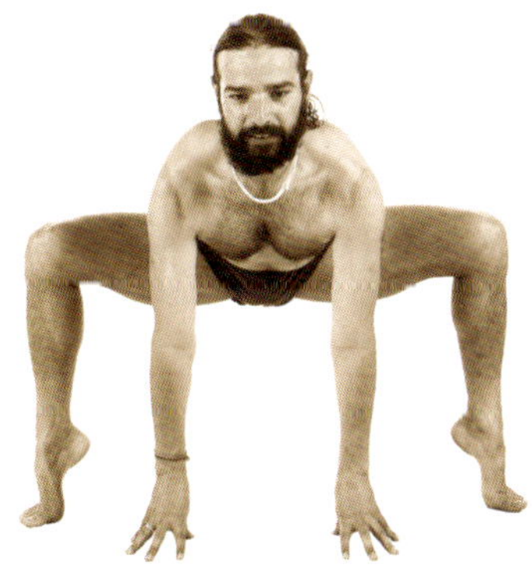

219
उत्तोलन भू देवी आसन
Utollana bhū devī āsana
Posture de la déesse Terre en équilibre

उत्तोलनभूदेवीासन
Utollanabhūdeviāsana

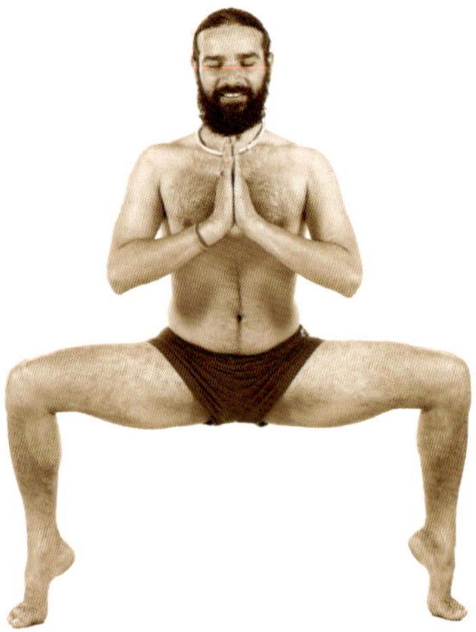

220
उत्तोलन भू देवी आसन (नमस्कार)
Utollana bhū devi āsana (namaskāra)
Posture de la déesse Terre (mains en prière)

उत्तोलनभूदेवीासन (नमस्कार)
Utollanabhūdeviāsana (namaskāra)

Nom usuel des postures 215 à 223 : Kali

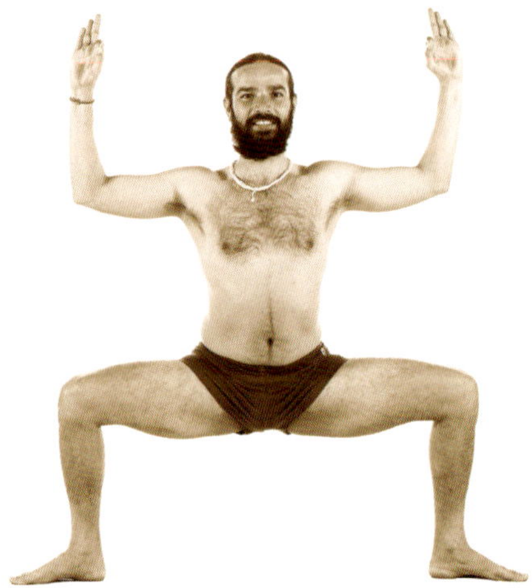

221
देवी भैरवी आसन
Devī bhairavī āsana
Posture de la déesse sans peur

देवीभैरवीासन
Devībhairavīāsana

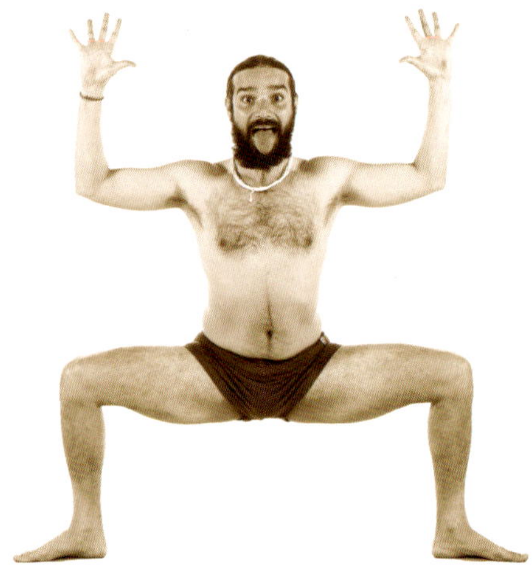

222
देवी काली आसन
Devī kālī āsana
Posture de la déesse du temps

देवीकालीासन
Devīkālīāsana

Chaque moment est plein et complet.

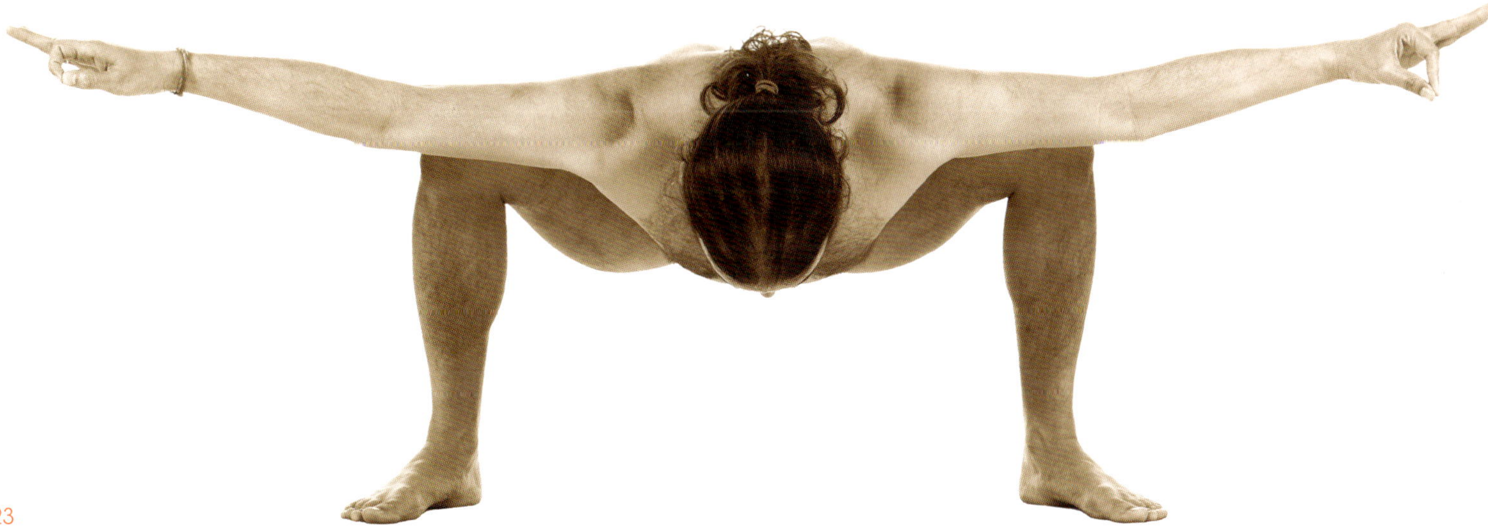

223
शक्ति कामाक्षी देवी आसन
Śakti kāmākṣī devī āsana
Posture de la déesse de la beauté et de la puissance divine

शक्तिकामाक्षीदेवीासन
Śaktikāmākṣīdeviāsana

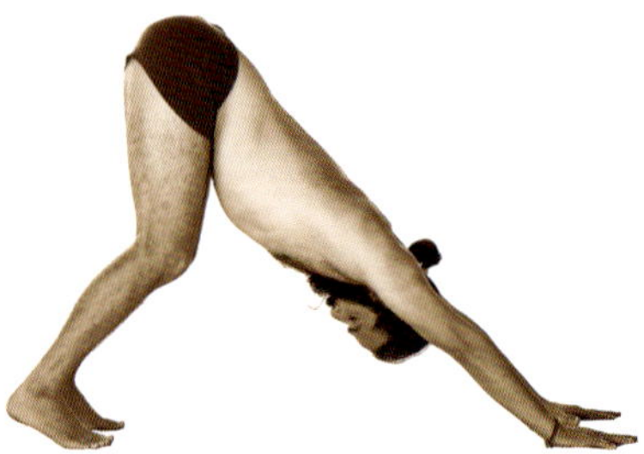

224
अर्ध पर्वत आसन
Ardha parvata āsana
Posture de la demi-montagne

अर्धपर्वतासन
Ardhaparvatāsana

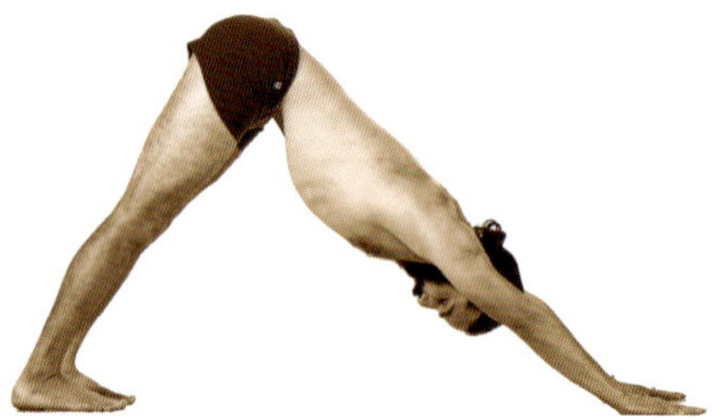

225
पर्वत आसन
Parvata āsana
Posture de la montagne

पर्वतासन
Parvatāsana

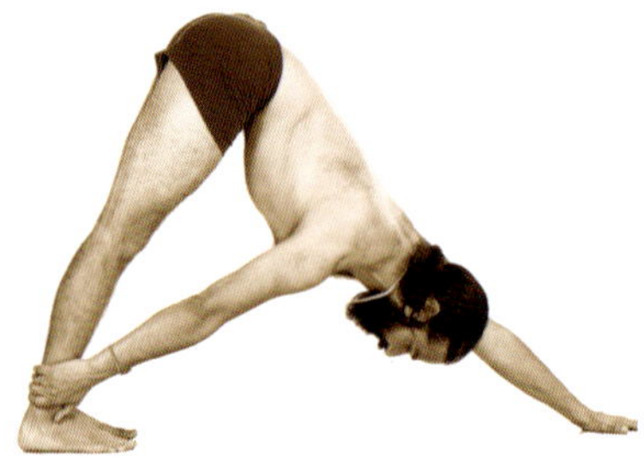

226
पर्वत आसन (एक हस्त पाद बद्ध)
Parvata āsana (eka hasta pāda baddha)
Posture de la montagne (tenir une cheville)

पर्वतासन (एकहस्तपादबद्ध)
Parvatāsana (ekahastapādabaddha)

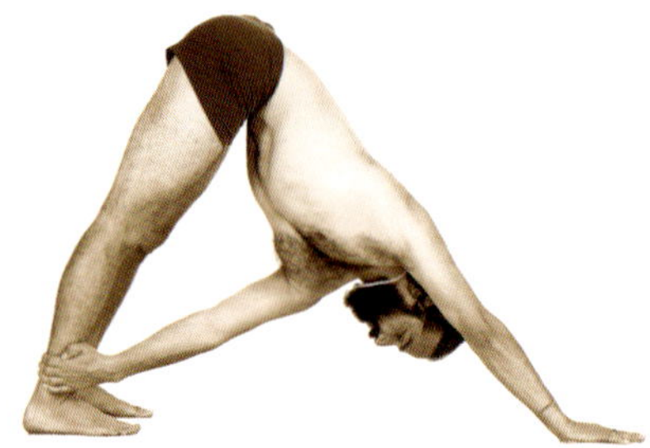

227
पर्वत आसन (विपरीत एक हस्त पाद बद्ध)
Parvata āsana (viparīta eka pāda hasta baddha)
Posture de la montagne
(une main sur la cheville opposée)

पर्वतासन (विपरीतैकपादहस्तबद्ध)
Parvatāsana (viparītaikapādahastabaddha)

Nom usuel des postures 224 à 237 : le chien tête en bas

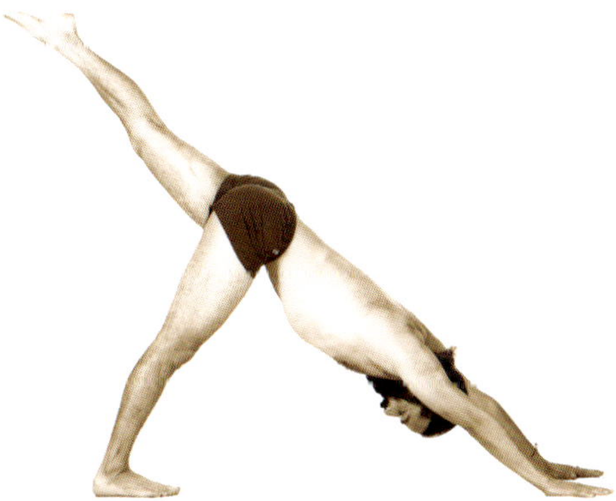

228
पर्वत आसन (ऊर्ध्व एक पाद)
Parvata āsana (ūrdhva eka pāda)
Posture de la montagne (une jambe levée)

पर्वतासन (ऊर्ध्वैकपाद)
Parvatāsana (ūrdhvaikapāda)

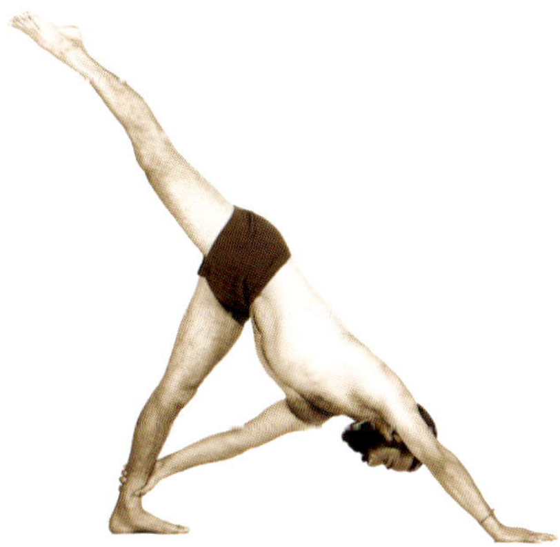

229
पर्वत आसन (एक हस्त पाद बद्ध, ऊर्ध्व एक पाद)
Parvata āsana (hasta pāda baddha, ūrdhva eka pāda)
Posture de la montagne
(une jambe levée, tenir une cheville)

पर्वतासन (हस्तपादबद्ध, ऊर्ध्वैकपाद)
Parvatāsana (hastapādabaddha, ūrdhvaikapāda)

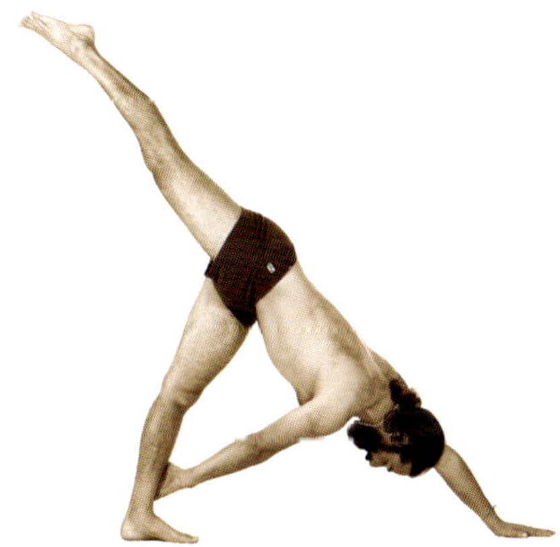

230
पर्वत आसन (विपरीत एक हस्त पाद बद्ध, ऊर्ध्व एक पाद)
Parvata āsana (viparīta eka hasta pāda baddha, ūrdhva eka pāda)
Posture de la montagne
(une jambe levée, tenir la cheville opposée)

पर्वतासन (विपरीतहस्तपादबद्ध, ऊर्ध्वैकपाद)
Parvatāsana (viparītaikahastapādabaddha, ūrdhvaikapāda)

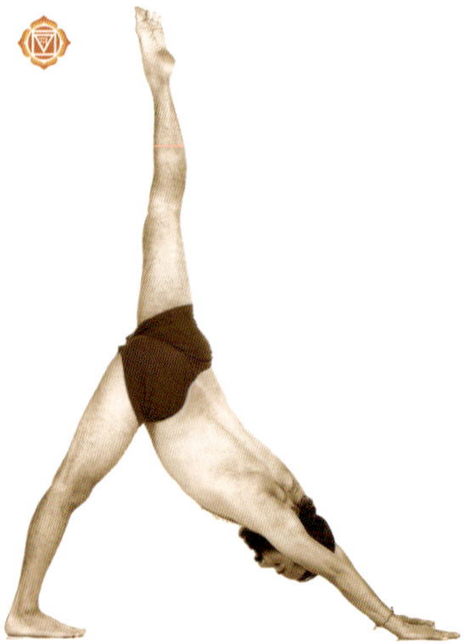

231
पर्वत आसन (ऊर्ध्व एक पाद, बहिर्वृत्त)
Parvata āsana (ūrdhva eka pāda, bahirvṛtta)
Posture de la montagne
(une jambe levée, tournée vers l'extérieur)

पर्वतासन (ऊर्ध्वैकपाद, बहिर्वृत्त)
Parvatāsana (ūrdhvaikapāda, bahirvṛtta)

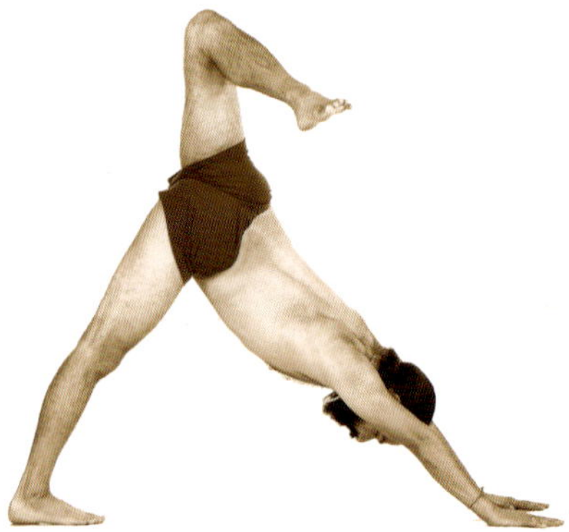

232
पर्वत आसन (एक पाद वृश्चिक)
Parvata āsana (eka pāda vṛścika)
Posture de la montagne
(une jambe en scorpion)

पर्वतासन (एकपादवृश्चिक)
Parvatāsana (ekapādavṛścika)

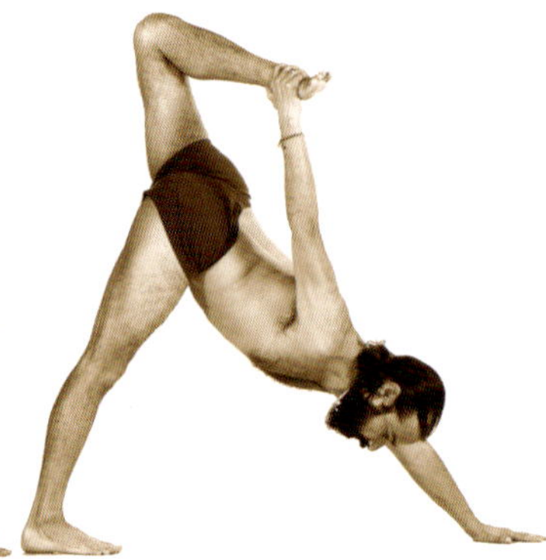

233
वृश्चिक पर्वत आसन (विकट)
Vṛścika parvata āsana (vikaṭa)
Posture de la montagne en scorpion
(variante)

वृश्चिकपर्वतासन (विकट)
Vṛścikaparvatāsana (vikata)

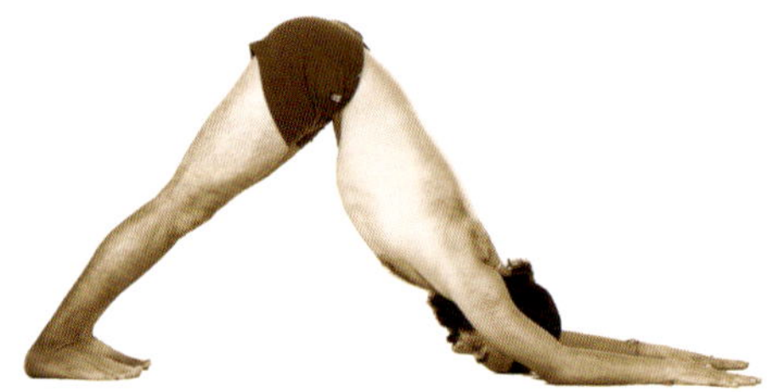

234
पर्वत आसन (कफोणि भू)
Parvata āsana (kaphoṇi bhū)
Posture de la montagne (coudes à terre).

पर्वतासन (कफोणिभू)
Parvatāsana (kaphonibhū)

Nom usuel des postures 224 à 237 : le chien tête en bas

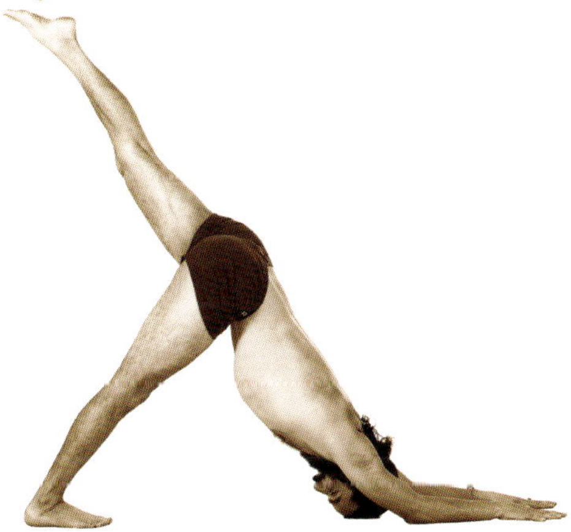

235
पर्वत आसन (कफोणि भू, ऊर्ध्व एक पाद)
Parvata āsana (kaphoṇi bhū, ūrdhva eka pāda)
Posture de la montagne
(coudes à terre, une jambe levée)

पर्वतासन (कफोणिभू, ऊर्ध्वैकपाद)
Parvatāsana (kaphoṇibhū, ūrdhvaikapāda)

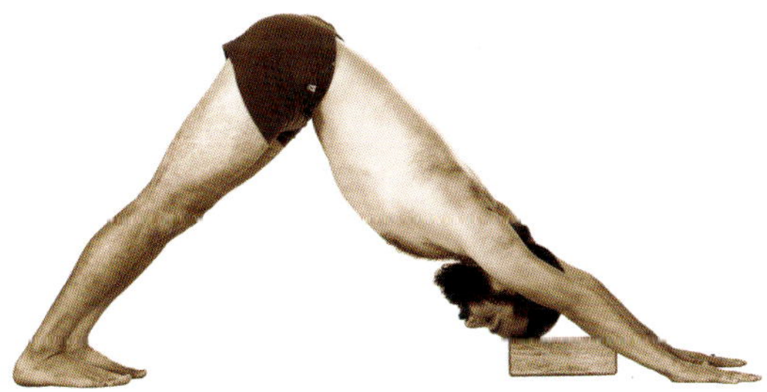

236
अधोमुख श्वान आसन (सालम्ब)
Adhomukha śvāna āsana (sālamba)
Posture du chien tête en bas (avec support)

अधोमुखश्वानासन (सालम्ब)
Adhomukhaśvānāsana (sālamba)

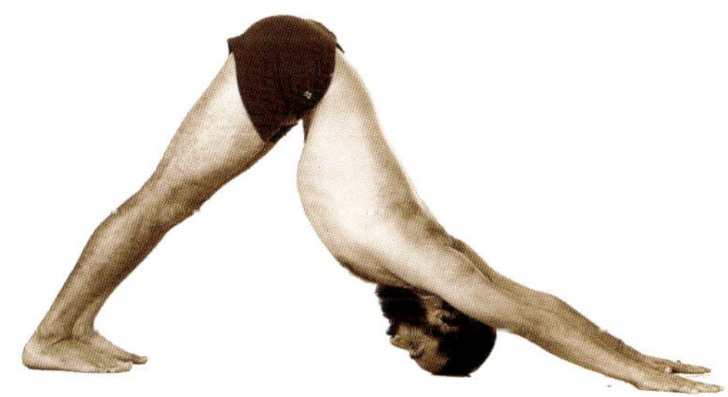

237
अधोमुख श्वान आसन
Adhomukha śvāna āsana
Posture du chien tête en bas

अधोमुखश्वानासन
Adhomukhaśvānāsana

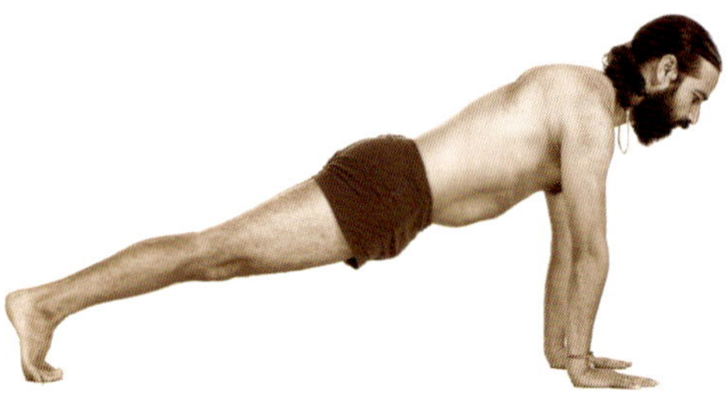

238
चतुः अङ्ग दण्ड आसन
Catuḥ aṅga daṇḍa āsana
Posture du bâton à quatre branches

चतुरङ्गदण्डासन
Caturaṅgadaṇḍāsana

Nom usuel des postures 238 et 240 : la planche

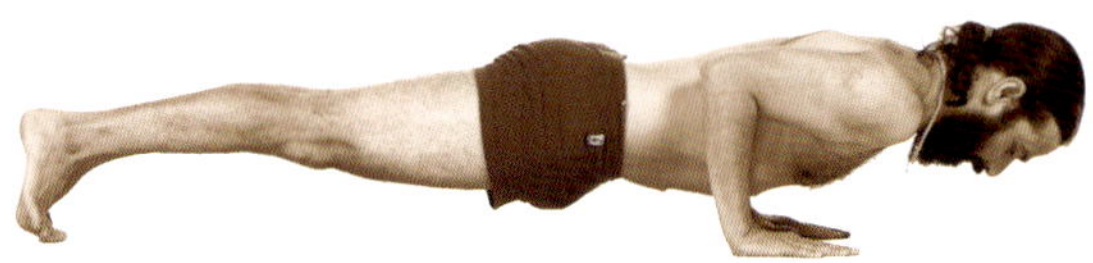

239
चतुः अङ्ग भू दण्ड आसन
Catuḥ aṅga bhū daṇḍa āsana
Posture du bâton à quatre branches à terre

चतुरङ्गभूदण्डासन
Caturaṅgabhūdaṇḍāsana

Nom usuel des postures 239 et 241 : la demi-planche

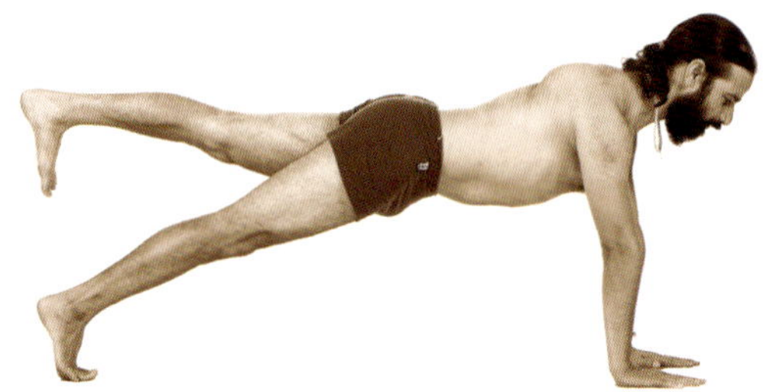

240
त्रि अङ्ग दण्ड आसन
Tri aṅga daṇḍa āsana
Posture du bâton à trois branches

त्रयङ्गदण्डासन
Trayaṅgadaṇḍāsana

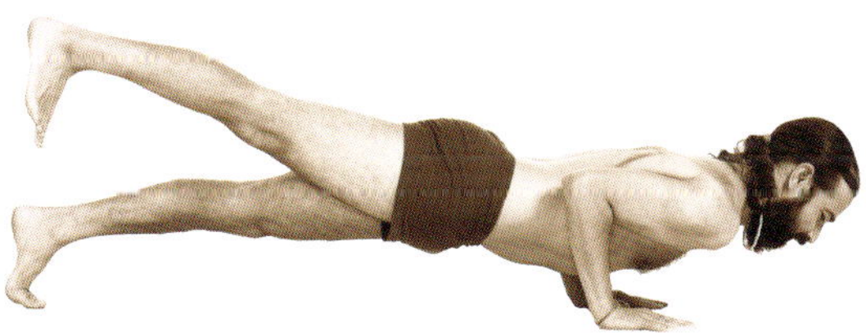

241
त्रि अङ्ग भू दण्ड आसन
Tri aṅga bhū daṇḍa āsana
Posture du bâton à trois branches à terre

त्रयङ्गभूदण्डासन
Trayaṅgabhūdaṇḍāsana

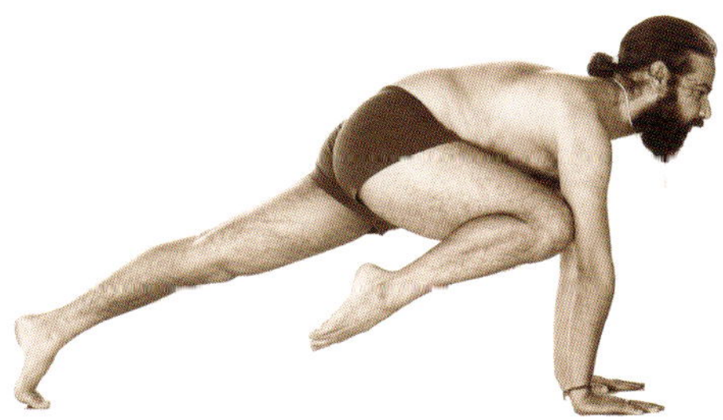

242
चतुः अङ्ग दण्ड आसन (जानु कफोणि)
Catuḥ aṅga daṇḍa āsana (jānu kaphoṇi)
Posture du bâton à quatre branches
(genou au coude)

चतुरङ्गदण्डासन (जानुकफोणि)
Caturaṅgadaṇḍāsana (jānukaphoṇi)

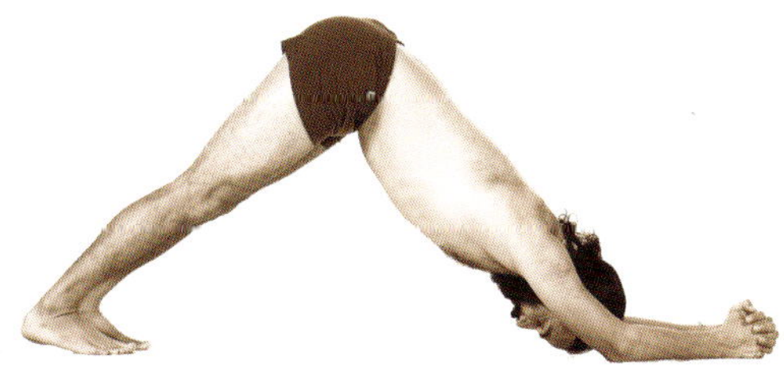

243
पर्वत आसन (कफोणि भू, बद्ध अङ्गुल)
Parvata āsana (kaphoṇi bhū, baddha aṅgula)
Posture de la montagne
(coudes à terre, doigts croisés)

पर्वतासन (कफोणिभू, बद्धाङ्गुल)
Parvatāsana (kaphoṇibhū, baddhaṅgula)

Nom usuel de la posture : le dauphin

*Chaque obstacle
au cours de notre vie
est une opportunité
pour grandir.*

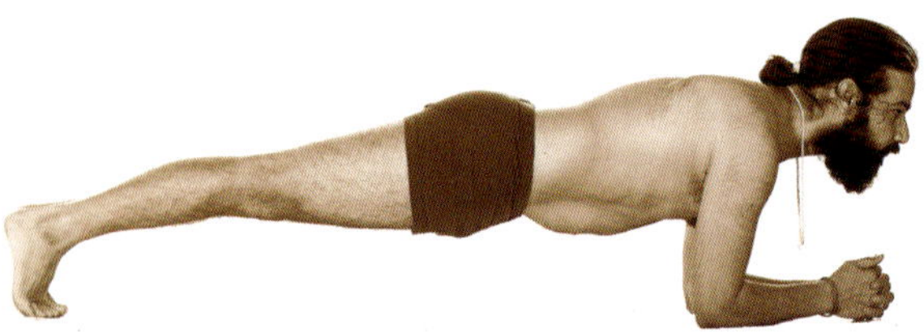

244
चतुः अङ्ग दण्ड आसन (कफोणि भू बद्ध अङ्गुल)
Catuḥ aṅga daṇḍa āsana (kaphoṇi bhū baddha aṅgula)
Posture du bâton à quatre branches
(coudes à terre, doigts croisés)

चतुरङ्गदण्डासन (कफोणिभूबद्धाङ्गुल)
Caturaṅgadaṇḍāsana (kaphoṇibhūbaddhāṅgula)

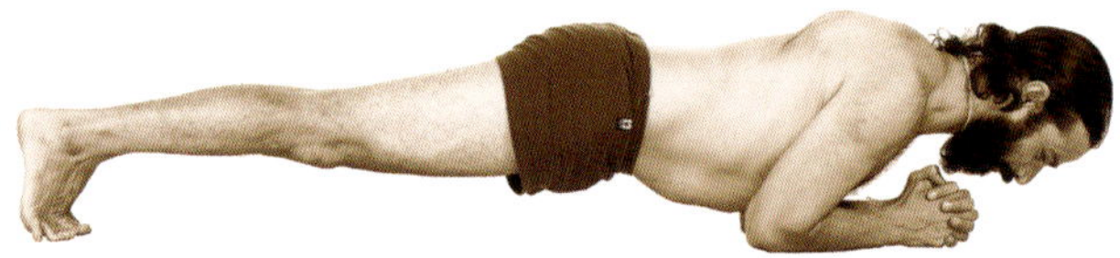

245
चतुः अङ्ग भू दण्ड आसन (कफोणि भू बद्ध अङ्गुल)
Catuḥ aṅga bhū daṇḍa āsana (kaphoṇi bhū baddha aṅgula)
Posture du bâton à quatre branches à terre
(coudes à terre, doigts croisés)

चतुरङ्गभूदण्डासन (कफोणिभूबद्धाङ्गुल)
Caturaṅgabhūdaṇḍāsana (kaphoṇibhūbaddhāṅgula)

Nom usuel des postures 244 et 245 : la demi-planche

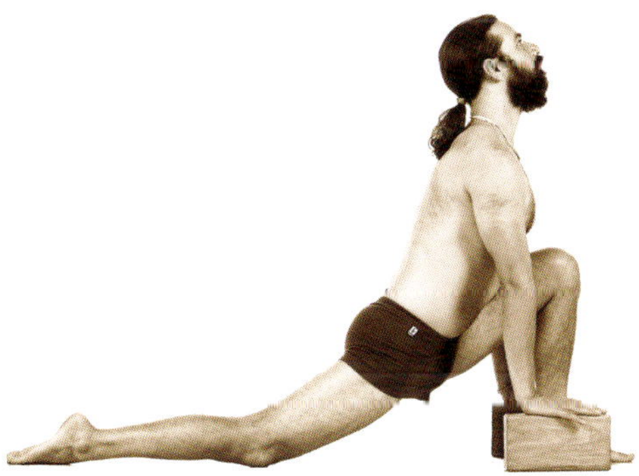

246
चेतक आसन (सालम्ब)
Cetaka āsana (sālamba)
Posture du cheval (avec support)

चेतकासन (शालम्ब)
Cetakāsana (sālamba)

Nom usuel des postures 246 à 263 : la fente

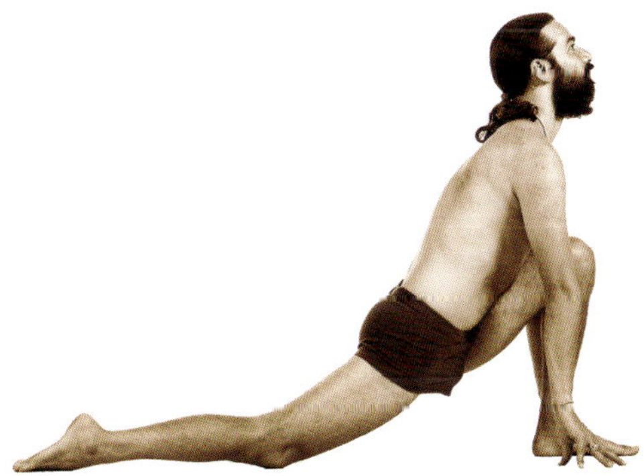

247
चेतक आसन (हस्त अङ्गुल भू)
Cetaka āsana (hasta aṅgula bhū)
Posture du cheval (doigts à terre)

चेतकासन (हस्ताङ्गुलभू)
Cetakāsana (hastāṅgulabhū)

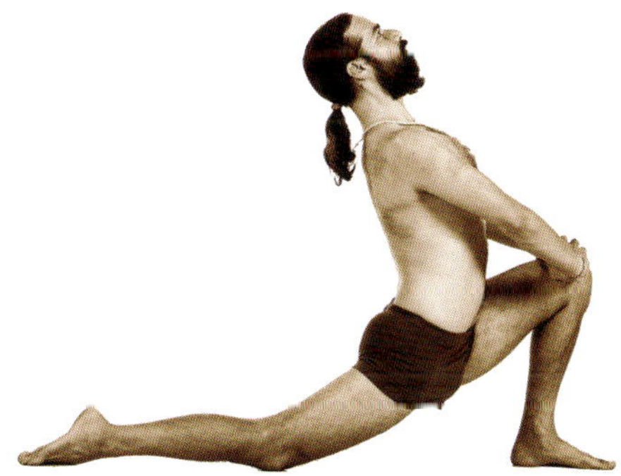

248
चेतक आसन (जानु हस्त)
Cetaka āsana (jānu hasta)
Posture du cheval (mains sur le genou)

चेतकासन (जानुहस्त)
Cetakāsana (jānuhasta)

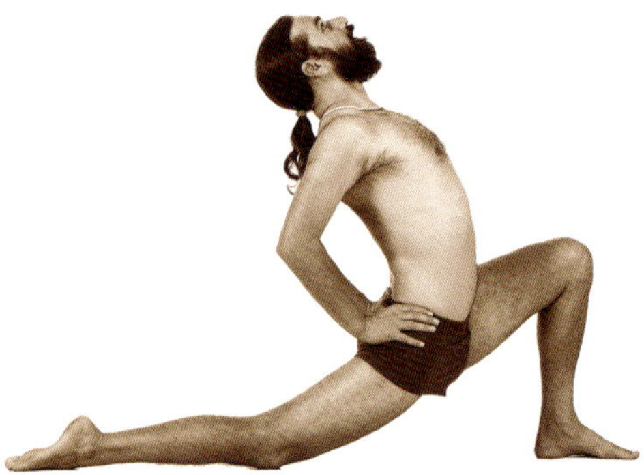

249
चेतक आसन (कटि हस्त)
Cetaka āsana (kati hasta)
Posture du cheval (mains sur la taille)

चेतकासन (कटिहस्त)
Cetakāsana (katihasta)

Nom usuel des postures 246 à 263 : la fente

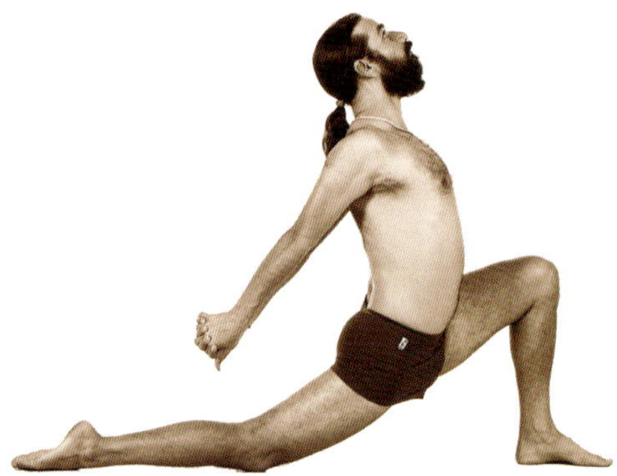

250
चेतक आसन (पृष्ठ हस्त उत्तान)
Cetaka āsana (pṛṣṭha hasta uttāna)
Posture du cheval (mains tendues en arrière)

चेतकासन (पृष्ठहस्तोत्तान)
Cetakāsana (pṛṣṭhahastottāna)

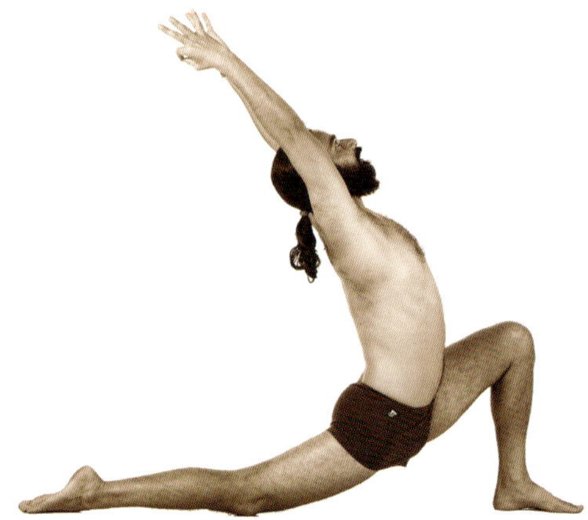

251
चेतक आसन
Cetaka āsana
Posture du cheval

चेतकासन
Cetakāsana

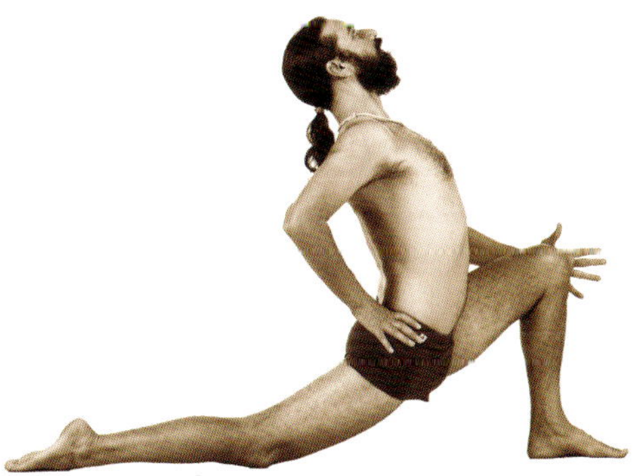

252
चेतक आसन (जानु कटि हस्त)
Cetaka āsana (jānu kati hasta)
Posture du cheval
(mains sur le genou et la taille)

चेतकासन (जानुकटिहस्त)
Cetakāsana (jānukatihasta)

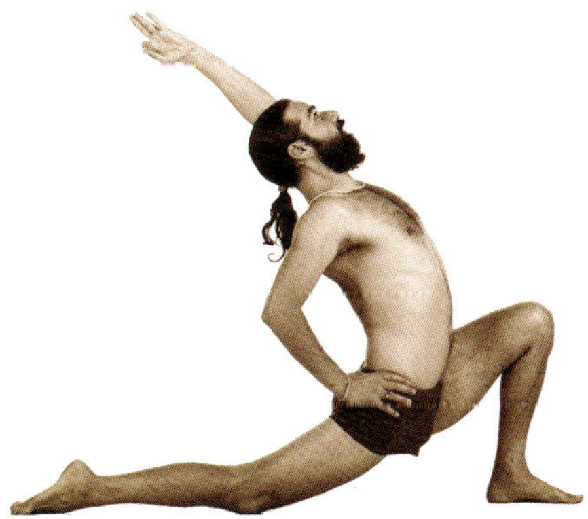

253
चेतक आसन (एक हस्त ऊर्ध्व कटि)
Cetaka āsana (eka hasta ūrdhva kati)
Posture du cheval
(une main sur la taille, une main au ciel)

चेतकासन (एकहस्तोर्ध्वकटि)
Cetakāsana (ekahastordhvakati)

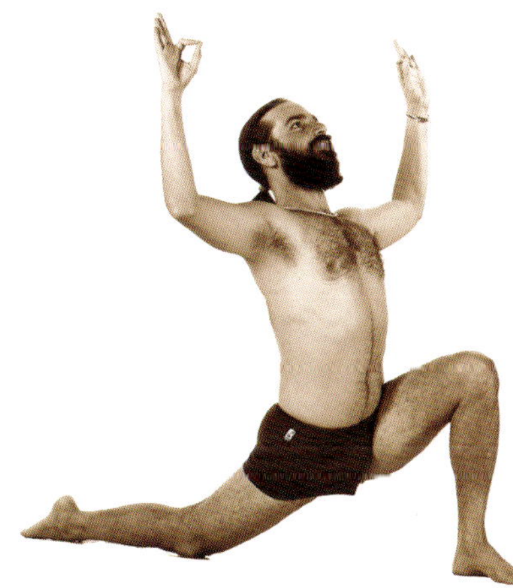

254
चेतक आसन (देवी हस्त)
Cetaka āsana (devī hasta)
Posture du cheval (bras de déesse)

चेतकासन (देवीहस्त)
Cetakāsana (devīhasta)

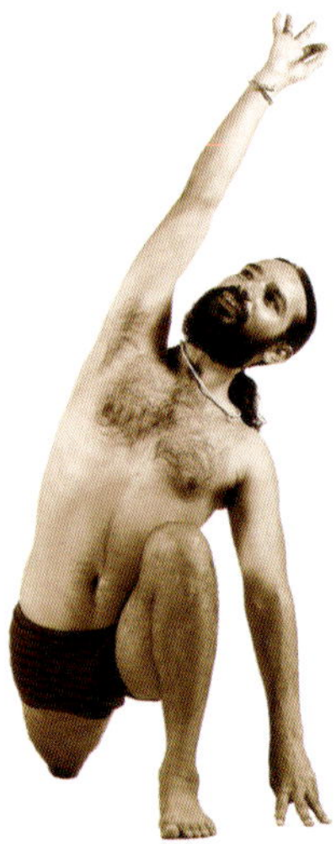

255
पार्श्व चेतक आसन (एक हस्त अङ्गुल भू)
Pārśva cetaka āsana (eka hasta aṅgula bhū)
Posture du cheval latéral (une main à terre)

पार्श्वचेतकासन (एकहस्ताङ्गुलभू)
Pārśvacetakāsana (ekahastaṅgulabhū)

Nom usuel des postures 246 à 263 : la fente

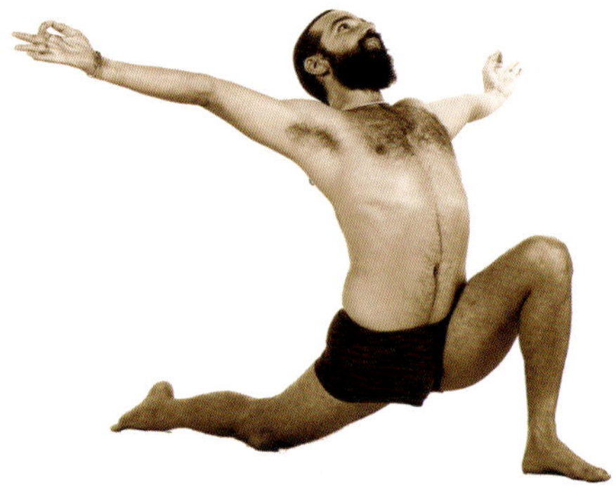

256
चेतक आसन (विराट हस्त)
Cetaka āsana (virāṭa hasta)
Posture du cheval
(bras tendus à l'horizontal)

चेतकासन (विराटहस्त)
Cetakāsana (virāṭahasta)

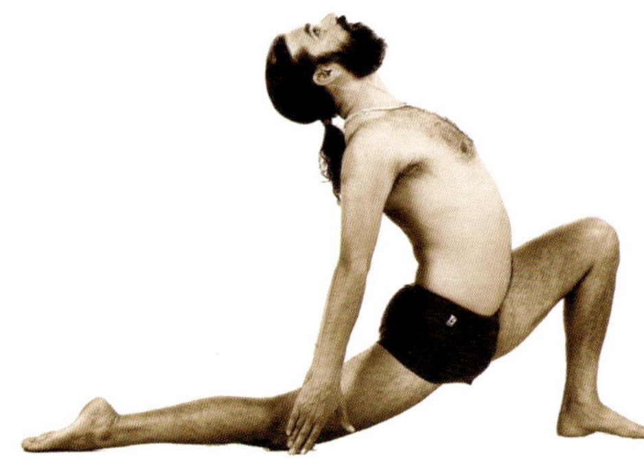

257
चेतक आसन (पृष्ठ अङ्गुल भू)
Cetaka āsana (pṛṣṭha aṅgula bhū)
Posture du cheval (doigts à terre à l'arrière)

चेतकासन (पृष्ठाङ्गुलभू)
Cetakāsana (pṛṣṭhaṅgulabhū)

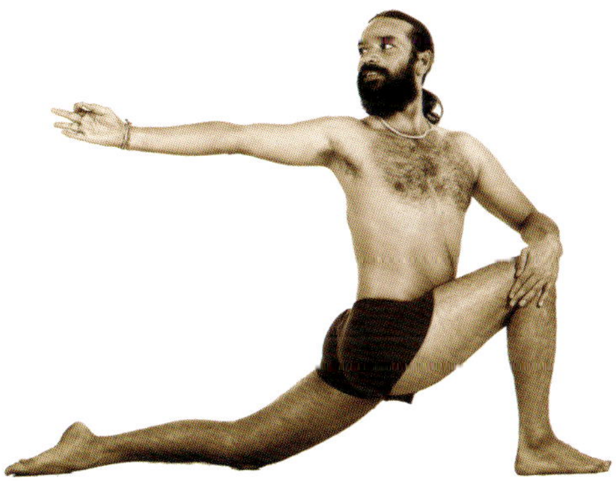

258
परिवृत्त चेतक आसन (विपरीत हस्त जानु)
Parivṛtta cetaka āsana (viparīta hasta jānu)
Posture du cheval, en torsion
(main sur le genou opposée)

परिवृत्तचेतकासन (विपरीतहस्तजानु)
Parivṛttacetakāsana (viparītahastajānu)

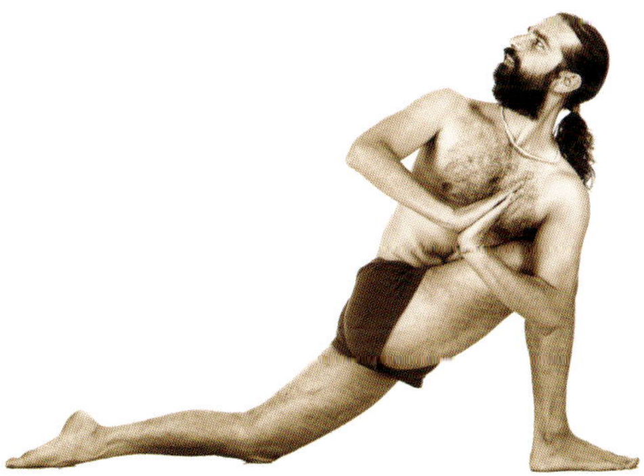

259
परिवृत्त चेतक आसन (नमस्कार हस्त)
Parivṛtta cetaka āsana (namaskāra hasta)
Posture du cheval, en torsion (mains en prière)

परिवृत्तचेतकासन (नमस्कारहस्त)
Parivṛttacetakāsana (namaskārahasta)

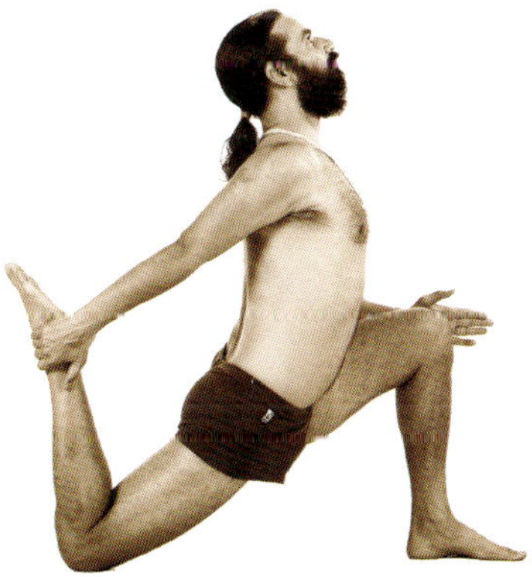

260
धनुः चेतक आसन (एक हस्त जानु)
Dhanuḥ cetaka āsana (eka hasta jānu)
Posture du cheval arqué (une main sur le genou)

धनुश्चेतकासन (एकहस्तजानु)
Dhanuścetakāsana (ekahastajānu)

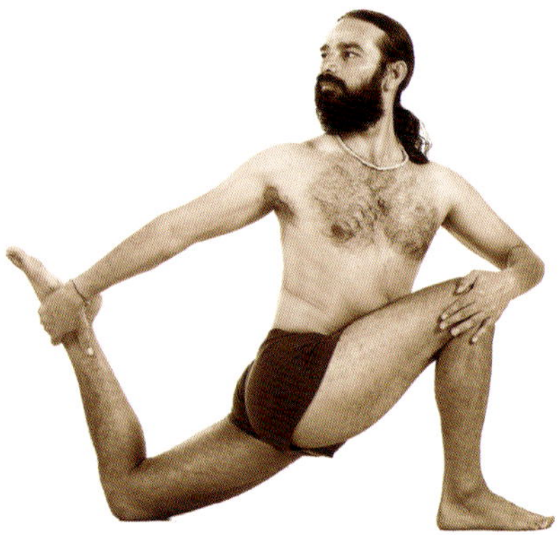

261
परिवृत्त धनु:चेतक आसन (विपरीत हस्त जानु)
Parivṛtta dhanuḥ cetaka āsana (viparīta hasta jānu)
Posture du cheval arqué, en torsion
(main sur le genou opposé)

परिवृत्तधनुश्चेतकासन (विपरीतहस्तजानु)
Parivṛttadhanuścetakāsana (viparītahastajānu)

Nom usuel des postures 246 à 263 : la fente

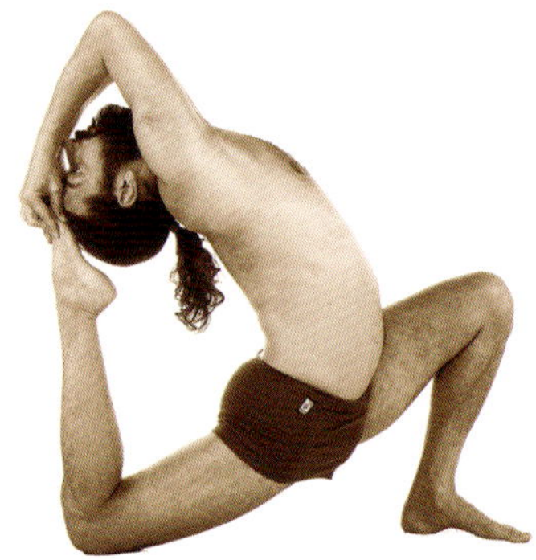

262
चेतक कपोत आसन (पाद ललाट)
Cetaka kapota āsana (pāda lalāṭa)
Posture du cheval en pigeon
(pied sur le front)

चेतककपोतासन (पादललाट)
Cetakakapotāsana (pādalalāṭa)

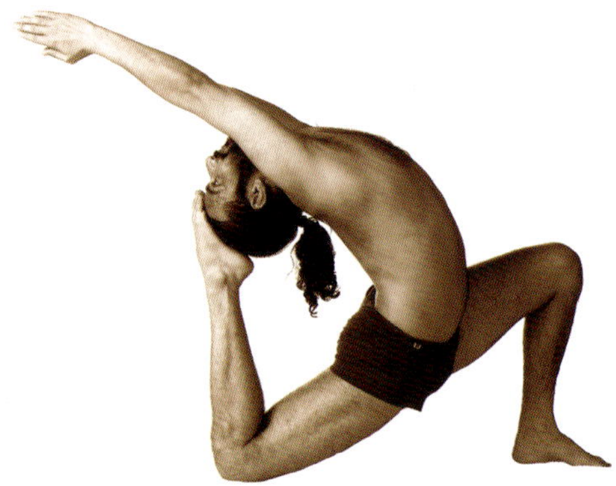

263
चेतक कपोत आसन (पादललाट,हस्त उत्तान)
Cetaka kapota āsana
(pāda lalāṭa, hasta uttāna)
Posture du cheval en pigeon
(pied sur le front, bras tendus)

चेतककपोतासन (पादललाट,हस्तोत्तान)
Cetakakapotāsana (pādalalāṭa, hastottāna)

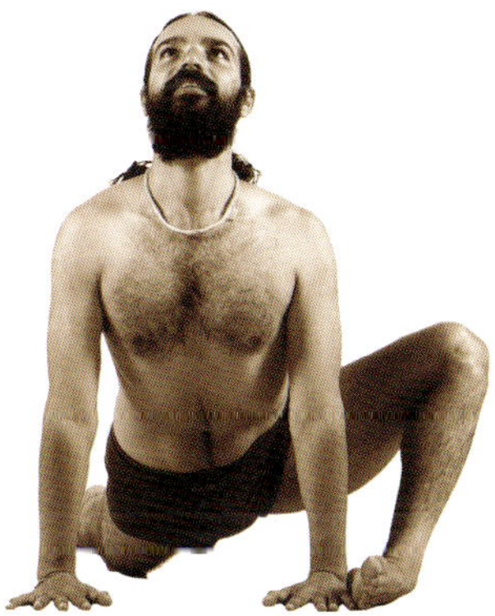

264
कृकलास आसन (पार्श्व जानु, ऊर्ध्व मुख)
Kṛkalāsa āsana (pārśva jānu, ūrdhva mukha)
Posture du lézard
(genou sur le côté, visage vers le ciel)

कृकलासासन (पार्श्वजानु, ऊर्ध्वमुख)
Kṛkalāsāsana (pārśvajānu, ūrdhvamukha)

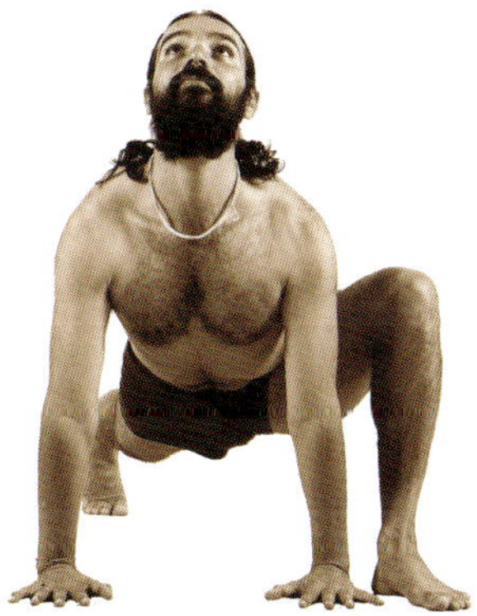

265
कृकलास आसन (ऊर्ध्व मुख)
Kṛkalāsa āsana (ūrdhva mukha)
Posture du lézard (visage vers le ciel)

कृकलासासन (ऊर्ध्वमुख)
Kṛkalāsāsana (ūrdhvamukha)

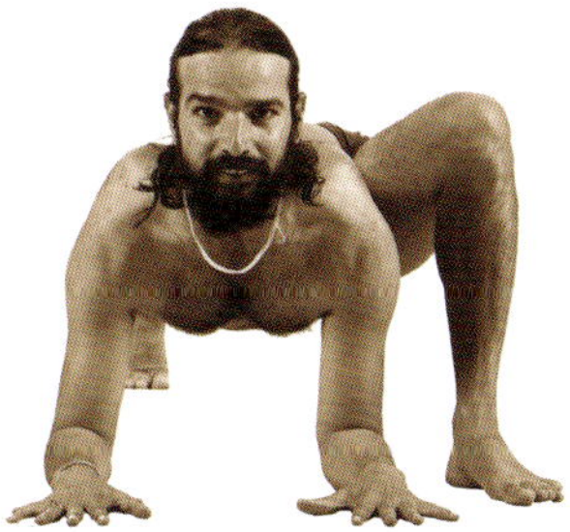

266
कृकलास आसन (कफोणि भू)
Kṛkalāsa āsana (kaphoṇi bhū)
Posture du lézard (coudes à terre)

कृकलासासन (कफोणिभू)
Kṛkalāsāsana (kaphoṇibhū)

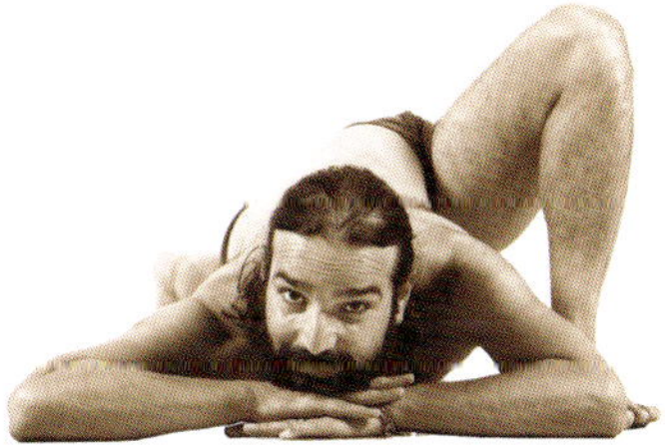

267
पूर्ण कृकलास आसन
Pūrṇa kṛkalāsa āsana
Posture du lézard (complète)

पूर्णकृकलासासन
Pūrṇakṛkalāsāsana

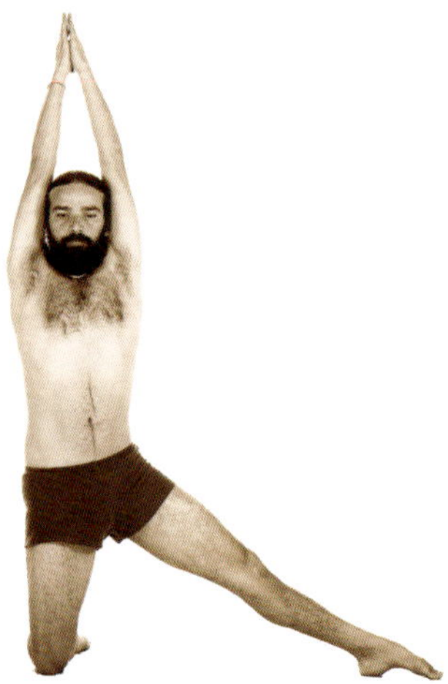

268
नमस्कार परिघ आसन
Namaskāra parigha āsana
Posture du portail en prière

नमस्कारपरिघासन
Namaskāraparighāsana

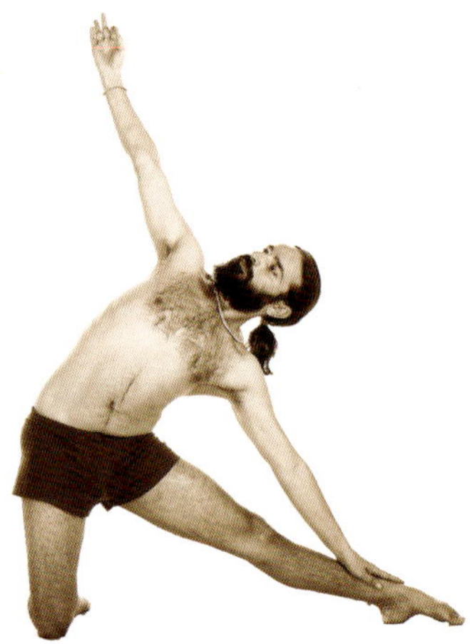

269
चन्द्र परिघ आसन (विराट हस्त)
Candra parigha āsana (virāṭa hasta)
Posture du portail en lune (bras étendus)

चन्द्रपरिघासन (विराटहस्त)
Candraparighāsana (virāṭahasta)

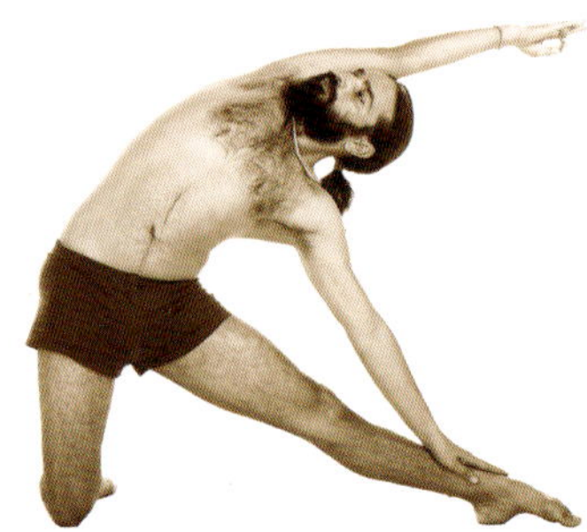

270
कोण परिघ आसन
Koṇa parigha āsana
Posture du portail en angle

कोणपरिघासन
Koṇaparighāsana

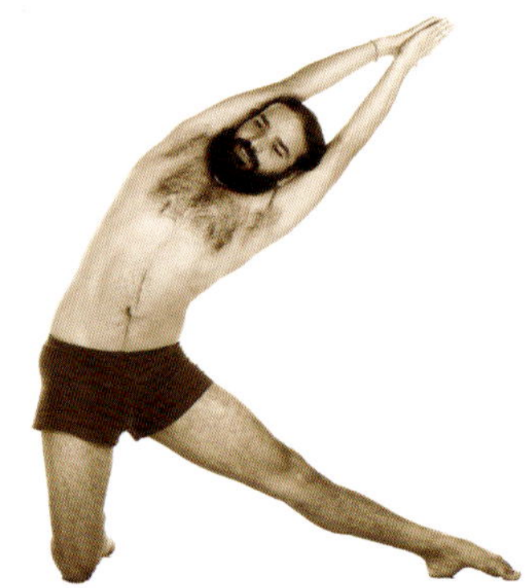

271
नमस्कार चन्द्र परिघ आसन
Namaskāra candra parigha āsana
Posture du portail de la lune en prière

नमस्कारचन्द्रपरिघासन
Namaskāracandraparighāsana

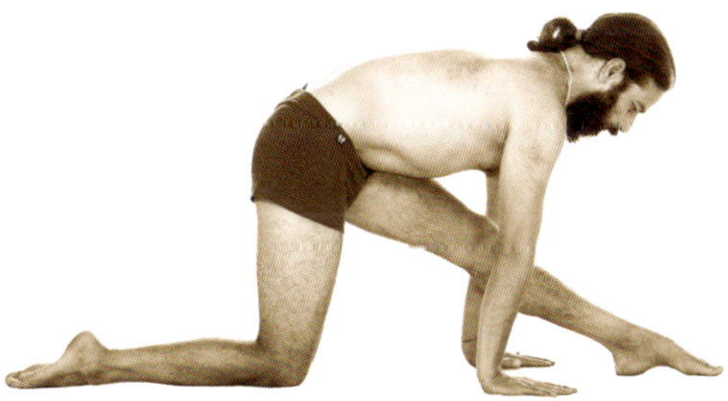

272
परिघ आसन (हस्त भू समक्ष)
Parigha āsana (hasta bhū samakṣa)
Posture du portail (mains à terre en avant)

परिघासन (हस्तभूसमक्ष)
Parighāsana (hastabhūsamakṣa)

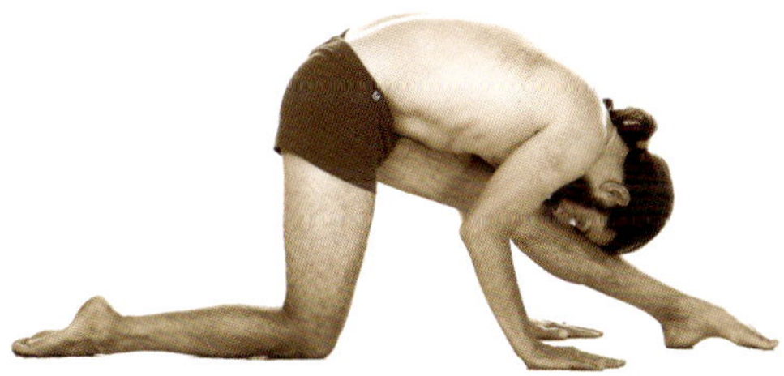

273
जानु शिर परिघ आसन (हस्त भू समक्ष)
Jānu śira parigha āsana (hasta bhū samakṣa)
Posture du portail, tête au genou
(mains à terre en avant)

जानुशिरपरिघासन (हस्तभूसमक्ष)
Jānuśiraparighāsana (hastabhūsamakṣa)

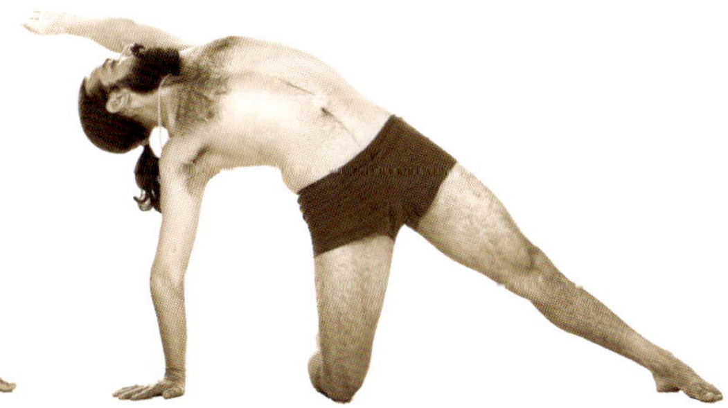

274
अप्सरा परिघ आसन (एक हस्त भू)
Apsarā parigha āsana (eka hasta bhū)
Posture du portail en ange
(une main à terre)

अप्सरापरिघासन (एकहस्तभू)
Apsarāparighāsana (ekahastabhū)

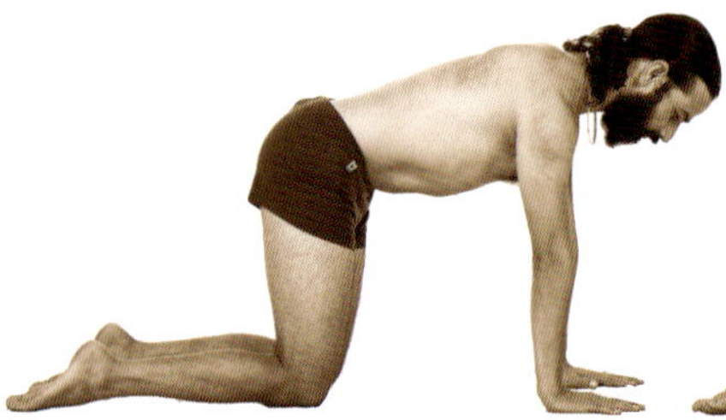

275
फलकम् आसन (मार्जारी आरम्भ अवस्था)
Phalakaṃ āsana (mārjārī ārambha avasthā)
Posture de la table (position initiale du chat)

फलकमासन (मार्जार्यारम्भावस्था)
Phalakamāsana (mārjāryārambhavasthā)

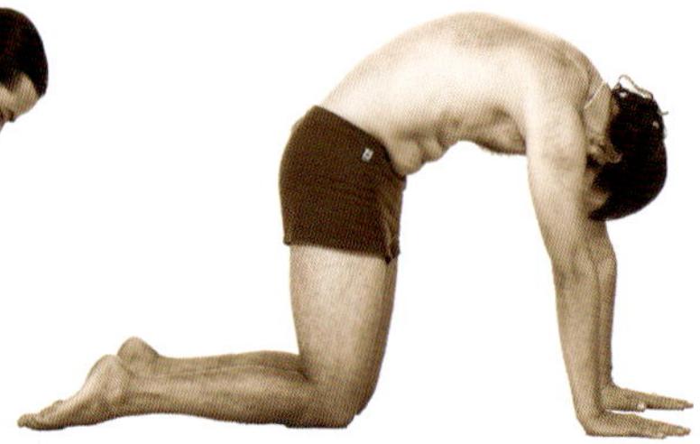

276
अधो मुख मार्जारी आसन
Adho mukha mārjārī āsana
Posture du chat, regard vers le bas

अधोमुखमार्जार्यासन
Adhomukhamārjāryāsana

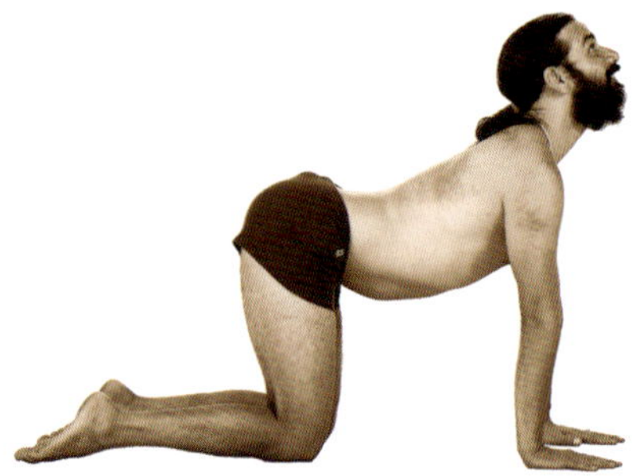

277
ऊर्ध्व मुख मार्जारी आसन
Ūrdhva mukha mārjārī āsana
Posture du chat, regard vers le haut

ऊर्ध्वमुखमार्जार्यासन
Ūrdhvamukhamārjāryāsana

Nom usuel de la posture : la vache

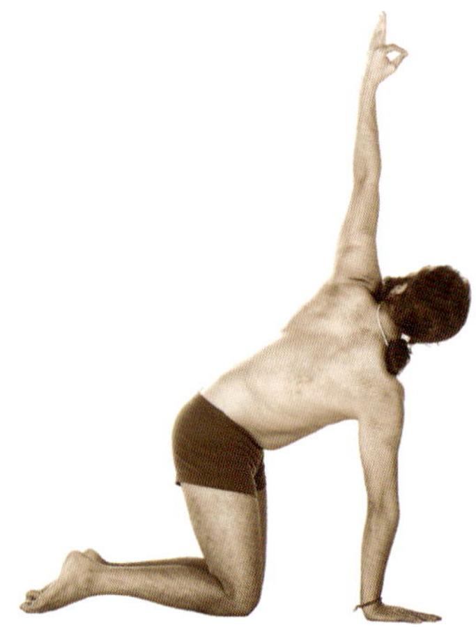

278
परिवृत्त मार्जारी आसन (विराट हस्त)
Parivṛtta mārjāri āsana (virāṭa hasta)
Posture du chat en torsion (bras étendus)

परिवृत्तमार्जारासन (विराटहस्त)
Parivṛttamārjārāsana (virāṭahasta)

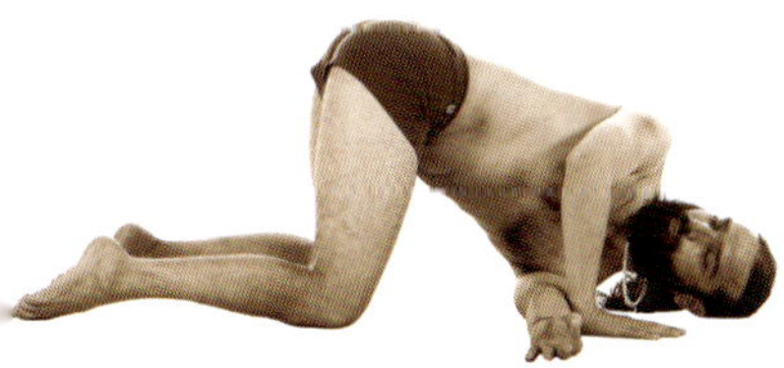

279
परिवृत्त मार्जार आसन (स्कन्ध भू)
Parivṛtta mārjāra āsana (skandha bhū)
Posture du chat en torsion (épaule à terre)

परिवृत्तमार्जारासन(स्कन्धभू)
Parivṛttamārjārāsana (skandhabhū)

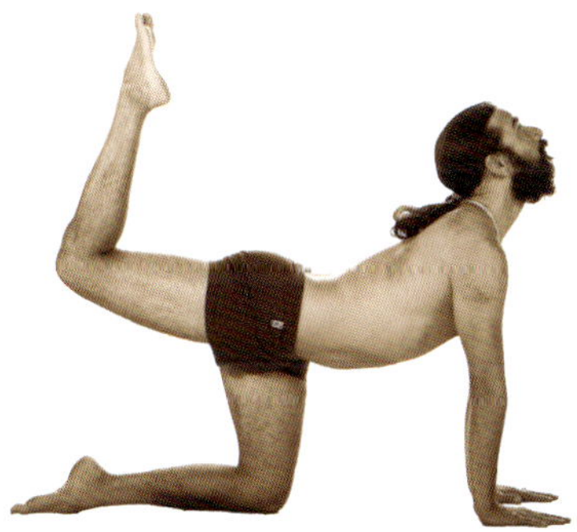

280
शार्दूल आसन (ऊर्ध्व मुख)
Śārdūla āsana (ūrdhva mukha)
Posture du tigre (visage vers le haut)

शार्दूलासन (ऊर्ध्वमुख)
Śārdūlāsana (ūrdhvamukha)

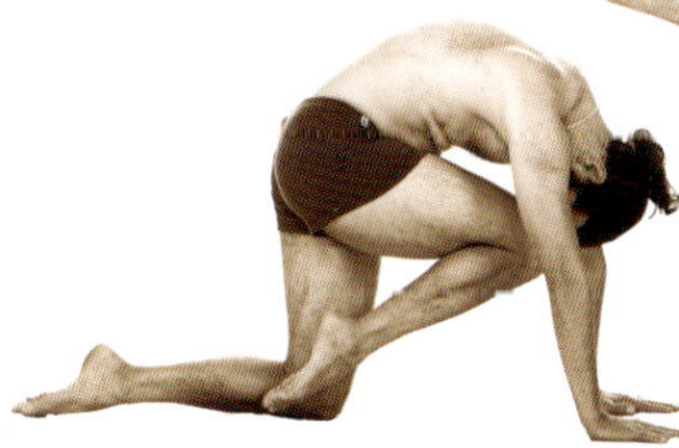

281
शार्दूल आसन (जानुललाट)
Śārdūla āsana (jānu lalāṭa)
Posture du tigre (genou au front)

शार्दूलासन (जानुललाट)
Śārdūlāsana (jānulalāṭa)

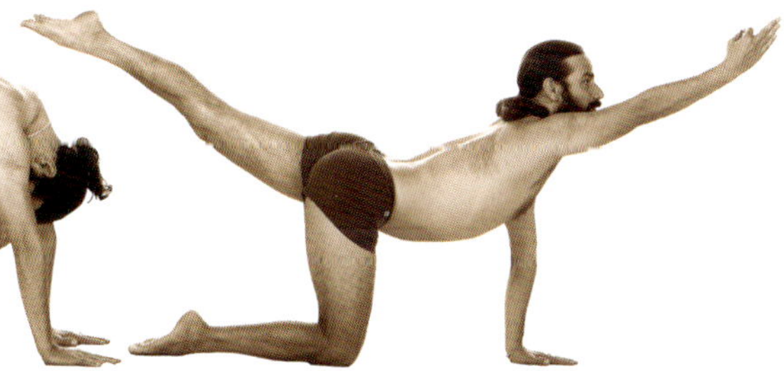

282
उत्तोलन शार्दूल आसन
Uttolana śārdūla āsana
Posture du tigre en équilibre

उत्तोलनशार्दूलासन
Uttolanaśārdūlāsana

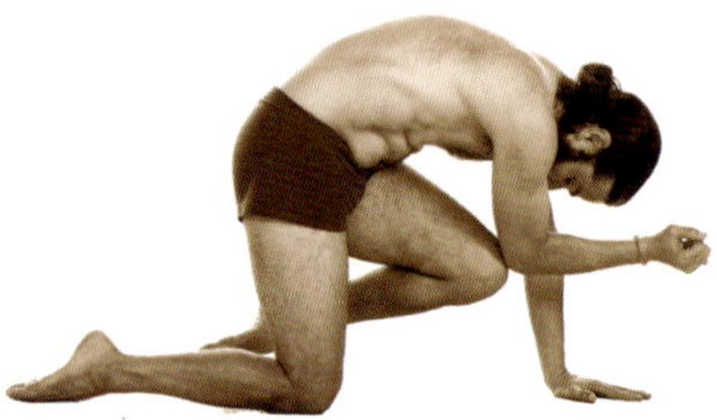

283
उत्तोलन शार्दूल आसन (विपरीत जानु कफोणि)
Uttolana śārdūla āsana (viparīta jānu kaphoṇi)
Posture du tigre en équilibre
(coude sur genou opposé)

उत्तोलनशार्दूलासन (विपरीतजानुकफोणि)
Uttolanaśārdūlāsana (viparītajānukaphoṇi)

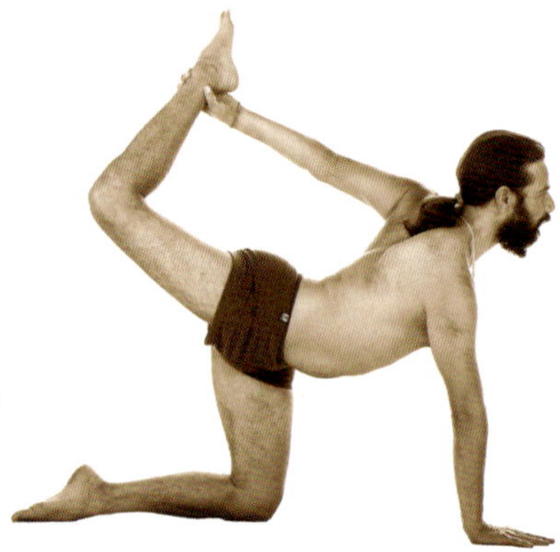

284
धनुः शार्दूल आसन (विपरीत एक हस्त)
Dhanuḥ śārdūla āsana (viparīta eka hasta)
Posture du tigre arqué
(main sur jambe opposée)

धनुर्शार्दूलासन (विपरीतैकहस्त)
Dhanurśārdūlāsana (viparītaikahasta)

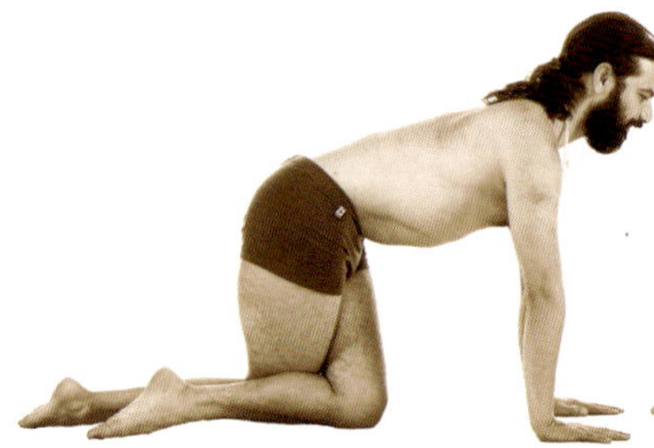

285
गरुड पाद फलकम् आसन
Garuḍa pāda phalakaṃ āsana
Posture de la table (jambes en aigle)

गरुडपादफलकमासन
Garuḍapādaphalakamāsana

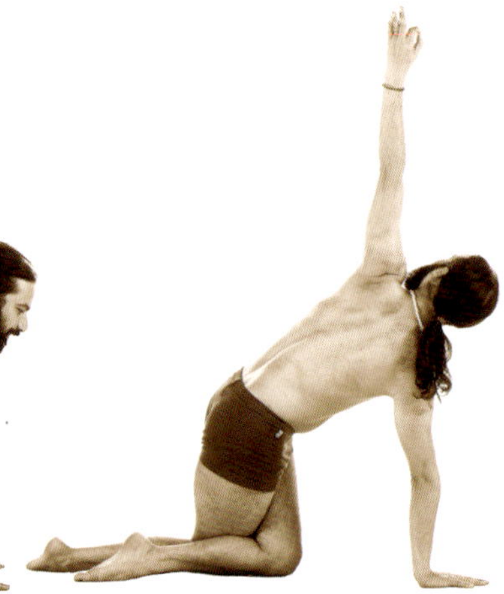

286
परिवृत्त गरुड पाद फलकम् आसन (विराट हस्त)
Parivṛtta garuḍa pāda phalakaṃ āsana
(virāṭa hasta)
Posture de la table, en torsion
(jambes en aigle, bras étendus)

परिवृत्तगरुडपादफलकमासन (विराटहस्त)
Parivṛttagaruḍapādaphalakamāsana
(virāṭahasta)

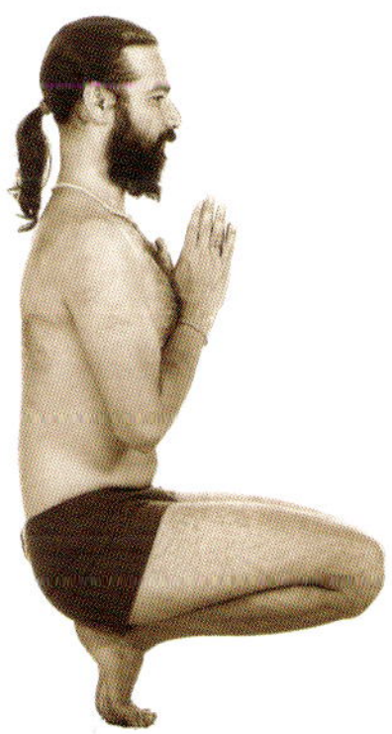

287
उत्तोलन पाद अङ्गुष्ठ आसन (नमस्कार)
Uttolana pāda aṅguṣṭ ha āsana (namaskāra)
Posture sur les orteils, en équilibre
(mains en prière)

उत्तोलनपादाङ्गुष्ठासन (नमस्कार)
Uttolanapādāṅguṣṭ hāsana (namaskāra)

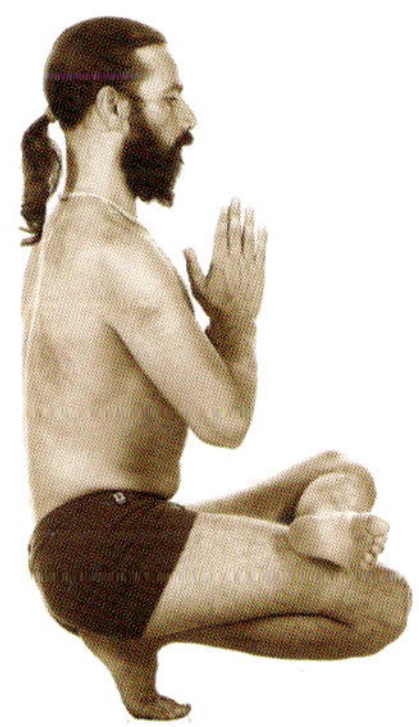

288
उत्तोलन एक पाद अङ्गुष्ठ आसन (नमस्कार)
Uttolana eka pāda aṅguṣṭha āsana (namaskāra)
Posture sur les orteils, une jambe en équilibre
(mains en prière)

उत्तोलनैकपादाङ्गुष्ठासन (नमस्कार)
Uttolanaikapādāṅguṣṭhāsana (namaskāra)

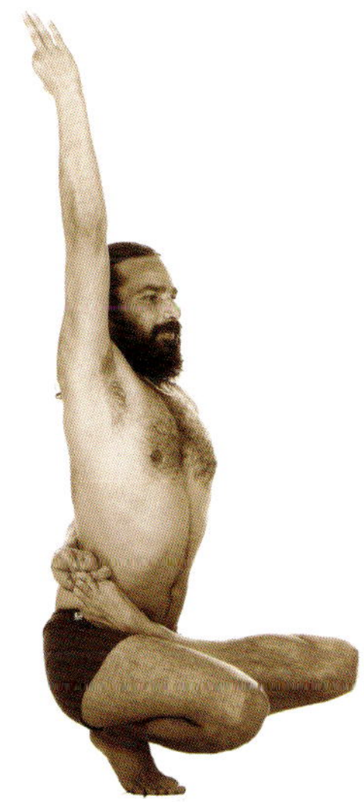

289
उत्तोलन एक पाद अङ्गुष्ठ आसन (अर्ध बद्ध पद्म, एक ऊर्ध्व हस्त)
Uttolana eka pāda aṅguṣṭha āsana
(ardha baddha padma, eka ūrdhva hasta)
Posture sur les orteils, une jambe en équilibre
(demi-lotus lié, un bras vers le ciel)

उत्तोलनैकपादाङ्गुष्ठासन (अर्धबद्धपद्म, एकोर्ध्वहस्त)
Uttolanaikapādāṅguṣṭhāsana
(ardhabaddhapadma, ekordhvahasta)

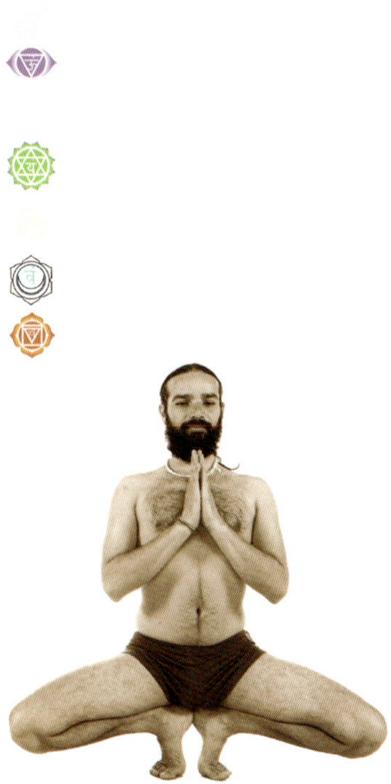

290
उत्तोलन पाद अङ्गुष्ठ आसन (प्रसरित जानु, हृदय नमस्कार)
Uttolana pāda aṅguṣṭha āsana
(prasarita jānu, hṛdayaḥ namaskāra)
Posture sur les orteils, en équilibre
(genoux écartés, mains en prière)

उत्तोलनपादाङ्गुष्ठासन (प्रसरितजानु, हृदयनमस्कार)
Uttolanapādāṅguṣṭhāsana (prasaritajānu, hṛdayanamaskāra)

Nom usuel des postures 290 à 292 : la grenouille levée

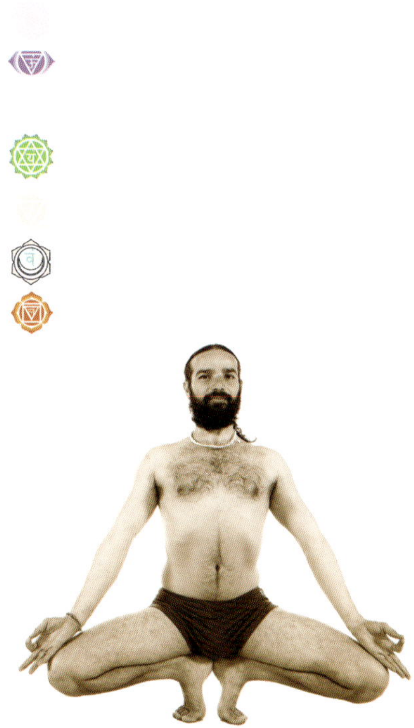

291
उत्तोलन पाद अङ्गुष्ठ आसन (प्रसरित जानु)
Uttolana pāda aṅguṣṭha āsana (prasarita jānu)
Posture sur les orteils, en équilibre (genoux écartés)

उत्तोलनपादाङ्गुष्ठासन (प्रसरितजानु)
Uttolanapādāṅguṣṭhāsana (prasaritajānu)

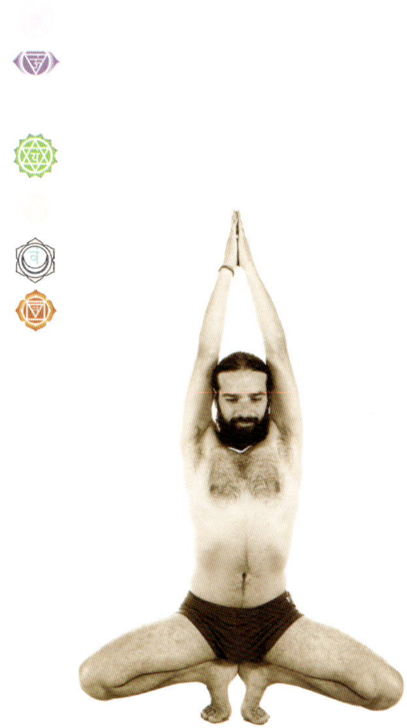

292
उत्तोलन पाद अङ्गुष्ठ आसन (प्रसरितजानु, ऊर्ध्व हस्त नमस्कार)
Uttolana pāda aṅguṣṭha āsana
(prasarita jānu, ūrdhva hasta namaskāra)
Posture sur les orteils, en équilibre
(genoux écartés, mains en prière vers le ciel)

उत्तोलनपादाङ्गुष्ठासन (प्रसरितजानु, ऊर्ध्वहस्तनमस्कार)
Uttolanapādāṅguṣṭhāsana
(prasaritajānu, ūrdhvahastanamaskāra)

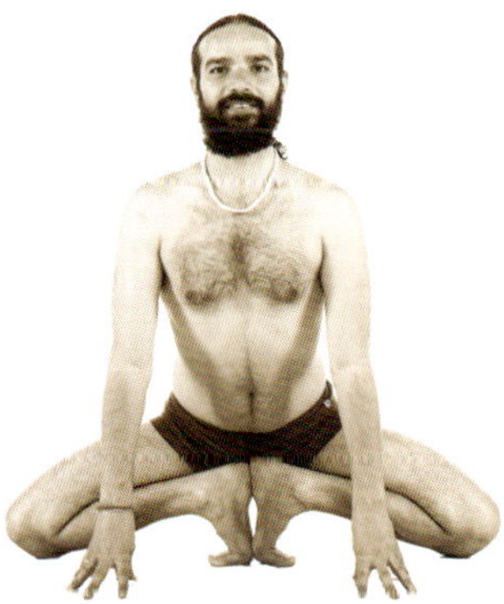

293
योनि मुद्रा आसन (हस्त अङ्गुल भू)
Yoni mudrā āsana (hastă aṅgula bhū)
Posture source de vie (doigts à terre)

योनिमुद्रासन (हस्ताङ्गुलभू)
Yonimudrāsana (ȟastăṅgulabhū)

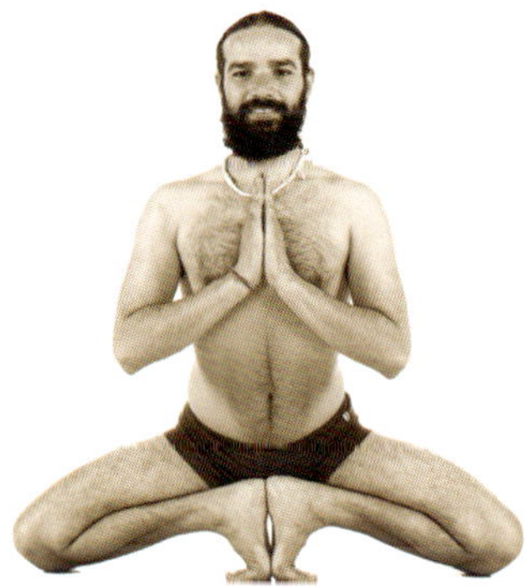

294
नमस्कार योनि मुद्रा आसन
Namaskāra yoni mudrā āsana
Posture source de vie en prière

नमस्कारयोनिमुद्रासन
Namaskārayonimudrāsana

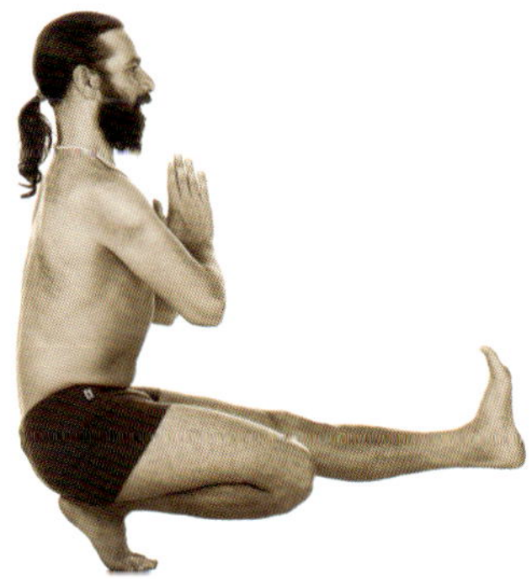

295
अचल अचम्भेनाथ आसन (नमस्कार)
Acala Acambhenātha āsana (namaskāra)
Posture du Sage Acala Acambhe Natha (mains en prière)

अचल अचम्भेनाथासन (नमस्कार)
Acalaacambhenāthāsana (namaskāra)

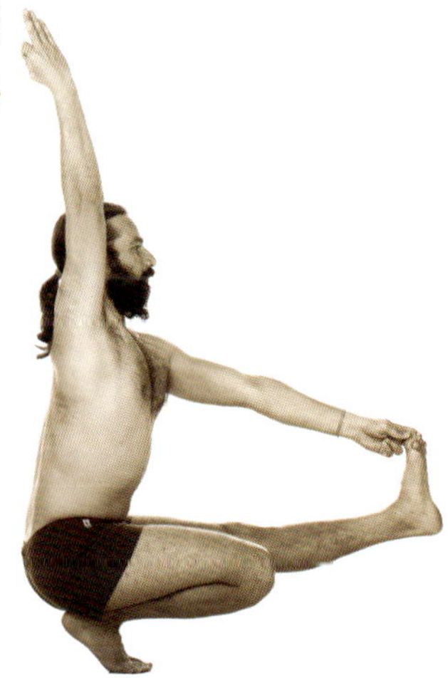

296
अचल अचम्भेनाथ आसन
Acala Acambhenātha āsana
Posture du Sage Acala Acambhe Natha

अचल अचम्भेनाथासन
Acalaacambhenātha āsana

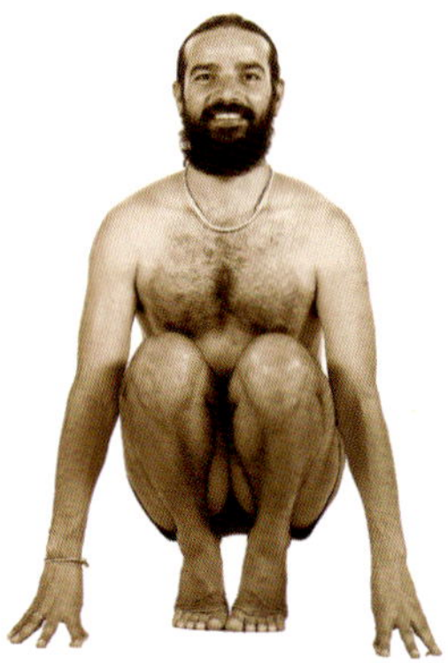

297
उत्तोलन काग आसन (हस्त अङ्गुल भू)
Uttolana kāga āsana (hasta aṅgula bhū)
Posture du corbeau, en équilibre (doigts à terre)

उत्तोलनकागासन (हस्ताङ्गुलभू)
Uttolanakāgāsana (hastāṅgulabhū)

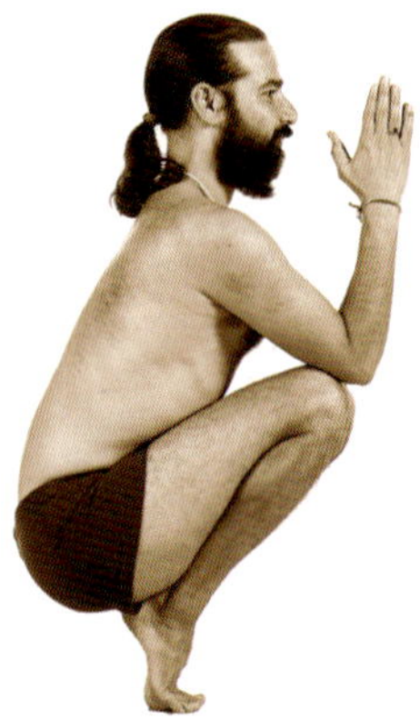

298
उत्तोलन नमस्कार काग आसन
Uttolana namaskāra kāga āsana
Posture du corbeau, en équilibre (mains en prière)

उत्तोलननमस्कारकागासन
Uttolananamaskārakāgāsana

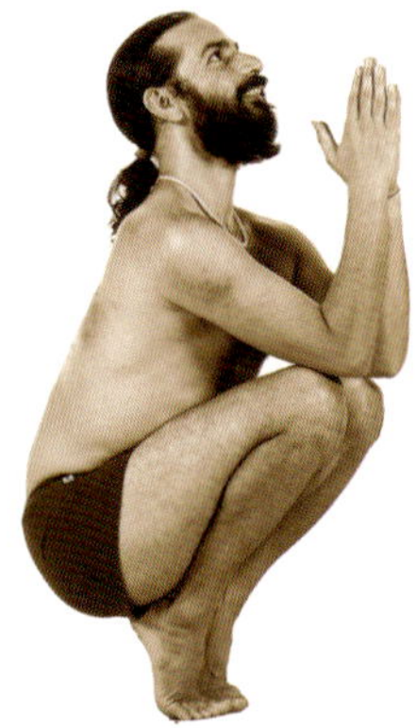

299
उत्तोलन नमस्कार काग आसन (ऊर्ध्व दृष्टि)
Uttolana namaskāra kāga āsana (ūrdhva dṛṣṭi)
Posture du corbeau, en équilibre (mains en prière, regard vers le haut)

उत्तोलननमस्कारकागासन (ऊर्ध्वदृष्टि)
Uttolananamaskārakāgāsana (ūrdhvadṛṣṭi)

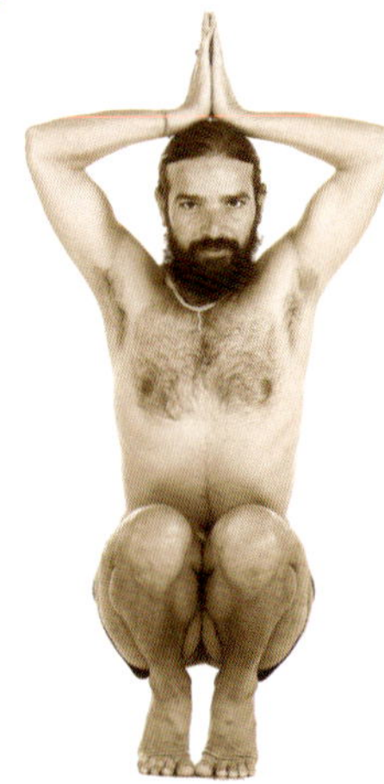

300
उत्तोलन काग आसन (शीर्ष नमस्कार)
Uttolana kāga āsana (śīrṣa namaskāra)
Posture du corbeau, en équilibre (mains en prière posées sur la tête)

उत्तोलनकागासन (शीर्षनमस्कार)
Uttolanakāgāsana (śīrṣanamaskāra)

Nom usuel des postures 297 à 301 : assise sur la pointe des pieds

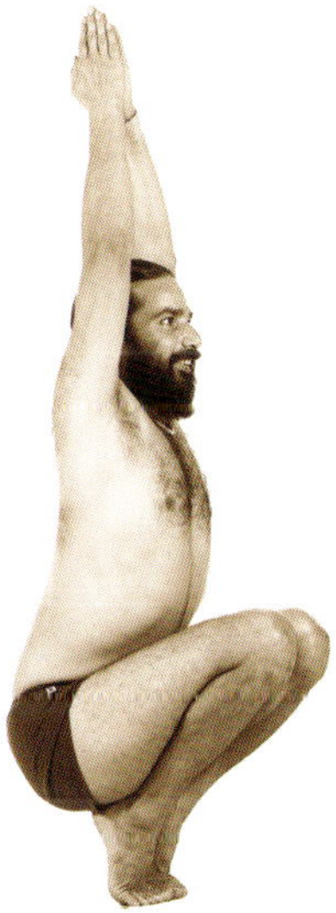

301
उत्तोलन काग आसन (ऊर्ध्व हस्त)
Uttolana kāga āsana (ūrdhva hasta)
Posture du corbeau, en équilibre
(mains au ciel)

उत्तोलनकागासन (ऊर्ध्वहस्त)
Uttolanakāgāsana (ūrdhvahasta)

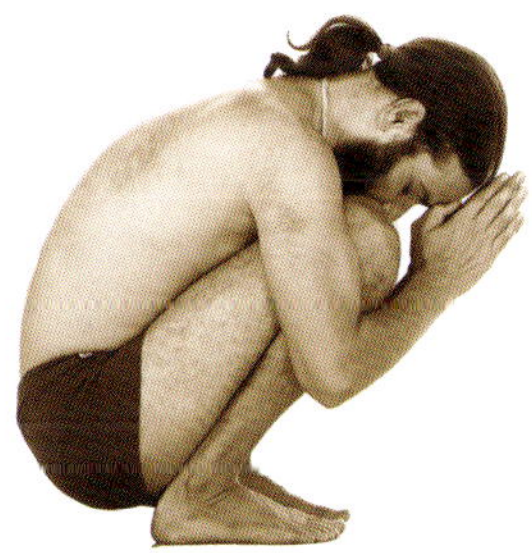

302
नमस्कार काग आसन
Namaskāra kāga āsana
Posture du corbeau en prière

नमस्कारकागासन
Namaskārakāgāsana

Nom usuel des postures 302 à 308 : assise pieds à plat

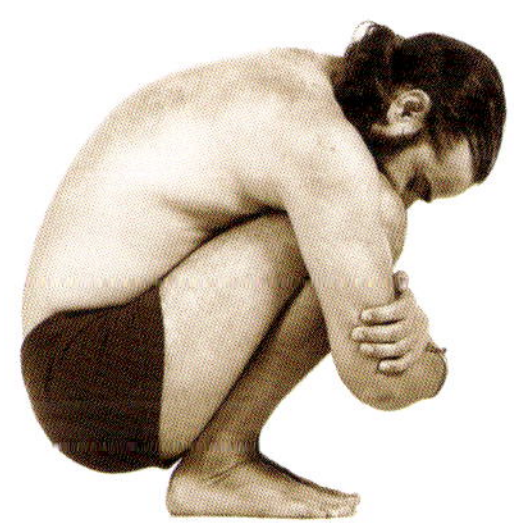

303
काग आसन (जानु बद्ध)
Kāga āsana (jānu baddha)
Posture du corbeau (genoux liés)

कागासन (जानुबद्ध)
Kāgāsana (jānubaddha)

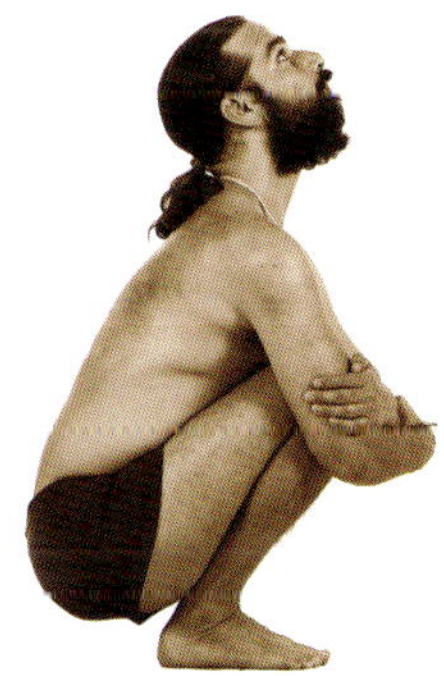

304
काग आसन (जानु बद्ध ,ऊर्ध्व दृष्टि)
Kāga āsana (jānu baddha, ūrdhva dṛṣṭi)
Posture du corbeau
(genoux liés, regard vers le ciel)

कागासन (जानुबद्ध ,ऊर्ध्वदृष्टि)
Kāgāsana (jānubaddha, ūrdhvadṛṣṭi)

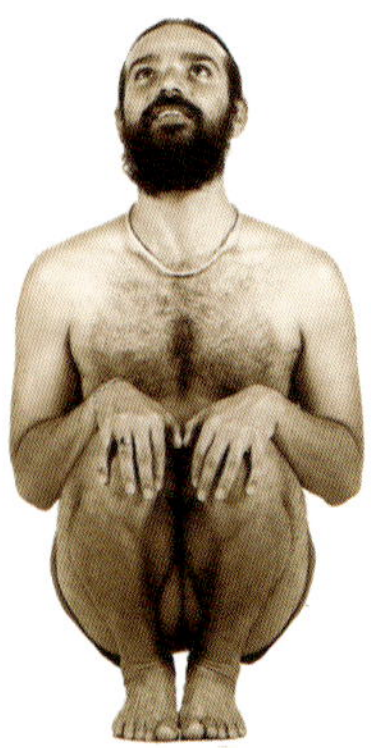

305
काग आसन (ऊर्ध्वदृष्टि)
Kāga āsana (ūrdhva dṛṣṭi)
Posture du corbeau (regard vers le ciel)

कागासन (ऊर्ध्वदृष्टि)
Kāgāsana (ūrdhvadṛṣṭi)

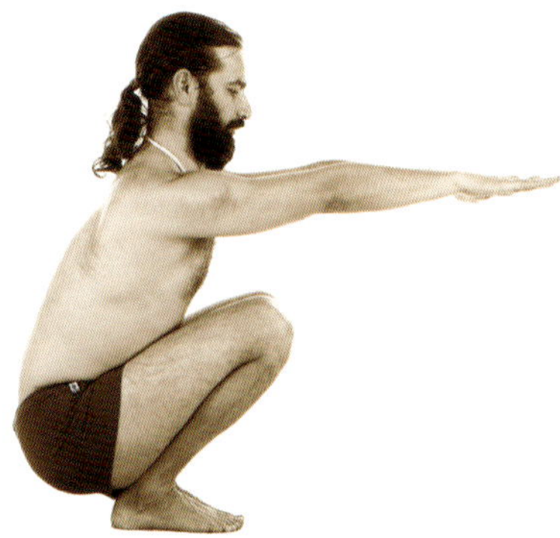

306
काग आसन (समक्ष हस्त)
Kāga āsana (samakṣa hasta)
Posture du corbeau
(bras tendus en avant)

कागासन (समक्षहस्त)
Kāgāsana (samakṣahasta)

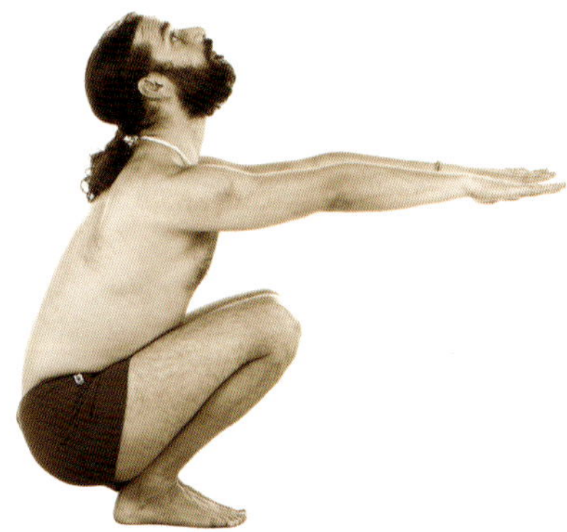

307
काग आसन (समक्ष हस्त, ऊर्ध्व दृष्टि)
Samakṣa hasta kāga āsana (ūrdhva dṛṣṭi)
Posture du corbeau
(bras tendus en avant, regard vers le ciel)

कागासन (समक्षहस्त, ऊर्ध्वदृष्टि)
Samakṣahastakāgāsana (ūrdhvadṛṣṭi)

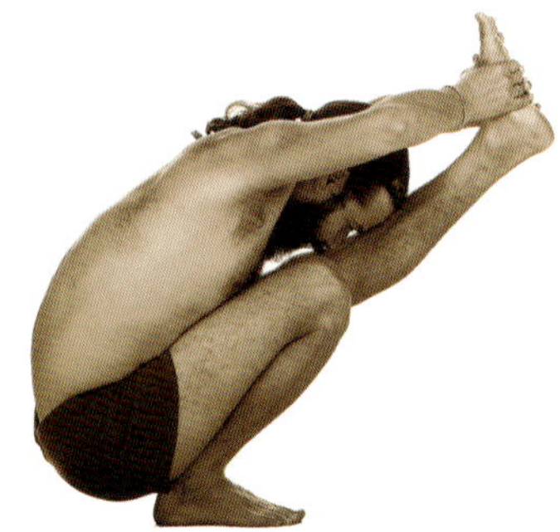

308
जानु शिर काग आसन (क्षितिज पाद)
Jānuśira kāga āsana (kṣitija pāda)
Posture du corbeau, tête au genou
(jambe tendue vers l'horizon)

जानुशिरकागासन (क्षितिजपाद)
Jānuśirakāgāsana (kṣitijapāda)

Nom usuel des postures 302 à 308 : assise pieds à plat

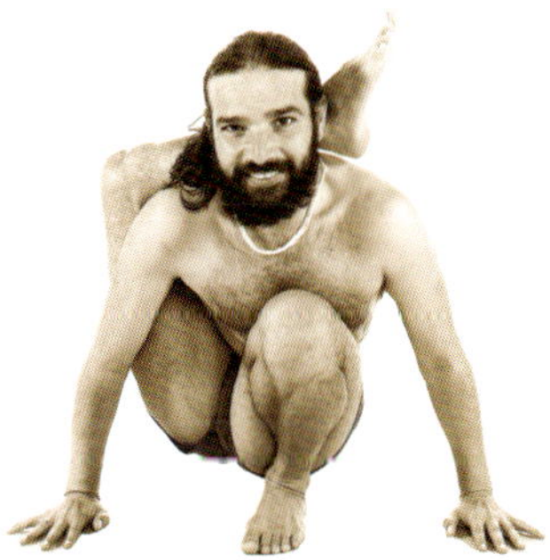

309
भैरव काग आसन
Bhairava kāga āsana
Posture du corbeau sans peur

भैरवकागासन
Bhairavakāgāsana

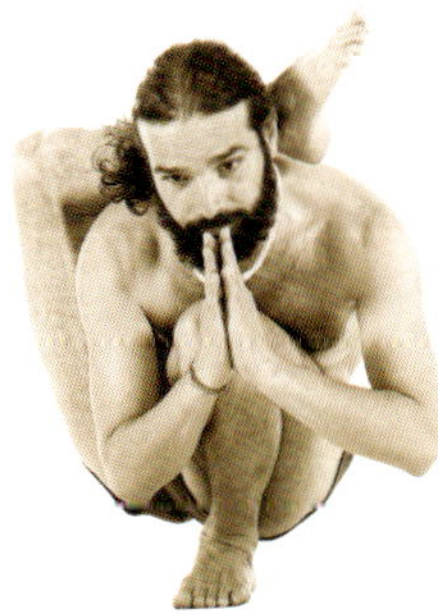

310
नमस्कार भैरव काग आसन
Namaskāra bhairava kāga āsana
Posture du corbeau sans peur, en prière

नमस्कारभैरवकागासन
Namaskārabhairavakāgāsana

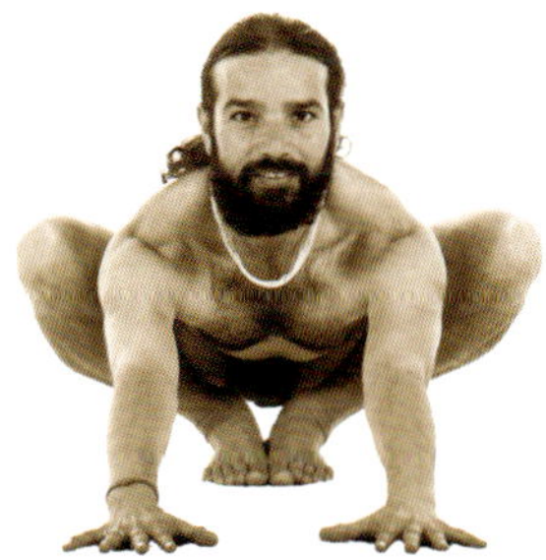

311
काग आसन (भू नमन ,समक्ष दृष्टि)
Kāga āsana (bhū namana, samakṣa dṛṣṭi)
Posture du corbeau
(inclinaison vers la terre, regard vers l'avant)

कागासन (भूनमन, समक्षदृष्टि)
Kāgāsana (bhūnamana, samakṣadṛṣṭi)

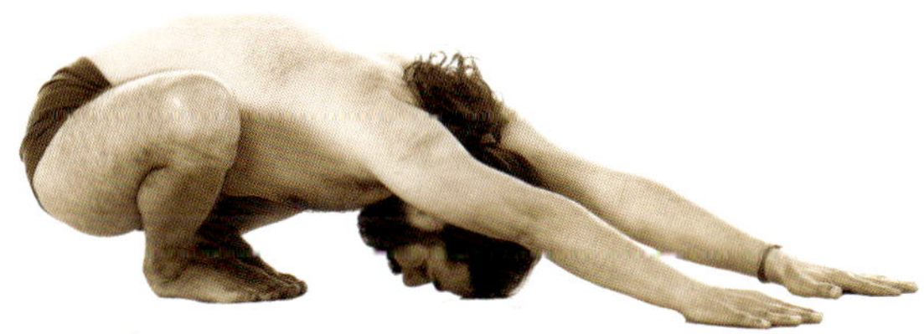

312
काग आसन (भू नमन)
Kāga āsana (bhū namana)
Posture du corbeau
(inclinaison vers la terre)

कागासन (भूनमन)
Kāgāsana (bhūnamana)

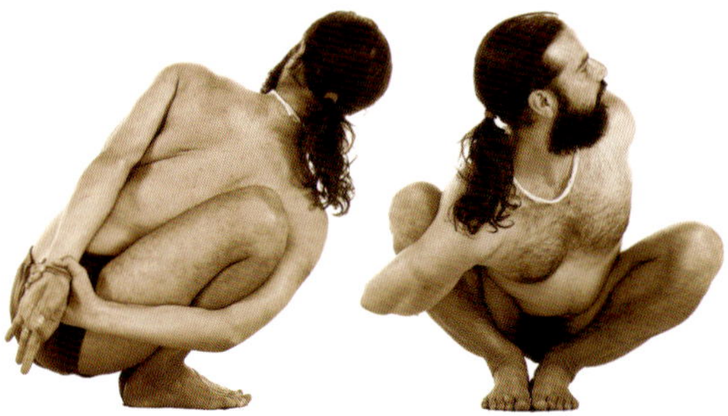

313
काग आसन (एक जानु बद्ध)
Kāga āsana (eka jānu baddha)
Posture du corbeau (un genou lié)

कागासन (एकजानुबद्ध)
Kāgāsana (ekajānubaddha)

Nom usuel des postures 313 à 315 : le lacet

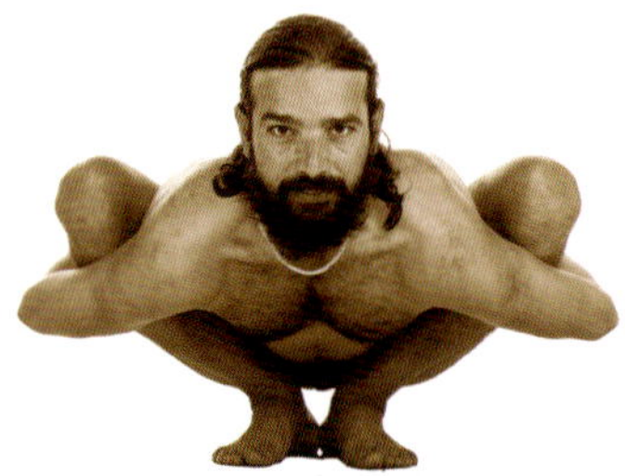

314
कूर्म काग आसन (जानु बद्ध)
Kūrma kāga āsana (jānu baddha)
Posture du corbeau en tortue (genoux liés)

कूर्मकागासन (जानुबद्ध)
Kūrmakāgāsana (jānubaddha)

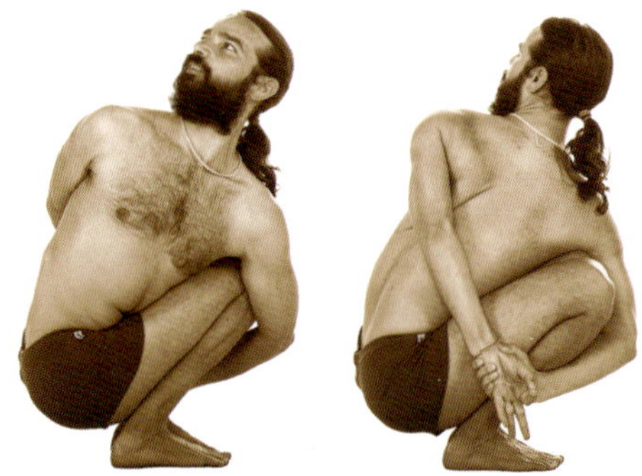

315
परिवृत्त काग आसन (जानु बद्ध)
Parivṛtta kāga āsana (jānu baddha)
Posture du corbeau, en torsion
(un genou lié)

परिवृत्तकागासन (जानुबद्ध)
Parivṛttakāgāsana (jānubaddha)

Assises

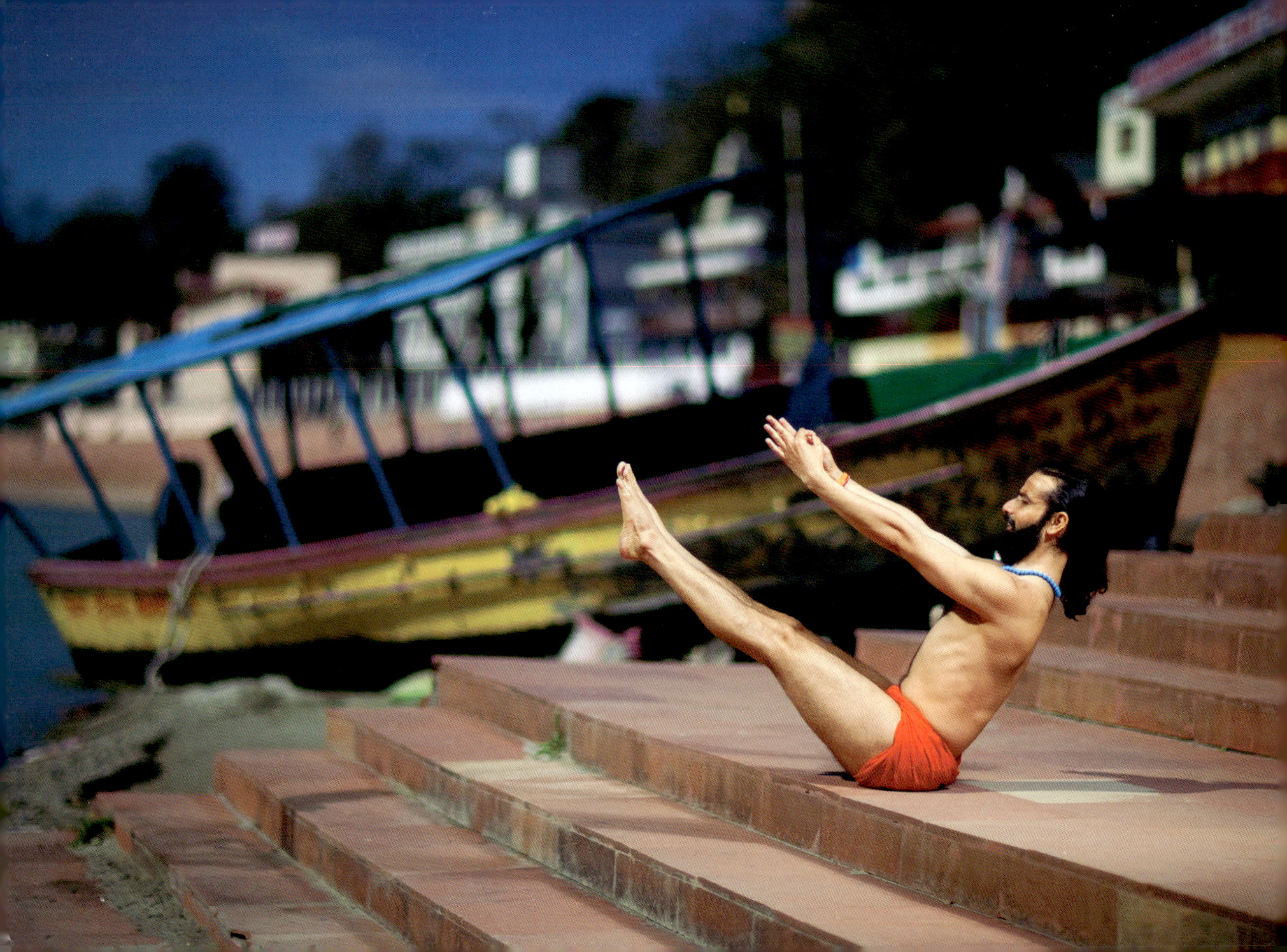

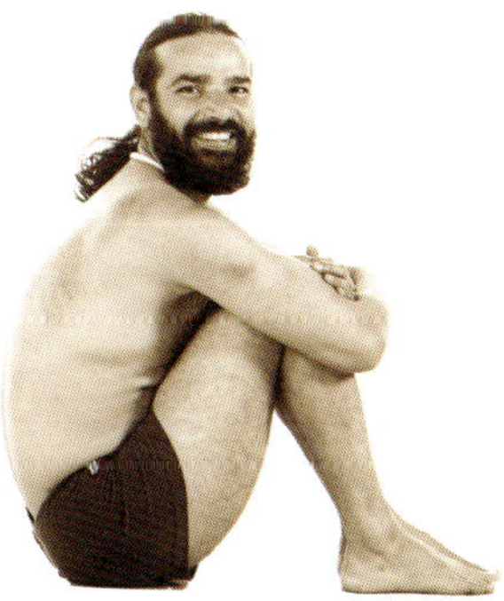

316
सुख आनन्द आसन
Sukha ānanda āsana
Posture facile du bienheureux

सुखानन्दासन
Sukhānandāsana

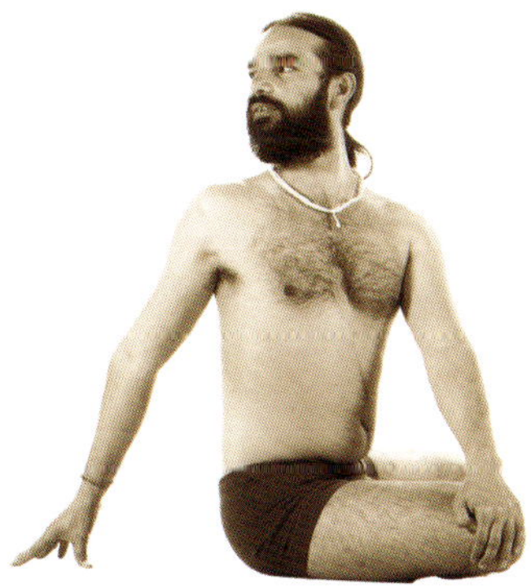

317
परिवृत्त सुख आसन
Parivṛtta sukha āsana
Posture facile, en torsion

परिवृत्तसुखासन
Parivṛttasukhāsana

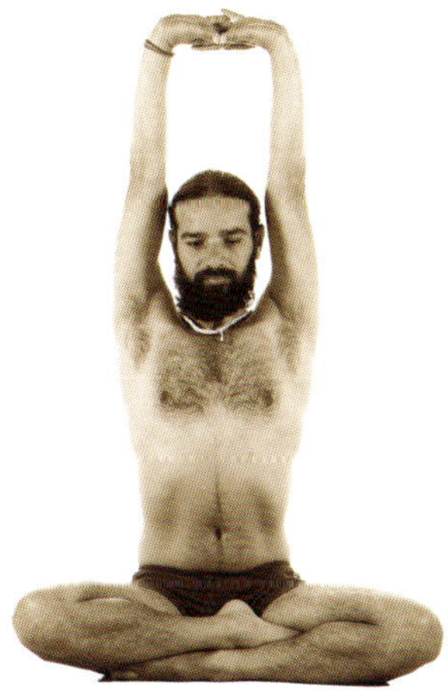

318
सुख आसन (ऊर्ध्व करतल)
Sukha āsana (ūrdhva karatala)
Posture facile
(bras au ciel, paumes retournées)

सुखासन (ऊर्ध्वकरतल)
Sukhāsana (ūrdhvakaratala)

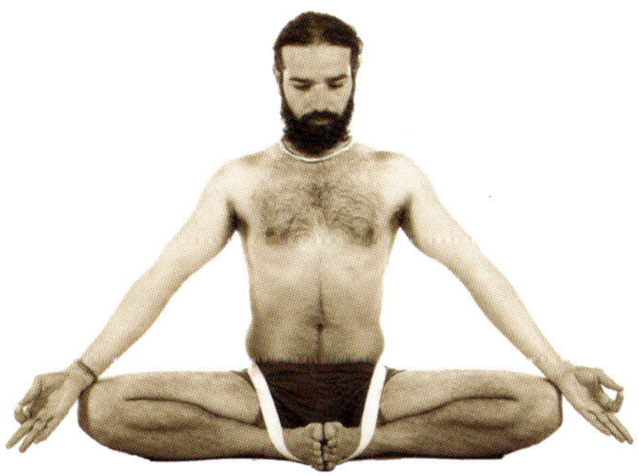

319
पार्वती आसन (सरज्जु)
Pārvatī āsana (sarajju)
Posture du féminin sacré
(soutenue par des sangles)

पार्वत्यासन (सरज्जु)
Pārvatiyāsana (sarajju)

Nom usuel des postures 319 à 324 : le papillon

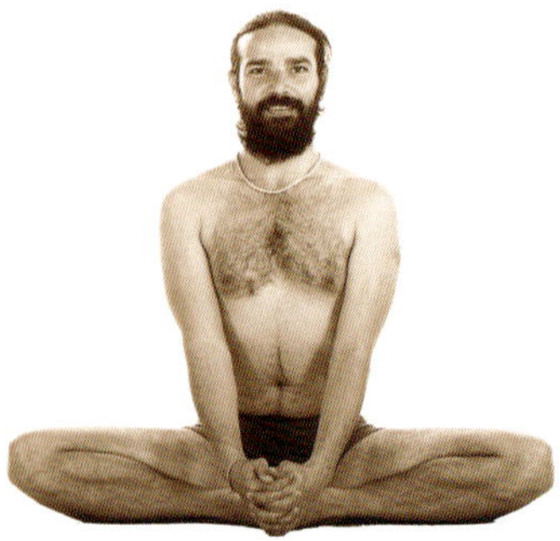

320
पार्वती आसन (बद्ध हस्त पाद)
Pārvatī āsana (baddha hasta pāda)
Posture du féminin sacré (pieds joints)

पार्वत्यासन (बद्धहस्तपाद)
Pārvatyāsana (baddhahastapāda)

Nom usuel des postures 319 à 324 : le papillon

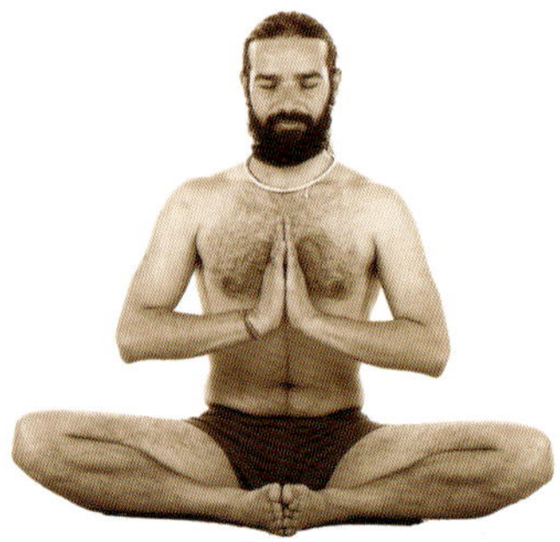

321
नमस्कार पार्वती आसन
Namaskāra pārvatī āsana
Posture du féminin sacré en prière

नमस्कारपार्वत्यासन
Namaskārapārvatyāsana

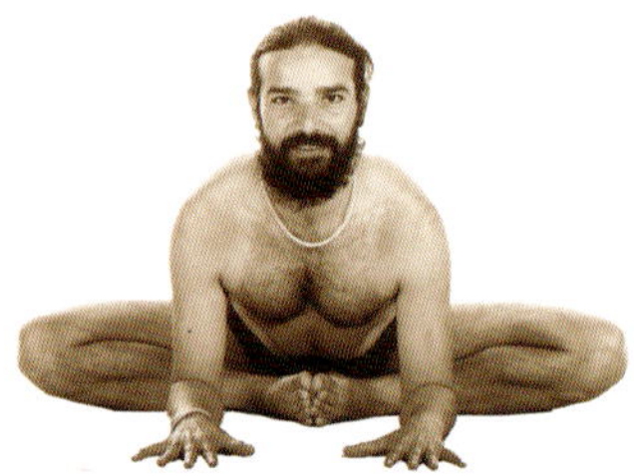

322
पार्वती आसन (कफोणि भू)
Pārvatī āsana (kaphoṇi bhū)
Posture du féminin sacré
(coudes à terre)

पार्वत्यासन (कफोणिभू)
Pārvatyāsana (kaphoṇibhū)

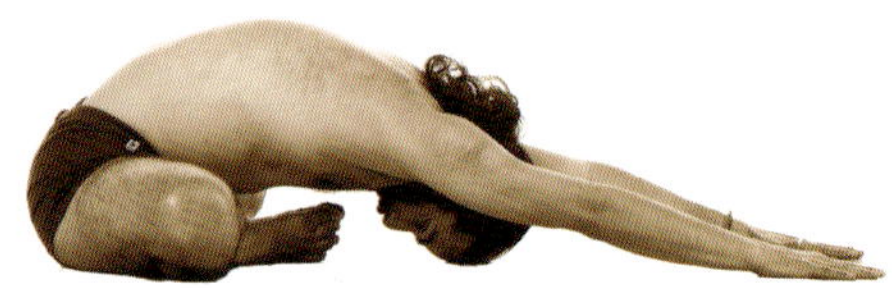

323
पार्वती आसन (ललाट भू)
Pārvatī āsana (lalāṭa bhū)
Posture du féminin sacré
(front à terre)

पार्वत्यासन (ललाटभू)
Pārvatyāsana (lalāṭabhū)

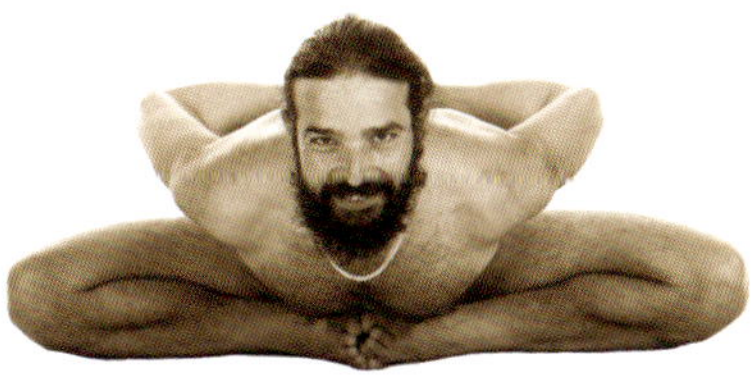

324
पार्वती आसन (हृदय पाद ,पृष्ठ नमस्कार)
Pārvatī āsana (hṛdayaḥ pāda, pṛṣṭha namaskāra)
Posture du féminin sacré
(pieds au coeur, mains en prière dans le dos)

पार्वत्यासन (हृदयपाद ,पृष्ठनमस्कार)
Pārvatyāsana (hṛdayapāda, pṛṣṭhanamaskāra)

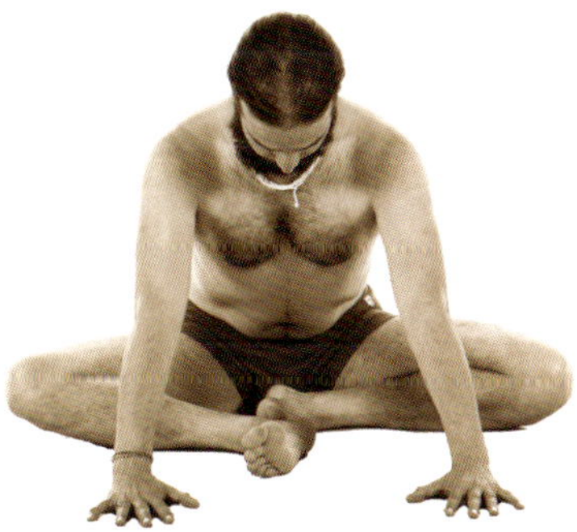

325
पार्वती आसन (पाद पृष्ठ, कर तल भू)
Pārvatī āsana (pāda pṛṣṭha, karatala bhū)
Posture du féminin sacré
(un pied derrière l'autre, paumes à terre)

पार्वत्यासन (पादपृष्ठ, करतलभू)
Pārvatyāsana (pādapṛṣṭha, karatalabhū)

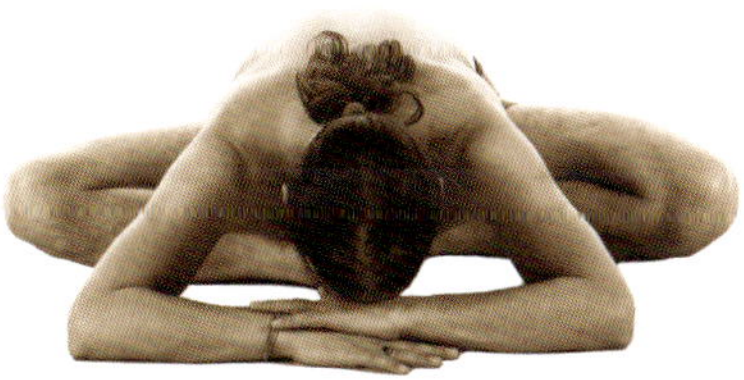

326
पार्वती आसन (पाद पृष्ठ, ललाट हस्त भू)
Pārvatī āsana (pāda pṛṣṭha, lalāṭa hasta bhū)
Posture du féminin sacré
(un pied derrière l'autre, front à terre)

पार्वत्यासन (पादपृष्ठ, ललाटहस्तभू)
Pārvatyāsana (pādapṛṣṭha, lalāṭahastabhū)

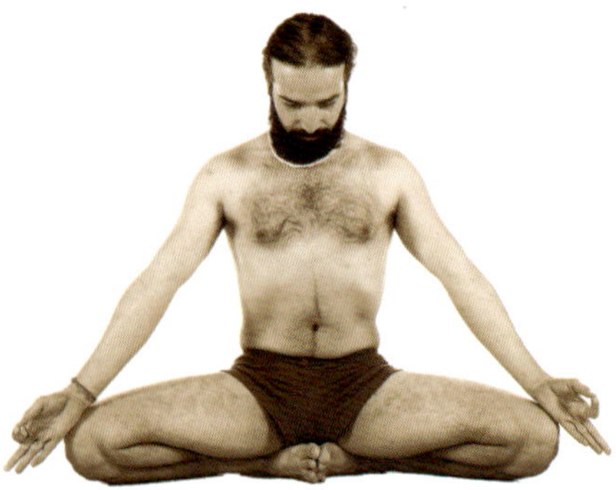

327
गोरक्ष नाथ आसन
Gorakṣa Nātha āsana
Posture du Sage Goraksa Nātha

गोरक्षनाथासन
Gorakṣanāthāsana

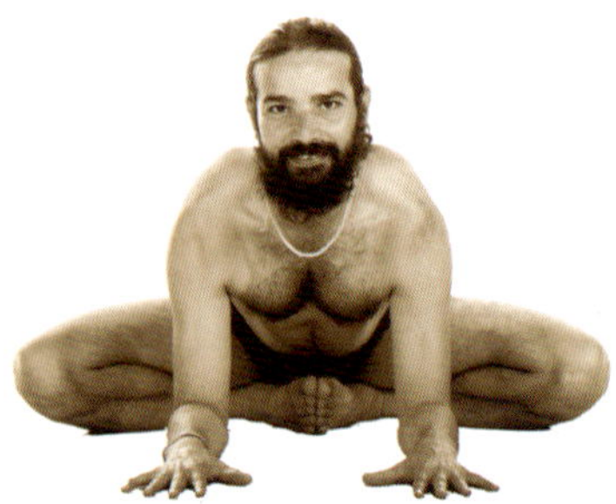

328
गोरक्ष नाथ आसन (कफोणि भू)
Goraks ̣a Nātha āsana (kaphoṇi bhū)
Posture du Sage Goraksa Nātha (coudes à terre)

गोरक्षनाथासन (कफोणिभू)
Goraks ̣anāthāsana (kaphoṇibhū)

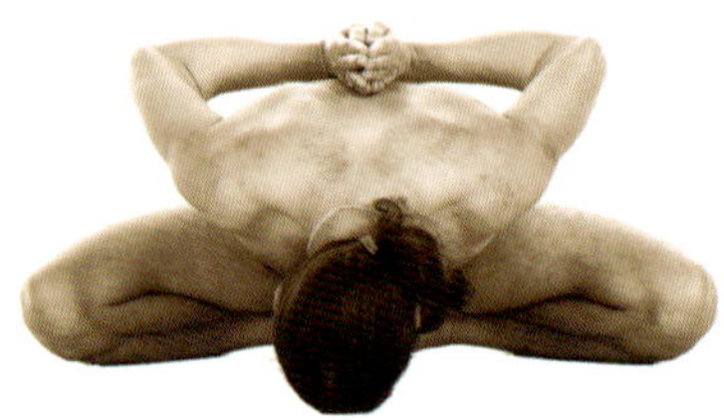

329
गोरक्ष नाथ आसन (ललाट भू पृष्ठ नमस्कार)
Goraks ̣a Nātha āsana (lalāṭa bhū, pṛṣṭha namaskāra)
Posture du Sage Goraksa Nātha
(front à terre, mains en prière dans le dos)

गोरक्षनाथासन (ललाटभू ,पृष्ठनमस्कार)
Goraks ̣anāthāsana (lalāṭabhū, pṛṣṭhanamaskāra)

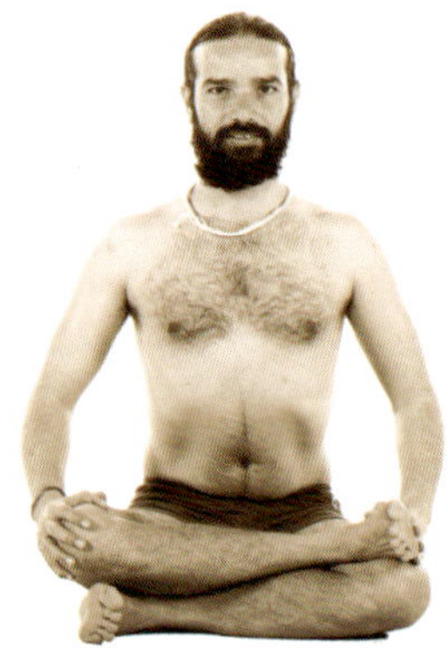

330
समिधा स्थापन आसन (जानु हस्त)
Samidhā sthāpana āsana (jānu hasta)
Posture de la bûche de feu sacré
(mains sur les genoux)

समिधास्थापनासन (जानुहस्त)
Samidhāsthāpanāsana (jānuhasta)

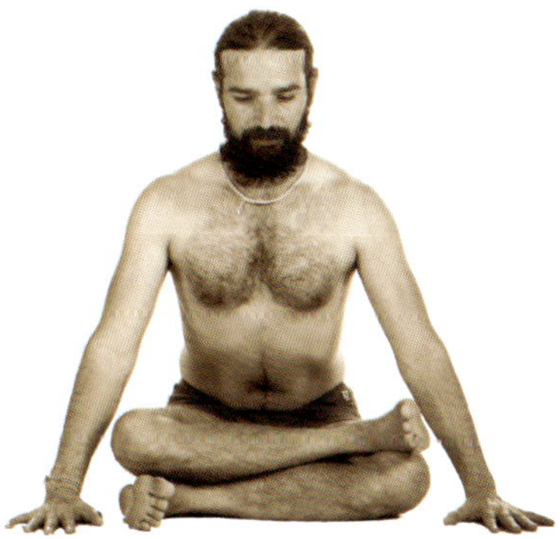

331
समिधा स्थापन (हस्त भू)
Samidhā sthāpana āsana (hasta bhū)
Posture de la bûche de feu sacré
(mains à terre)

समिधास्थापन (हस्तभू)
Samidhāsthāpanāsana (hastabhū)

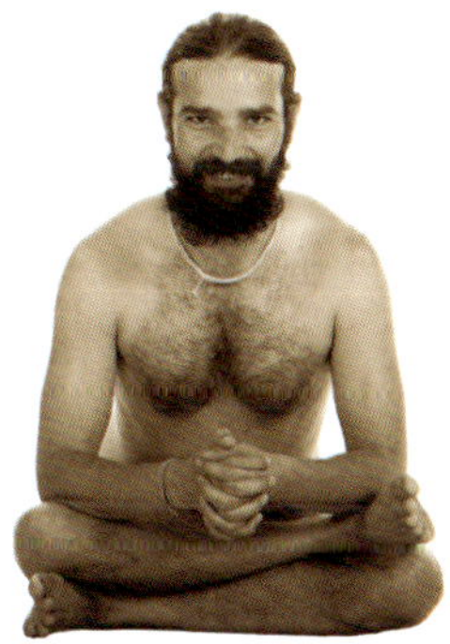

332
समिधा स्थापन आसन (कफोणि जानु)
Samidhā sthāpana āsana (kaphoṇi jānu)
Posture de la bûche de feu sacré
(coudes sur les genoux)

समिधास्थापनासन (कफोणिजानु)
Samidhāsthāpanāsana (kaphoṇijānu)

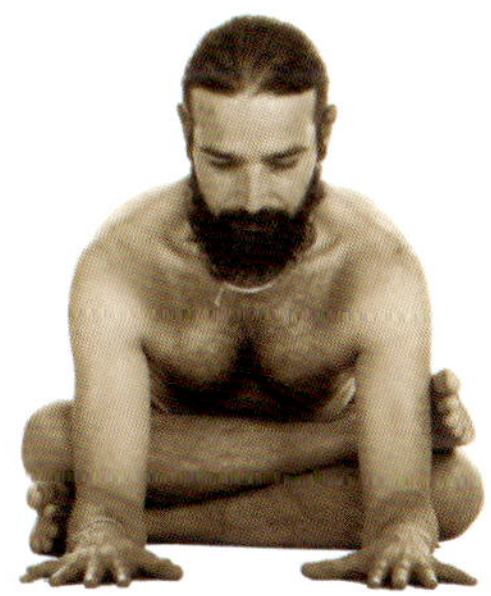

333
समिधा स्थापन आसन (कफोणि भू)
Samidhā sthāpana āsana (kaphoṇi bhū)
Posture de la bûche de feu sacré
(coudes à terre)

समिधास्थापनासन (कफोणिभू)
Samidhāsthāpanāsana (kaphoṇibhū)

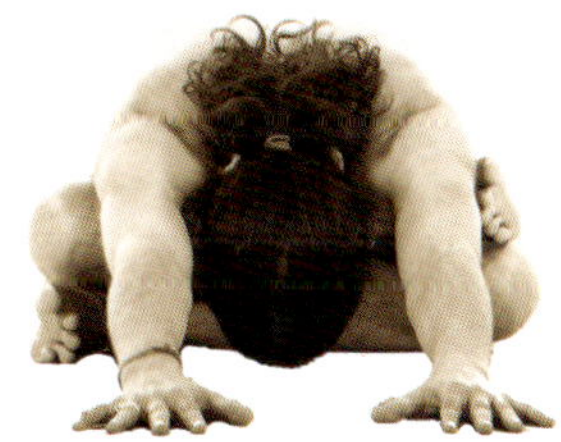

334
समिधा स्थापन आसन (हस्त ललाट भू)
Samidhā sthāpana āsana (hasta lalāṭa bhū)
Posture de la bûche de feu sacré
(mains et front à terre)

समिधास्थापनासन (हस्तललाटभू)
Samidhāsthāpanāsana (hastalalāṭabhū)

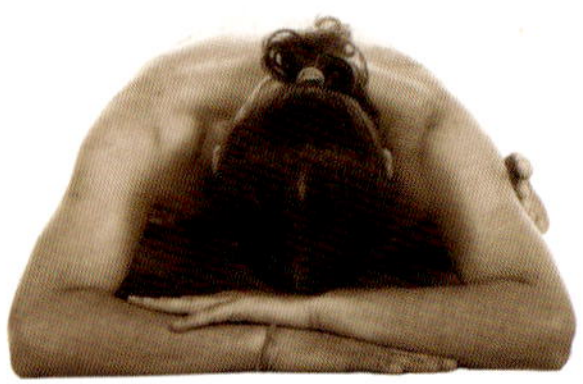

335
समिधा स्थापन आसन (ललाट हस्त भू)
Samidhā sthāpana āsana (lalāṭa hasta bhū)
Posture de la bûche de feu sacré
(mains croisées à terre, front sur les mains)

समिधास्थापनासन (ललाटहस्तभू)
Samidhāsthāpanāsana (lalāṭahastabhū)

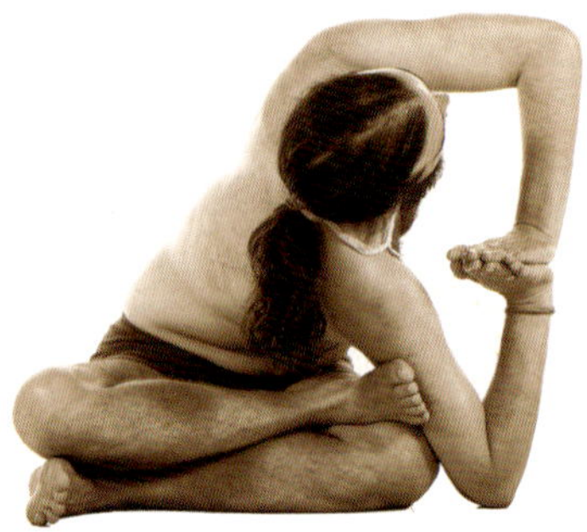

336
परिवृत्त समिधा स्थापन आसन (नमस्कार)
Parivṛtta samidhā sthāpana āsana (namaskāra)
Posture de la bûche de feu sacré, en torsion
(mains en prière)

परिवृत्तसमिधास्थापनासन (नमस्कार)
Parivṛttasamidhāsthāpanāsana (namaskāra)

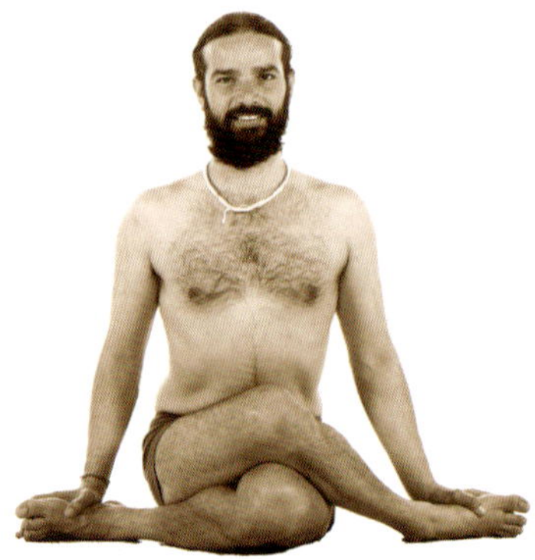

337
गो मुख आसन (हस्त पाद)
Go mukha āsana (hasta pāda)
Posture de la tête de vache
(mains sur les pieds)

गोमुखासन (हस्तपाद)
Gomukhāsana (hastapāda)

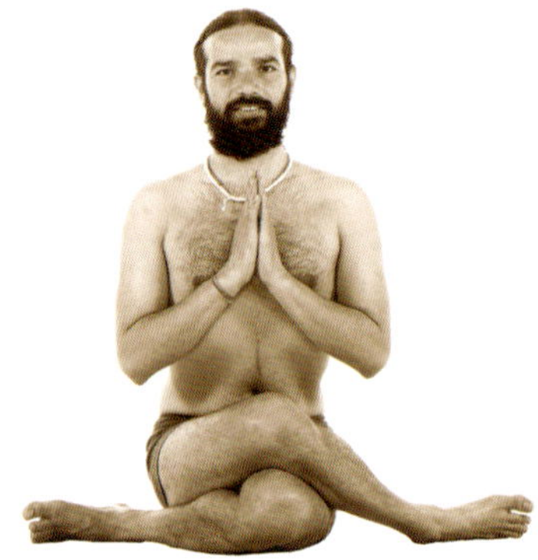

338
नमस्कार गो मुख आसन
Namaskāra go mukha āsana
Posture de la tête de vache en prière

नमस्कारगोमुखासन
Namaskāragomukhāsana

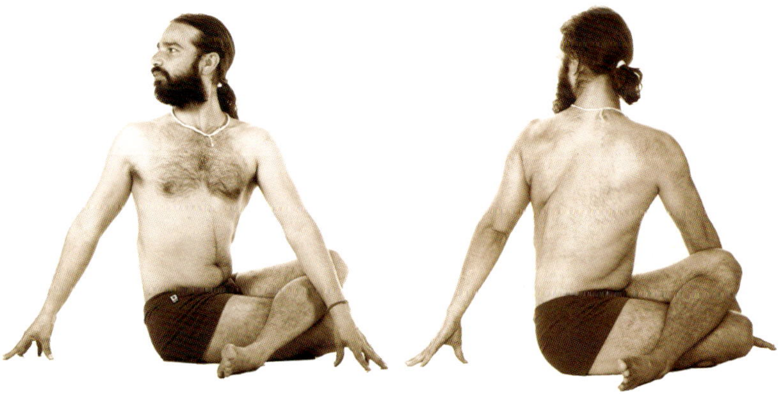

339
परिवृत्त गो मुख आसन (हस्त अङ्गुल भू)
Parivṛtta go mukha āsana (hasta aṅgula bhū)
Posture de la tête de vache, en torsion (doigts à terre)

परिवृत्तगोमुखासन (हस्ताङ्गुलभू)
Parivṛttagomukhāsana (hastāṅgulabhū)

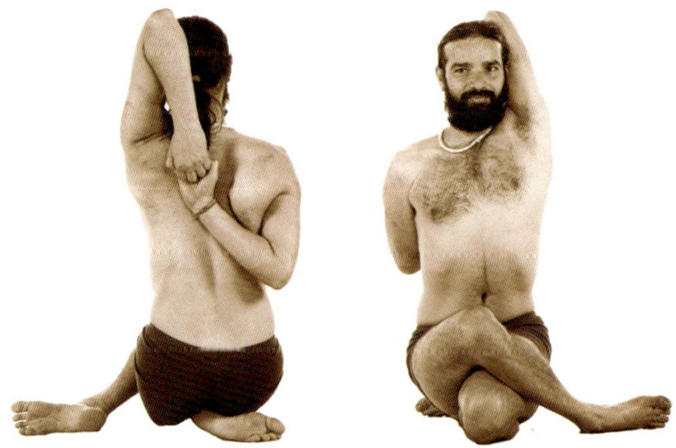

340
गो मुख आसन (गुल्फ मूल)
Go mukha āsana (gulpha mūla)
Posture de la tête de vache (assis sur la cheville)

गोमुखासन (गुल्फमूल)
Gomukhāsana (Gulphamūla)

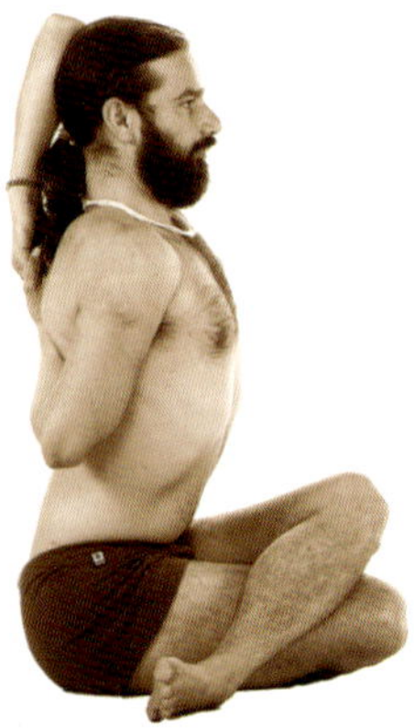

341
गो मुख आसन
Go mukha āsana
Posture de la tête de vache

गोमुखासन
Gomukhāsana

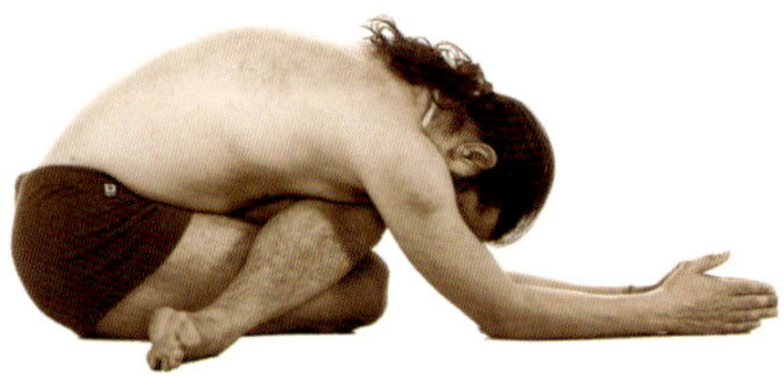

342
गो मुख आसन (भू नमन)
Go mukha āsana (bhū ṇamana)
Posture de la tête de vache
(honorer la Terre)

गोमुखासन (भूनमन)
Gomukhāsana (bhūnamana)

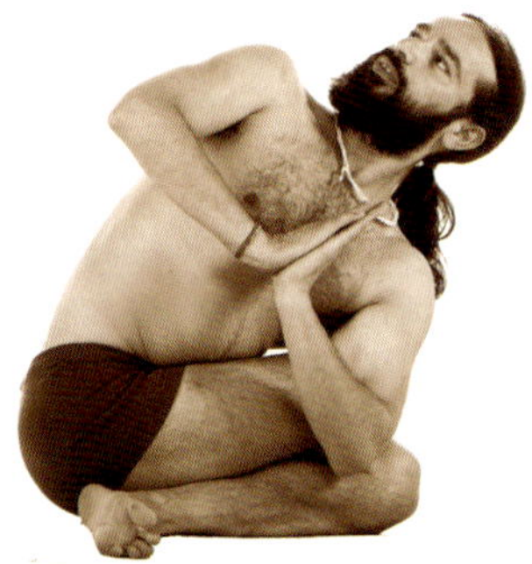

343
परिवृत्त गो मुख आसन (नमस्कार)
Parivṛtta go mukha āsana (namaskāra)
Posture de la tête de vache, en torsion
(mains en prière)

परिवृत्तगोमुखासन (नमस्कार)
Parivṛttagomukhāsana (namaskāra)

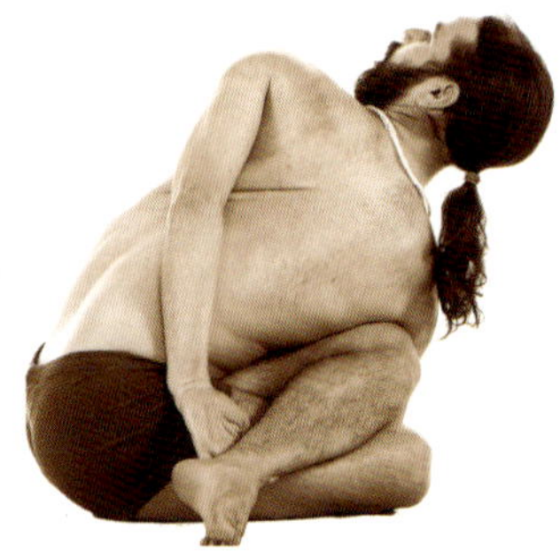

344
परिवृत्त गो मुख आसन (विपरीत बद्ध गुल्फ)
Parivṛitta go mukha āsana
(viparīta baddha gulpha)
Posture de la tête de vache, en torsion
(tenir la cheville opposé)

परिवृत्तगोमुखासन (विपरीतबद्धगुल्फ)
Parivṛittagomukhāsana (viparītabaddhagul-
pha)

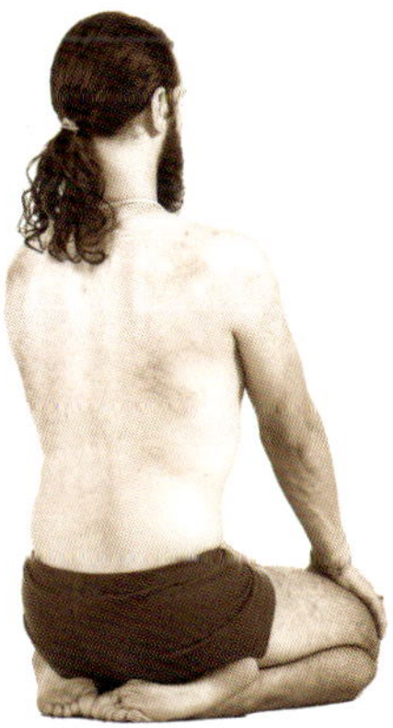

345
वज्र आसन (पाद अङ्गुष्ठ स्पर्श)
Vajra āsana (pāda aṅguṣṭha sparśa)
Posture de l'éclair (orteils joints)

वज्रासन (पादाङ्गुष्ठस्पर्श)
Vajrāsana (pādāṅguṣṭhasparśa)

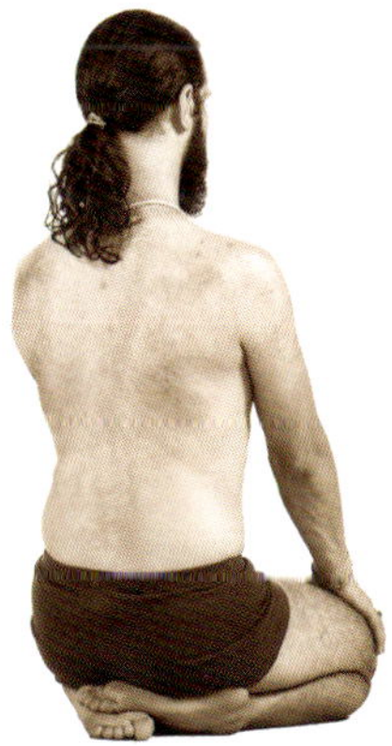

346
वज्र आसन (पाद उपरि पाद)
Vajra āsana (pāda upari pāda)
Posture de l'éclair (pieds empilés)

वज्रासन (पादोपरिपाद)
Vajrāsana (pādoparipāda)

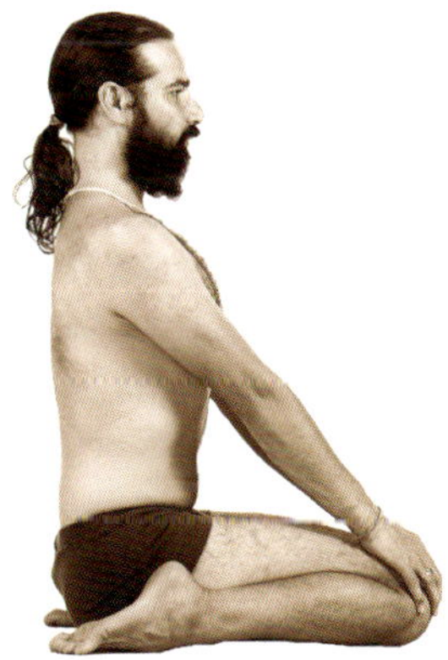

347
वज्र आसन(नितम्ब भू)
Vajra āsana (nitamba bhū)
Posture de l'éclair (hanches à terre)

वज्रासन (नितम्बभू)
Vajrāsana (nitambabhū)

Nom usuel des postures 347 et 348 : le héro

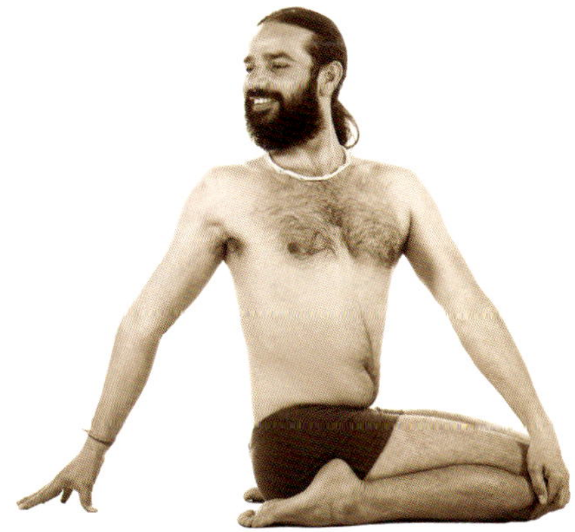

348
परिवृत्त वज्र आसन (नितम्ब भू)
Parivṛtta vajra āsana (nitamba bhū)
Posture de l'éclair, en torsion (hanches à terre)

परिवृत्तवज्रासन (नितम्बभू)
Parivṛttavajrāsana (nitambabhū)

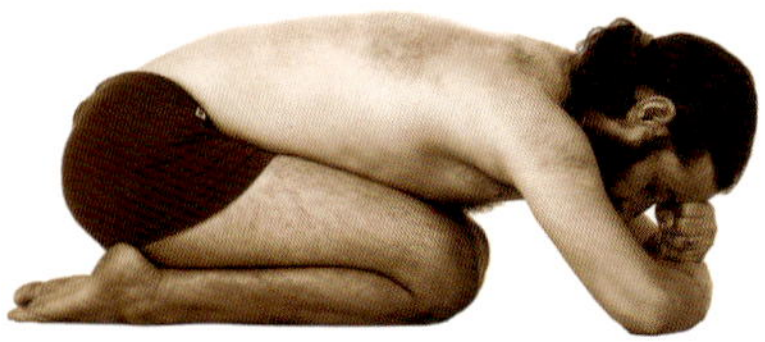

349
वज्र योग मुद्रा आसन (मुष्टिका ललाट धर)
Vajra yoga mudrā āsana (muṣṭikā lalāṭa dhara)
Posture de l'éclair, en yoga mudrā
(front sur les poings superposés)

वज्रयोगमुद्रासन (मुष्टिकाललाटधर)
Vajrayogamudrāsana (muṣṭikālalāṭadhara)

Nom usuel des postures 349 à 356 : l'enfant

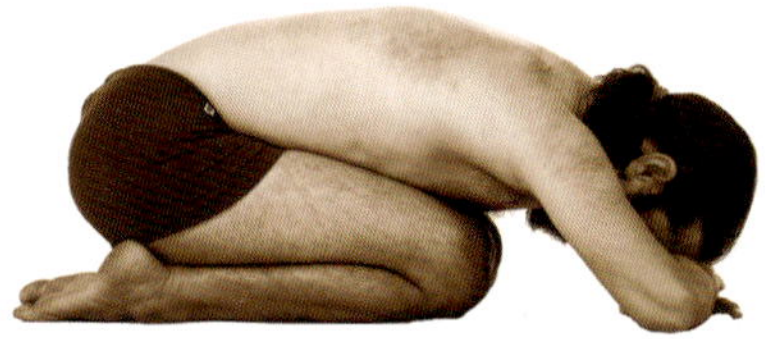

350
वज्र योग मुद्रा आसन (हस्त ललाट धर)
Vajra yoga mudrā āsana (hasta lalāṭa dhara)
Posture de l'éclair, en yoga mudrā
(front sur les mains empilées)

वज्रयोगमुद्रासन (हस्तललाटधर)
Vajrayogamudrāsana (hastalalāṭadhara)

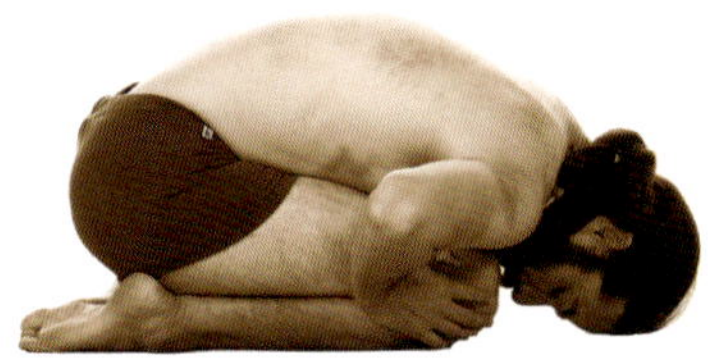

351
वज्र योग मुद्रा आसन (हस्त जानु)
Vajra yoga mudrā āsana (hasta jānu)
Posture de l'éclair, en yoga mudrā
(mains sur les genoux)

वज्रयोगमुद्रासन (हस्तजानु)
Vajrayogamudrāsana (hastajānu)

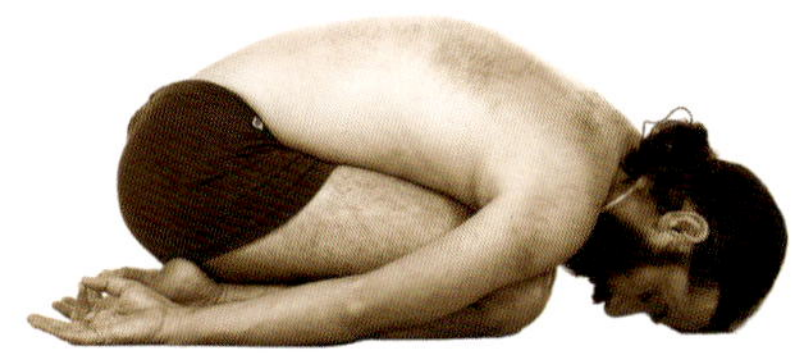

352
वज्र योग मुद्र आसन (पृष्ठ हस्त,)
Vajra yoga mudrā āsana (pṛṣṭha hasta)
Posture de l'éclair, en yoga mudrā
(mains en arrière)

वज्रयोगमुद्रासन (पृष्ठहस्त)
Vajrayogamudrāsana (pṛṣṭhahasta)

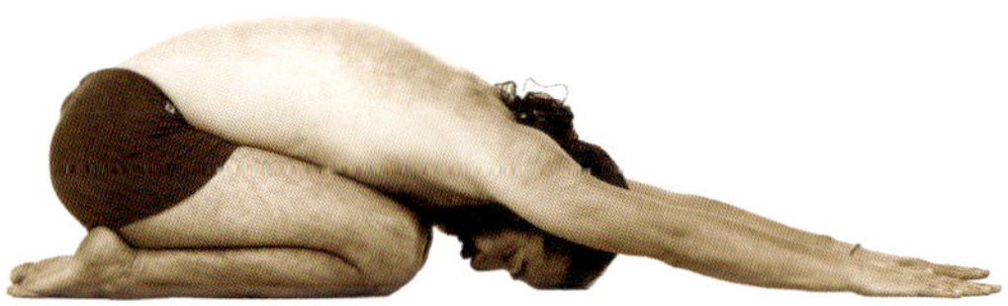

353
वज्र योग मुद्रा आसन
Vajra yoga mudrā āsana
Posture de l'éclair, en yoga mudrā

वज्रयोगमुद्रासन
Vajrayogamudrāsana

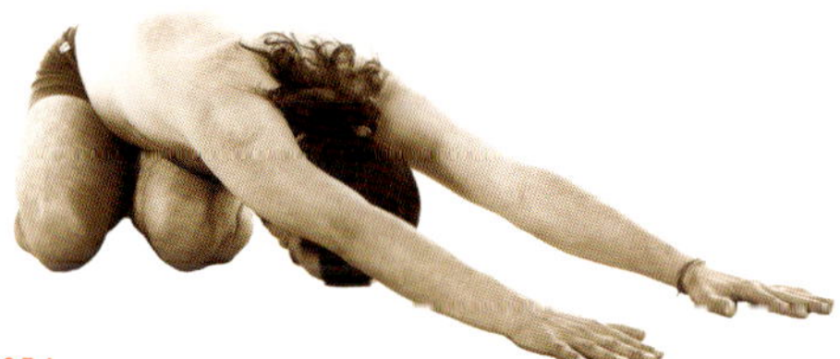

354
पार्श्ववज्र योग मुद्रा आसन
Pārśva vajra yoga mudrā āsana
Posture de l'éclair, en yoga mudrā de côté

पार्श्ववज्रयोगमुद्रासन
Pārśvavajrayogamudrāsana

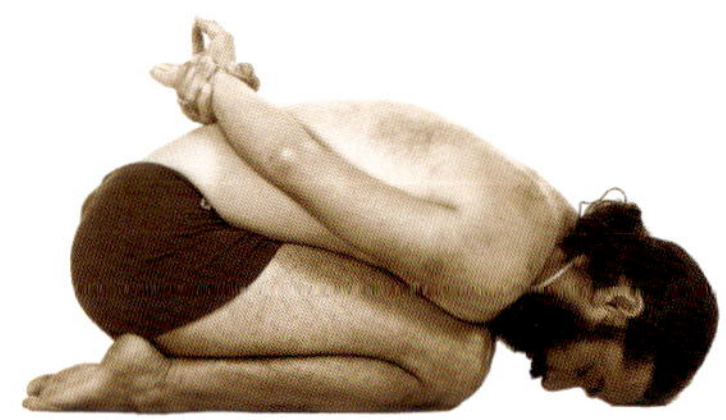

355
वज्र योग मुद्रा आसन (पृष्ठ हस्त बद्ध)
Vajra yoga mudrā āsana (pṛṣṭha hasta baddha)
Posture de l'éclair, en yoga mudrā
(mains liées dans le dos)

वज्रयोगमुद्रासन (पृष्ठहस्तबद्ध)
Vajrayogamudrāsana (pṛṣṭhahastabaddha)

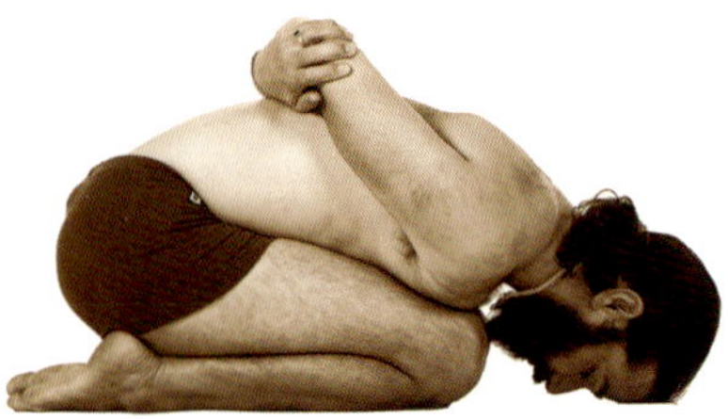

356
वज्र योग मुद्रा (पृष्ठ कफोणि बद्ध)
Vajra yoga mudrā (pṛṣṭha kaphoṇi baddha)
Posture de l'éclair en yoga mudrā
(coudes liés dans le dos)

वज्रयोगमुद्रा (पृष्ठकफोणिबद्ध)
Vajrayogamudrā (pṛṣṭhakaphoṇibaddha)

Nom usuel des postures 349 à 356 : l'enfant

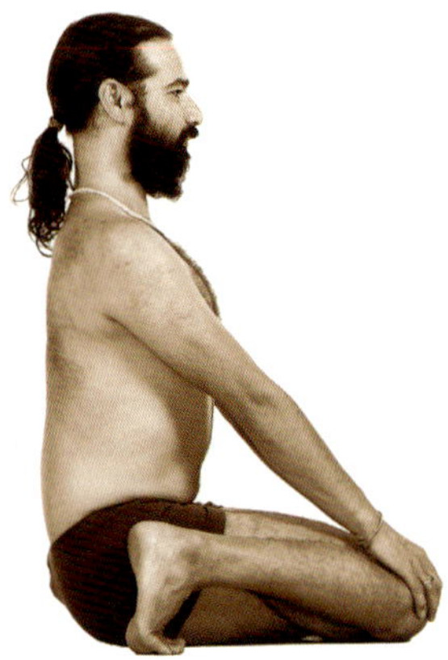

357
विकट वज्र आसन (नितम्ब भू)
Vikaṭa vajra āsana (nitamba bhū)
Posture de l'éclair (difficile, hanches à terre)

विकटवज्रासन (नितम्बभू)
Vikaṭavajrāsana (nitambabhū)

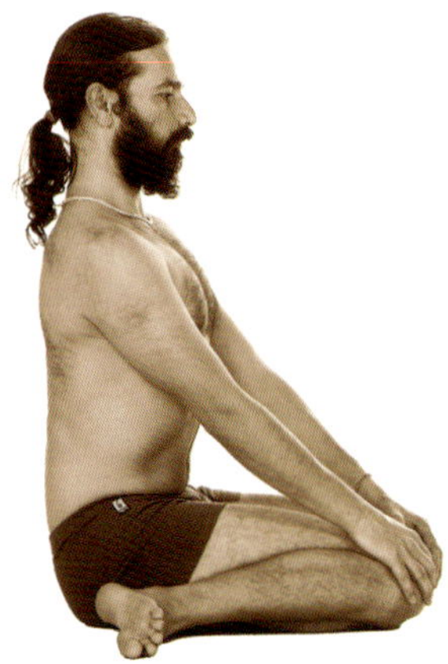

358
ब्रह्मचर्य आसन
Brahmacarya āsana
Posture de retenue de l'énergie vitale

ब्रह्मचर्यासन
Brahmacaryāsana

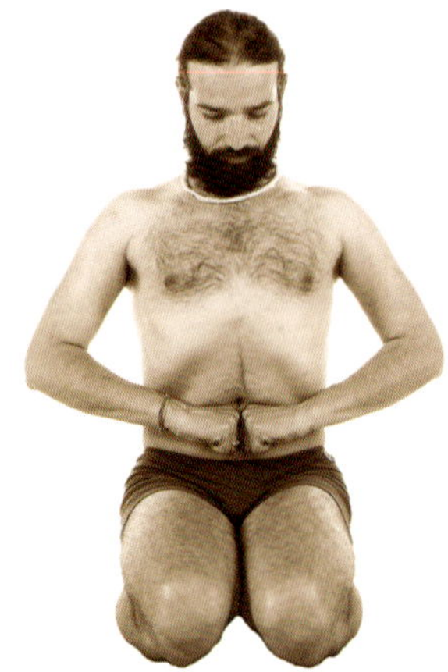

359
मण्डूक आसन(मुष्टि नाभ, आरम्भ अवस्था)
Maṇḍūka āsana
(muṣṭi nābha, ārambha avasthā)
Posture de la grenouille
(poings au nombril, position initiale)

मण्डूकासन (मुष्टिनाभ, आरम्भावस्था)
Maṇḍūkāsana (muṣṭinābha, ārambhavasthā)

Nom usuel des postures 359 à 365 : le héro

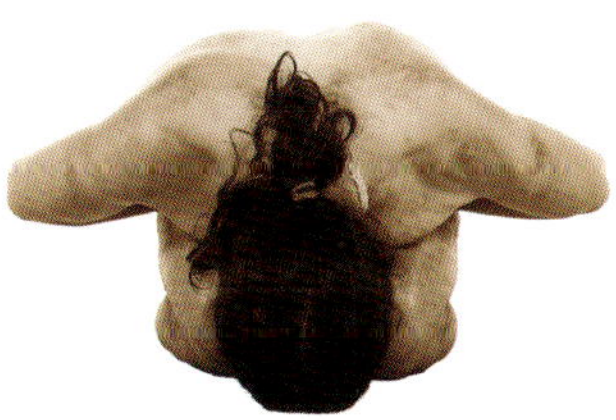

360
मण्डूक आसन (मुष्टि नाभ ललाट भू)
Maṇḍūka āsana (muṣṭi nābha, lalāṭa bhū)
Posture de la grenouille
(poings au nombril, front à terre)

मण्डूकासन (एकमुष्टिनाभ, ललाटभू)
Maṇḍūkāsana (muṣṭinābha, lalāṭabhū)

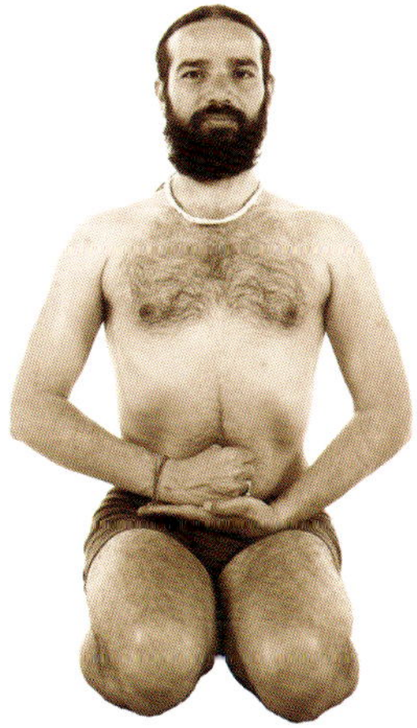

361
मण्डूक आसन (एक मुष्टि नाभ, आरम्भ अवस्था)
Maṇḍūka āsana (eka muṣṭi nābha, ārambha avasthā)
Posture de la grenouille
(un poing au nombril, position initiale)

मण्डूकासन (एकमुष्टिनाभ, आरम्भावस्था)
Maṇḍūkāsana (ekamuṣṭinābha, ārambhavasthā)

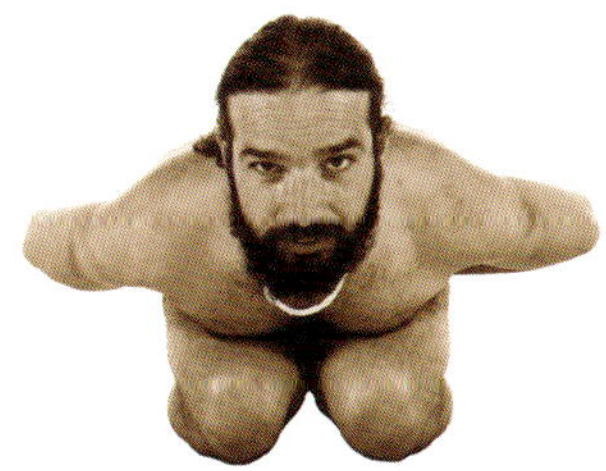

362
मण्डूक आसन (एक मुष्टि नाभ)
Maṇḍūka āsana (eka muṣṭi nābha)
Posture de la grenouille
(un poing au nombril)

मण्डूकासन (एकमुष्टिनाभ)
Maṇḍūkāsana (ekamuṣṭinābha)

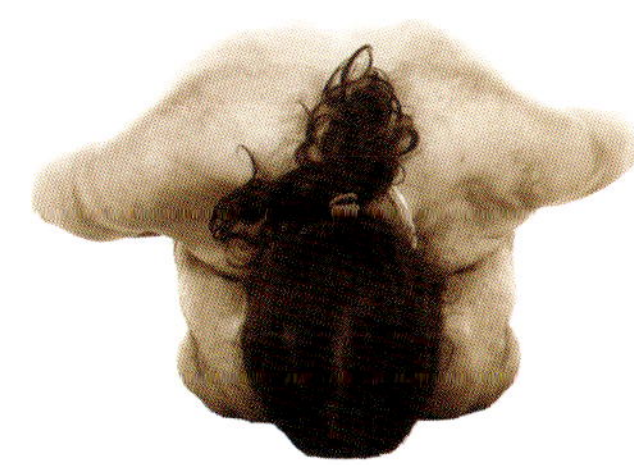

363
मण्डूक आसन (एक मुष्टि नाभ ललाट भू)
Maṇḍūka āsana (eka muṣṭi nābha, lalāṭa bhū)
Posture de la grenouille
(un poing au nombril, front à terre)

मण्डूकासन (एकमुष्टिनाभ, ललाटभू)
Maṇḍūkāsana (ekamuṣṭinābha, lalāṭabhū)

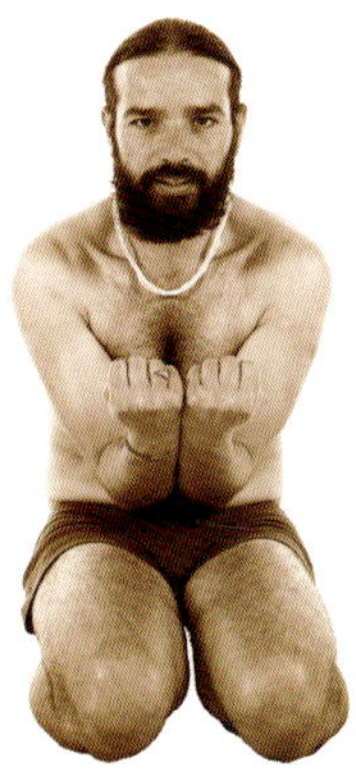

364
मण्डूक आसन (कफोणि नाभ, आरम्भ अवस्था)
Maṇḍūka āsana
(kaphoṇi nābha, ārambha avasthā)
Posture de la grenouille
(coudes au nombril, position initiale)

मण्डूकासन (कफोणिनाभ, आरम्भावस्था)
Maṇḍụ kāsana (kaphoṇinābha, ārambhāvasthā)

Nom usuel des postures 359 à 365 : le héro

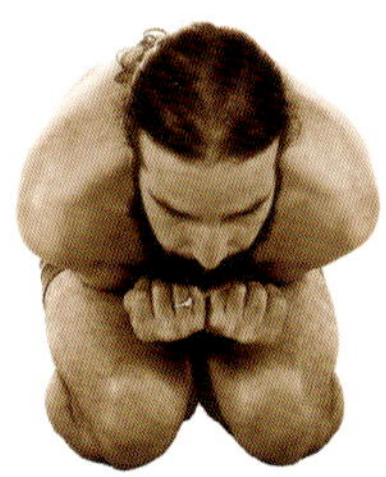

365
मण्डूक आसन (कफोणि नाभ)
Maṇḍūka āsana (kaphoṇi nābha)
Posture de la grenouille
(coudes au niveau du nombril)

मण्डूकासन (कफोणिनाभ)
Maṇḍūkāsana (kaphoṇinābha)

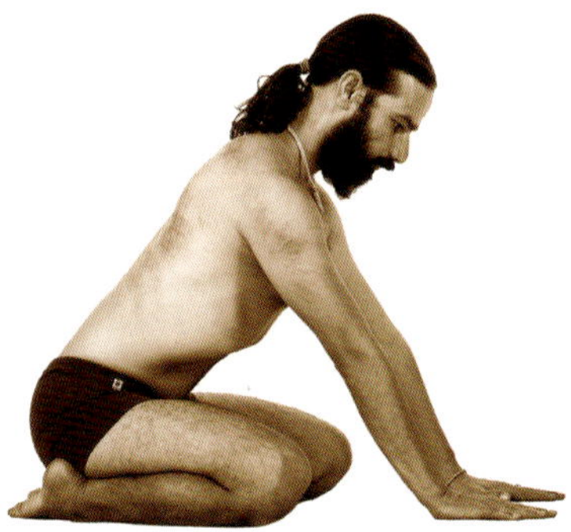

366
बालक आसन (आरम्भ अवस्था)
Bālaka āsana (ārambha avasthā)
Posture du bébé (position initiale)

बालकासन (आरम्भावस्था)
Bālakāsana (ārambhāvasthā)

Nom usuel des postures 366 à 371 : l'enfant

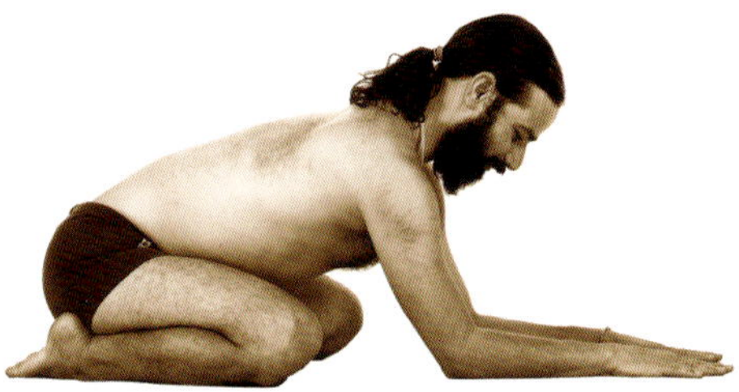

367
बालक आसन (कफोणि भू)
Bālaka āsana (kaphoṇi bhū)
Posture du bébé (les coudes à terre)

बालकासन (कफोणिभू)
Bālakāsana (kaphoṇibhū)

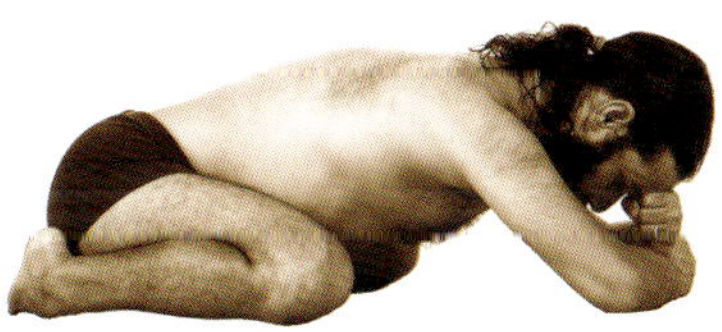

368
बालक आसन (मुष्टिका ललाट धर)
Bālaka āsana (muṣṭika lalāṭa dhara)
Posture du bébé
(front sur les poings superposés)

बालकासन (मुष्टिकाललाटधर)
Bālakāsana (muṣṭikalalāṭadhara)

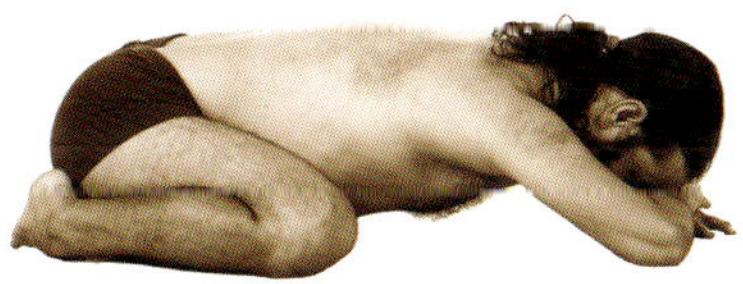

369
बालक आसन (हस्त ललाट धर)
Bālaka āsana (hasta lalāṭa dhara)
Posture du bébé (front sur les mains empilées)

बालकासन (हस्तललाटधर)
Bālakāsana (hastalalāṭadhara)

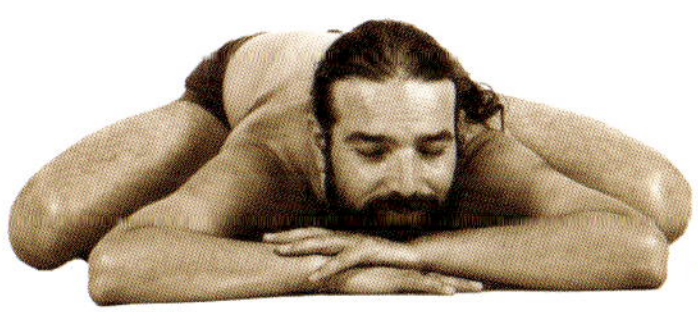

370
बालक आसन (कर पृष्ठ हनु धर)
Bālaka āsana (kara pṛṣṭha hanu dhara)
Posture du bébé (menton sur les mains)

बालकासन (करपृष्ठहनुधर)
Bālakāsana (karapṛṣṭhahanudhara)

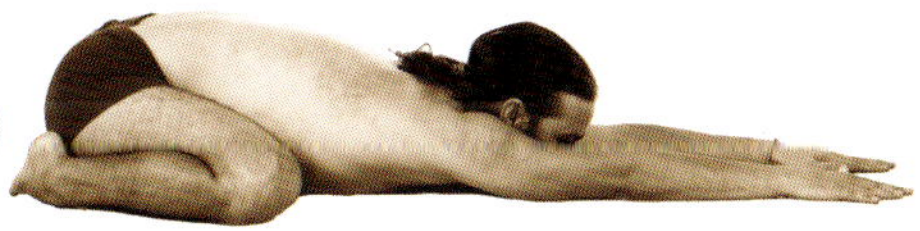

371
बालक आसन (हनु भू)
Bālaka āsana (hanu bhū)
Posture du bébé (menton à terre)

बालकासन (हनुभू)
Bālakāsana (hanubhū)

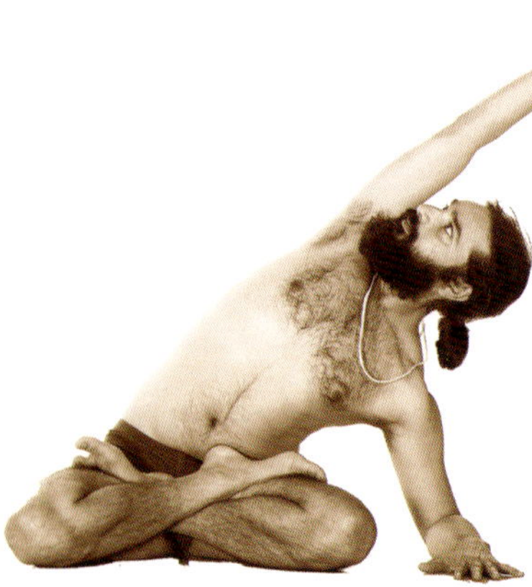

372
पार्श्व पद्म आसन (कफोणि भू)
Pārśva padma āsana (kaphoṇi bhū)
Posture du lotus latérale (coude à terre)

पार्श्वपद्मासन (कफोणिभू)
Pārśvapadmāsana (kaphoṇibhū)

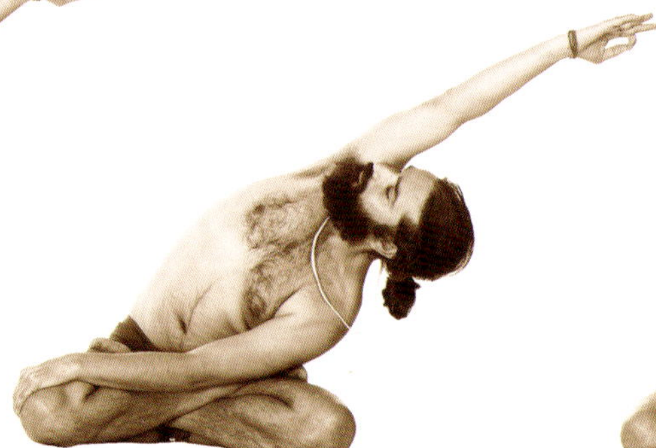

373
परिवृत्त पार्श्व पद्म आसन
Parivṛtta pārśva padma āsana
Posture du lotus latérale, en torsion

परिवृत्तपार्श्वपद्मासन
Parivṛttapārśvapadmāsana

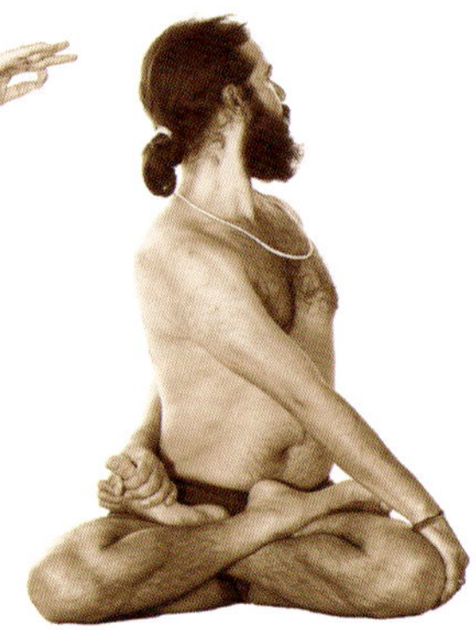

374
परिवृत्त पद्म आसन
Parivṛtta padma āsana
Posture du lotus, en torsion

परिवृत्तपद्मासन
Parivṛttapadmāsana

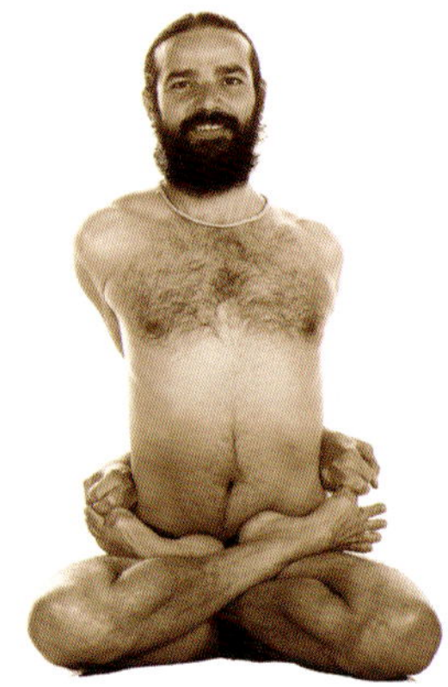

375
बद्ध पद्म आसन
Baddha padma āsana
Posture du lotus lié

बद्धपद्मासन
Baddhapadmāsana

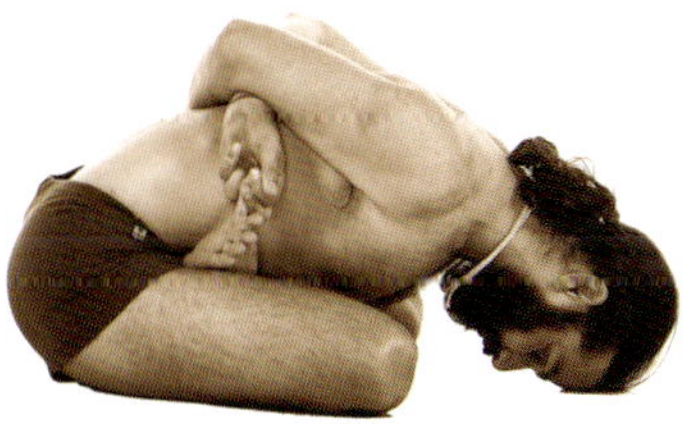

376
योग मुद्रा आसन
Yoga mudrā āsana
Posture du sceau du yoga

योगमुद्रासन
Yogamudrāsana

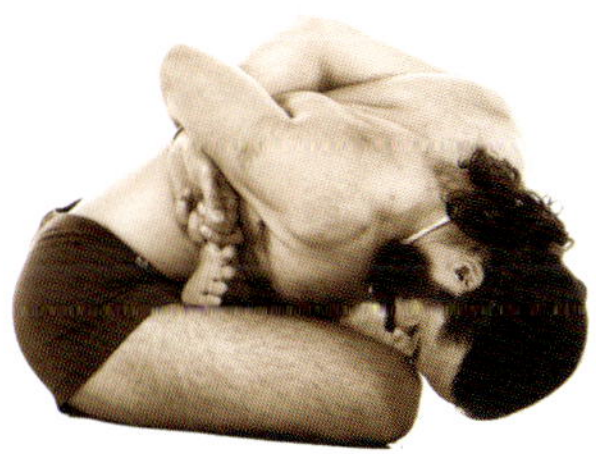

377
सुश्रुत योग मुद्रा आसन (जानु ललाट)
Suśruta yoga mudrā āsana (jānu lalāṭa)
Posture du sceau du yoga du Sage Suśruta
(du front au genou)

सुश्रुतयोगमुद्रासन (जानुललाट)
Suśrutayogamudrāsana (jānulalāṭa)

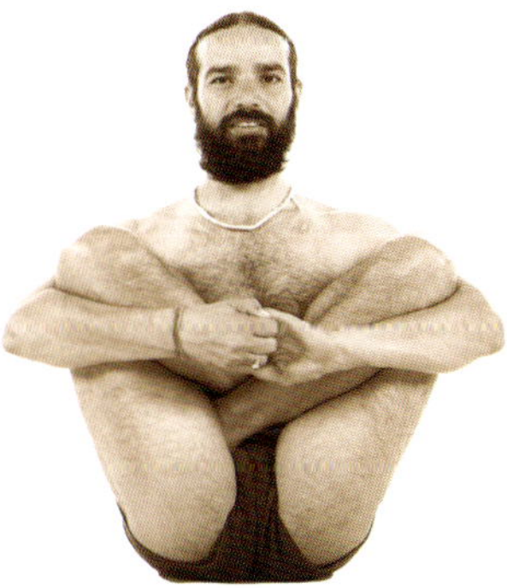

378
उत्तोलन पद्म नाभि आसन (रज्जु हस्त)
Uttolana padma nābhi āsana (rajju hasta)
Posture du lotus au nombril, en équilibre
(mains liées)

उत्तोलनपद्मनाभ्यासन (रज्जुहस्त)
Uttolanapadmanābhyāsana (rajjuhasta)

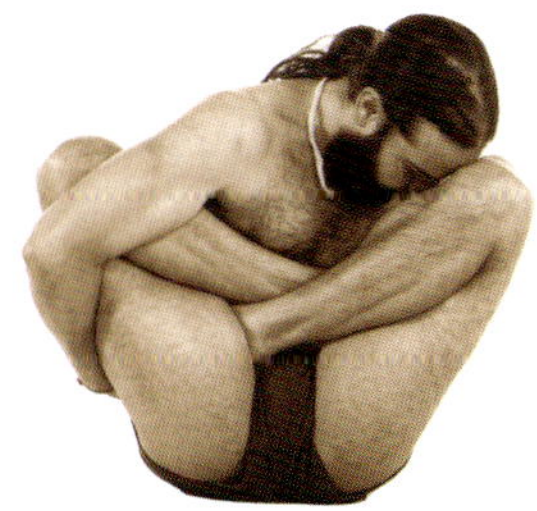

379
उत्तोलन पद्म नाभि आसन (एक जानु ललाट रज्जु हस्त)
Uttolana padma nābhi āsana (eka jānu lalāṭa rajju hasta)
Posture du lotus au nombril, en équilibre
(liée, un genou au front)

उत्तोलनपद्मनाभ्यासन (एकजानुललाटरज्जुहस्त)
Uttolanapadmanābhyāsana (ekajānulalāṭarajjuhasta)

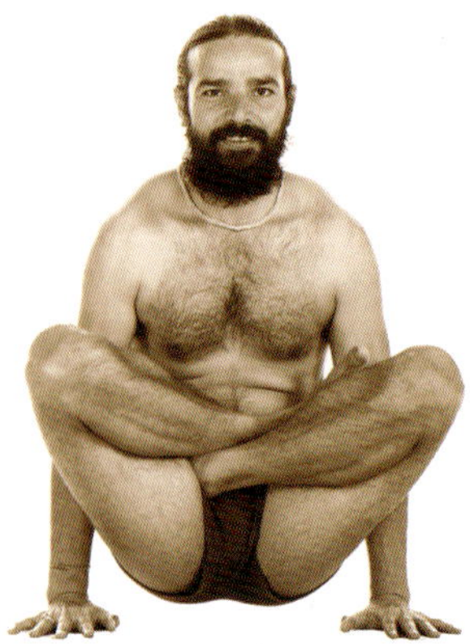

380
उत्तोलन पद्म आसन
Uttolana padma āsana
Posture du lotus, en équilibre

उत्तोलनपद्मासन
Uttolanapadmāsana

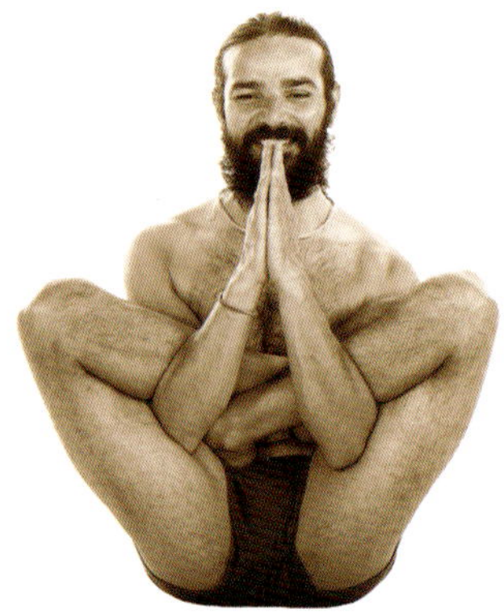

381
उपविष्ट गर्भ पिण्ड आसन (नमस्कार)
Upaviṣṭa garbha piṇḍa āsana (namaskāra)
Posture de la matrice assisse (mains en prière)

उपविष्टगर्भपिण्डासन (नमस्कार)
Upaviṣṭagarbhapiṇḍāsana (namaskāra)

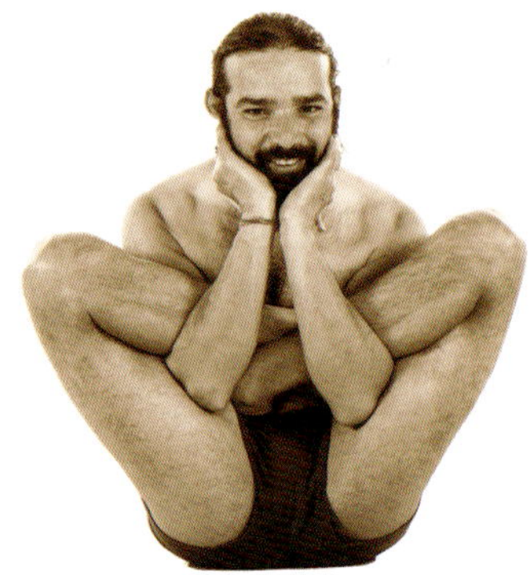

382
उपविष्ट गर्भ पिण्ड आसन
Upaviṣṭa garbha piṇḍa āsana
Posture de la matrice assisse

उपविष्टगर्भपिण्डासन
Upaviṣṭagarbhapiṇḍāsana

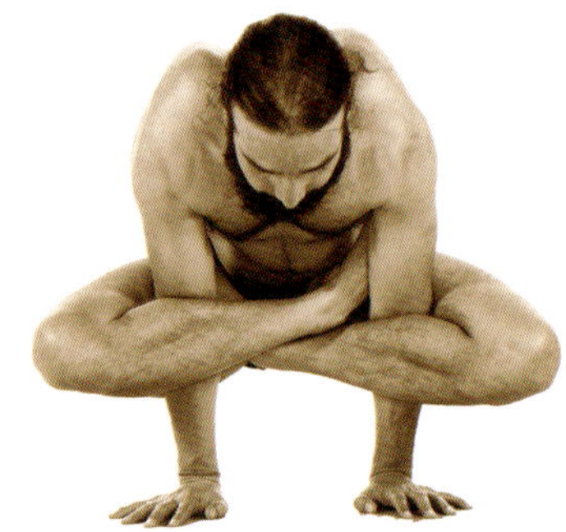

383
कुक्कुट आसन
Kukkuṭa āsana
Posture du coq

कुक्कुटासन
Kukkuṭāsana

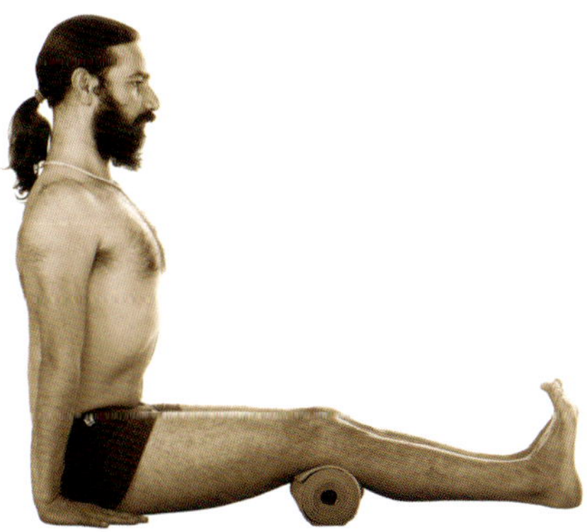

384
दण्ड आसन (सालम्ब)
Daṇḍa āsana (sālamba)
Posture du bâton (avec support)

दण्डासन (सालम्ब)
Daṇḍāsana (sālamba)

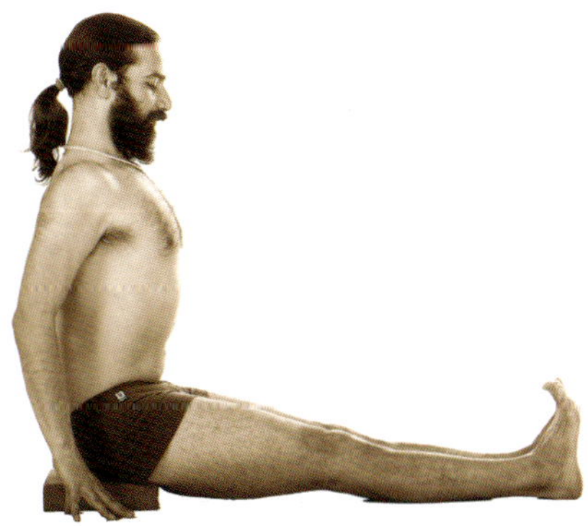

385
दण्ड आसन (सालम्ब मूल)
Daṇḍa āsana (sālamba mūla)
Posture du bâton (base sur support)

दण्डासन (सालम्बमूल)
Daṇḍāsana (sālambamūla)

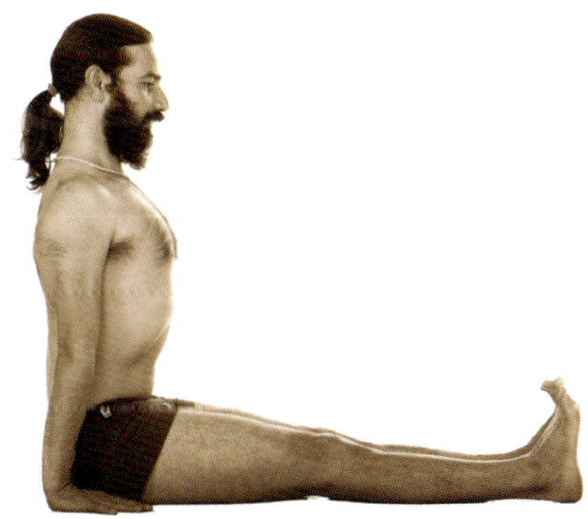

386
दण्ड आसन
Daṇḍa āsana
Posture du bâton

दण्डासन
Daṇḍāsana

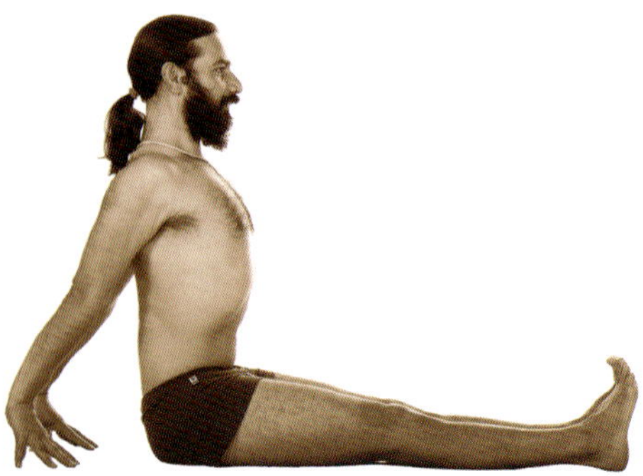

387
दण्ड आसन (पृष्ठ अङ्गुल भू)
Daṇḍa āsana (pṛṣṭha aṅgula bhū)
Posture du bâton (doigts à terre en arrière)

दण्डासन (पृष्ठाङ्गुलभू)
Daṇḍāsana (pṛṣṭhāṅgulabhū)

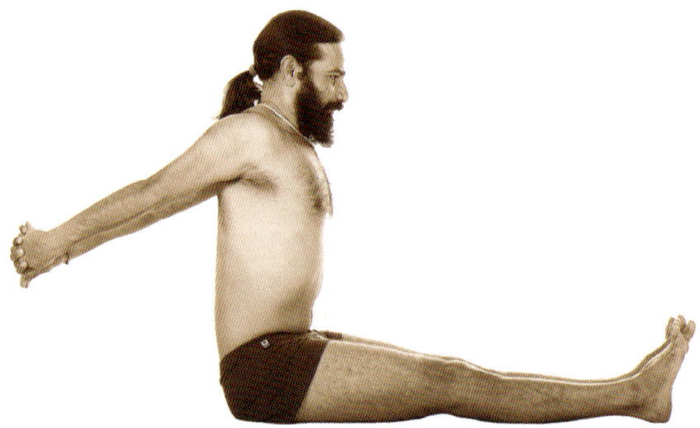

388
दण्ड आसन (पृष्ठ हस्त उत्तान)
Daṇḍa āsana (pṛṣṭha hasta uttāna)
Posture du bâton (bras tendus en arrière)

दण्डासन (पृष्ठहस्तोत्तान)
Daṇḍāsana (pṛṣṭhahastottāna)

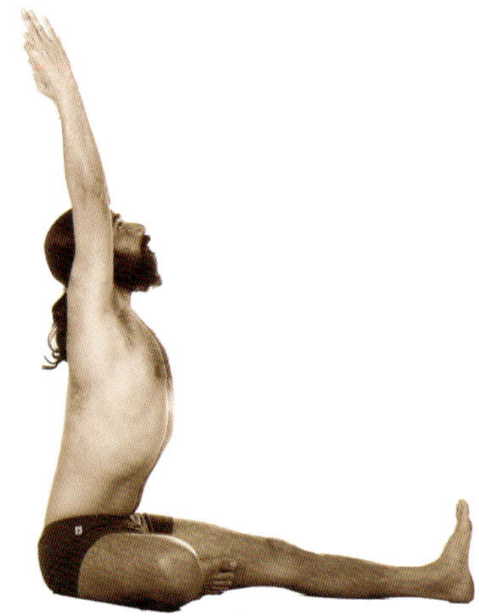

389
जानु शीर्ष आसन (आरम्भ अवस्था)
Jānu śīrṣa āsana (ārambha āvasthā)
Posture de la tête au genou (position initiale)

जानुशीर्षासन (आरम्भावस्था)
Jānuśīrṣāsana (ārambhāvasthā)

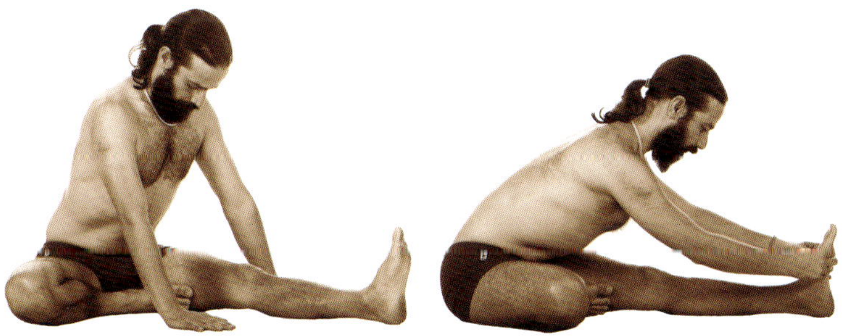

390
अर्ध जानु शीर्ष आसन
Ardha jānu śīrṣa āsana
Posture de la tête au genou, à mi-chemin

अर्धजानुशीर्षासन
Ardhajānuśīrṣāsana

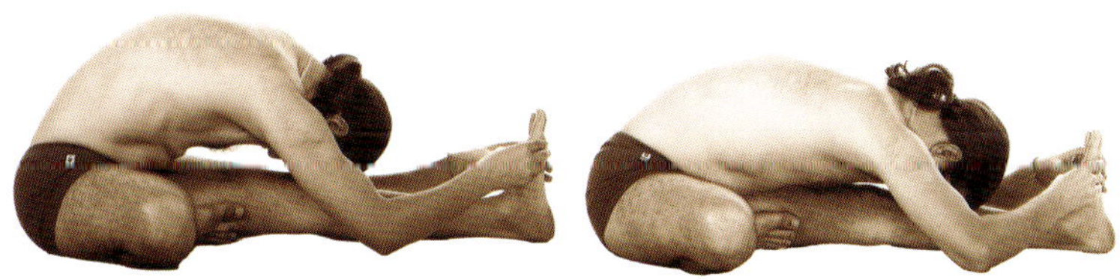

391
जानु शीर्ष आसन (कफोणि भू)
Jānu śīrṣa āsana (kaphoṇi bhū)
Posture de la tête au genou (coudes à terre)

जानुशीर्षासन (कफोणिभू)
Jānuśīrśāsana (kaphoṇibhū)

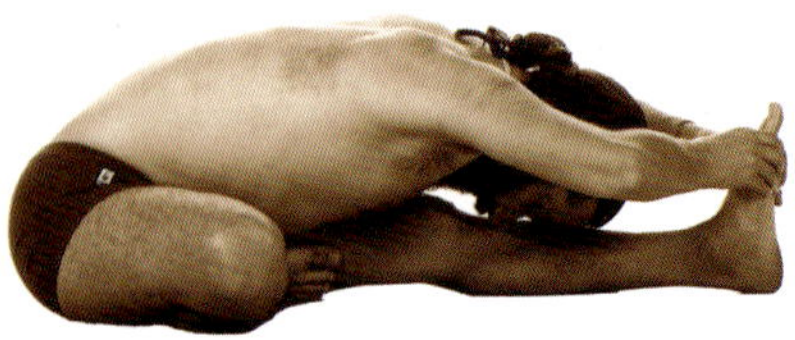

392
जानु शीर्ष आसन (उत्कफोणि)
Jānu śīrṣa āsana (utkaphoṇi)
Posture de la tête au genou (coudes levés)

जानुशीर्षासन (उत्कफोणि)
Jānuśīrṣāsana (utkaphoṇi)

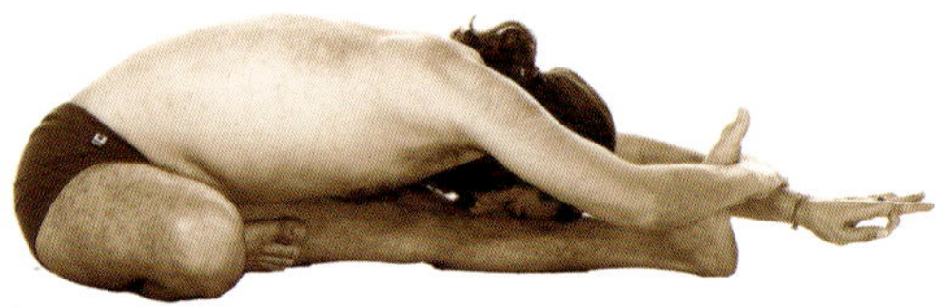

393
जानु शीर्ष आसन (बद्ध हस्त)
Jānu śīrṣa āsana (baddha hasta)
Posture de la tête au genou (mains liées)

जानुशीर्षासन (बद्धहस्त)
Jānuśīrṣāsana (baddhahasta)

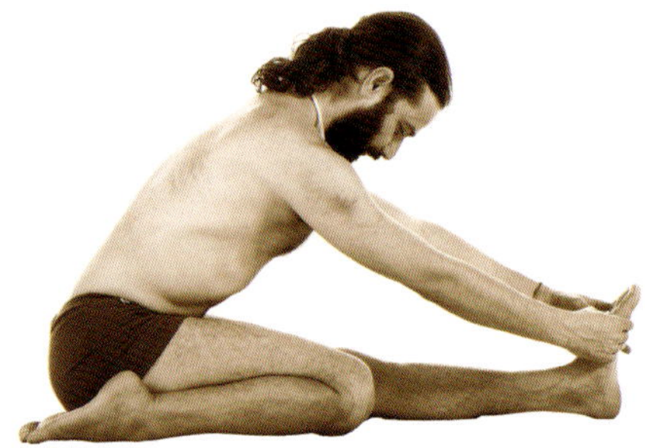

394
अर्ध वज्र जानु शीर्ष आसन
Ardha vajra jānu śīrṣa āsana
Posture de la tête au genou en éclair, à mi-chemin

अर्धवज्रजानुशीर्षासन
Ardhavajrajānuśīrṣāsana

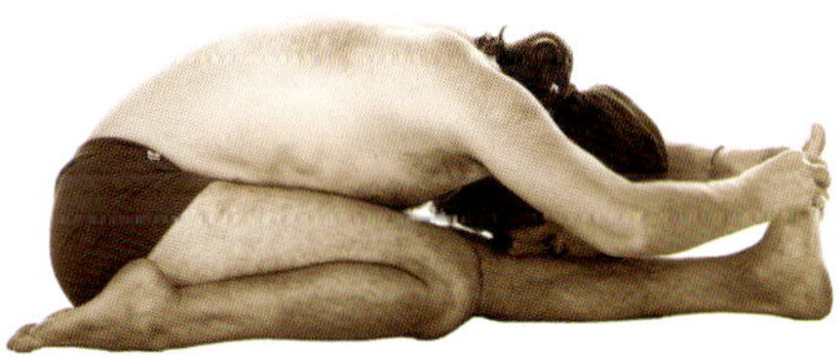

395
वज्र जानु शीर्ष आसन (उत्कफोणि)
Vajra jānu śīrṣa āsana (utkaphoṇi)
Posture de la tête au genou en éclair (coudes levés)

वज्रजानुशीर्षासन (उत्कफोणि)
Vajrajānuśīrṣāsana (utkaphoṇi)

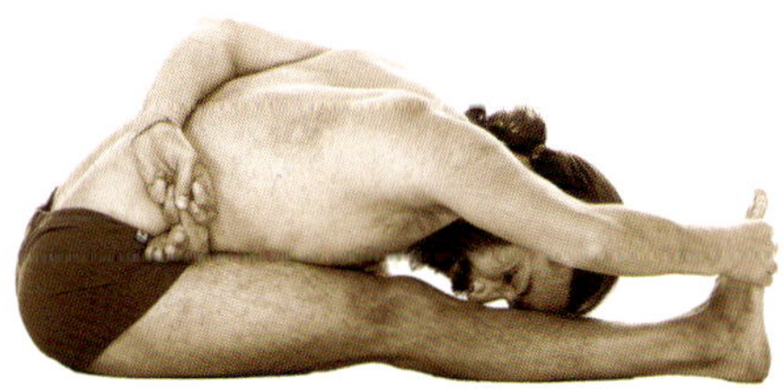

396
अर्ध बद्ध पद्म जानु शीर्ष आसन (उत्कफोणि)
Ardha baddha padma jānu śīrṣa āsana (utkaphoṇi)
Posture de la tête au genou en demi-lotus lié (coudes vers le haut)

अर्धबद्धपद्मजानुशीर्षासन (उत्कफोणि)
Ardhabaddhapadmajānuśīrṣāsana (utkaphoṇi)

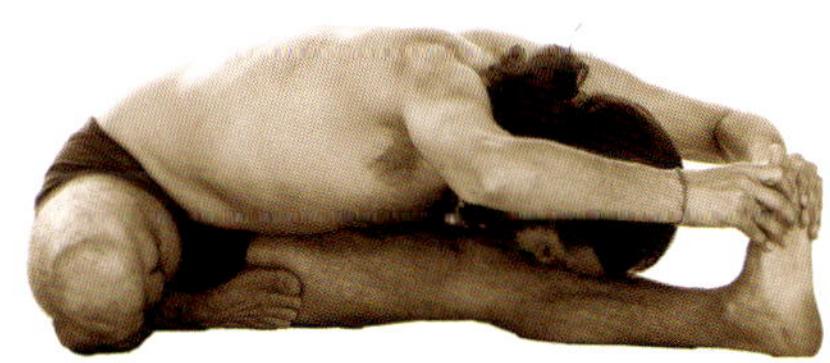

397
जानु शीर्ष आसन (एक पाद उपरि मूल, उत्कफोणि)
Jānu śīrṣa āsana (eka pāda upari mūla, utkaphoṇi)
Posture de la tête au genou (assis sur un pied, coudes levés)

जानुशीर्षासन (एकपादोपरिमूल, उत्कफोणि)
Jānuśīrṣāsana (ekapādoparimūla, utkaphoṇi)

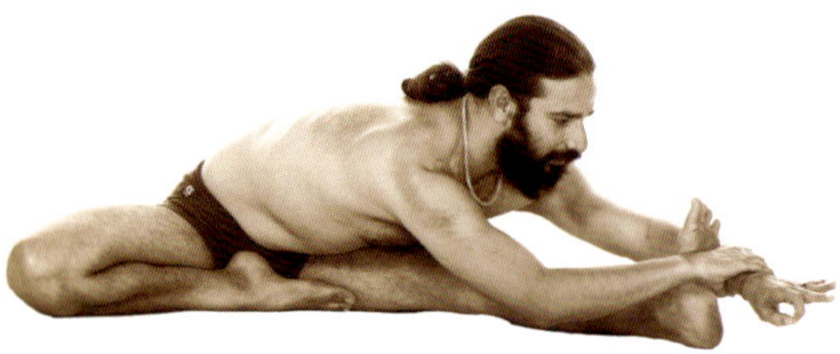

398
पार्श्व जानु शीर्ष आसन (बद्ध हस्त,आरम्भ अवस्था)
Pārśva jānu śīrṣa āsana (baddha hasta, ārambha āvasthā)
Posture de la tête au genou de côté
(mains liées, position initiale)

पार्श्वजानुशीर्षासन (बद्धहस्तारम्भावस्था)
Pārśvajānuśīrṣāsana (baddhahasta, ārambhāvasthā)

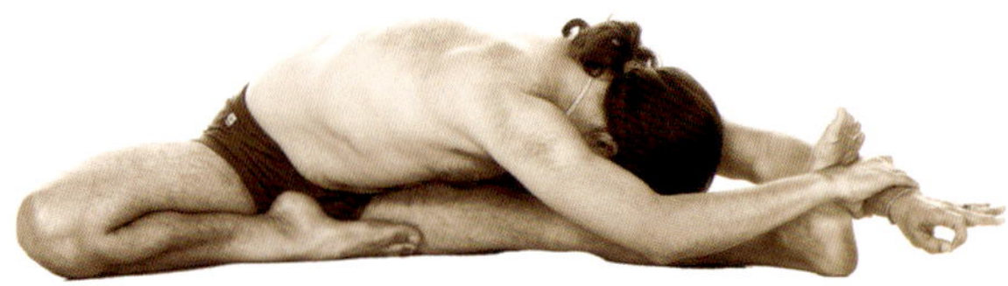

399
पार्श्व जानु शीर्ष आसन (बद्ध हस्त)
Pārśva jānu śīrṣa āsana (baddha hasta)
Posture de la tête au genou de côté (mains liées)

पार्श्वजानुशीर्षासन (बद्धहस्त)
Pārśvajānuśīrṣāsana (baddhahasta)

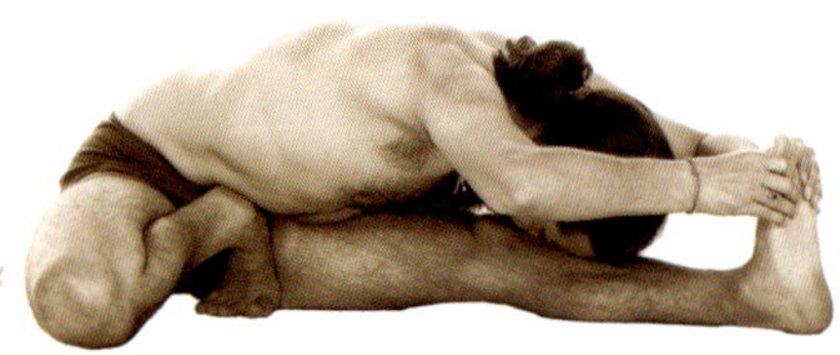

400
पाद अङ्गुल भू जानु शीर्ष आसन
Pāda aṅgula bhū jānu śīrṣa āsana
Posture de la tête au genou, orteil à terre

पादाङ्गुलभूजानुशीर्षासन
Pādāṅgulabhūjānuśīrṣāsana

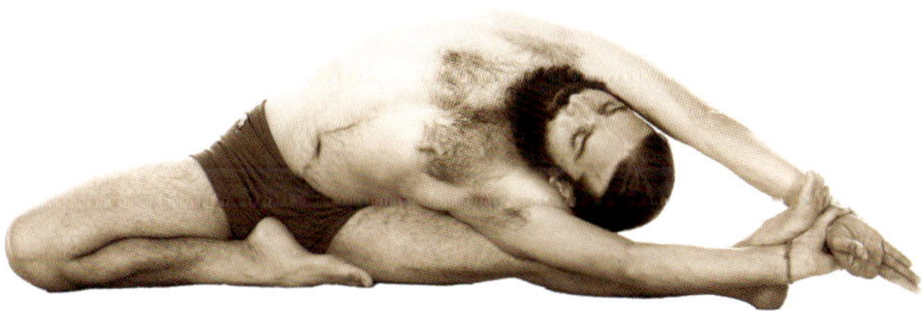

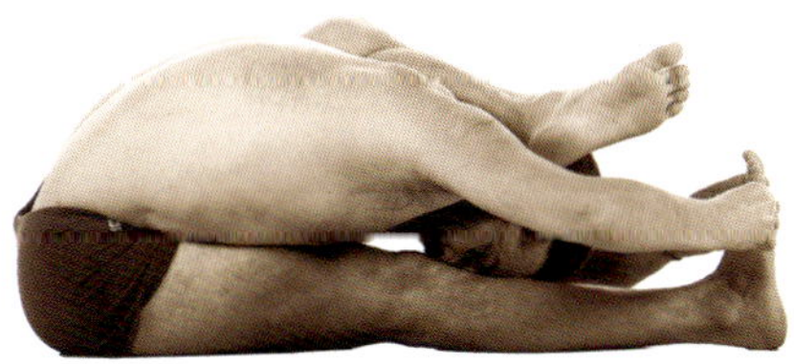

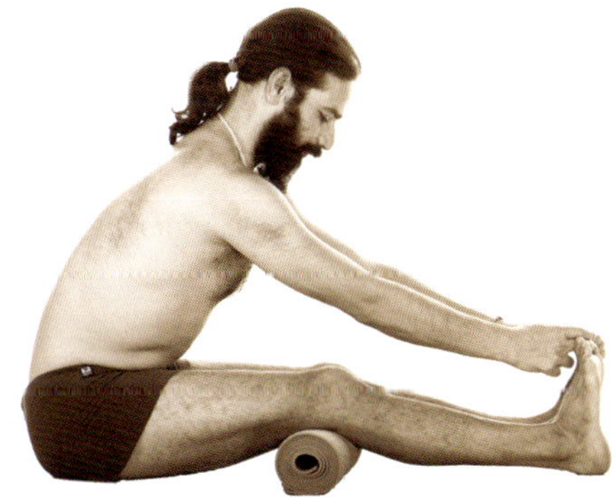

401
परिवृत्त पार्श्व जानु शीर्ष आसन (बद्ध हस्त)
Parivṛtta pārśva jānu śīrṣa āsana (baddha hasta)
Posture de la tête au genou latérale (mains liées)

परिवृत्तपार्श्वजानुशीर्षासन (बद्धहस्त)
Parivṛttapārśvajānuśīrṣāsana (baddhahasta)

402
जानु शिर भैरव आसन (उत्कफोणि)
Jānu śira bhairava āsana (utkaphoṇi)
Posture de la tête au genou sans peur (coudes levés)

जानुशिरभैरवासन (उत्कफोणि)
Jānuśirabhairavāsana (utkaphoṇi)

403
अर्ध पश्चिम उत्तान आसन (सालम्ब)
Ardha paścima uttāna āsana (sālamba)
Posture demi-étirement du dos (avec support)

अर्धपश्चिमोत्तानासन (सालम्ब)
Ardhapaścimottānāsana (sālamba)

Nom usuel des postures 403 à 417 : flexion vers l'avant

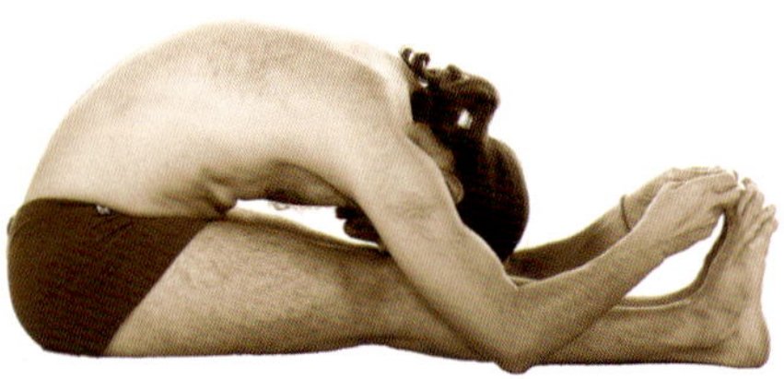

404
पश्चिम उत्तान आसन (कफोणि भू जानु शीर्ष)
Paścima uttāna āsana (kaphoṇi bhū jānu śīrṣa)
Posture d'étirement du dos
(coudes à terre, tête aux genoux, menton à la gorge, dos rond)

पश्चिमोत्तानासन (कफोणिभूजानुशीर्ष)
Paścimottānāsana (kaphoṇibhūjānuśīrṣa)

Nom usuel des postures 403 à 417 : flexion vers l'avant

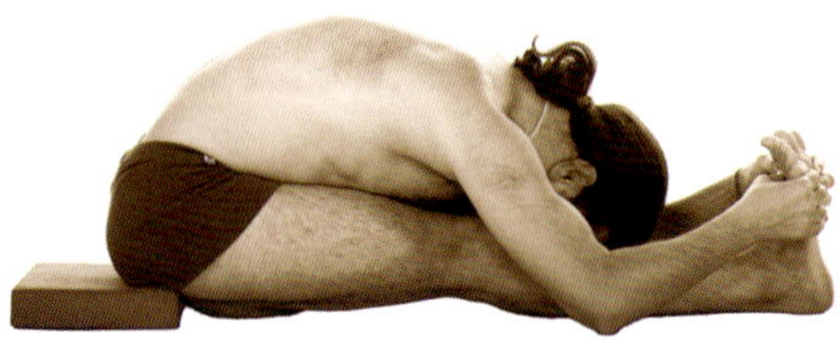

405
पश्चिम उत्तान आसन (कफोणि भू, सालम्बमूल)
Paścima uttāna āsana (kaphoṇi bhū, sālamba mūla)
Posture d'étirement du dos (coudes à terre, base sur support)

पश्चिमोत्तानासन (कफोणिभू, सालम्बमूल)
Paścimottānāsana (kaphoṇibhū, sālambamūla)

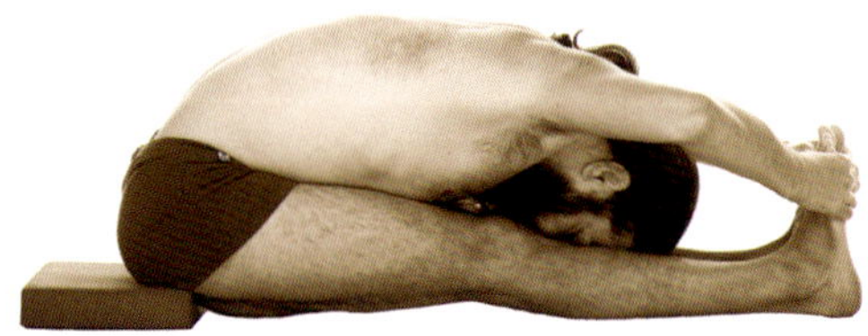

406
पश्चिम उत्तान आसन (उत्कफोणि, सालम्ब मूल)
Paścima uttāna āsana (utkaphoṇi bhū, sālamba mūla)
Posture d'étirement du dos (coudes levés, base sur support)

पश्चिमोत्तानासन (उत्कफोणि, सालम्बमूल)
Paścimottānāsana (utkaphoṇibhū, sālambamūla)

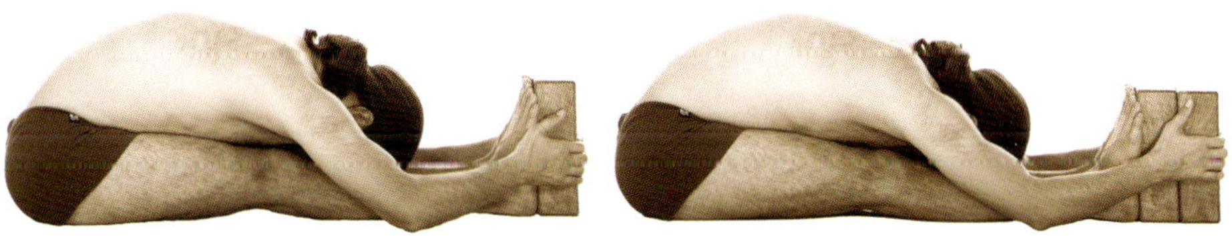

407
पश्चिम उत्तान आसन (कफोणि भू सालम्ब पाद)
Paścima uttāna āsana (kaphoṇi bhū, sālamba pāda)
Posture d'étirement du dos (coudes à terre, pieds avec support)

पश्चिमोत्तानासन (कफोणिभूसालम्बपाद)
Paścimottānāsana (kaphoṇibhūsālambapāda)

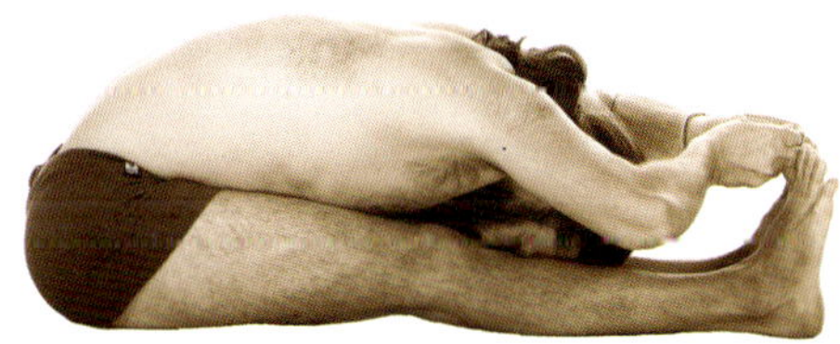

408
पश्चिम उत्तान आसन (उत्कफोणि, बद्ध पाद अङ्गुष्ठ)
Paścima uttāna āsana (utkaphoṇi, baddha pāda aṅguṣṭha)
Posture d'étirement du dos (coudes levés, tenir les orteils)

पश्चिमोत्तानासन (उत्कफोणि, बद्धपादाङ्गुष्ठ)
Paścimottānāsana (utkaphoṇi baddhapādāṅguṣṭha)

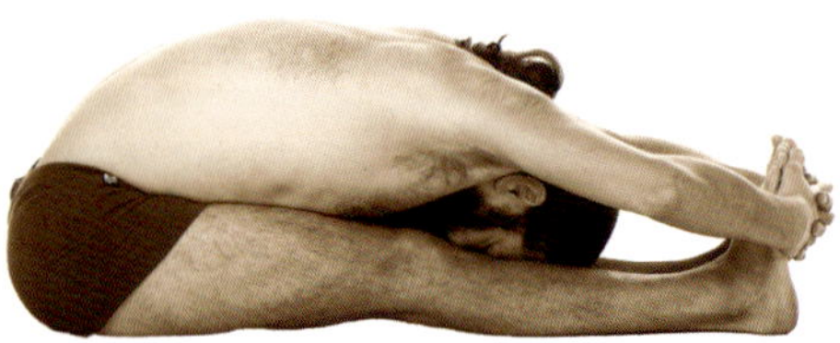

409
पश्चिम उत्तान आसन (उत्कफोणि, हस्त पाद बद्ध)
Paścima uttāna āsana (utkaphoṇi, hasta pāda baddha)
Posture d'étirement du dos (coudes levés, pieds liés)

पश्चिमोत्तानासन (उत्कफोणि, हस्तपादबद्ध)
Paścimottānāsana (utkaphoṇi, hastapādabaddha)

Nom usuel des postures 403 à 417 : flexion vers l'avant

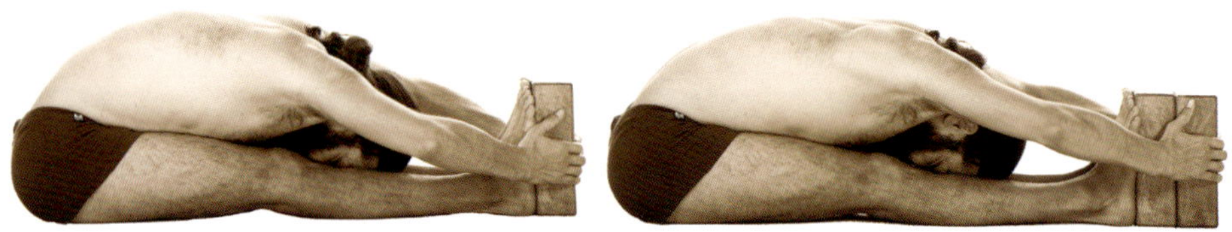

410
पश्चिम उत्तान आसन (उत्कफोणि, सालम्ब पाद)
Paścima uttāna āsana (utkaphoṇi, sālamba pāda)
Posture d'étirement du dos (coudes levés, pieds avec support)

पश्चिमोत्तानासन (उत्कफोणि, सालम्बपाद)
Paścimottānāsana (utkaphoṇi, sālambapāda)

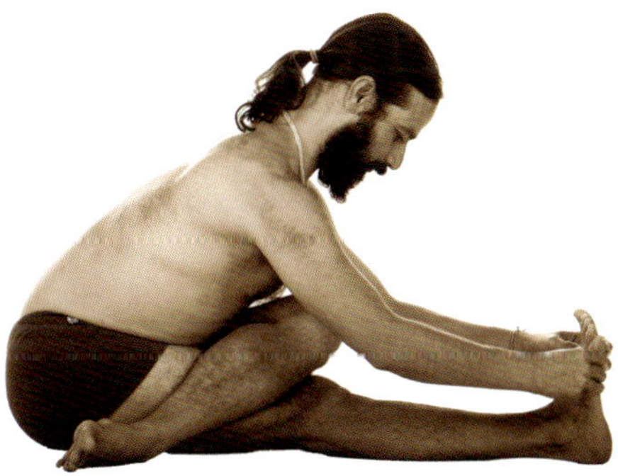

411
गो मुख पश्चिम उत्तान आसन
Go mukha paścima uttāna āsana
Posture d'étirement du dos tête de vache

गोमुखपश्चिमोत्तानासन
Gomukhapaścimottānāsana

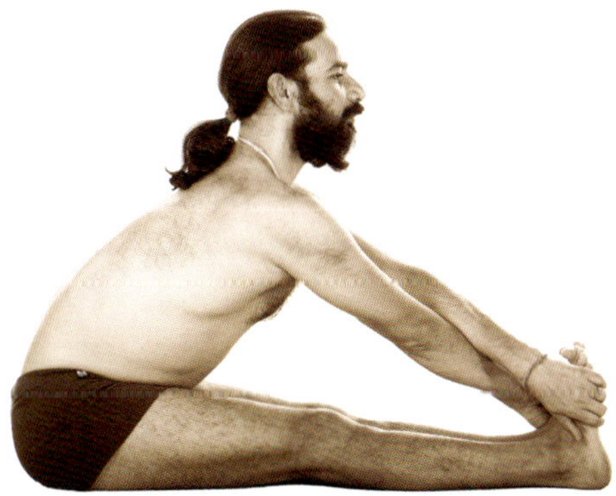

412
अर्ध पश्चिम उत्तान (विपरीत हस्त पाद बद्ध)
Ardha paścima uttāna (viparīta hasta pāda baddha)
Posture de demi-étirement du dos
(mains liées aux pieds opposés)

अर्धपश्चिमोत्तान (विपरीतहस्तपादबद्ध)
Ardhapaścimottāna (viparītahastapādabaddha)

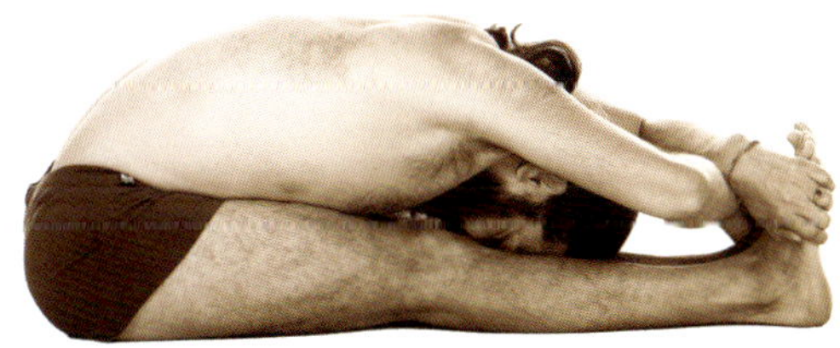

413
पश्चिम उत्तान (विपरीत हस्त पाद बद्ध)
Paścima uttāna (viparīta hasta pāda baddha)
Posture d'étirement du dos
(mains liées aux pieds opposés)

पश्चिमोत्तान (विपरीतहस्तपादबद्ध)
Paścimottāna (viparītahastapādabaddha)

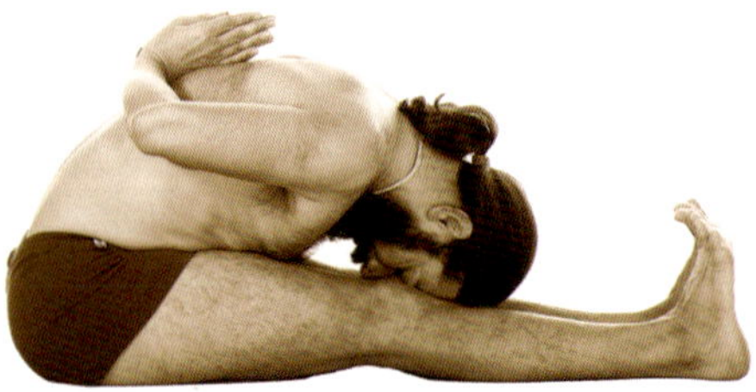

414
पश्चिम उत्तान आसन (पृष्ठ नमस्कार)
Paścima uttāna āsana (pṛṣṭha namaskāra)
Posture d'étirement du dos
(mains en prière dans le dos)

पश्चिमोत्तानासन (पृष्ठनमस्कार)
Paścimottānāsana (pṛṣṭhanamaskāra)

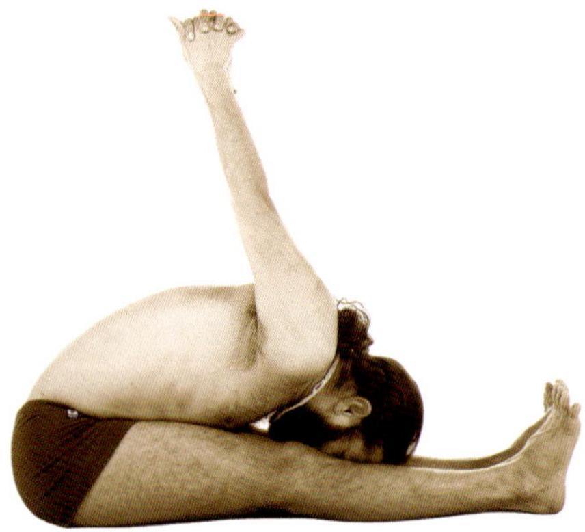

415
पश्चिम उत्तान आसन (पृष्ठ हस्त उत्तान)
Paścima uttāna āsana (pṛṣṭha hasta uttāna)
Posture d'étirement du dos
(mains tendues en arrière)

पश्चिमोत्तानासन (पृष्ठहस्तोत्तान)
Paścimottānāsana (pṛṣṭhahastottāna)

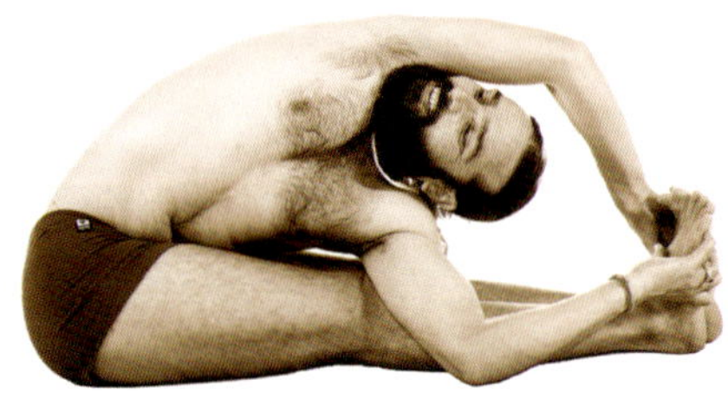

416
परिवृत्त पश्चिम उत्तान आसन
Parivṛtta paścima uttāna āsana
Posture d'étirement du dos, en torsion

परिवृत्तपश्चिमोत्तानासन
Parivṛttapaścimottānāsana

Nom usuel des postures 403 à 417 : flexion vers l'avant

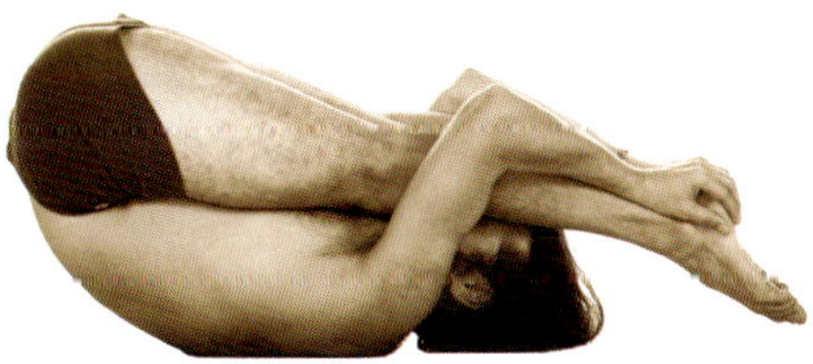

417
पश्चिम उत्तान आसन (मेरु भू)
Paścima uttāna āsana (meru bhū)
Posture d'étirement du dos
(colonne vertébrale à terre)

पश्चिमोत्तानासन (मेरुभू)
Paścimottānāsana (merubhū)

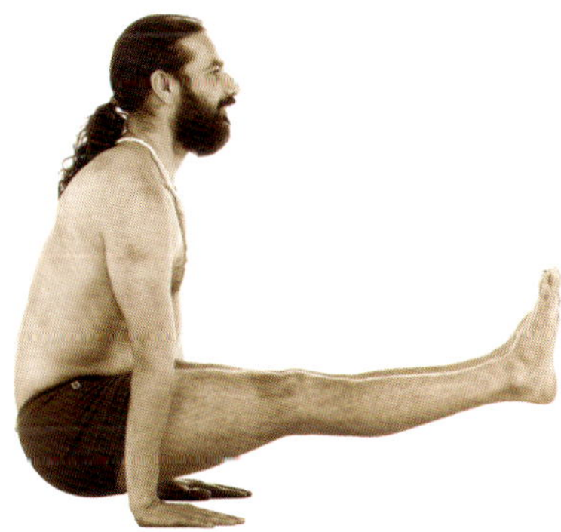

418
दण्ड तुला आसन (कर तल भू)
Daṇḍa tulā āsana (karatala bhū)
Posture du bâton en équilibre (paumes à terre)

दण्डतुलासन (करतलभू)
Daṇḍatulāsana (karatalabhū)

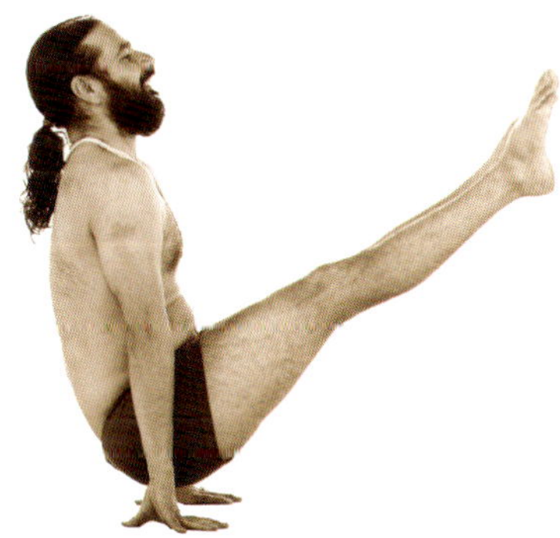

419
दण्ड तुला आसन (उत्तान पाद, हस्त अङ्गुल भू)
Daṇḍa tulā āsana (uttāna pāda, hasta aṅgula bhū)
Posture du bâton en équilibre
(jambes levées, doigts à terre)

दण्डतुलासन (उत्तानपाद, हस्ताङ्गुलभू)
Daṇḍatulāsana (uttānapāda, hastāṅgulabhū)

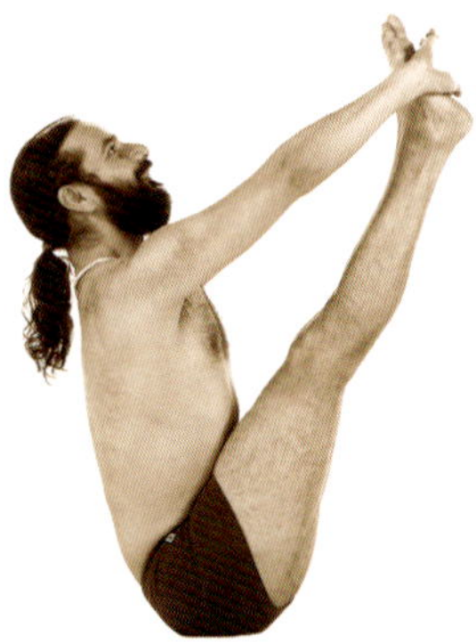

420
उत्तोलन पश्चिम उत्तान आसन (आरम्भ अवस्था)
Uttolana paścima uttāna āsana (ārambha avasthā)
Posture d'étirement du dos, en équilibre
(position initiale)

उत्तोलनपश्चिमोत्तानासन (आरम्भावस्था)
Uttolanapaścimottānāsana (ārambhāvasthā)

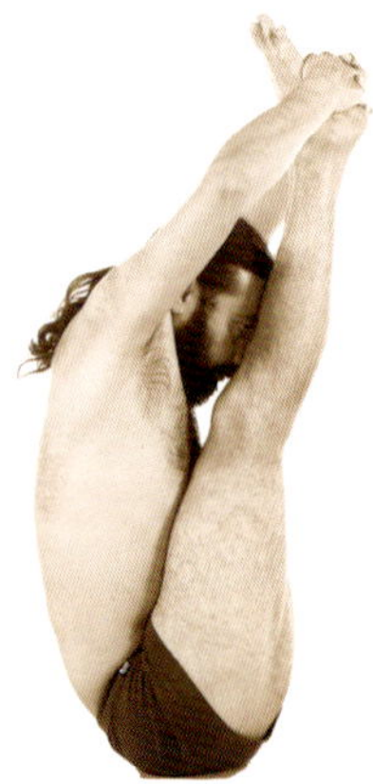

421
उत्तोलन पश्चिम उत्तान आसन
Uttolana paścima uttāna āsana
Posture d'étirement du dos, en équilibre

उत्तोलनपश्चिमोत्तानासन
Uttolanapaścimottānāsana

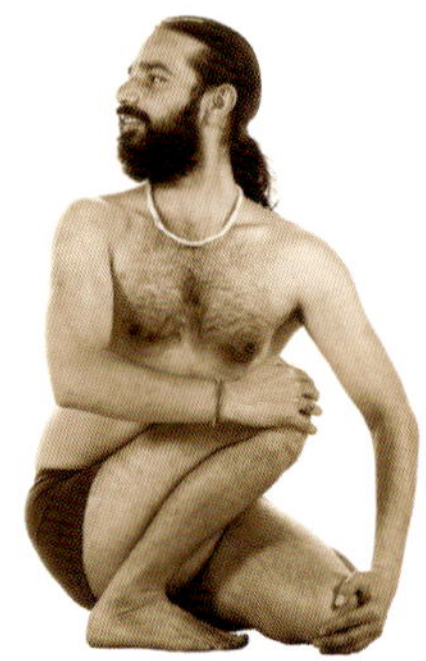

422
उदर आकुञ्चन आसन
Udara ākuñcana āsana
Posture purification de l'abdomen

उदराकुञ्चनासन
Udarākuñcanāsana

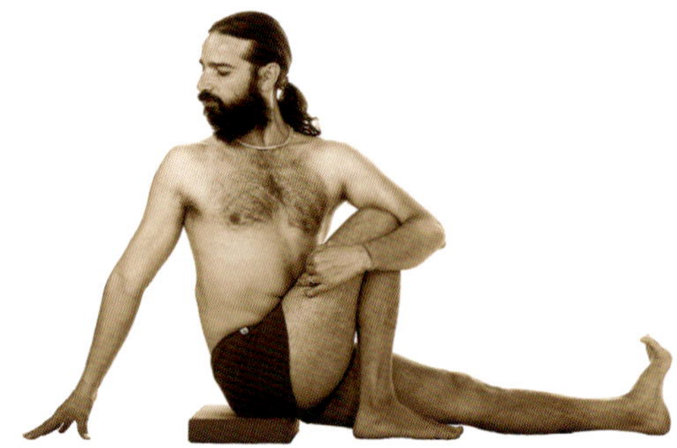

423
परिवृत्त वक्र आसन (अन्तर्पार्श्व पाद, सालम्ब मूल)
Parivṛtta vakra āsana
(antarpārśva pāda, sālamba mūla)
Posture assise, en torsion
(pied à l'intérieur, base sur support)

परिवृत्तवक्रासन (अन्तर्पार्श्वपाद, सालम्बमूल)
Parivṛttavakrāsana
(antarpārśvapāda, sālambamūla)

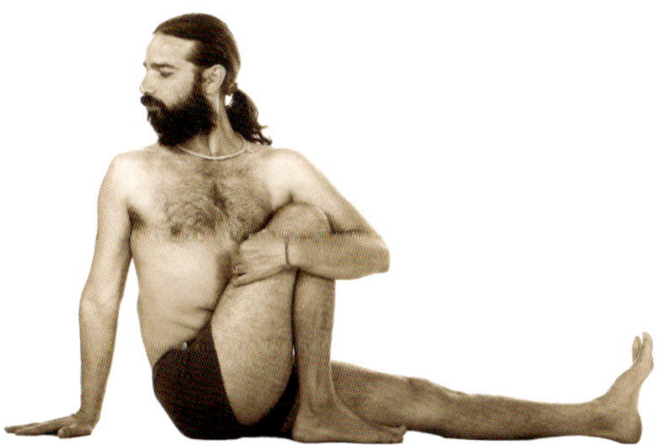

424
परिवृत्त वक्र आसन (अन्तर्पार्श्व पाद)
Parivṛtta vakra āsana (antarpārśva pāda)
Posture assise, en torsion (pied à l'intérieur)

परिवृत्तवक्रासन (अन्तर्पार्श्वपाद)
Parivṛttavakrāsana (antarpārśvapāda)

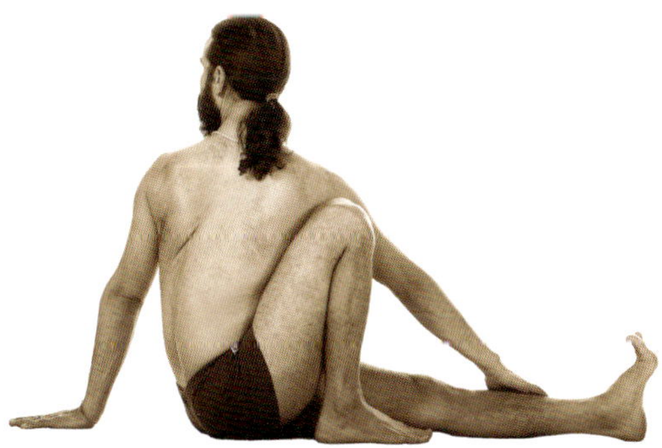

425
विपरीत परिवृत्त वक्र आसन (अन्तर्पार्श्व पाद)
Viparīta parivṛtta vakra āsana (antarpārśva pāda)
Posture assise inversée (pied à l'intérieur)

विपरीतपरिवृत्तवक्रासन (अन्तर्पार्श्वपाद)
Viparītaparivṛttavakrāsana (antarpārśvapāda)

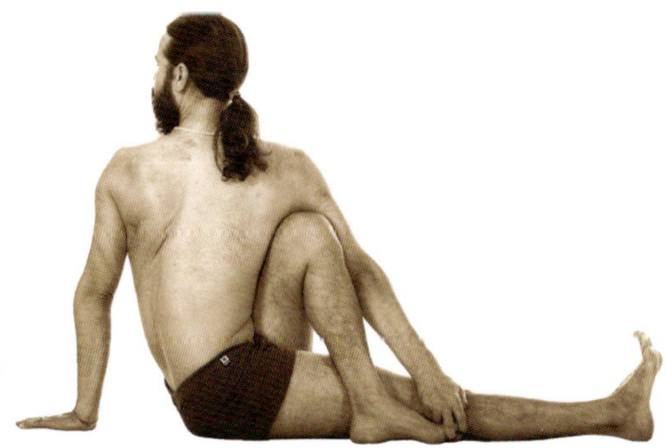

426
परिवृत्त वक्र आसन (बद्ध पाद अङ्गुष्ठ)
Parivṛtta vakra āsana (baddha pāda aṅguṣṭha)
Posture assise, en torsion (tenir le gros orteil)

परिवृत्तवक्रासन (बद्धपादाङ्गुष्ठ)
Parivṛttavakrāsana (badhapādāṅguṣṭha)

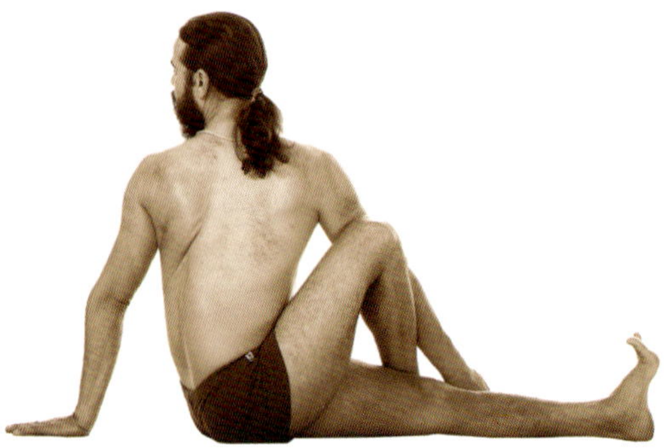

427
विपरीत परिवृत्त वक्र आसन
Viparīta parivṛtta vakra āsana
Posture assise, en torsion inversée

विपरीतपरिवृत्तवक्रासन
Viparītaparivṛttavakrāsana

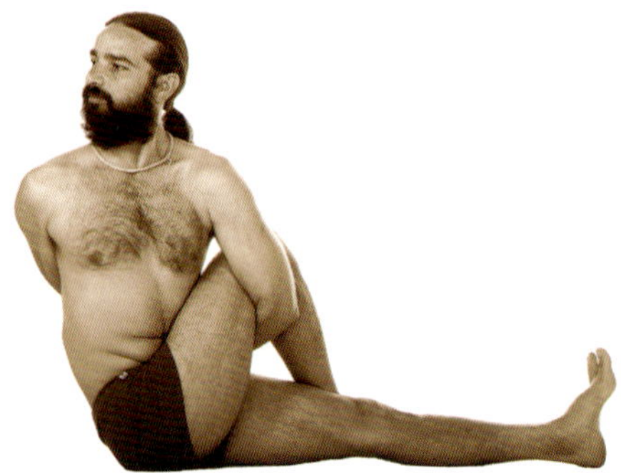

428
परिवृत्त वक्र आसन (रज्जु हस्त)
Parivṛtta vakra āsana (rajju hasta)
Posture assise, en torsion liée (mains jointes)

परिवृत्तवक्रासन (रज्जुहस्त)
Parivṛttavakrāsana (rajjuhasta)

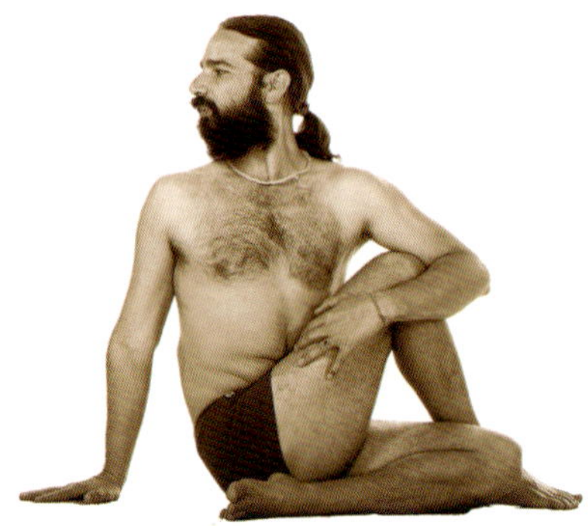

429
अर्ध मत्स्येन्द्र आसन (बद्ध जानु)
Ardha Matsyendra āsana (baddha jānu)
Demi-posture du sage Matsyendra (genou lié)

अर्धमत्स्येन्द्रासन (बद्धजानु)
Ardhamatsyendrāsana (baddhajānu)

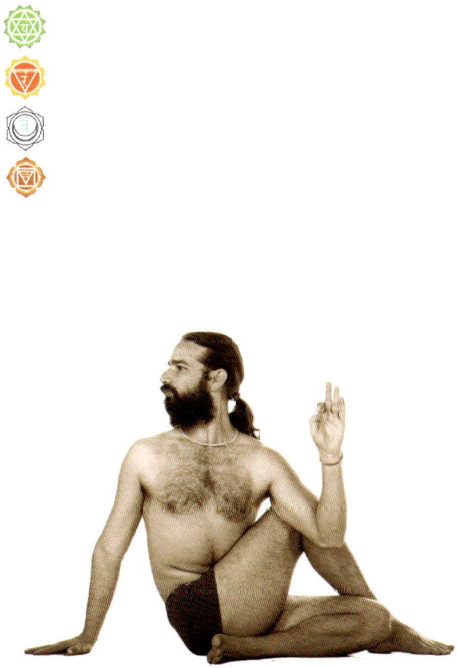

430
अर्ध मत्स्येन्द्र आसन (ज्ञान मुद्रा, पृष्ठ)
Ardha Matsyendra āsana (jñāna mudrā)
Demi-posture du sage Matsyendra (jñāna mudrā)

अर्धमत्स्येन्द्रासन (ज्ञानमुद्रा)
Ardhamatsyendrāsana (jñānamudrā)

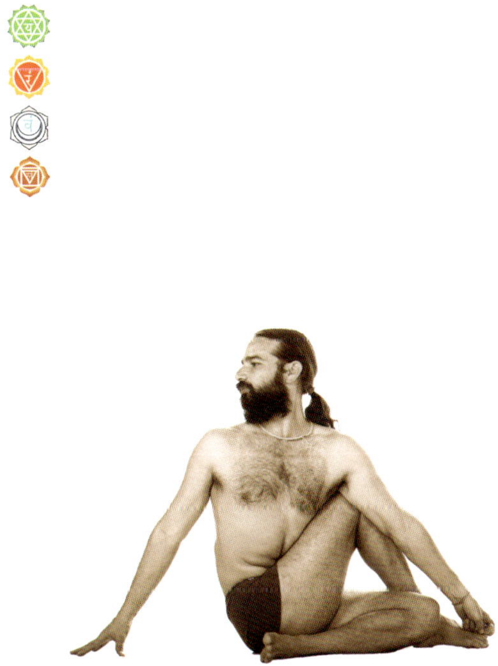

431
अर्ध मत्स्येन्द्र आसन
Ardha Matsyendra āsana
Demi-posture du sage Matsyendra

अर्धमत्स्येन्द्रासन
Ardhamatsyendrāsana

Commencez
là où vous en êtes.
Il n'est jamais trop tard.

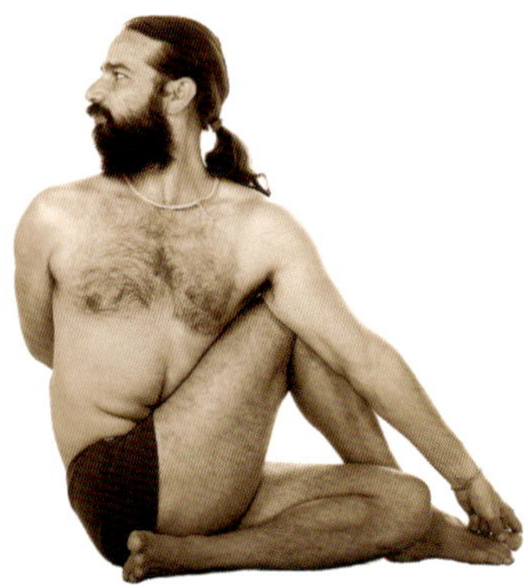

432
अर्ध मत्स्येन्द्र आसन (पृष्ठ उरु हस्त)
Ardha Matsyendra āsana (pṛṣṭha uru hasta)
Demi-posture du sage Matsyendra
(main liée derrière la cuisse)

अर्धमत्स्येन्द्रासन (पृष्ठोरुहस्त)
Ardhamatsyendrāsana (pṛṣṭhoruhasta)

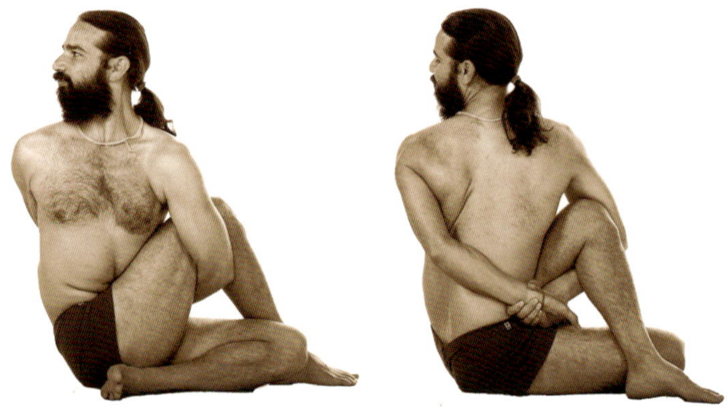

433
अर्ध मत्स्येन्द्र आसन (रज्जु हस्त)
Ardha Matsyendra āsana (rajju hasta)
Demi-posture du sage Matsyendra
(mains liées)

अर्धमत्स्येन्द्रासन (रज्जुहस्त)
Ardhamatsyendrāsana (rajjuhasta)

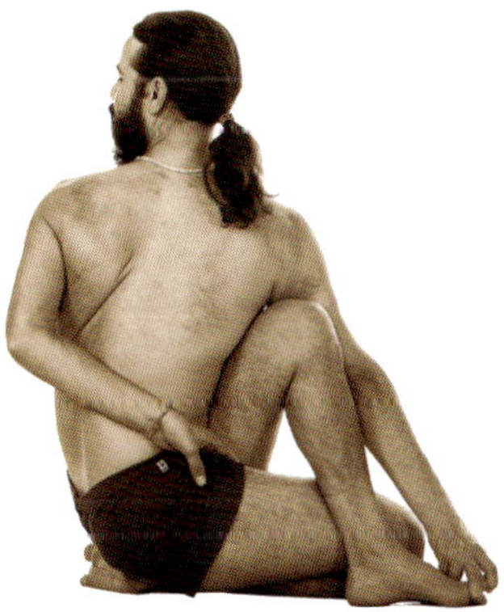
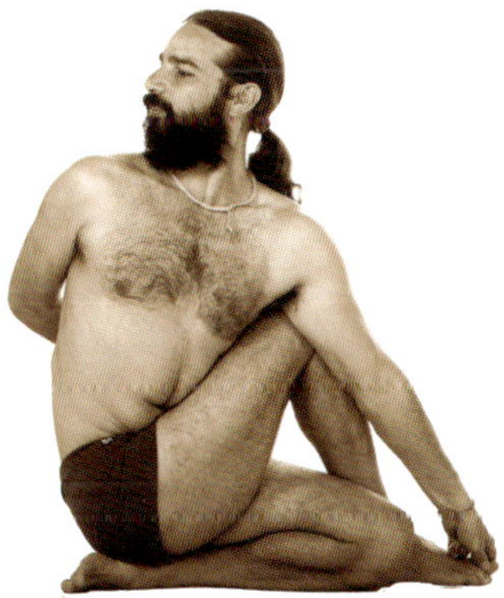

434
वज्र अर्ध मत्स्येन्द्र आसन (पृष्ठ उरु हस्त)
Vajra ardha Matsyendra āsana (pṛṣṭha uru hasta)
Demi-posture de l'éclair du sage Matsyendra
(main liée derrière la cuisse)

वज्रार्धमत्स्येन्द्रासन (पृष्ठोरुहस्त)
Vajrārdhamatsyendraāsana (pṛṣṭhoruhasta)

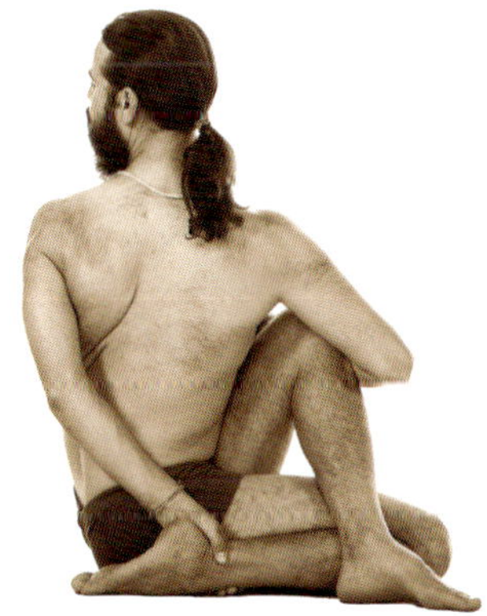

435
अर्ध वज्र मत्स्येन्द्र आसन (बद्ध जानु, बद्ध हस्त गुल्फ)
Ardha vajra Matsyendra āsana (baddha jānu, baddha hasta gulpha)
Demi-posture de l'éclair du sage Matsyendra
(tenir le genou et la cheville)

अर्धवज्रमत्स्येन्द्रासन (बद्धजानु,बद्धहस्तगुल्फ)
Ardhavajrāmatsyendrāsana (baddhajānu, baddhahastagulpha)

Nom usuel des postures 435 et 436 : recto-verso

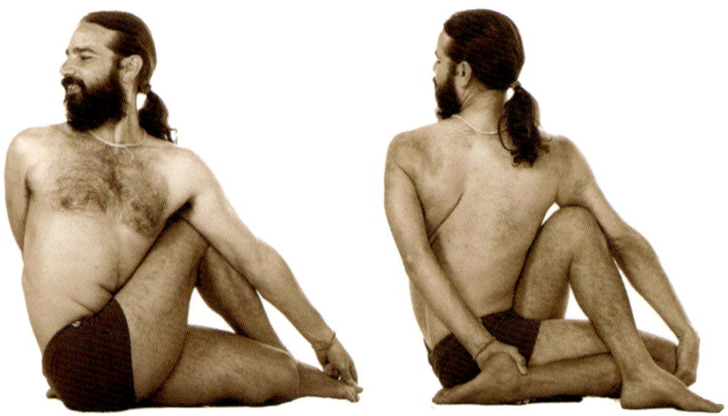

436
अर्ध वज्र मत्स्येन्द्र आसन (बद्ध पाद, बद्ध हस्तगुल्फ)
Ardha vajrā Matsyendra āsana (baddha pāda, baddha hasta gulpha)
Demi-posture de l'éclair du sage Matsyendra
(tenir le genou et la cheville)

अर्धवज्रमत्स्येन्द्रासन (बद्धपाद, बद्धहस्तगुल्फ)
Ardhavajrāmatsyendrāsana (baddhapāda, baddhastagulpha)

Nom usuel des postures 435 et 436 : recto-verso

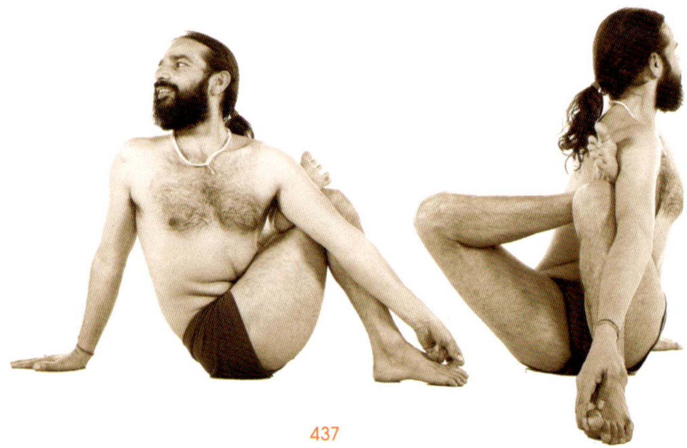

437
योग दण्ड मत्स्यइन्द्र आसन
Yoga daṇḍa Matsyendra āsana
Posture du bâton de yoga du Sage Matsyendra

योगदण्डमत्स्येन्द्रासन
Yogadaṇḍamatsyendrāsana

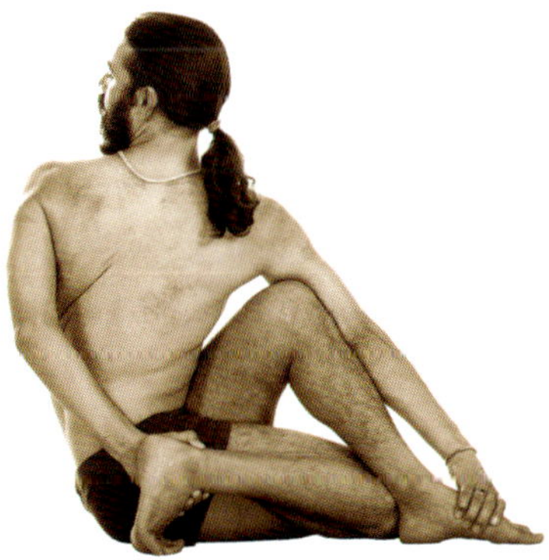

438
विकट मत्स्येन्द्र आसन
Vikaṭa Matsyendra āsana
Posture du sage Matsyendra (difficile)

विकटमत्स्येन्द्रासन
Vikaṭamatsyendrāsana

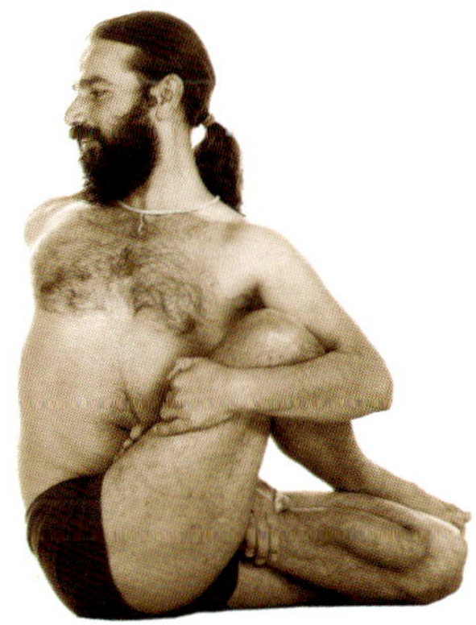

439
पूर्णमत्स्येन्द्रआसन (बद्ध जानु)
Pūrṇa Matsyendra āsana (baddha jānu)
Posture du sage Matsyendra (complète, tenir le genou)

पूर्णमत्स्येन्द्रासन (बद्धजानु)
Pūrṇamatsyendrāsana (baddhajānu)

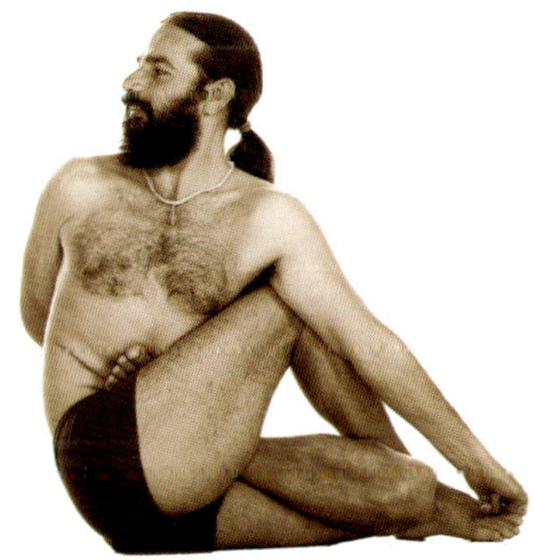

440
पूर्णमत्स्येन्द्र आसन
Pūrṇa Matsyendra āsana āsana
Posture du sage Matsyendra (complète)

पूर्णमत्स्येन्द्रासन
Pūrṇamatsyendraāsanāsana

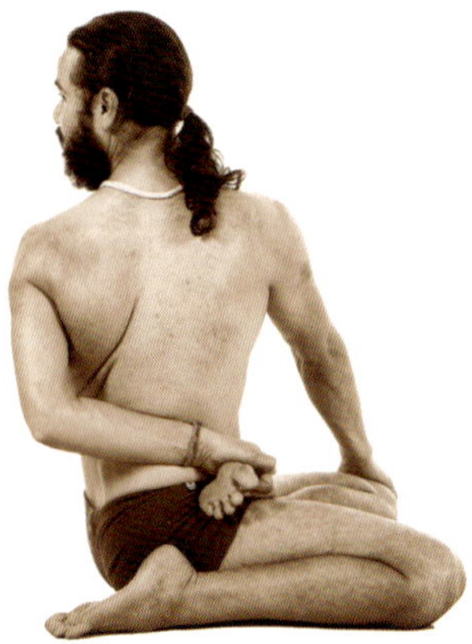

441
परिवृत्त भारद्वाज आसन
Parivṛtta Bhārdvāja āsana
Posture du sage Bhārdvāja, en torsion

परिवृत्तभारद्वाजासन
Parivṛttabhārdvājāsana

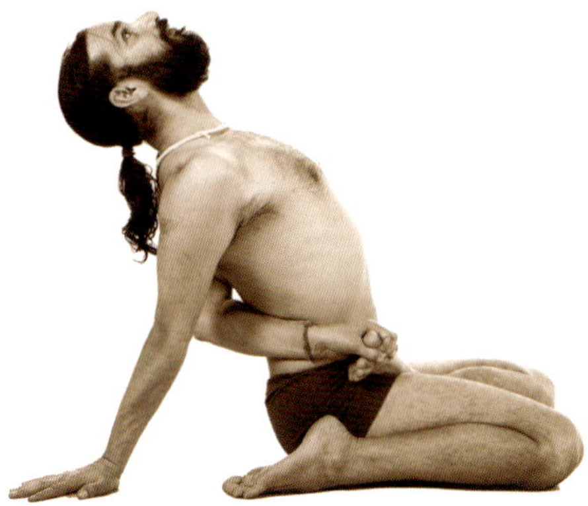

442
ऊर्ध्व मुख भारद्वाज आसन
Ūrdhva mukha Bhārdvāja āsana
Posture du sage Bhārdvāja, en torsion vers le haut

ऊर्ध्वमुखभारद्वाजासन
Ūrdhvamukhabhāradvājāsana

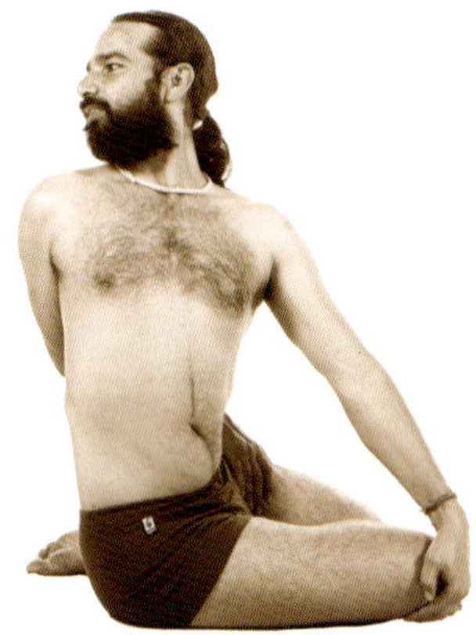

443
परिवृत्त भारद्वाज आसन (जानु हस्त, उरु हस्त)
Parivṛtta Bhārdvāja āsana (jānu hasta, uru hasta)
Posture du sage Bhārdvāja, en torsion
(mains sur le genou et la cuisse)

परिवृत्तभारद्वाजासन (जानुहस्त,उरुहस्त)
Parivṛttabhārdvājāsana (jānuhasta, uruhasta)

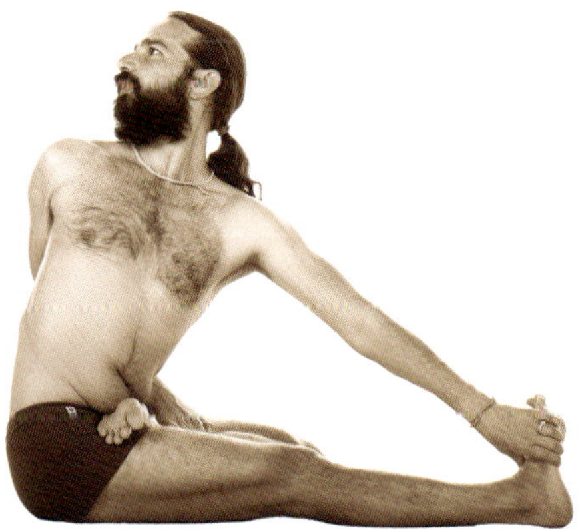

444
परिवृत्त भारद्वाज आसन (एक पाद दण्ड)
Parivṛtta Bhāradvāja āsana (eka pāda daṇḍa)
Posture du sage Bhārdvāja, en torsion (une jambe tendue en posture du bâton)

परिवृत्तभारद्वाजासन (एकपाददण्ड)
Parivṛttabhāradvājāsana (ekapādadaṇḍa)

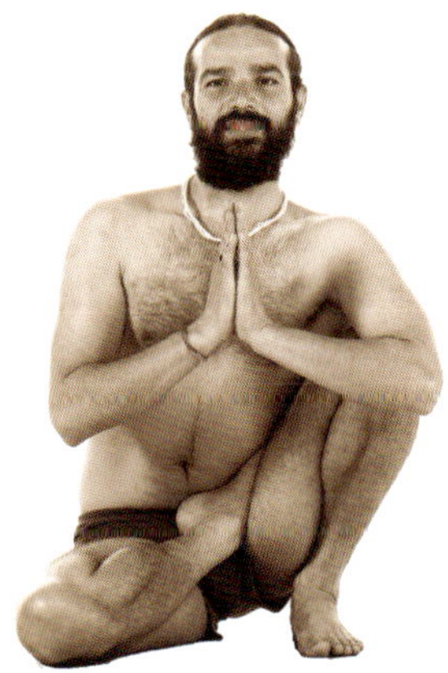

445
नमन मरीचि आसन
Namana Marīci āsana
Posture humble du sage Marīci

नमनमरीच्यासन
Namanamarīcyāsana

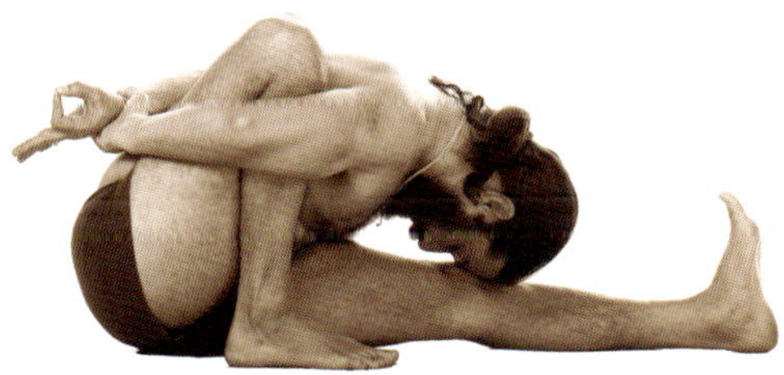

446
मरीचि आसन (जानु शीर्ष)
Marīci āsana (jānu śīrṣa)
Posture du sage Marīci (tête au genou)

मरीच्यासन (जानुशीर्ष)
Marīcyāsana (jānuśīrṣa)

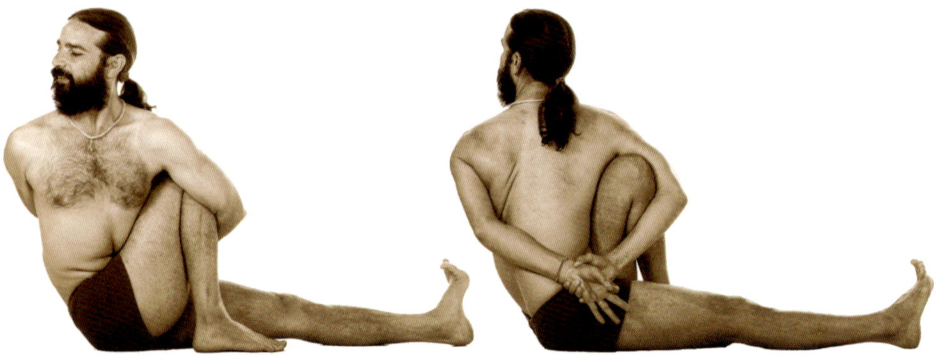

447
परिवृत्त मरीचि आसन
Parivṛtta Marīci āsana
Posture du sage Marīci, en torsion

परिवृत्तमरीच्यासन
Parivṛttamarīcyāsana

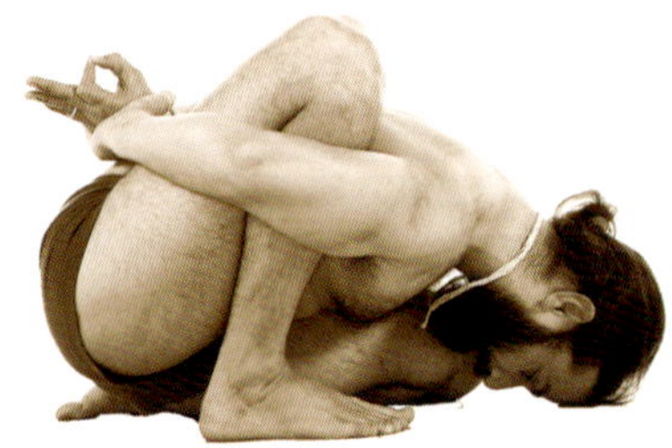

448
मरीचि आसन (एक पाद वज्र ,ललाट भू)
Marīci āsana (eka pāda vajra, lalāṭa bhū)
Posture du sage Marīci
(une jambe en posture de l'éclair, front à terre)

मरीच्यासन (एकपादवज्र, ललाटभू)
Marīcyāsana (ekapādavajra, lalāṭabhū)

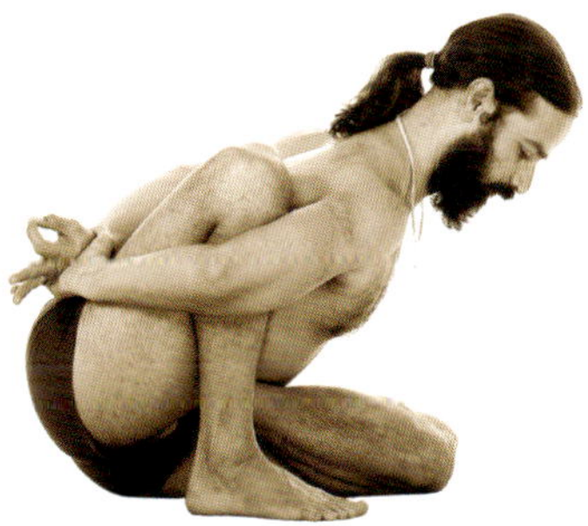

449
अर्धपद्म मरीचि आसन
Ardha padma Marīci āsana
Posture du sage Marīci en demi-lotus

अर्धपद्ममरीच्यासन
Ardhapadmamarīcyāsana

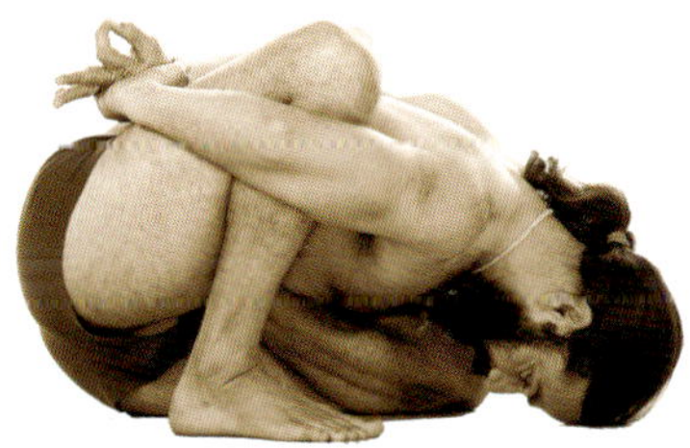

450
अर्धपद्म मरीचि आसन (ललाट भू)
Ardha padma Marīci āsana (lalāṭa bhū)
Posture du sage Marīci en demi-lotus (front à terre)

अर्धपद्ममरीच्यासन (ललाटभू)
Ardhapadmamarīcyāsana (lalāṭabhū)

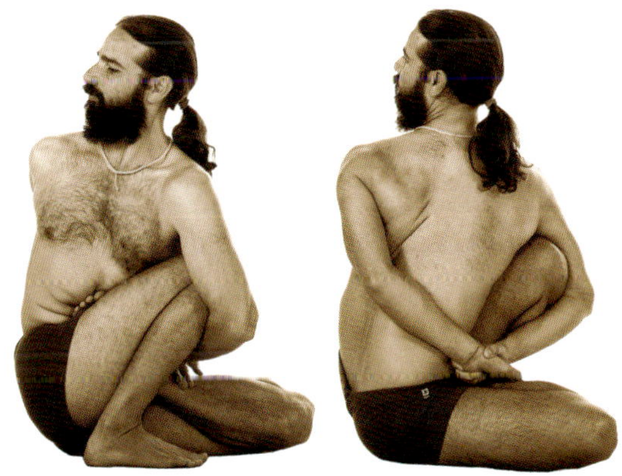

451
अर्ध पद्म परिवृत्त मरीचि आसन
Ardha padma parivṛtta Marīci āsana
Posture du sage Marīci en demi-lotus, en torsion

अर्धपद्मपरिवृत्तमरीच्यासन
Ardhapadmaparivṛttamarīcyāsana

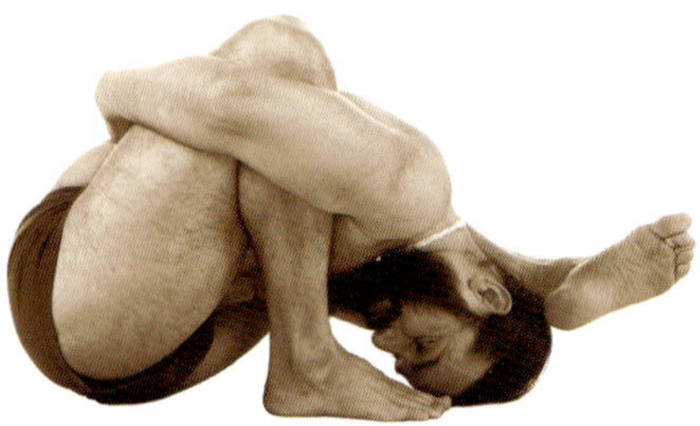

452
भैरव मरीचि आसन
Bhairava Marīci āsana
Posture du sage Marīci sans peur

भैरवमरीच्यासन
Bhairavamarīcyāsana

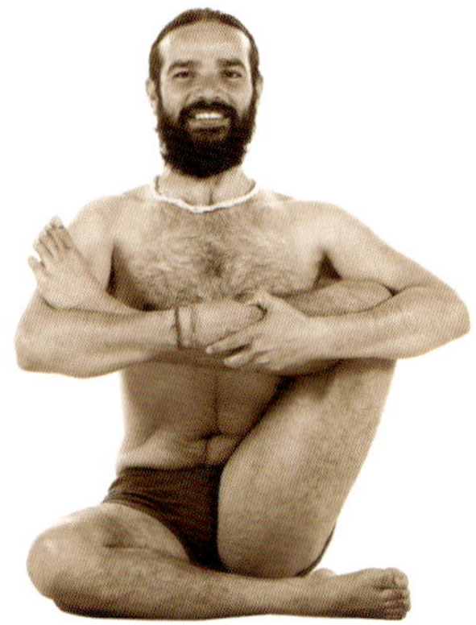

453
उपविष्ट शिशु वात्सल्य आसन
Upaviṣṭa śiśu vātsalya āsana
Posture assise du berceau de bébé

उपविष्टशिशुवात्सल्यासन
Upaviṣṭaśiśuvātsalyāsana

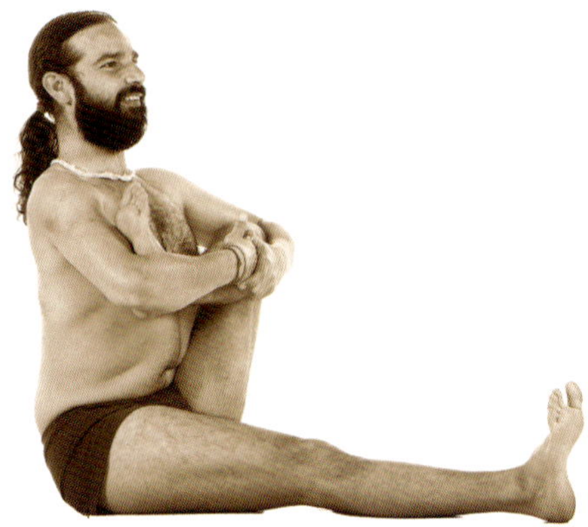

454
उपविष्ट शिशु वात्सल्य आसन (एक पाद दण्ड)
Upaviṣṭa śiśu vātsalya āsana (eka pāda daṇḍa)
Posture assise du berceau de bébé
(une jambe en posture du bâton)

उपविष्टशिशुवात्सल्यासन (एकपाददण्ड)
Upaviṣṭaśiśuvātsalyāsana (ekapādadaṇḍa)

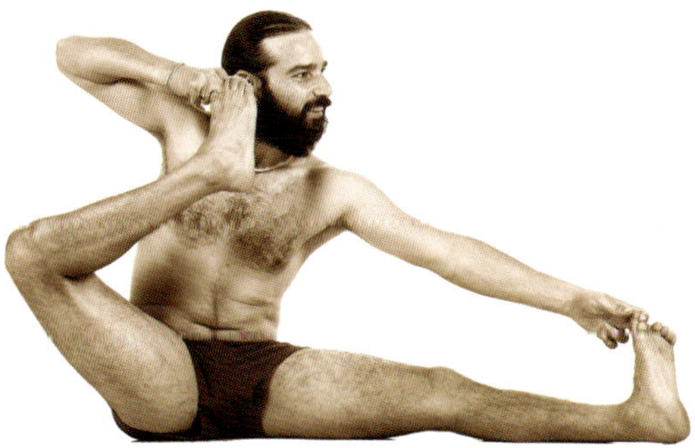

455
आकर्ण धनुः आसन
Ākarṇa dhanuḥ āsana
Posture de l'arc tendu

आकर्णधनुरासन
Ākarṇadhanurāsana

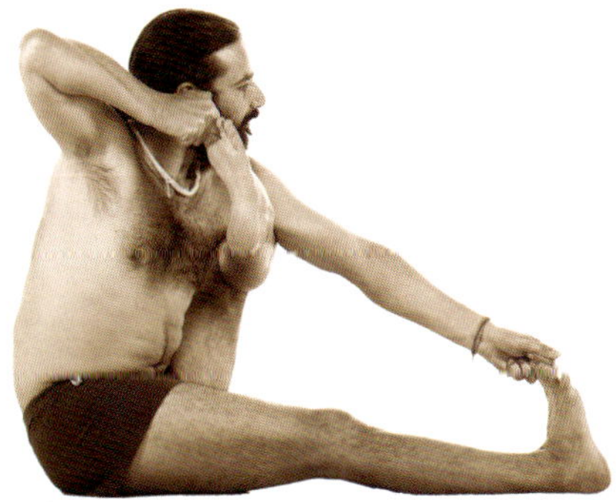

456
आकर्ण धनुः आसन (विपरीत एक पाद हस्त)
Ākarṇa dhanuḥ āsana (viparīta eka pāda hasta)
Posture de l'arc tendu (main sur pied opposé)

आकर्णधनुरासन (विपरीतैकपादहस्त)
Akarṇadhanurāsana (viparītāaikapādahasta)

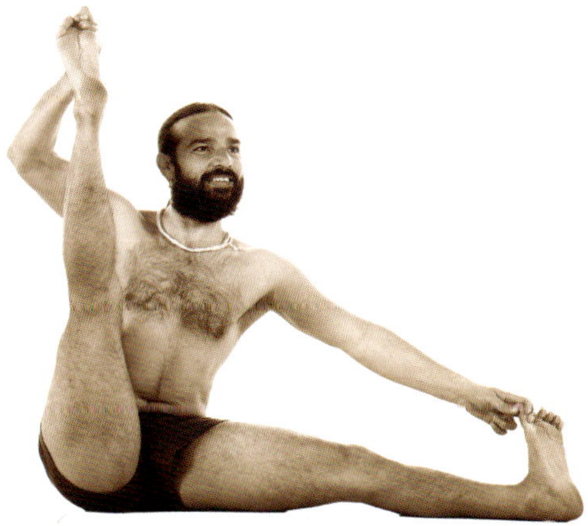

457
आकर्ण धनुः आसन (उत्तान एक पाद)
Ākarṇa dhanuḥ āsana (uttāna eka pāda)
Posture de l'arc tendu (une jambe levée)

आकर्णधनुरासन (उत्तानैकपाद)
Ākarṇadhanurāsana (uttānaikapāda)

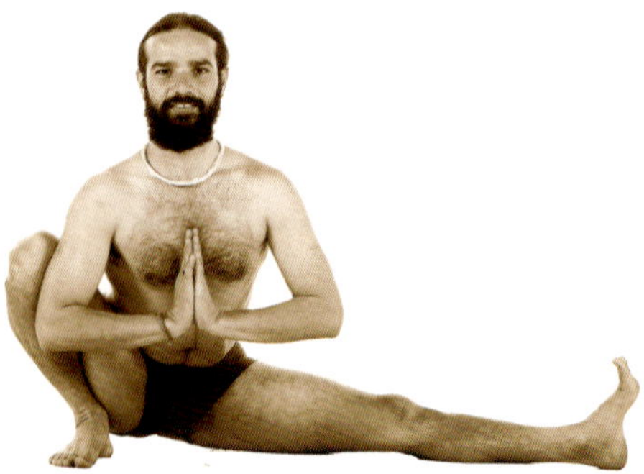

458
नमस्कार माला आसन (एक पाद दण्ड)
Namaskāra mālā āsana (eka pāda daṇḍa)
Posture de la guirlande en prière
(une jambe en posture du bâton)

नमस्कारमालासन (एकपाददण्ड)
Namaskāramālāsana (ekapādadaṇḍā)

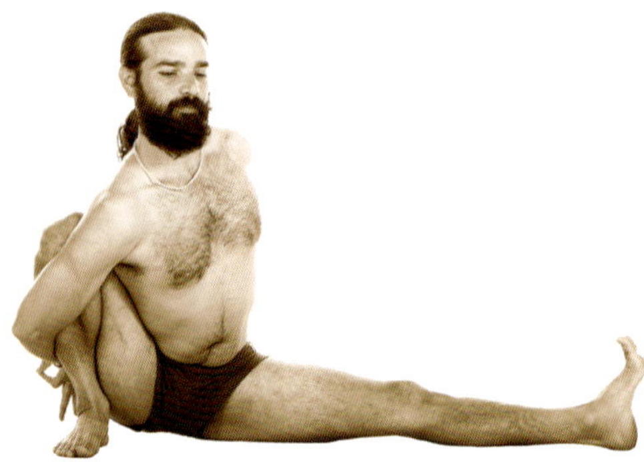

459
जानु बद्ध माला आसन (एक पाद दण्ड)
Jānu baddha mālā āsana (eka pāda daṇḍa)
Posture de la guirlande genou lié
(une jambe en posture du bâton)

जानुबद्धमालासन (एकपाददण्ड)
Jānubaddhamālāsana (ekapādadaṇḍa)

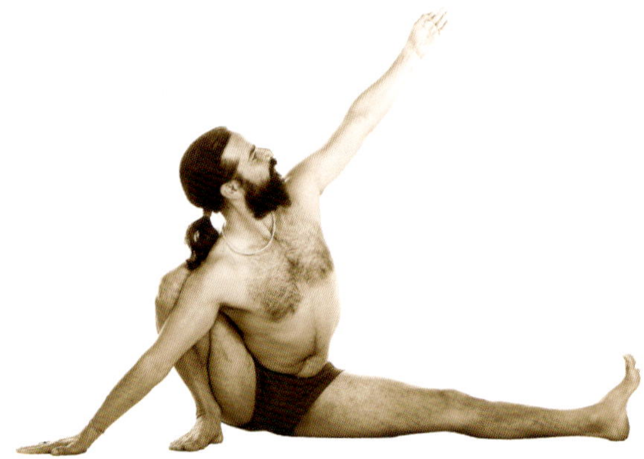

460
अर्जुन बाण आसन (एक पाद दण्ड)
Arjuna bāṇa āsana (eka pāda daṇḍa)
Posture de la flèche axée
(une jambe en posture du bâton)

अर्जुनबाणासन (एकपाददण्ड)
Arjunabāṇāsana (ekapādadaṇḍa)

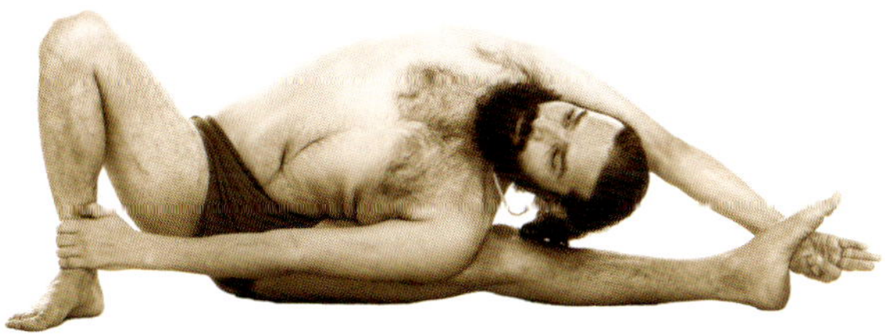

461
पार्श्व चौरङ्गी नाथ आसन (ज्ञान मुद्रा)
Pārśva Cauraṅgī Nātha āsana (jñāna mudrā)
Posture du sage Caurangī Nātha latérale (main en jñāna mudrā)

पार्श्वचौरङ्गीनाथासन (ज्ञानमुद्रा)
Pārśvacauraṅgīnāthāsana (jñānamudrā)

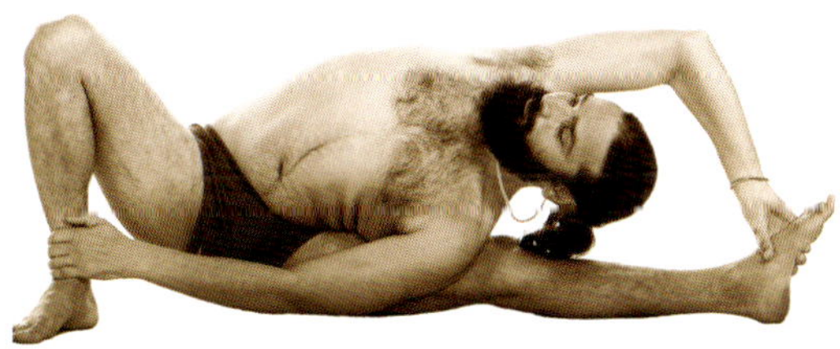

462
पार्श्व चौरङ्गी नाथ आसन (ज्ञान मुद्रा)
Pārśva Cauraṅgī Nātha āsana (baddha pāda)
Posture du sage Caurangī Nātha latérale (tenir le pied)

पार्श्वचौरङ्गीनाथासन (ज्ञानमुद्रा)
Pārśvacauraṅgīnāthāsana (baddhapāda)

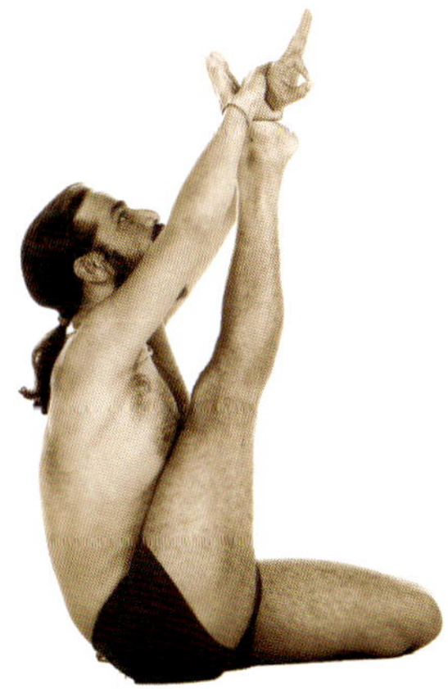

463
ऊर्ध्व मुख क्रौञ्च आसन
Ūrdhva mukha krauñca āsana
Posture du héron vers le haut

ऊर्ध्वमुखक्रौञ्चासन
Ūrdhvamukhakrauñcāsana

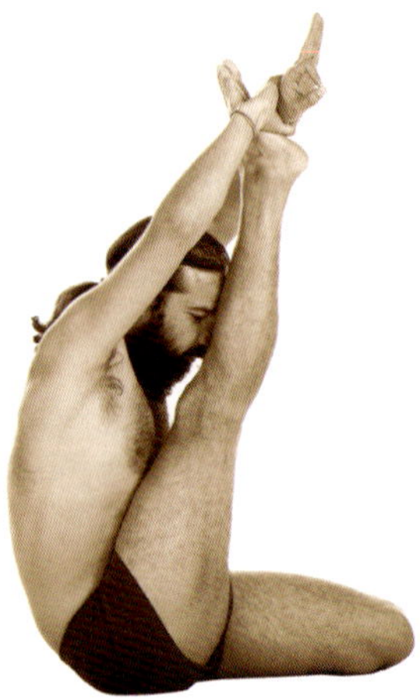

464
जानु शिर क्रौञ्च आसन
Jānu śira krauñca āsana
Posture du héron, tête au genou

जानुशिरक्रौञ्चासन
Jānuśirakrauñcāsana

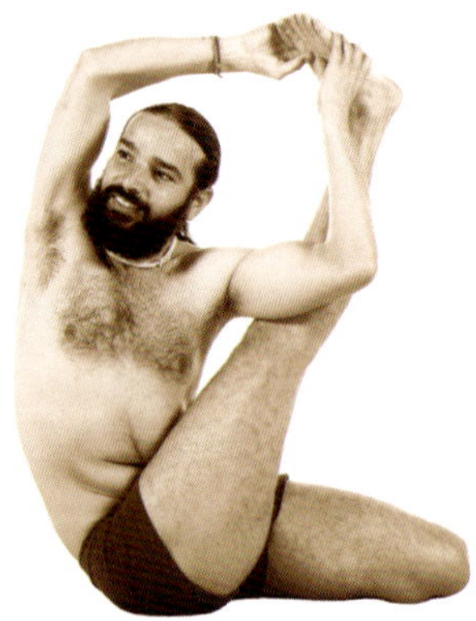

465
परिवृत्त क्रौञ्च आसन
Parivṛtta krauñca āsana
Posture du héron, en torsion

परिवृत्तक्रौञ्चासन
Parivṛttakrauñcāsana

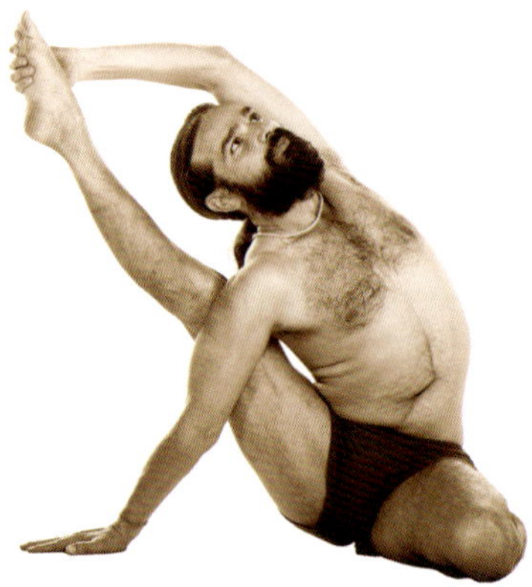

466
पार्श्व क्रौञ्च आसन (एक हस्त भू)
Pārśva krauñca āsana (eka hasta bhū)
Posture du héron latérale (une main à terre)

पार्श्वक्रौञ्चासन (एकहस्तभू)
Pārśvakrauñcāsana (ekahastabhū)

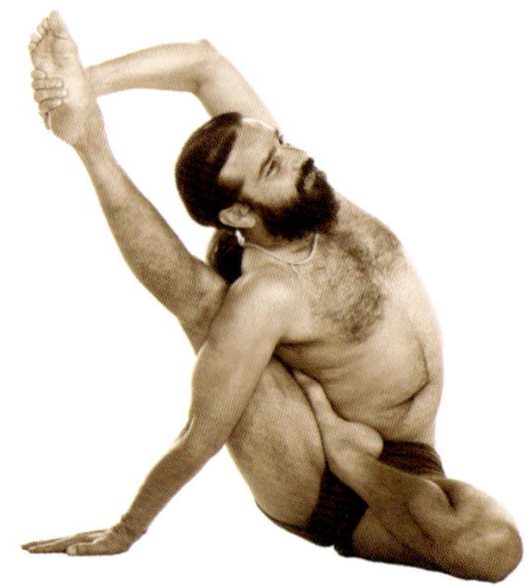

467
पार्श्व पद्म क्रौञ्च आसन (एक हस्त भू)
Pārśva padma krauñca āsana (eka hasta bhū)
Posture du héron latérale en lotus
(une main à terre)

पार्श्वपद्मक्रौञ्चासन (एकहस्तभू)
Pārśvapadmakrauñcāsana (ekahastabhū)

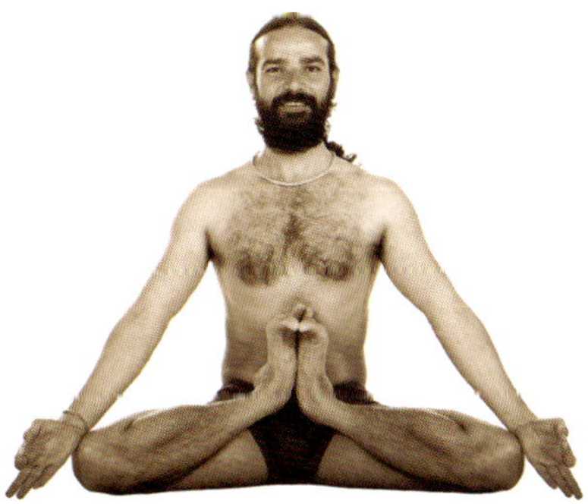

468
कन्द पीड आसन (ज्ञान मुद्रा)
Kanda pīḍa āsana (jñāna mudrā)
Posture de libération d'énergie (mains en jñāna mudrā)

कन्दपीडासन (ज्ञानमुद्रा)
Kandapīḍaāsana (jñānamudrā)

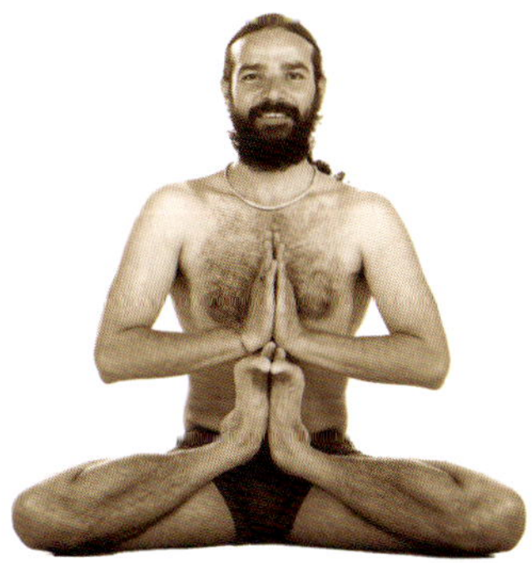

469
नमस्कार कन्द पीड आसन
Namaskāra kanda pīḍa āsana
Posture de libération d'énergie en prière

नमस्कारकन्दपीडासन
Namaskārakandapīḍāsana

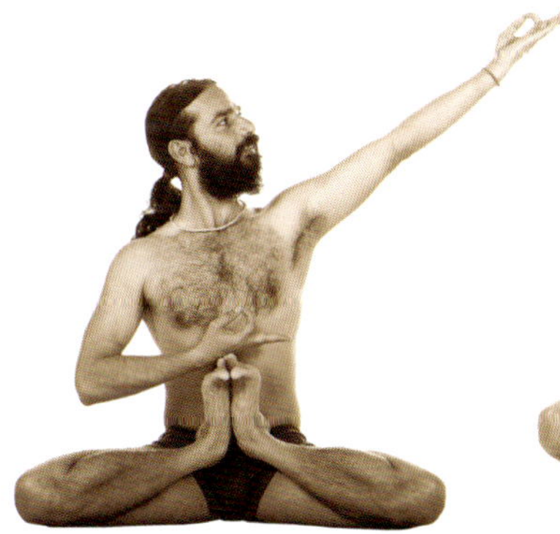

470
भद्र कन्द पीड आसन
Bhadra kanda pīḍa āsana
Belle posture de libération d'énergie

भद्रकन्दपीडासन
Bhadrakandapīḍāsana

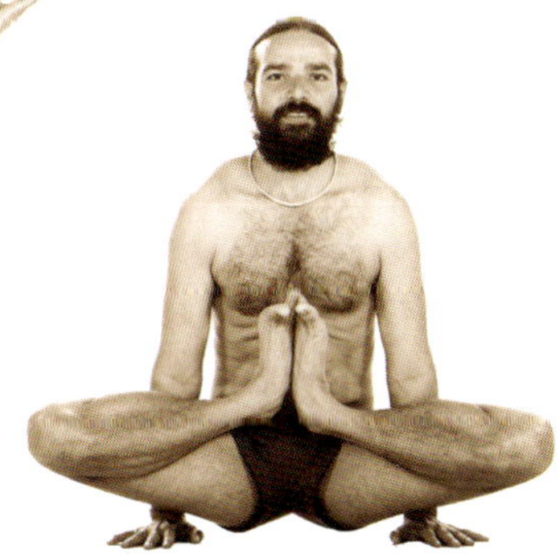

471
उत्तोलन कन्द पीड आसन
Uttolana kanda pīḍa āsana
Posture de libération d'énergie, en équilibre

उत्तोलनकन्दपीडासन
Uttolanakandapīḍāsana

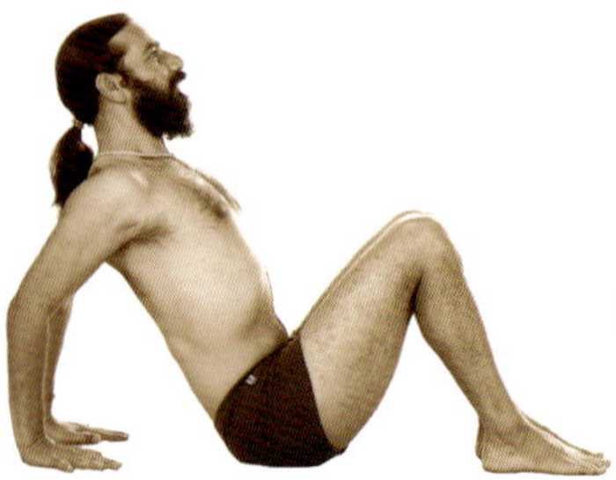

472
अर्ध नौका आसन (आरम्भ अवस्था)
Ardha naukā āsana (ārambha avasthā)
Demi-posture du bateau (position initiale)

अर्धनौकासन (आरम्भावस्था)
Ardhanaukāsana (ārambhāvasthā)

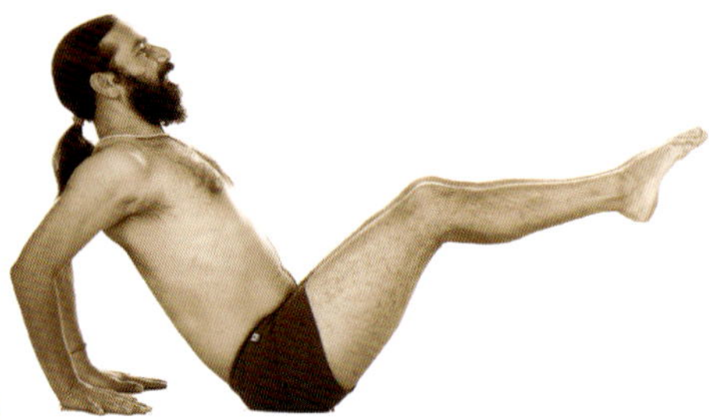

473
अर्ध नौका आसन (पृष्ठ हस्त भू)
Ardha naukā āsana (pṛṣṭha hasta bhū)
Demi-posture du bateau
(mains à terre en arrière)

अर्धनौकासन (पृष्ठहस्तभू)
Ardhanaukāsana (pṛṣṭhahastabhū)

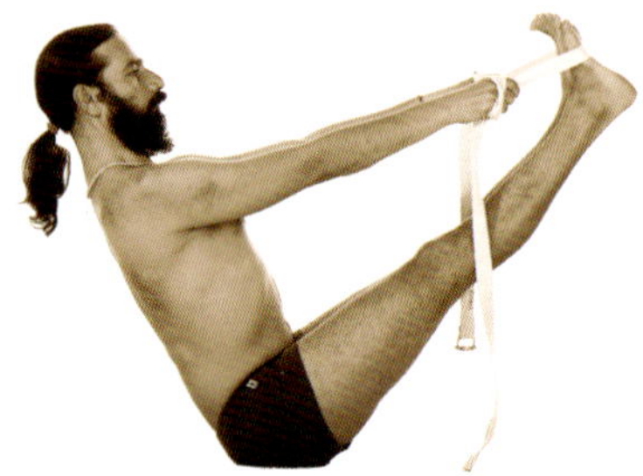

474
नौका आसन (सालम्ब रज्जु)
Naukā āsana (sālamba rajju)
Posture du bateau
(soutenu par une sangle)

नौकासन (सालम्बरज्जु)
Naukāsana (sālambarajju)

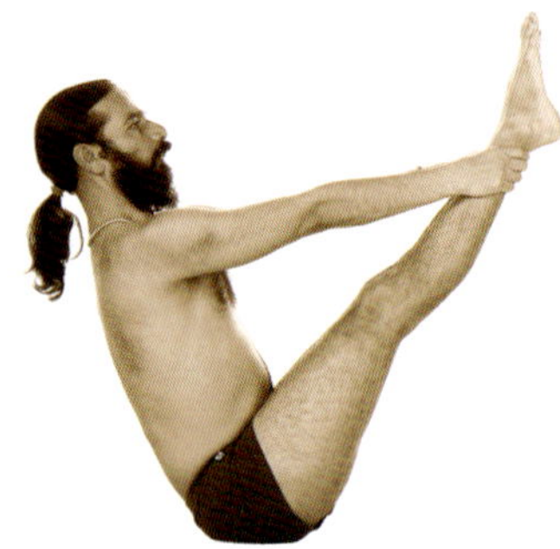

475
नौका आसन (हस्त गुल्फ बद्ध)
Naukā āsana (hasta gulpha baddha)
Posture du bateau (tenir les chevilles)

नौकासन (हस्तगुल्फबद्ध)
Naukāsana (hastagulphabaddha)

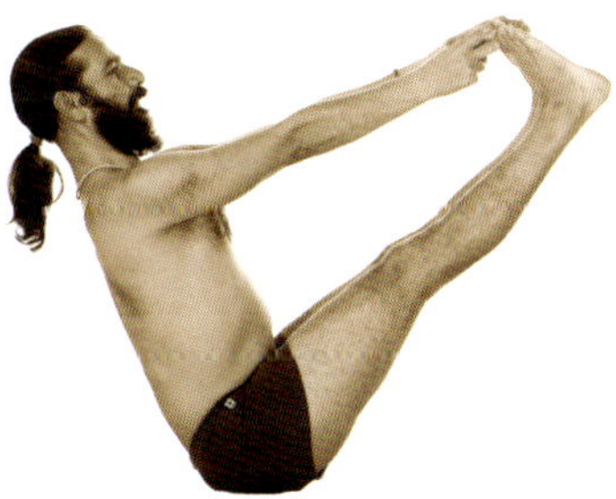

476
नौका आसन (हस्त पाद अङ्गुष्ठ)
Naukā āsana (hasta pāda aṅguṣṭha)
Posture du bateau (tenir les gros orteils)

नौकासन (हस्तपादाङ्गुष्ठ)
Naukāsana (hastapādāṅguṣṭha)

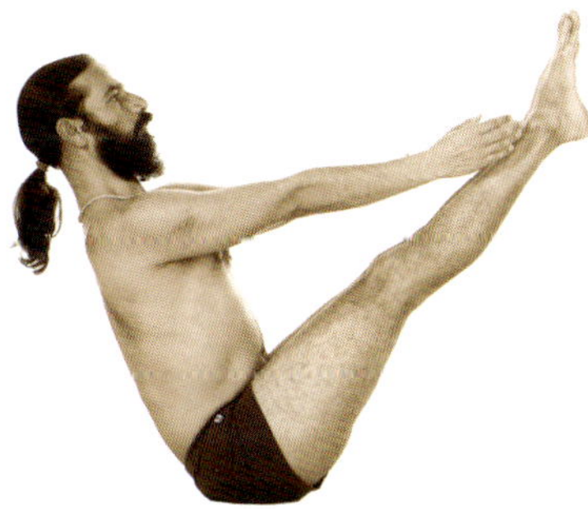

477
नौका आसन
Naukā āsana
Posture du bateau

नौकासन
Naukāsana

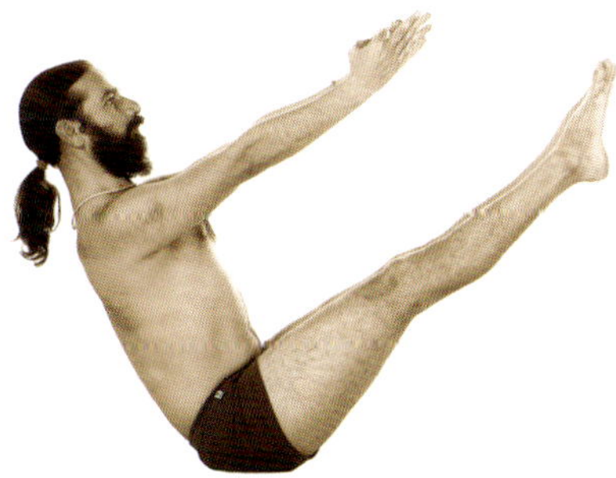

478
नौका आसन (क्षितिज हस्त)
Naukā āsana (kṣitija hasta)
Posture du bateau (bras tendues vers l'horizon)

नौकासन (क्षितिजहस्त)
Naukāsana (kṣitijahasta)

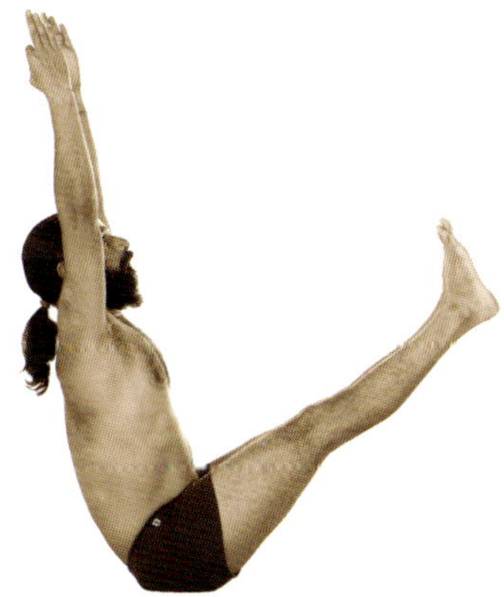

479
नौका आसन (ऊर्ध्व हस्त)
Naukā āsana (urdhva hasta)
Posture du bateau (bras au ciel)

नौकासन (ऊर्ध्वहस्त)
Naukāsana (urdhvahasta)

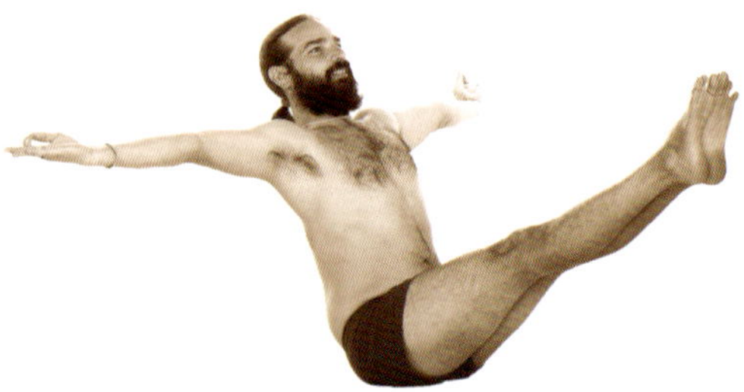

480
नौका आसन (विराट हस्त)
Naukā āsana (virāṭa hasta)
Posture du bateau (bras étendus à l'horizontal)

नौकासन (विराटहस्त)
Naukāsana (virāṭahasta)

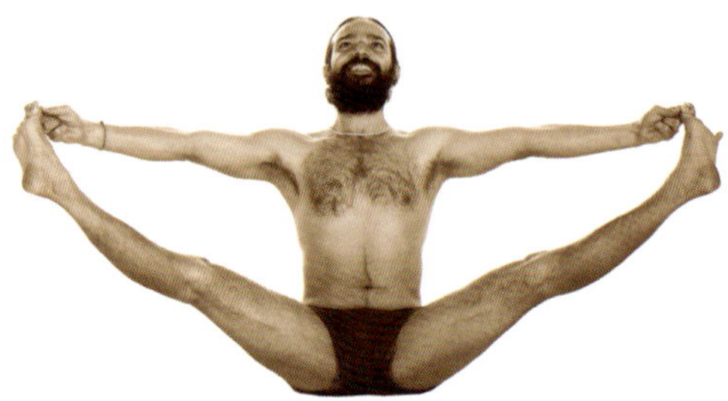

481
प्रसरित पाद नौका आसन (हस्त पाद अङ्गुष्ठ)
Prasarita pāda naukā āsana (hasta pāda aṅguṣṭha)
Posture du bateau, jambes écartées
(tenir les gros orteils)

प्रसरितपादनौकासन (हस्तपादाङ्गुष्ठ)
Prasaritapādanaukāsana (hastapādāṅguṣṭha)

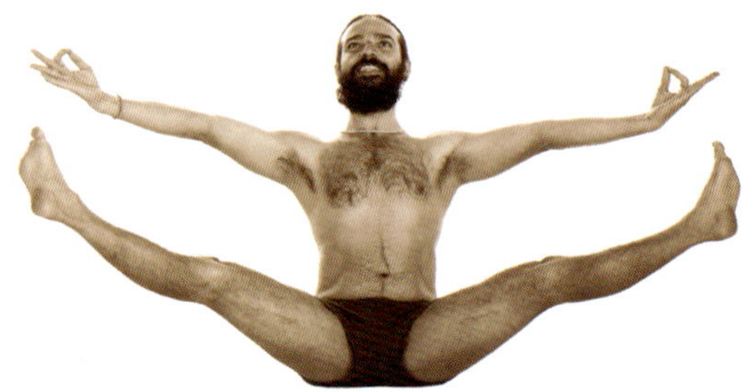

482
प्रसरित पाद कोण नौका आसन (विराट हस्त)
Prasarita pāda naukā āsana (virāṭa hasta)
Posture du bateau, jambes écartées (bras étendus)

प्रसरितपादकोणनौकासन (विराटहस्त)
Prasaritapādanaukāsana (virāṭahasta)

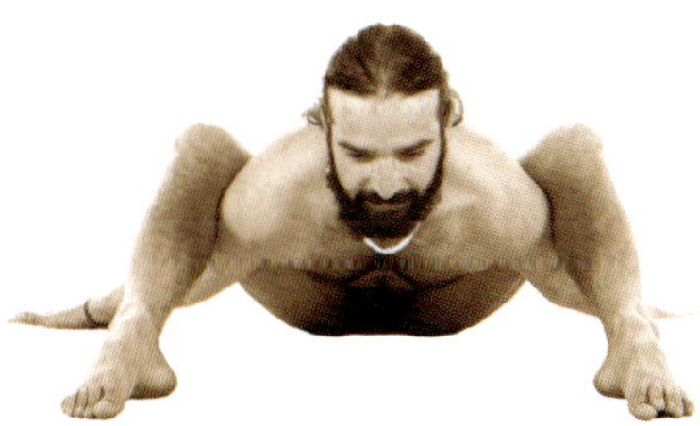

483
अर्ध कूर्म आसन
Ardha kūrma āsana
Posture de la demi-tortue

अर्धकूर्मासन
Ardhakūrmāsana

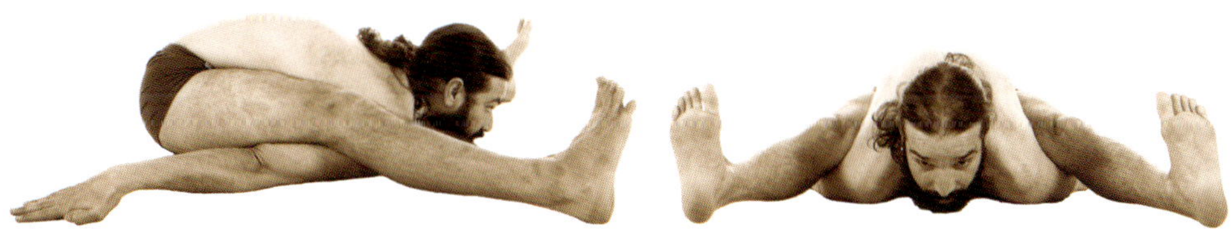

484
कूर्म आसन (पृष्ठ हस्त)
Kūrma āsana (pṛṣṭha hasta)
Posture de la tortue (mains à l'arrière)

कूर्मासन (पृष्ठहस्त)
Kūrmāsana (pṛṣṭhahasta)

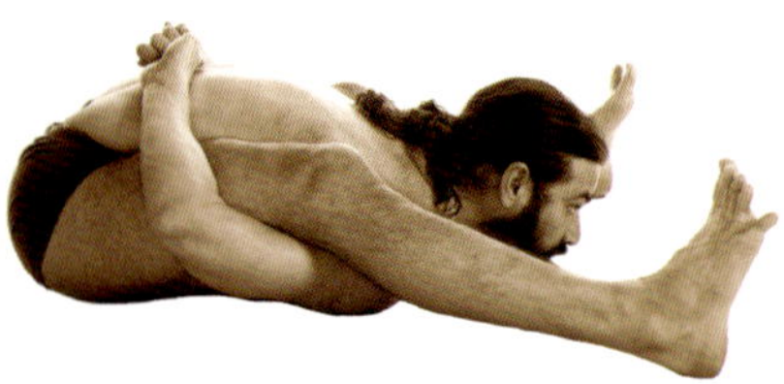

485
कूर्म आसन (रज्जु हस्त)
Kūrma āsana (rajju hasta)
Posture de la tortue (mains liées)

कूर्मासन (रज्जुहस्त)
Kūrmāsana (rajjuhasta)

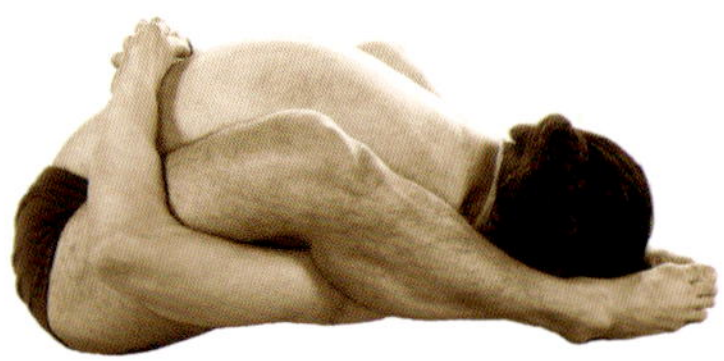

486
कूर्म आसन (शिर भू)
Kūrma āsana (śira bhū)
Posture de la tortue (la tête à terre)

कूर्मासन (शिरभू)
Kūrmāsana (śirabhū)

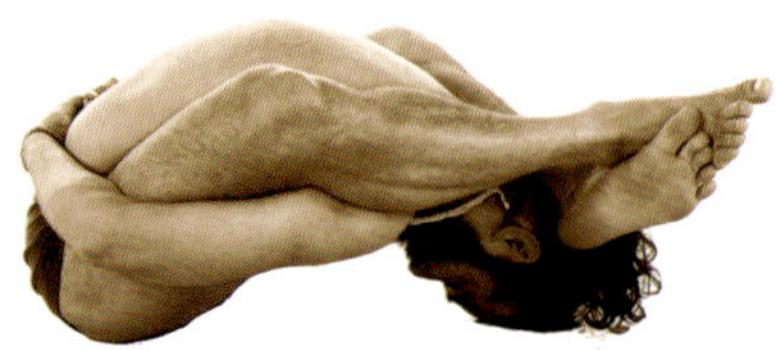

487
पूर्ण गुप्त कूर्म आसन
Pūrṇa gupta kūrma āsana
Posture de la tortue cachée en entier

पूर्णगुप्तकूर्मासन
Pūrṇaguptakūrmāsana

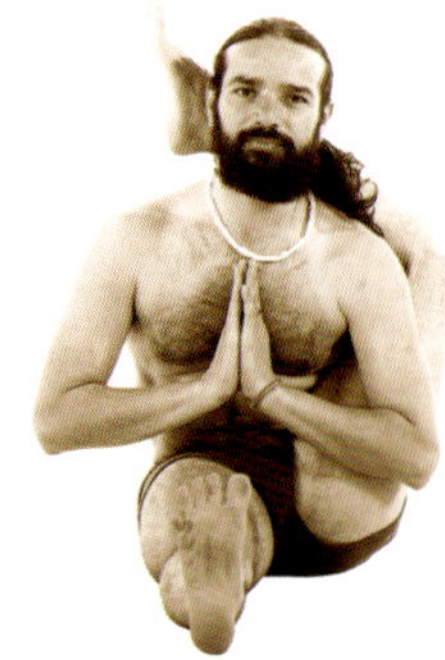

488
एक पाद स्कन्ध आसन
Eka pāda skandha āsana
Posture une jambe derrière les épaules

एकपादस्कन्धासन
Ekapādaskandhāsana

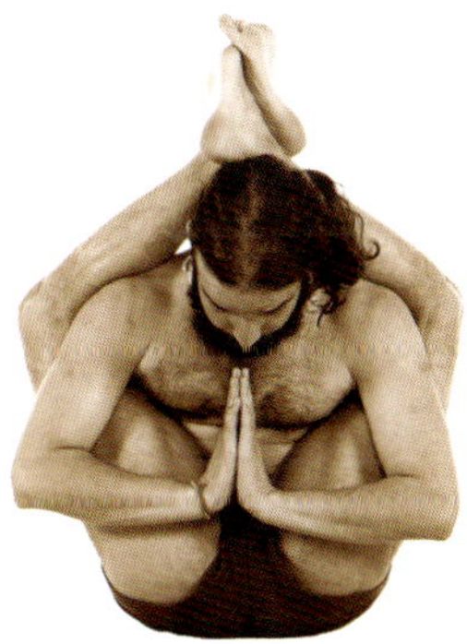

489
द्वि पाद स्कन्ध आसन
Dvi pāda skandha āsana
Posture deux jambes derrière les épaules

द्विपादस्कन्धासन
Dvipādaskandhāsana

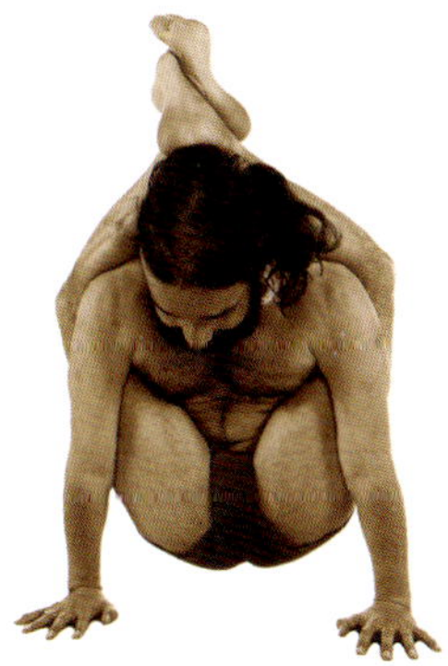

490
उत्थित द्वि पाद स्कन्ध आसन
Utthita dvi pāda skandha āsana
Posture deux jambes derrière les épaules, en l'air

उत्थितद्विपादस्कन्धासन
Utthitadvipādaskandhāsana

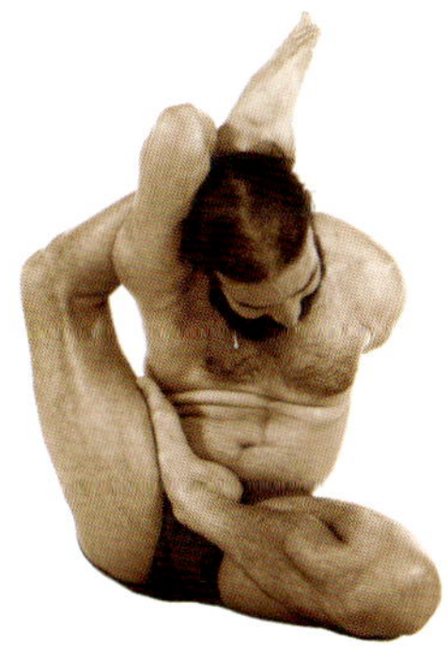

491
विरञ्चि आसन
Virañci āsana
Posture du dieu Brahma

विरञ्चासन
Virañciāsana

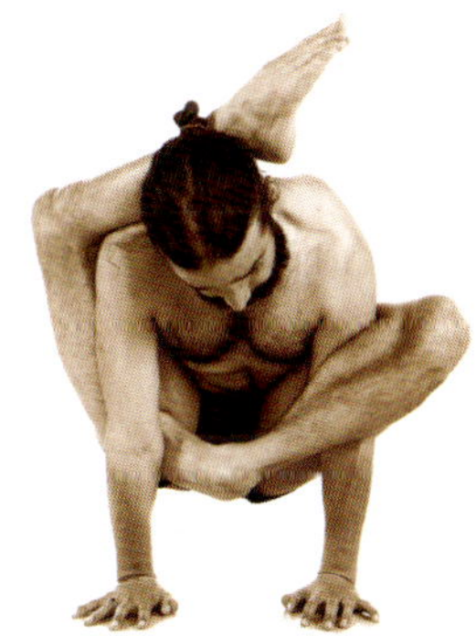

492
ओमकार आसन
Oṇkāra āsana
Posture de la forme OM

ओङ्कारासन
Oṇkārāsana

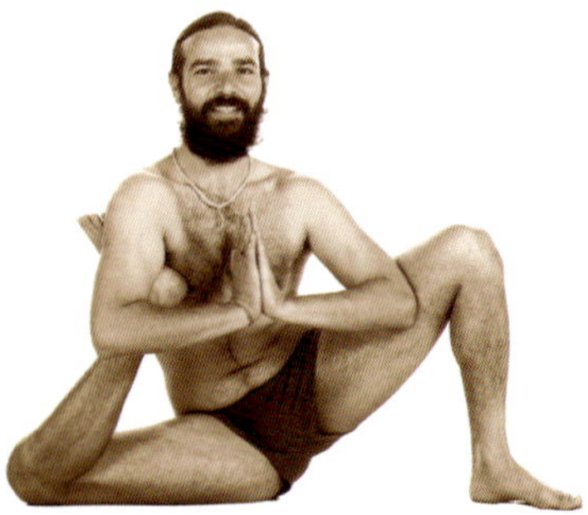

493
नमस्कार योग दण्ड आसन
Namaskāra yoga daṇḍa āsana
Posture du bâton de yoga en prière

नमस्कारयोगदण्डासन
Namaskārayogadaṇḍāsana

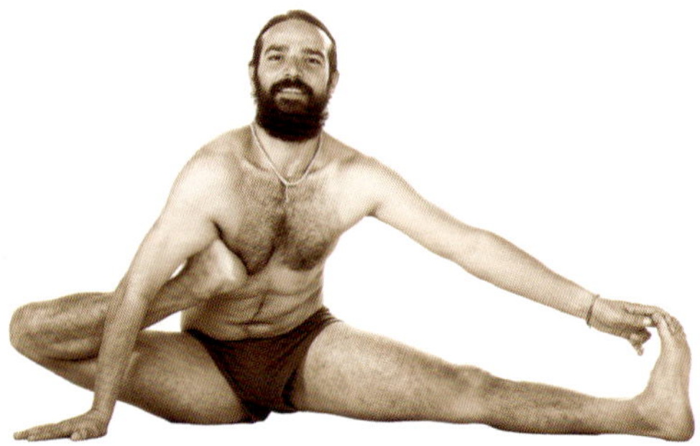

494
बद्ध पाद अङ्गुष्ठ योग दण्ड आसन
Baddha pāda aṅguṣṭha yoga daṇḍa āsana
Posture du bâton de yoga (gros orteil lié)

बद्धपादाङ्गुष्ठयोगदण्डासन
Baddhapādāṅguṣṭhayogadaṇḍāsana

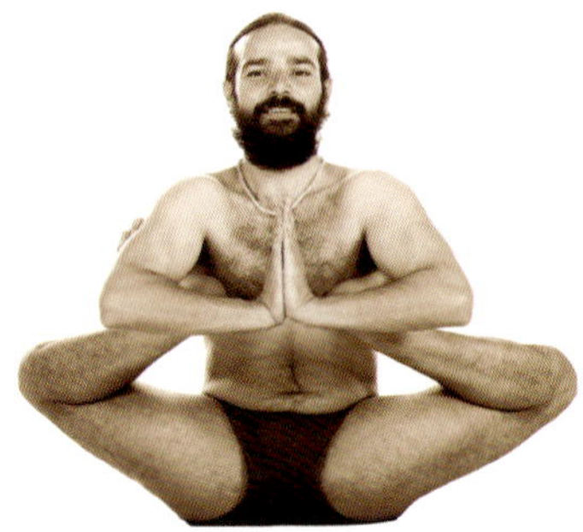

495
नमस्कार द्वि पाद योग दण्ड आसन
Namaskāra dvi pāda yoga daṇḍa āsana
Posture du bâton de yoga
(deux jambes en prière)

नमस्कारद्विपादयोगदण्डासन
Namaskāradvipādayogadaṇḍāsana

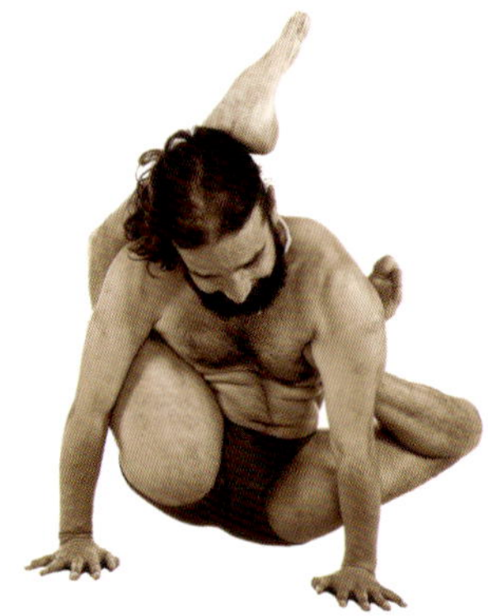

496
उत्थित योग दण्ड भैरव आसन
Utthita yoga daṇḍa bhairava āsana
Posture du bâton de yoga sans peur, en l'air

उत्थितयोगदण्डभैरवासन
Utthitayogadaṇḍabhairavāsana

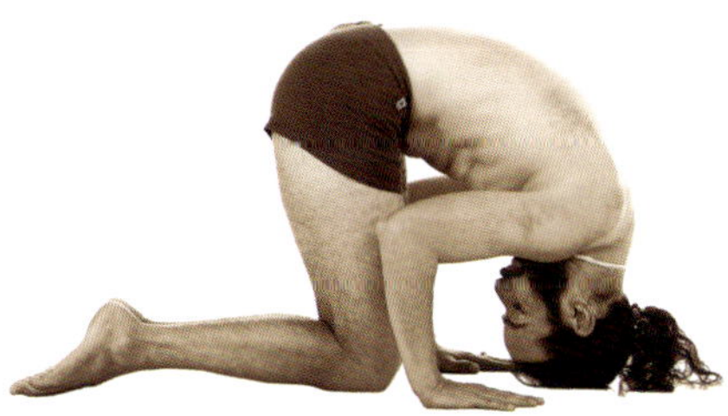

497
अर्ध शशाङ्क आसन (आरम्भ अवस्था)
Ardha śaśāṅka āsana (ārambha avasthā)
Demi-posture du lapin (position initiale)

अर्धशशाङ्कासन (आरम्भावस्था)
Ardhaśaśāṅkāsana (ārambhāvasthā)

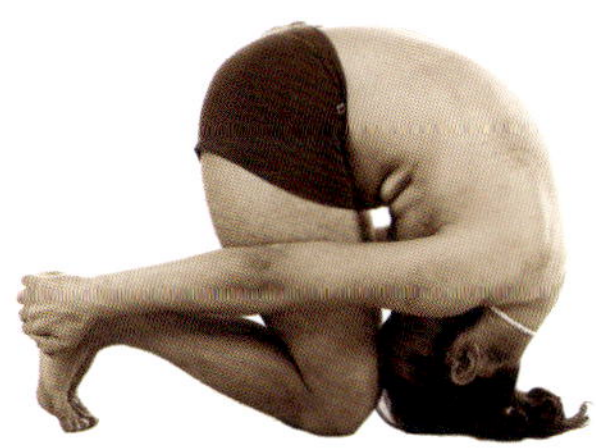

498
शशाङ्क आसन (प्रपदिक)
Śaśāṅka āsana (prapadika)
Posture du lapin (demi-pointes à terre)

शशाङ्कासन (प्रपदिक)
Śaśāṅkāsana (prapadika)

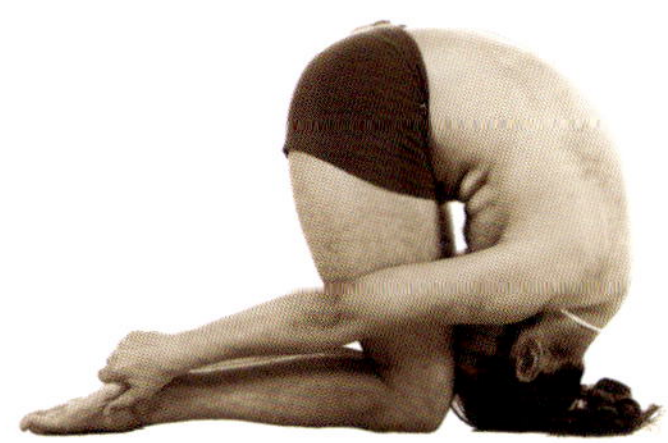

499
शशाङ्क आसन
Śaśāṅka āsana
Posture du lapin

शशाङ्कासन
Śaśāṅkāsana

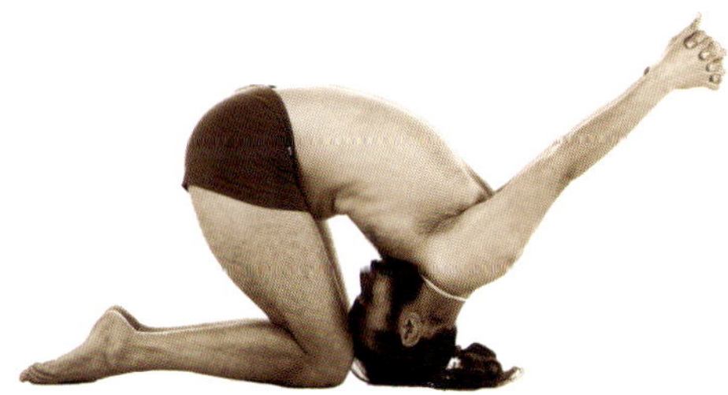

500
शशाङ्क आसन (पृष्ठ हस्त उत्तान)
Śaśāṅka āsana (pṛṣṭha hasta uttāna)
Posture du lapin (mains étendues à l'arrière)

शशाङ्कासन (पृष्ठहस्तोत्तान)
Śaśāṅkāsana (pṛṣṭhahastauttāna)

Respirez profondément,
souriez fièrement.

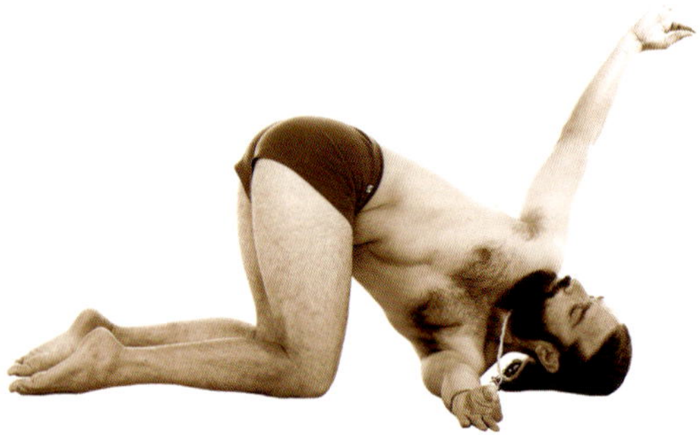

501
बाल वक्र नाथ आसन (विराट हस्त)
Bāla vakra nātha āsana (virāṭa hasta)
Posture du bébé yogi (bras tendus)

बालवक्रनाथासन (विराटहस्त)
Bālavakranāthāsana (virāṭahasta)

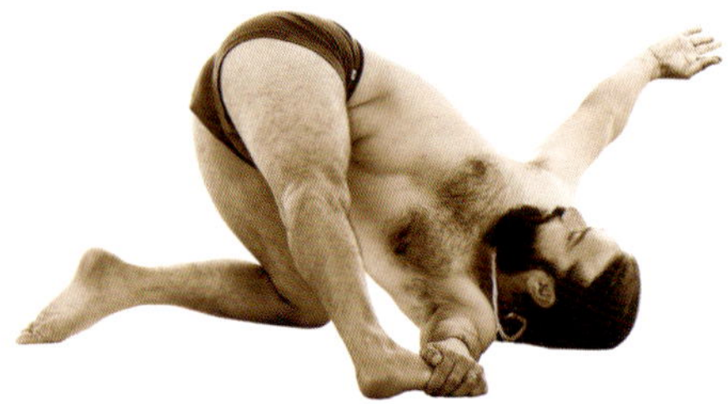

502
बाल वक्र नाथ आसन (बद्ध पाद अङ्गुष्ठ)
Bāla vakra nātha āsana (baddha pāda aṅguṣṭha)
Posture du bébé yogi (tenir le gros orteil)

बालवक्रनाथासन (बद्धपादाङ्गुष्ठ)
Bālavakranāthāsana (baddhapādāṅguṣṭha)

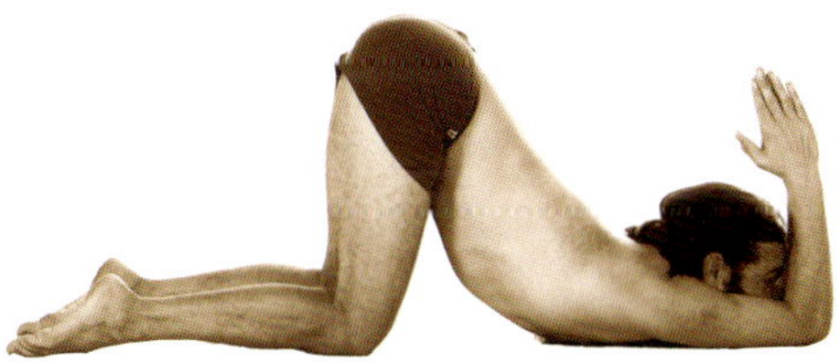

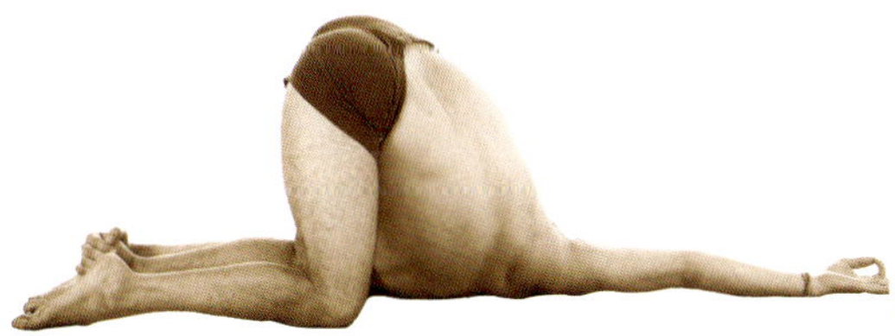

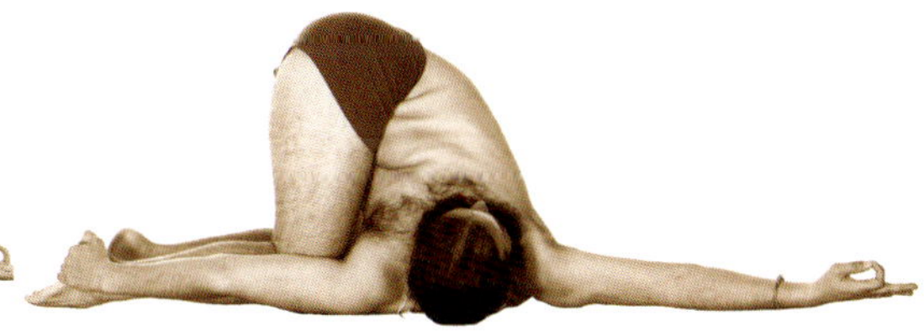

503
पल्लव कृमि आसन (ऊर्ध्व हस्त नमस्कार)
Pallava kṛmi āsana (ūrdhva hasta namaskāra)
Posture du ver de terre
(main en prière au-dessus de la tête)

पल्लवकृमि आसन (ऊर्ध्वहस्तनमस्कार)
Pallavakṛmiāsana (ūrdhvahastanamaskāra)

504
चरक आसन (विपरीत हस्त पाद बद्ध)
Caraka āsana (viparīta hasta pāda baddha)
Posture du sage Caraka (main liée au pied opposé)

चरकासन (विपरीतहस्तपादबद्ध)
Carakāsana (viparītahastapādabaddha)

Équilibres sur les mains

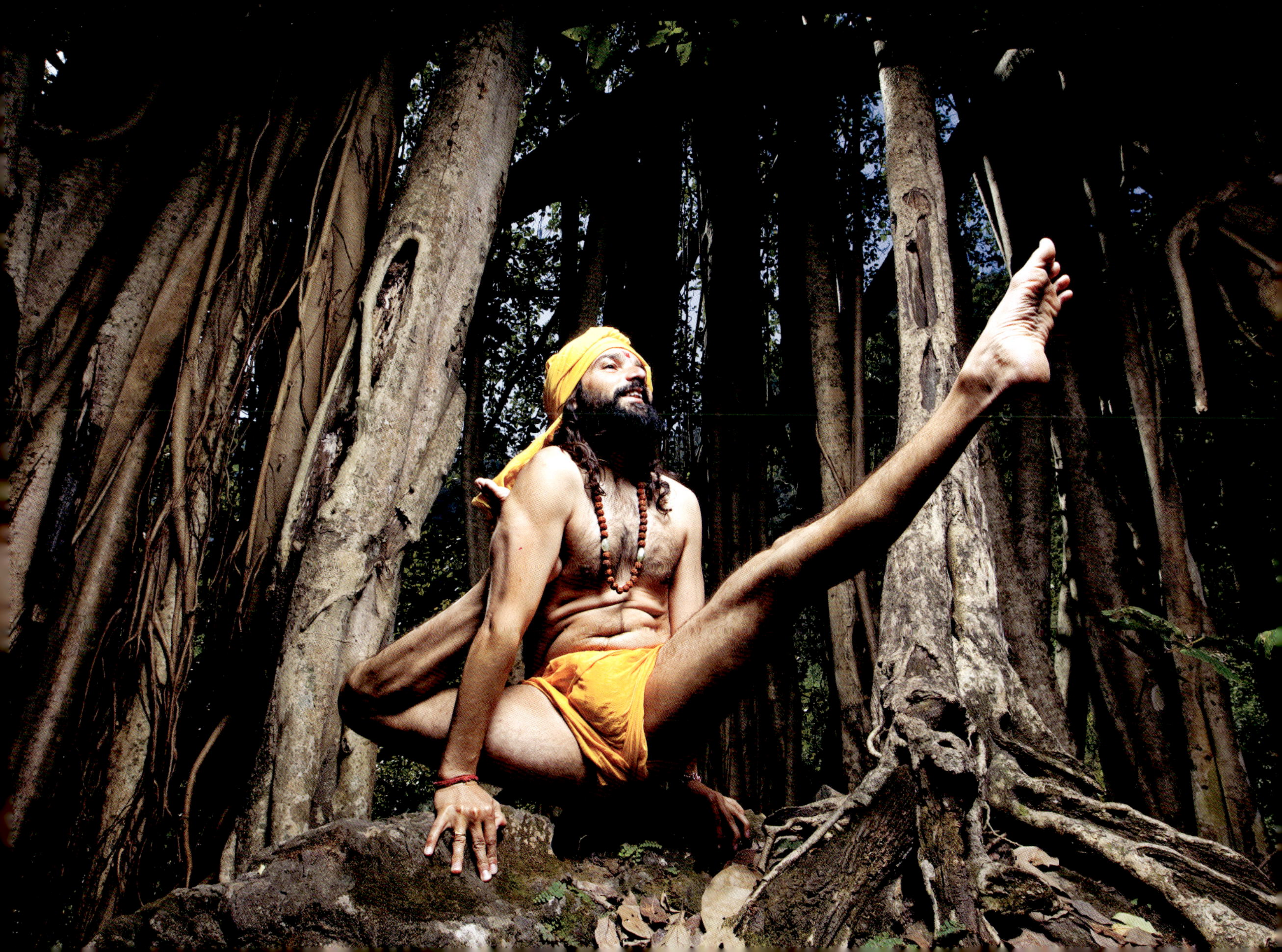

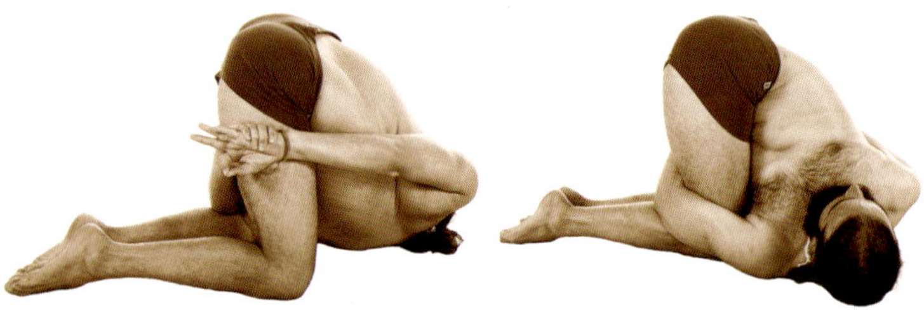

505
पूर्ण चरक आसन (रज्जु हस्त)
Pūrṇa Caraka āsana (rajju hasta)
Posture du sage Caraka
(complète, mains liées)

पूर्णचरकासन (रज्जुहस्त)
Pūrṇacarakāsana (rajjuhasta)

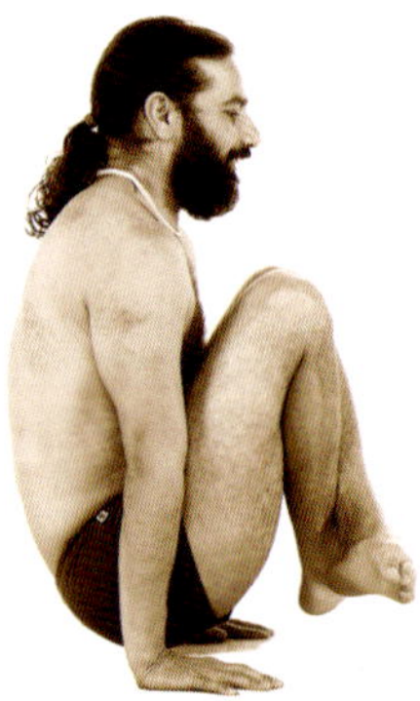

506
लोल आसन
Lola āsana
Posture de la balançoire

लोलासन
Lolāsana

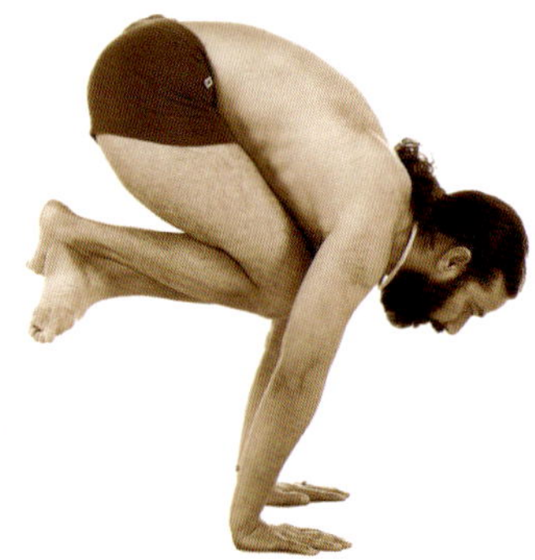

507
उड्डियान लोल आसन
Uḍḍiyāna lola āsana
Posture de la balançoire en l'air

उड्डियानलोलासन
Uḍḍiyānalolāsana

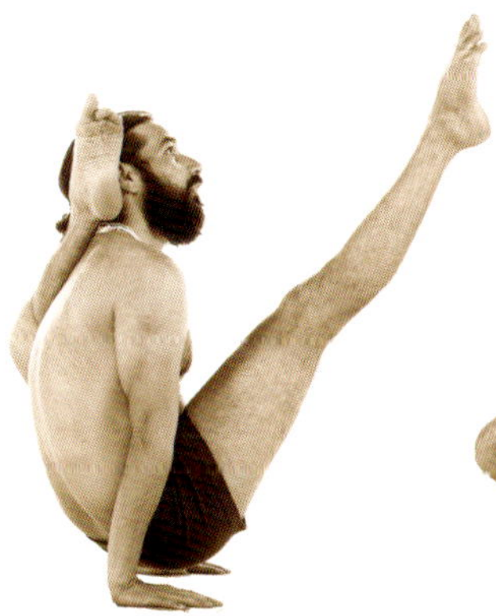

508
चातक आसन
Cātaka āsana
Posture de l'alouette

चातकासन
Cātakāsana

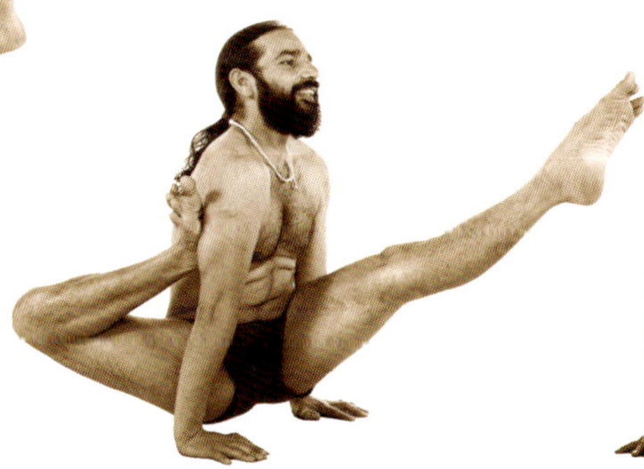

509
चर्पट नाथ आसन
Carpaṭa Nātha āsana
Posture du sage Carpaṭa Nātha

चर्पटनाथासन
Carpaṭanāthāsana

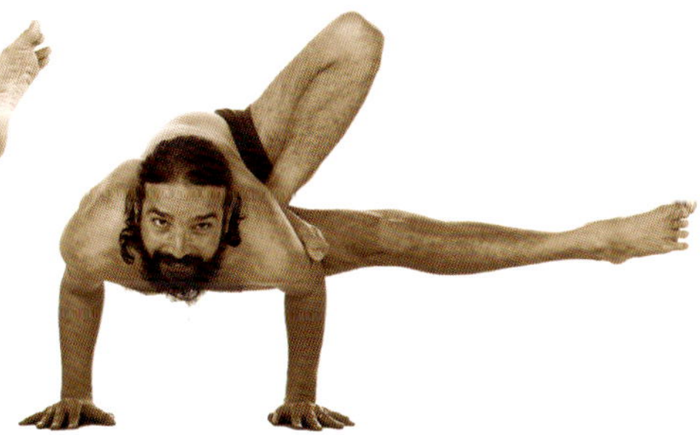

510
परिवृत्त चर्पट नाथ आसन
Parivṛtta Carpaṭa Nātha āsana
Posture du sage Carpaṭa Nātha, en torsion

परिवृत्तचर्पटनाथासन
Parivṛttacarpaṭanāthāsana

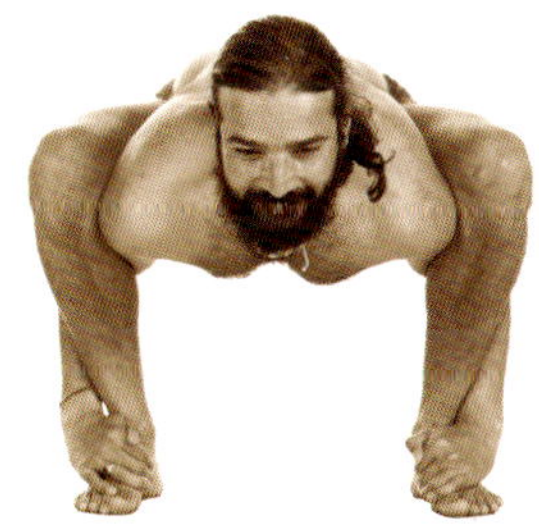

511
खञ्जन आसन
Khañjana āsana
Posture de l'oiseau

खञ्जनासन
Khañjanāsana

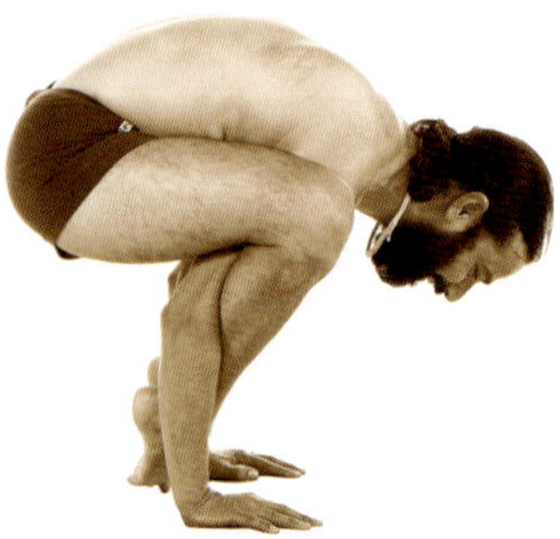

512
भुज पीड आसन (भू पाद)
Bhuja pīḍa āsana (bhū pāda)
Posture pression sur les bras (pieds à terre)

भुजपीडासन (भूपाद)
Bhujapīḍāsana (bhūpāda)

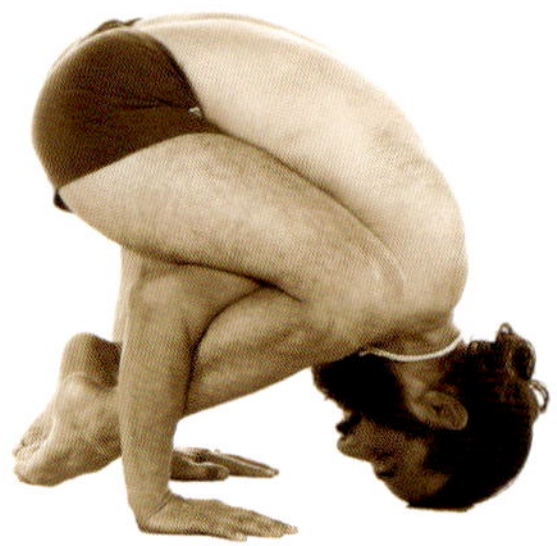

513
भुज पीड आसन (भू शिर)
Bhuja pīḍa āsana (bhū śira)
Posture pression sur les bras (tête à terre)

भुजपीडासन (भूशिर)
Bhujapīḍāsana (bhūśira)

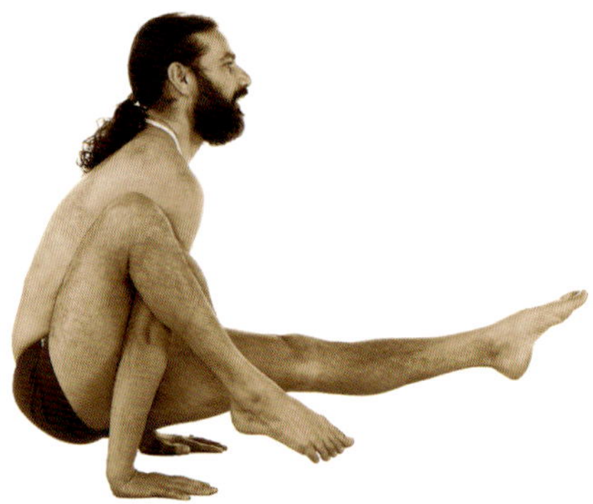

514
भुज पीड आसन (एक पाद दण्ड तुला)
Bhuja pīḍa āsana (eka pāda daṇḍa tulā)
Posture pression sur les bras
(une jambe levée, variation du bâton)

भुजपीडासन (एकपाददण्डतुला)
Bhujapīḍāsana (ekapādadaṇḍatulā)

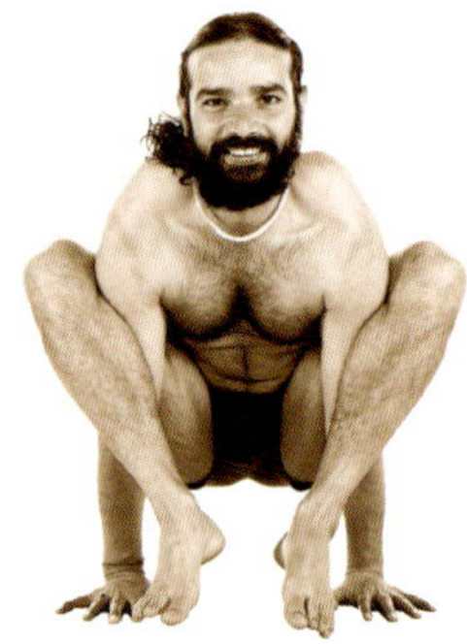

515
भुज पीड आसन
Bhuja pīḍa āsana
Posture pression sur les bras

भुजपीडासन
Bhujapīḍāsana

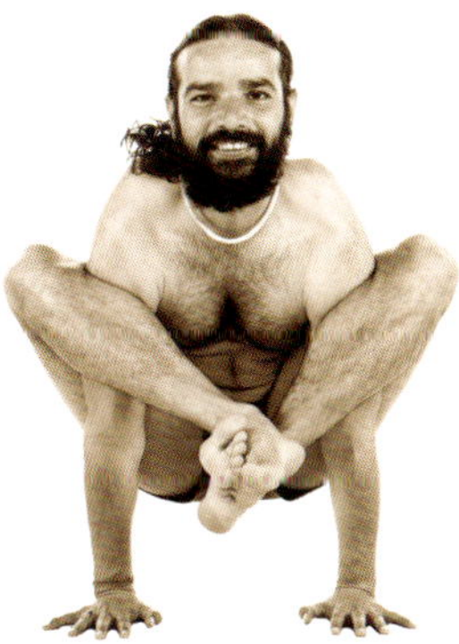

516
भुज पीड आसन (विकट)
Bhuja pīḍa āsana (vikaṭa)
Posture pression sur les bras
(variation difficile)

भुजपीडासन (विकट)
Bhujapīḍāsana (vikaṭa)

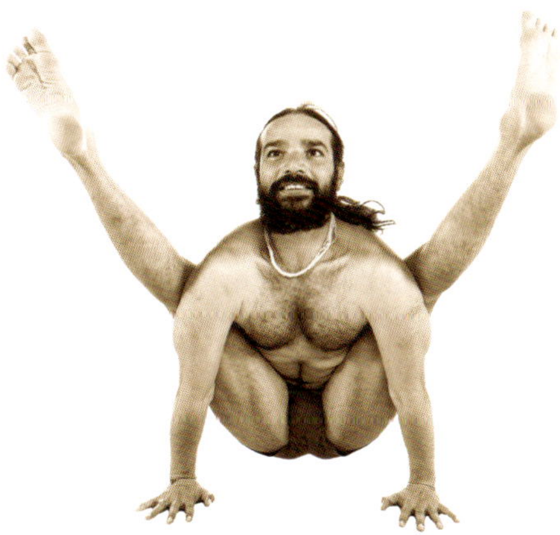

517
ऊर्ध्व मुख टिट्टिभ आसन
Ūrdhva mukha ṭiṭṭibha āsana
Posture de la luciole vers le haut

ऊर्ध्वमुखटिट्टिभासन
Ūrdhvamukhaṭiṭṭibhāsana

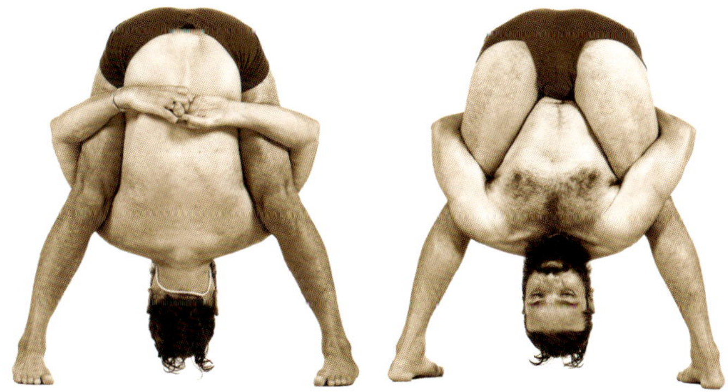

518
अधोमुख टिट्टिभ आसन
Adhomukha ṭiṭṭibha āsana
Posture de la luciole vers le bas

अधोमुखटिट्टिभासन
Adhomukhaṭiṭṭibhāsana

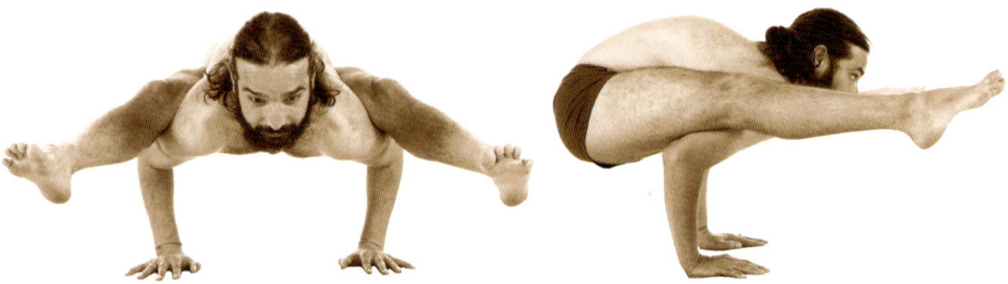

519
टिट्टिभ आसन (कफोणि उत्तोलन)
Ṭiṭṭibha āsana (kaphoṇi uttolana)
Posture de la luciole (en équilibre sur les coudes)

टिट्टिभासन (कफोणिउत्तोलन)
Ṭiṭṭibhāsana (kaphoṇiuttolana)

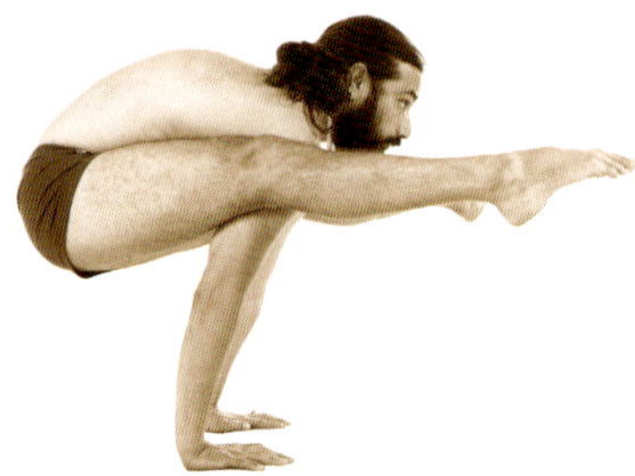

520
टिट्टिभ आसन
Ṭiṭṭibha āsana
Posture de la luciole

टिट्टिभासन
Ṭiṭṭibhāsana

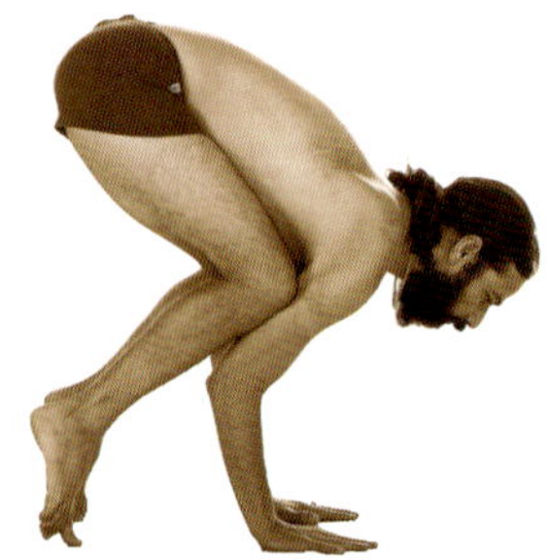

521
अर्ध बक आसन (पाद अङ्गुल भू)
Ardha baka āsana (pāda āṅgula bhū)
Posture de la demi-grue (les orteils à terre)

अर्धबकासन (पादाङ्गुलभू)
Ardhabakāsana (pādāṅgulabhū)

Nom usuel des postures 521 à 533 : le corbeau

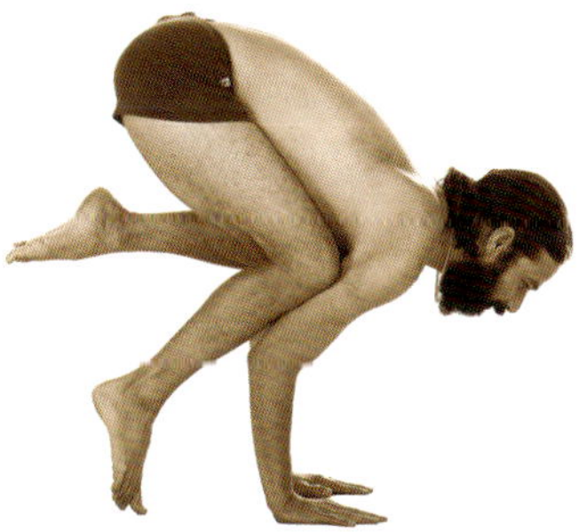

522
अर्ध बक आसन (एक पाद अङ्गुल भू)
Ardha baka āsana (eka pāda aṅgula bhū)
Posture de la demi-grue
(les orteils d'un pied à terre)

अर्धबकासन (एकपादाङ्गुलभू)
Ardhabakāsana (ekăpādāṅgulabhū)

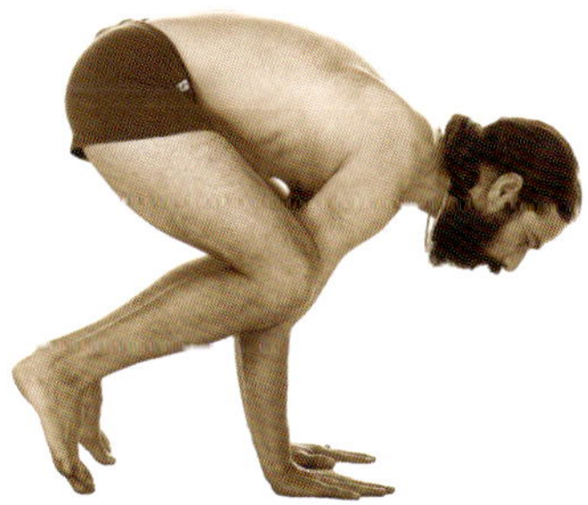

523
अर्ध बक आसन (पाद अङ्गुल भू, बहिर्जानु)
Ardha baka āsana (pāda aṅgula bhū, bahirjānu)
Posture de la demi-grue
(orteils à terre, genoux à l'extérieur)

अर्धबकासन (पादाङ्गुलभू, बहिर्जानु)
Ardhabakāsana (pādāṅgulabhū, bahirjānu)

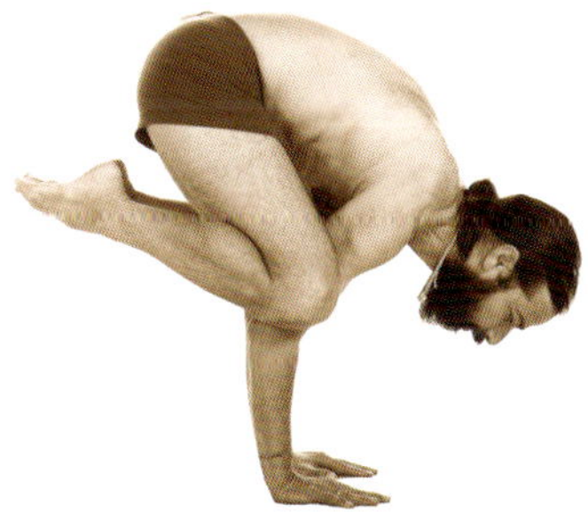

524
बक आसन (बहिर्जानु)
Baka āsana (bahirjānu)
Posture de la grue
(genoux à l'extérieur)

बकासन (बहिर्जानु)
Bakāsana (bahirjānu)

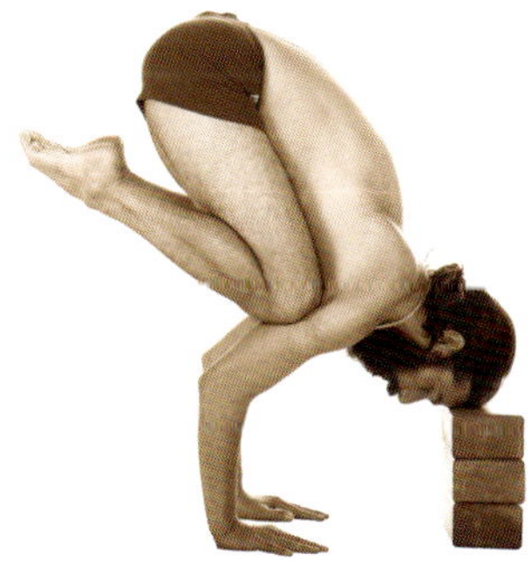

525
बक आसन (सालम्ब)
Baka āsana (sālamba)
Posture de la grue (avec support)

बकासन (सालम्ब)
Bakāsana (sālamba)

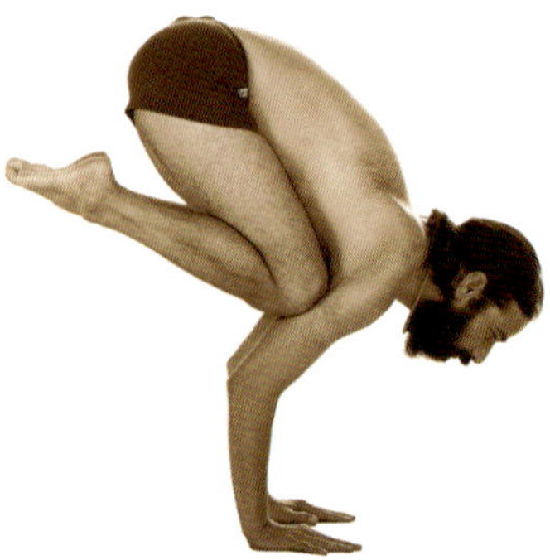

526
बक आसन
Baka āsana
Posture de la grue

बकासन
Bakāsana

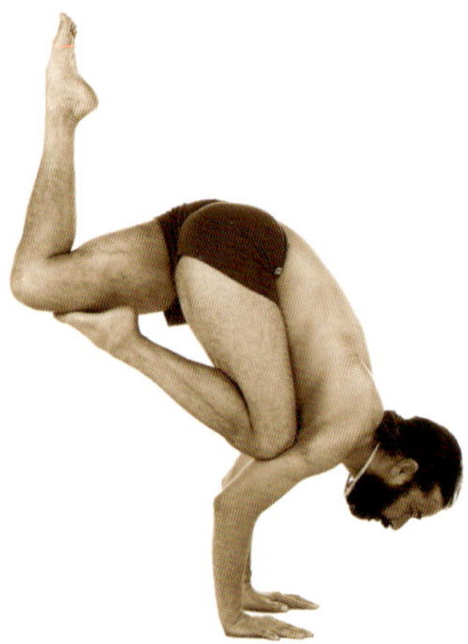

527
महा बक आसन
Mahā baka āsana
Grande posture de la grue

महाबकासन
Mahābakāsana

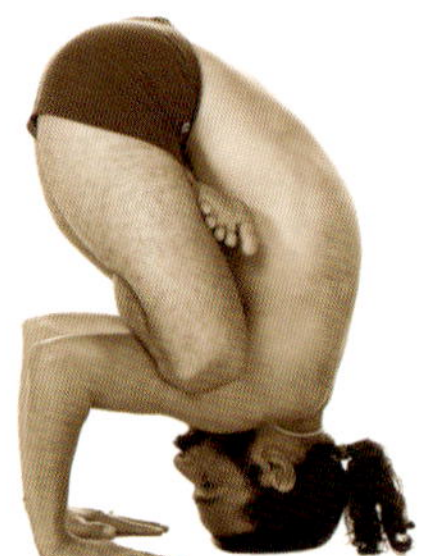

528
पद्म बक आसन (आरम्भ अवस्था)
Padma baka āsana (ārambha avasthā)
Posture de la grue en lotus (position initiale)

पद्मबकासन (आरम्भावस्था)
Padmabakāsana (ārambhavasthā)

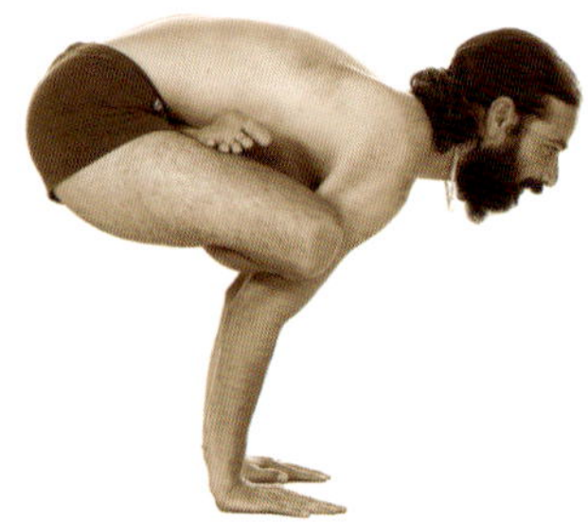

529
पद्म बक आसन
Padma baka āsana
Posture de la grue en lotus

पद्मबकासन
Padmabakāsana

Nom usuel des postures 521 à 533 : le corbeau

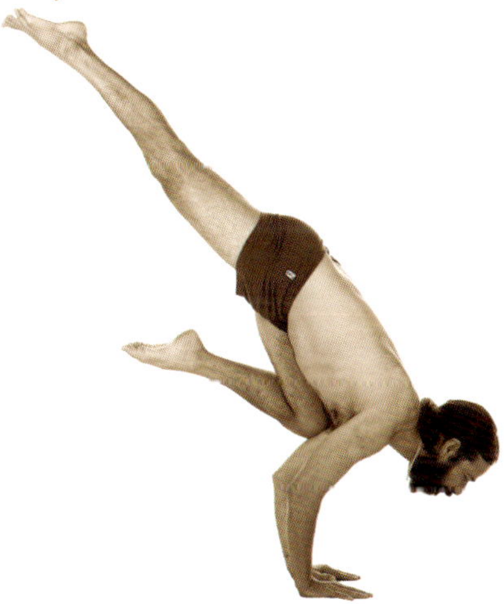

530
बक आसन (ऊर्ध्व एक पाद)
Baka āsana (ūrdhva eka pāda)
Posture de la grue (une jambe levée)

बकासन (ऊर्ध्वैकपाद)
Bakāsana (ūrdhvaikapāda)

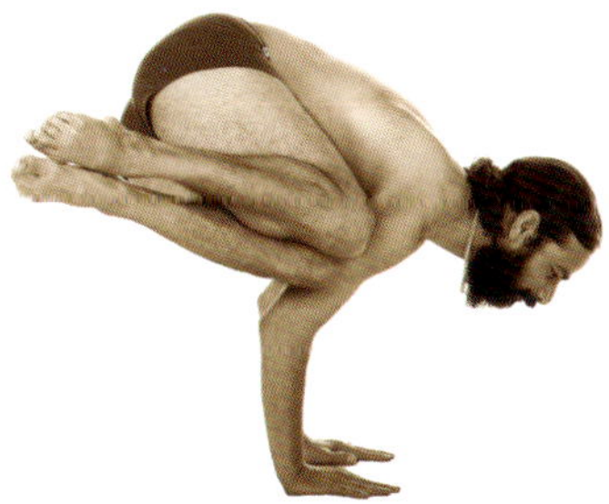

531
परिवृत्त बक आसन
Parivṛtta baka āsana
Posture de la grue, en torsion

परिवृत्तबकासन
Parivṛttabakāsana

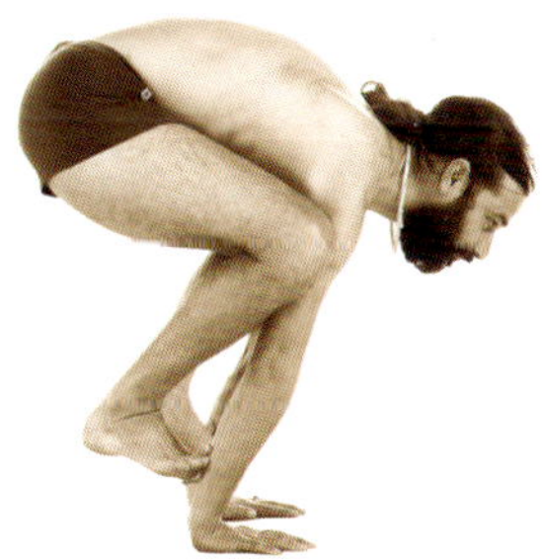

532
बक आसन (मणि बन्ध)
Baka āsana (maṇi bandha)
Posture de la grue (orteils aux poignets)

बकासन (मणिबन्ध)
Bakāsana (maṇibandha)

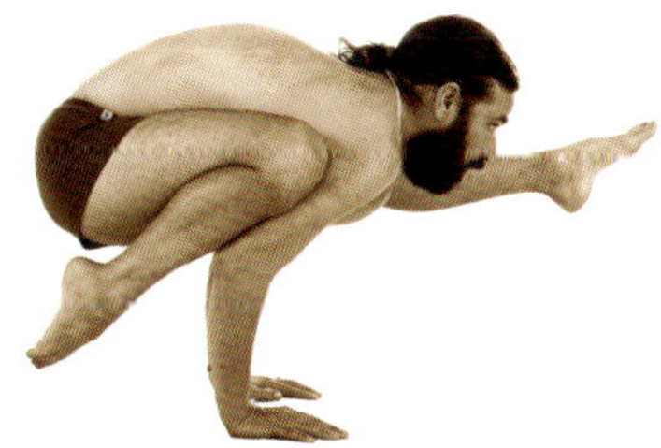

533
टिट्टिभ बक आसन
Ṭiṭṭibha baka āsana
Posture de la grue en luciole

टिट्टिभबकासन
Ṭiṭṭibhabakāsana

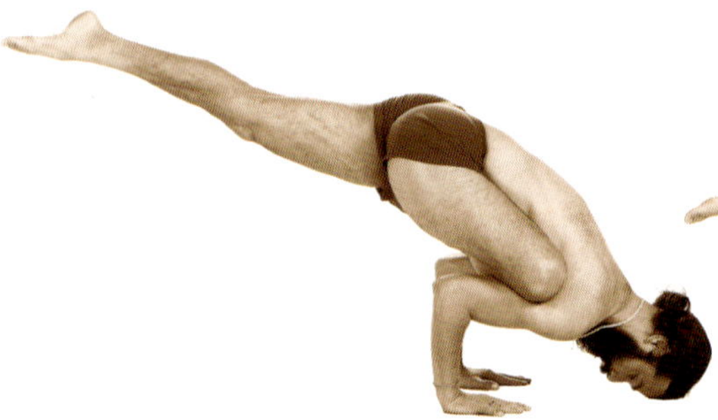

534
गालव आसन (ललाट भू)
Gālava āsana (lalāṭa bhū)
Posture du sage Gālava (front à terre)

गालवासन (ललाटभू)
Gālavāsana (lalāṭabhū)

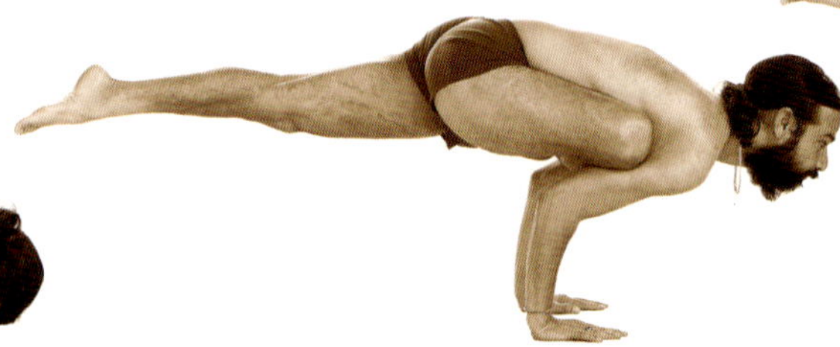

535
गालव आसन
Gālava āsana
Posture du sage Gālava

गालवासन
Gālavāsana

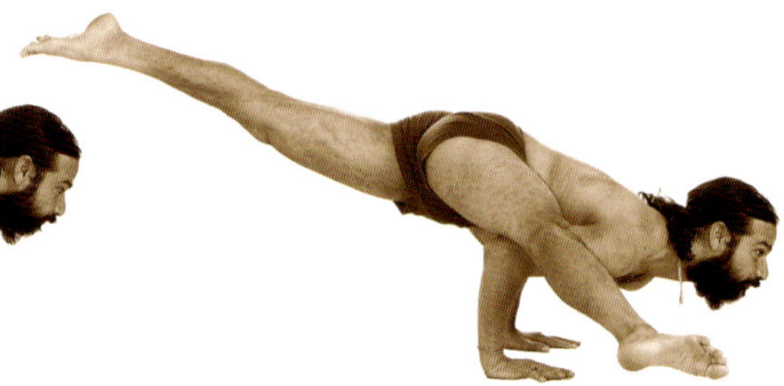

536
एक पाद कौण्डीन्य आसन
Eka pāda Kauṇḍīnya āsana
Posture du sage Gālava sur une jambe

एकपादकौण्डीन्यासन
Ekapādakauṇḍīnyāsana

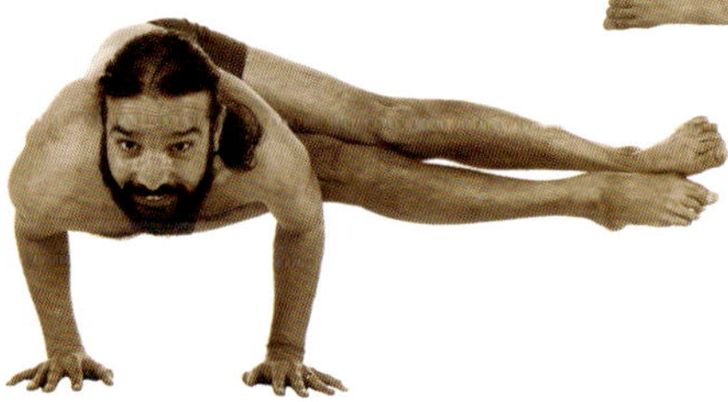

537
परिवृत्त कौण्डीन्य आसन
Parivṛtta Kauṇḍīnya āsana
Posture du sage Kaundīnya, en torsion

परिवृत्तकौण्डीन्यासन
Parivṛttakauṇḍīnyāsana

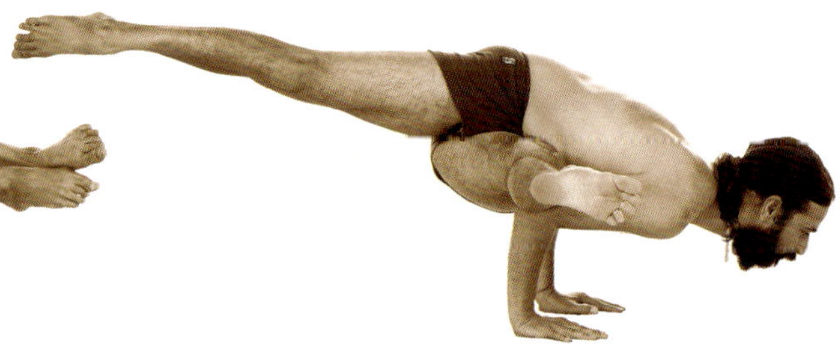

538
परिवृत्त कौण्डीन्य आसन
Parivṛtta eka pāda Kauṇḍīnya āsana
Posture du sage Kaundīnya, en torsion sur une jambe

परिवृत्तैकपादकौण्डीन्यासन
Parivṛttaikapādakauṇḍīnyāsana

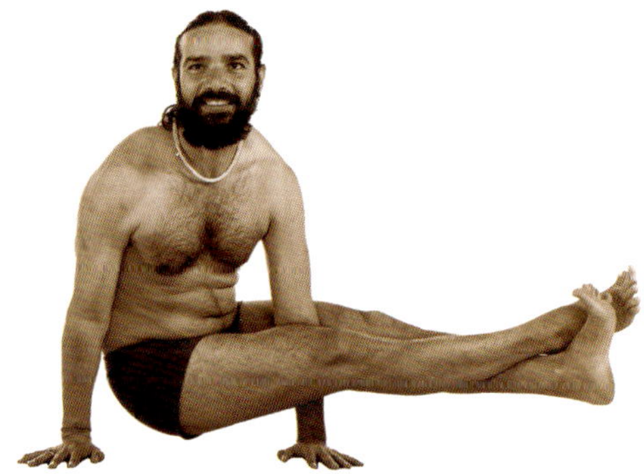

539
अष्टावक्र आसन
Aṣṭāvakra āsana
Posture du sage Astāvakra

अष्टावक्रासन
Aṣṭāvakrāsana

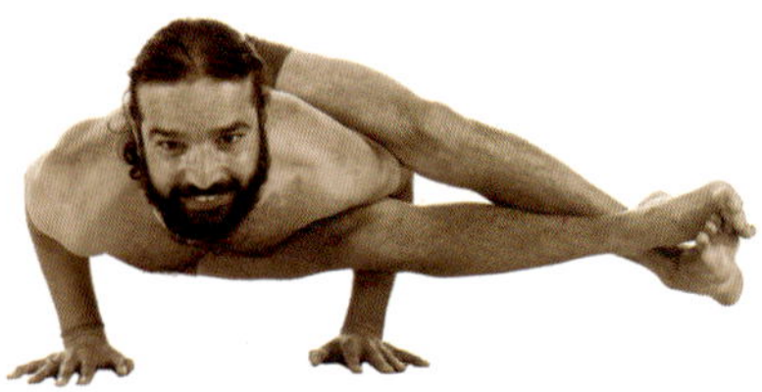

540
अष्टावक्र आसन (विकट)
Aṣṭāvakra āsana (vikaṭa)
Posture du sage Astāvakra (variation difficile)

अष्टावक्रासन (विकटा)
Aṣṭāvakrāsana (vikaṭa)

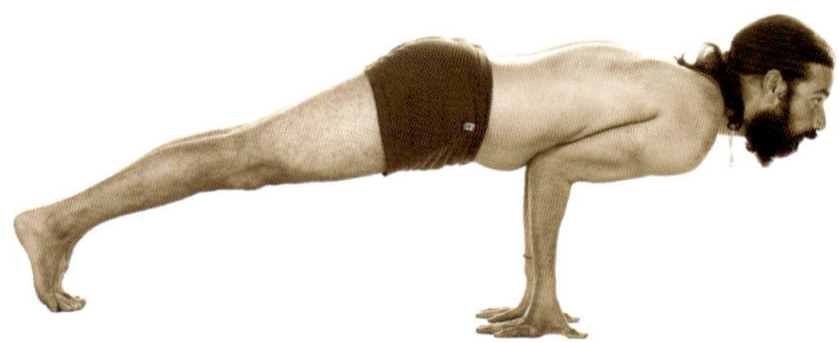

541
मयूर आसन (आरम्भ अवस्था)
Mayūra āsana (ārambha avasthā)
Posture du paon (position initiale)

मयूरासन (आरम्भावस्था)
Mayūrāsana (ārambhāvasthā)

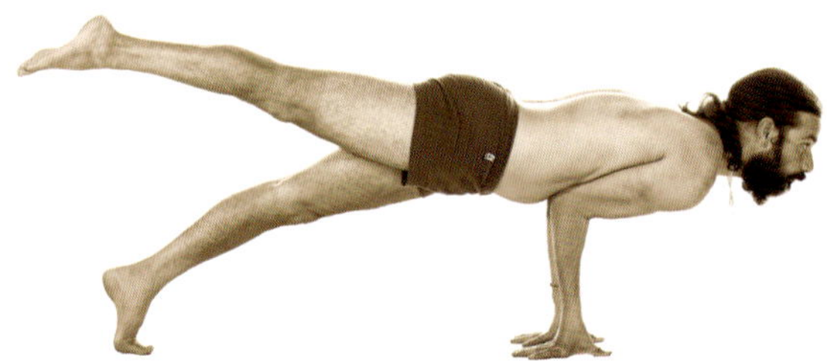

542
मयूर आसन (एक पाद ऊर्ध्व)
Mayūra āsana (eka pāda ūrdhva)
Posture du paon (une jambe levée)

मयूरासन (एकपादऊर्ध्व)
Mayūrāsana (ekapādordhva)

Dans le yoga, il s'agit de trouver le bon équilibre.

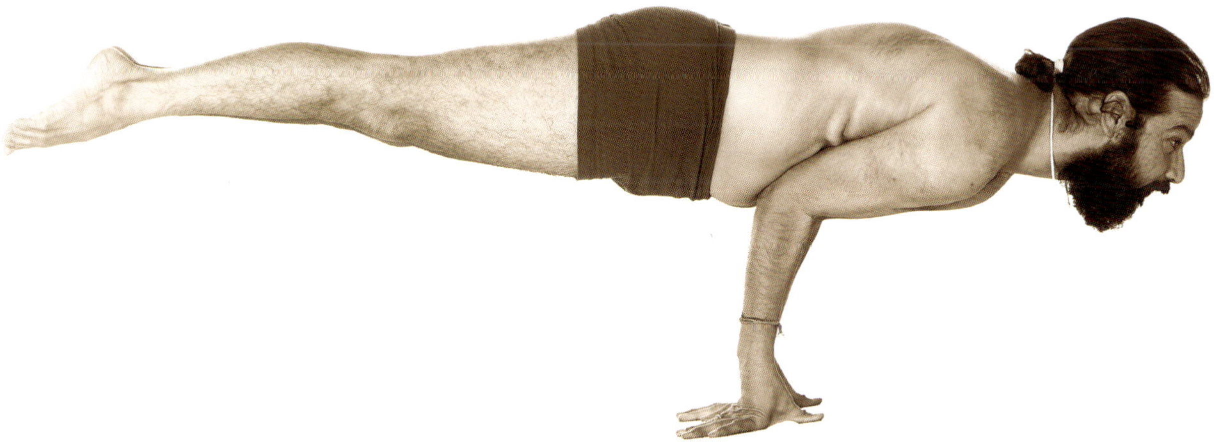

543
मयूर आसन (हस्त अङ्गुल भू)
Mayūra āsana (hasta aṅgula bhū)
Posture du paon (doigts à terre)

मयूरासन (हस्ताङ्गुलभू)
Mayūrāsana (hastāṅgulabhū)

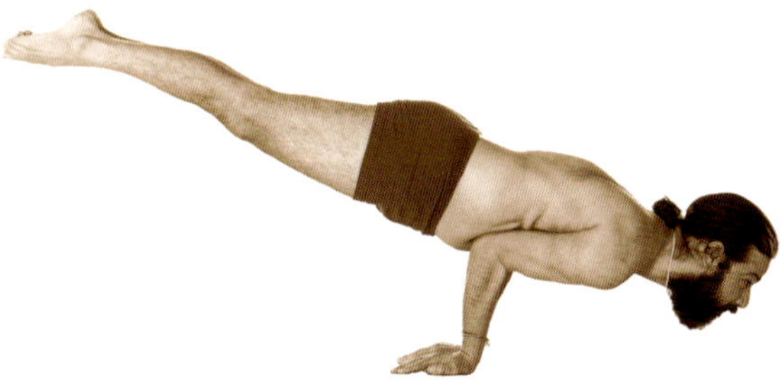

544
मयूर आसन (करतल भू)
Mayūra āsana (karatala bhū)
Posture du paon (paumes à terre)

मयूरआसन (करतलभू)
Mayūrāsana (karatalabhū)

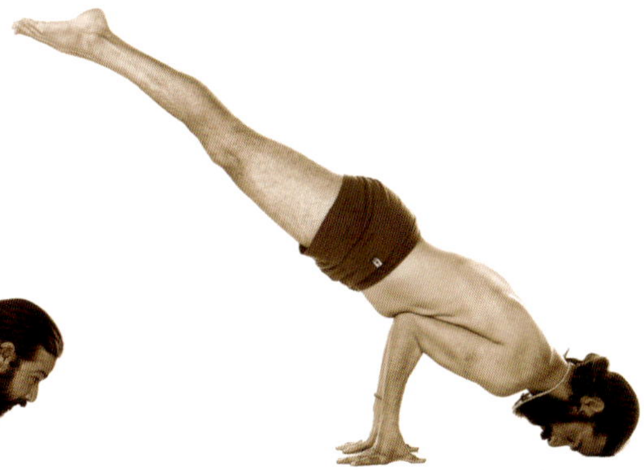

545
मयूर आसन (ललाट भू)
Mayūra āsana (lalāṭa bhū)
Posture du paon (front à terre)

मयूरासन (ललाटभू)
Mayūrāsana (lalāṭabhū)

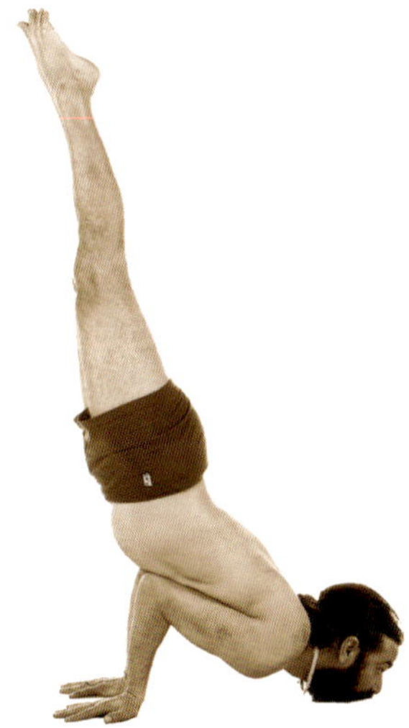

546
मयूर आसन (हनु भू)
Mayūra āsana (hanu bhū)
Posture du paon (menton à terre)

मयूरासन (हनुभू)
Mayūrāsana (hanubhū)

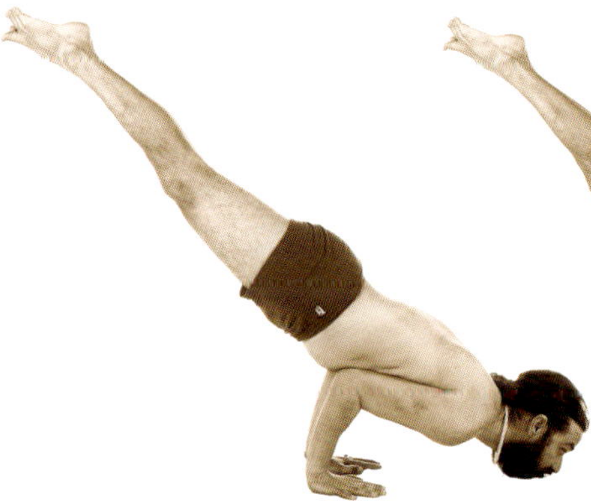

547
मयूर आसन (हनु भू अन्तर्हस्त)
Mayūra āsana (hanu bhū antarhasta)
Posture du paon
(menton à terre, doigts pointés vers l'intérieur)

मयूरासन (हनुभ्वान्तर्हस्त)
Mayūrāsana (hanubhūantarhasta)

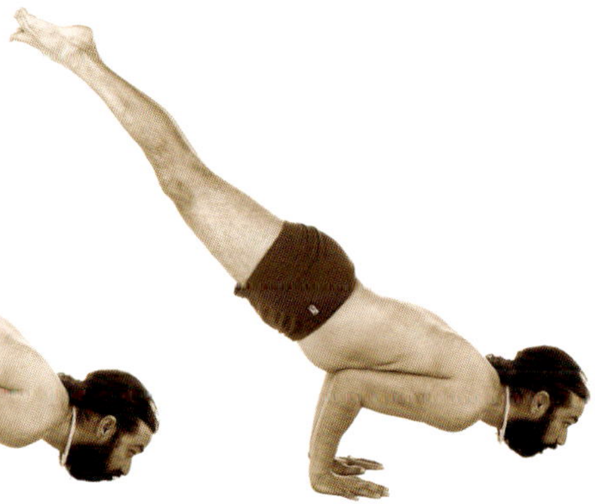

548
मयूर आसन (अन्तर्हस्त)
Mayūra āsana (antarhasta)
Posture du paon
(doigts pointés vers l'intérieur)

मयूरासन (अन्तर्हस्त)
Mayūrāsana (antarhasta)

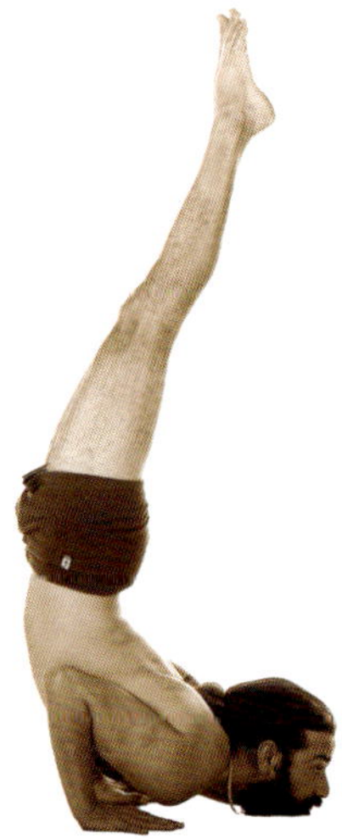

549
पुच्छ मयूर आसन (करतल भू)
Puccha mayūra āsana (karatala bhū)
Posture de la queue de paon
(paumes à terre)

पुच्छमयूरासन (करतलभू)
Pucchamayūrāsana (karatalabhū)

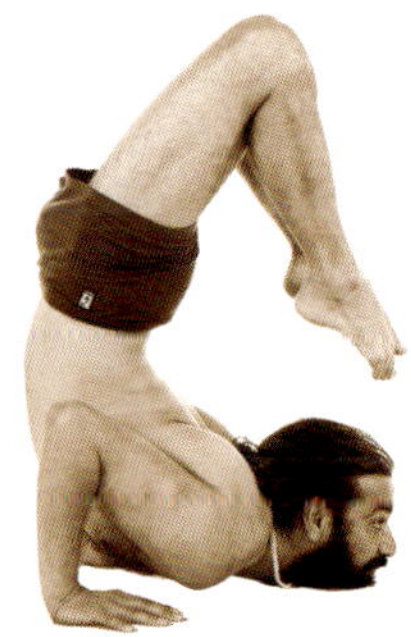

550
नृत्य मयूर आसन (करतल भू)
Nṛtya mayūra āsana (karatala bhū)
Pose de la queue de paon dansante
(paumes à terre)

नृत्यमयूरासन (करतलभू)
Nṛtyamayūrāsana (karatalabhū)

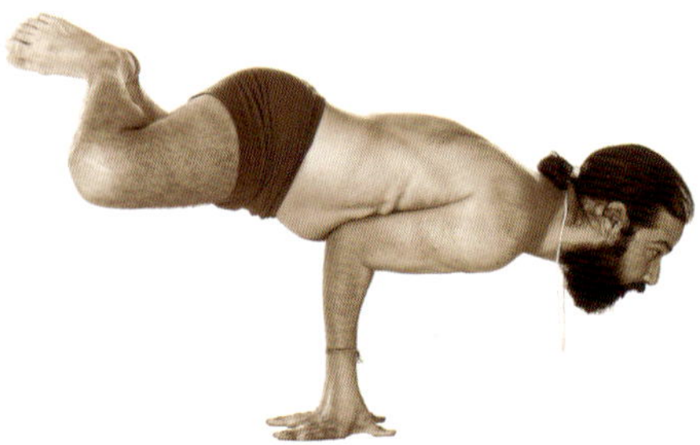

551
पार्वती पाद मयूर आसन (हस्त अङ्गुल भू)
Pārvati pāda mayūra āsana (hasta aṅgula bhū)
Posture du paon pieds joints (doigts à terre)

पार्वतीपादमयूरासन (हस्ताङ्गुल भू)
Pārvatipādamayūrāsana (hastāṅgulabhū)

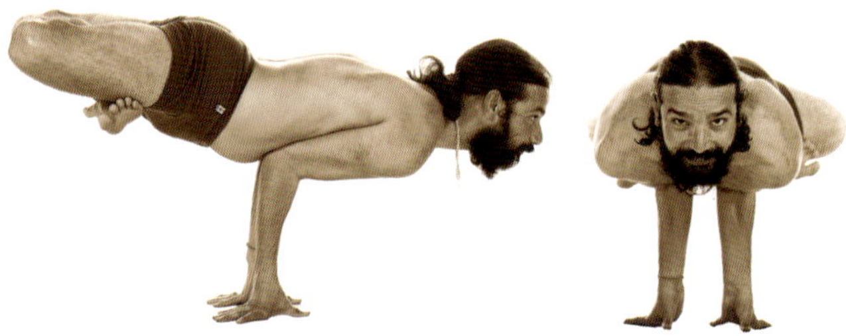

552
पद्म मयूर आसन
Padma mayūra āsana
Posture du paon en lotus

पद्ममयूरासन
Padmamayūrāsana

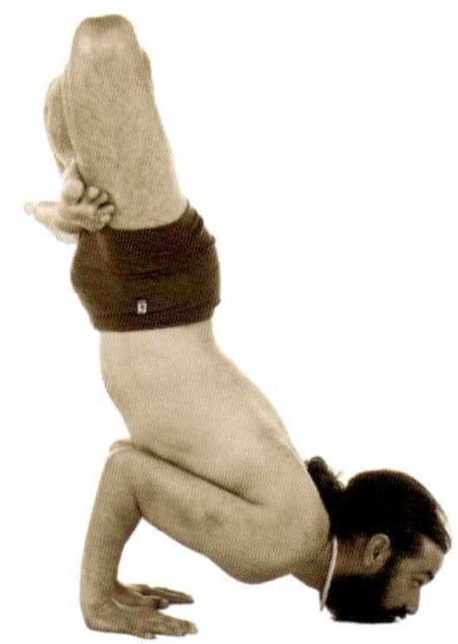

553
ऊर्ध्व पद्म मयूर आसन (हनु भू)
Ūrdhva padma mayūra āsana (hanu bhū)
Posture du paon en lotus levée (menton à terre)

ऊर्ध्वपद्ममयूरासन (हनुभू)
Ūrdhvapadmamayūrāsana (hanubhū)

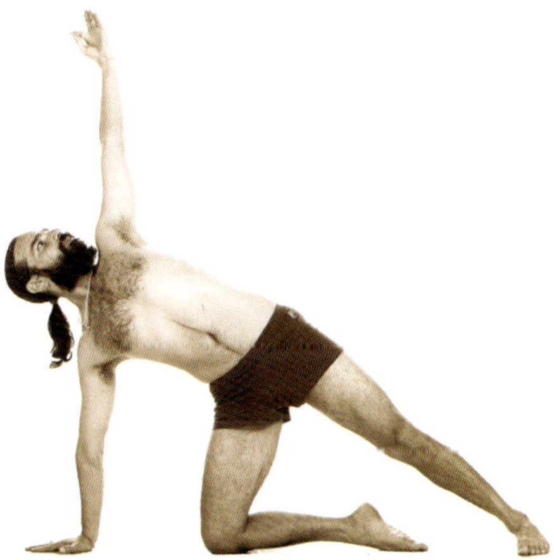

554
वशिष्ठ आसन (जानु भू)
Vaśiṣṭha āsana (jānu bhū)
Posture du Sage Vasistha
(genou à terre)

वशिष्ठासन (जानुभू)
Vaśiṣṭhāsana (jānubhū)

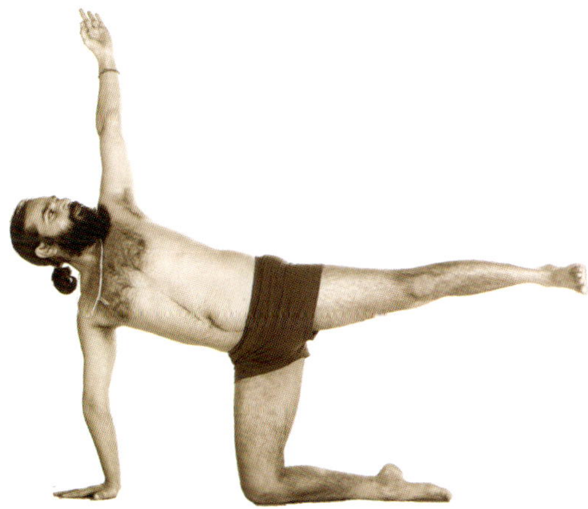

555
उत्तोलन एक पाद वशिष्ठ आसन (जानु भू)
Uttolana eka pāda Vaśiṣṭha āsana (jānu bhū)
Posture du Sage Vasistha, en équilibre sur une jambe
(genou à terre)

उत्तोलनैकपादवशिष्ठासन (जानुभू)
Uttolanaikapādavaśiṣṭhāsana (jānubhū)

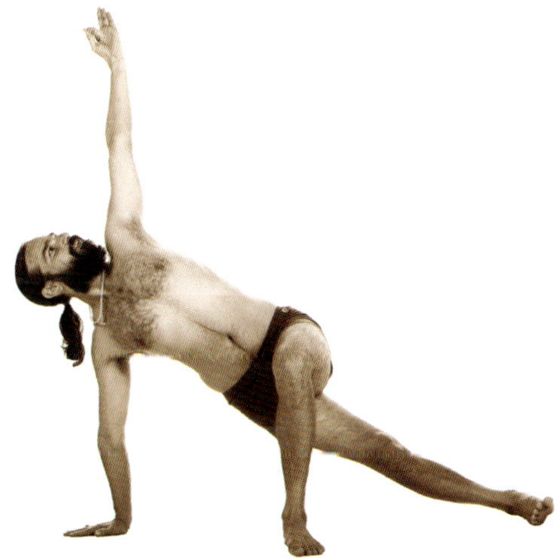

556
वशिष्ठ आसन (त्रि अङ्ग भू)
Vaśiṣṭha āsana (tri aṅga bhū)
Posture du Sage Vasistha
(trois membres à terre)

वशिष्ठासन (त्र्यङ्गभू)
Vaśiṣṭhāsana (Triaṅgabhū)

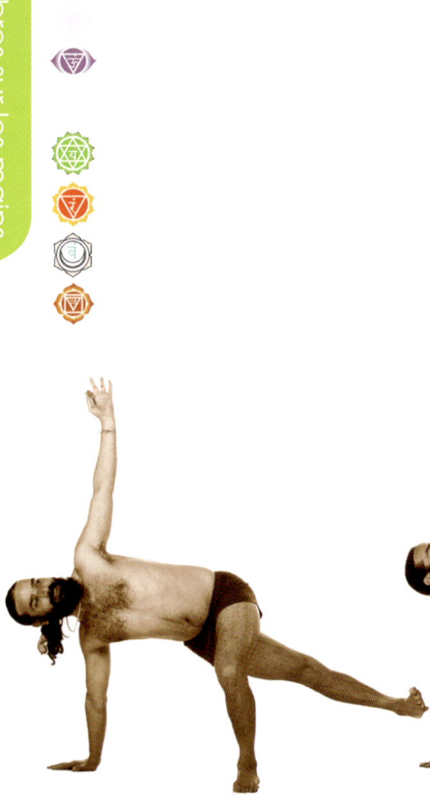

557
उत्तोलन वशिष्ठ आसन (विपरीत हस्त पाद)
Uttolana Vaśiṣṭha āsana (viparīta hasta pāda)
Posture du Sage Vasistha, en équilibre (main et jambe opposées)

उत्तोलनवशिष्ठासन (विपरीतहस्तपाद)
Uttolanavaśiṣṭhāsana (viparītahastapāda)

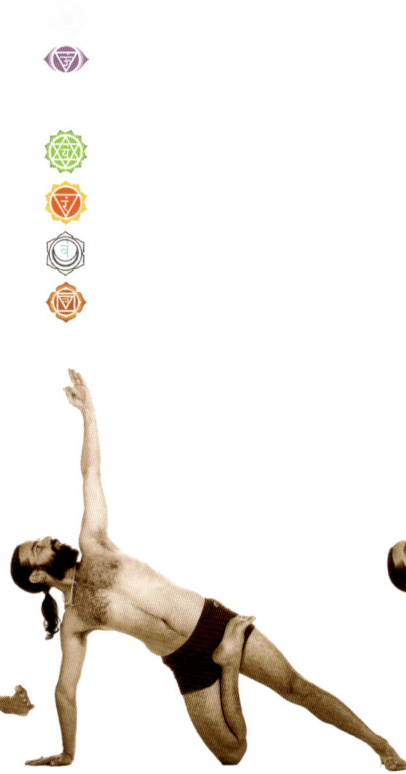

558
अर्ध पद्म वशिष्ठ आसन (जानु भू)
Ardha padma Vaśiṣṭha āsana (jānu bhū)
Posture du Sage Vasistha en demi-lotus (genou à terre)

अर्धपद्मवशिष्ठासन (जानुभू)
Ardhapadmaśiṣṭhāsana (jānubhū)

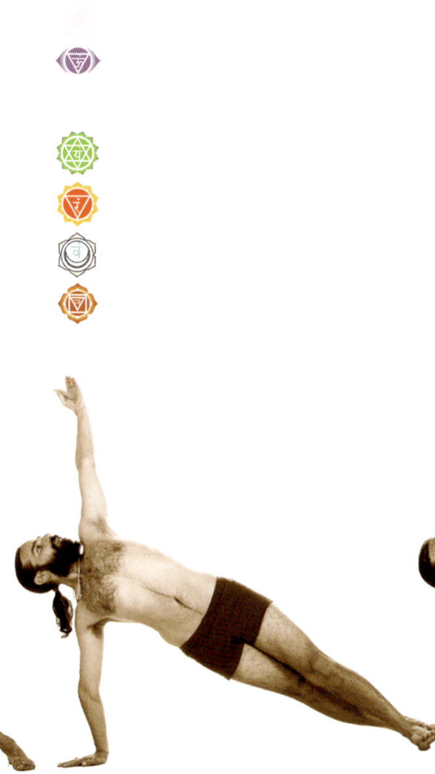

559
वशिष्ठ आसन (समक्षपाद)
Vaśiṣṭha āsana (samakṣapāda)
Posture du Sage Vasistha (un pied devant l'autre)

वशिष्ठासन (समक्षपाद)
Vaśiṣṭhāsana (samakṣapāda)

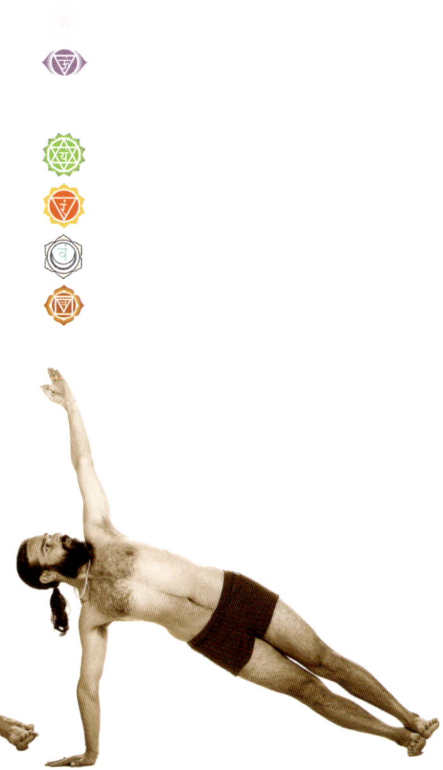

560
वशिष्ठ आसन
Vaśiṣṭha āsana
Posture du Sage Vasistha

वशिष्ठासन
Vaśiṣṭhāsana

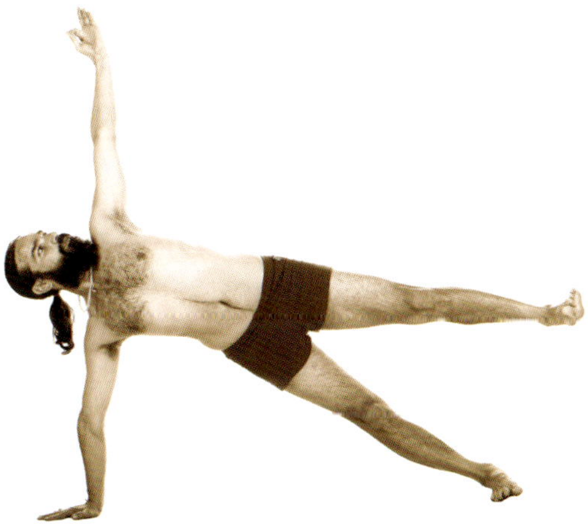

561
वशिष्ठ आसन (एक पाद उत्तान)
Vaśiṣṭha āsana (eka pāda uttāna)
Posture du Sage Vasistha
(une jambe levée)

वशिष्ठासन (एकपादोत्तान)
Vaśiṣṭhāsana (ekapādottāna)

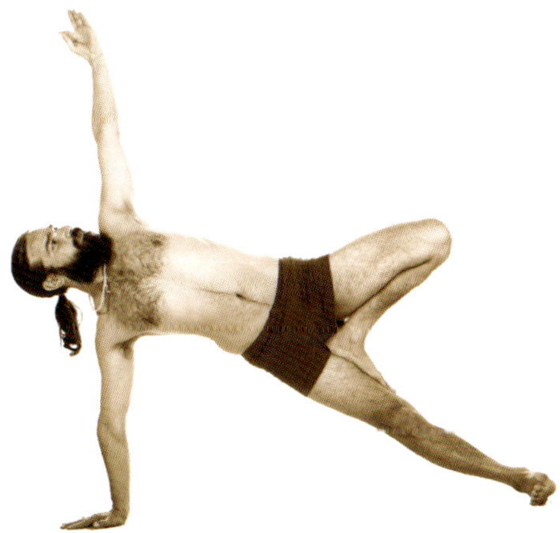

562
वशिष्ठ आसन (ध्रुव)
Vaśiṣṭha āsana (dhruva)
Posture du Sage Vasistha
(variation du figuier)

वशिष्ठासन (ध्रुव)
Vaśiṣṭhāsana (dhruva)

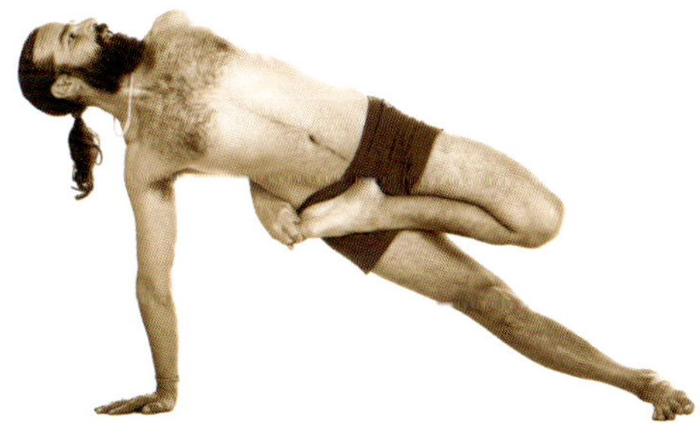

563
वशिष्ठ आसन (अर्धबद्ध पद्म)
Vaśiṣṭha āsana (ardha baddha padma)
Posture du Sage Vasistha
(variation du demi-lotus lié)

वशिष्ठासन (अर्धबद्धपद्म)
Vaśiṣṭhāsana (ardhabaddhapadma)

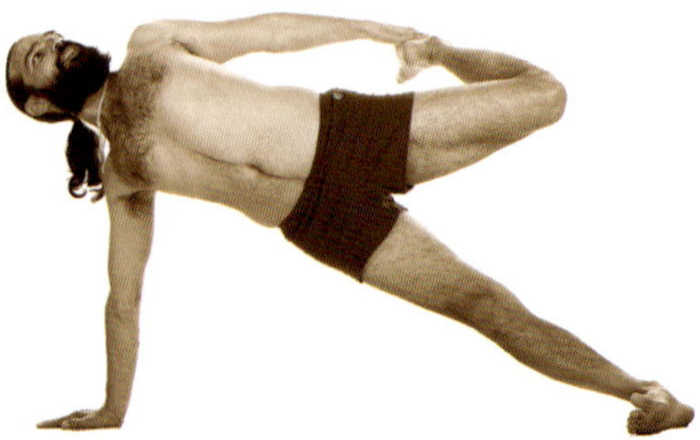

564
वशिष्ठ आसन (धनुः)
Vaśiṣṭha āsana (dhanuḥ)
Posture du Sage Vasistha
(variation de l'arc)

वशिष्ठासन (धनुः)
Vaśiṣṭhāsana (dhanuh)

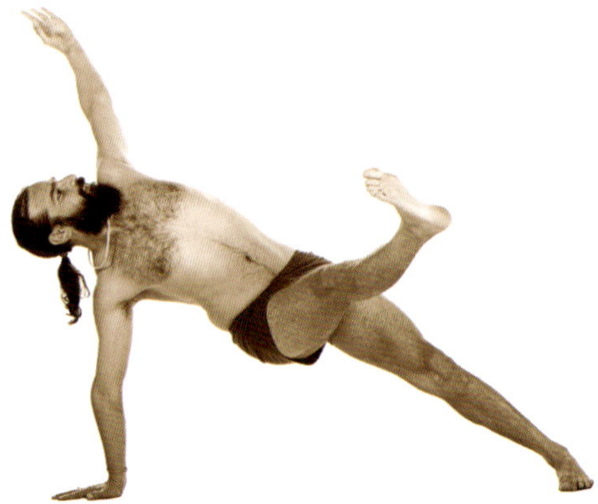

565
वशिष्ठ आसन (वायु यान)
Vaśiṣṭha āsana (vāyu yāna)
Posture du Sage Vasistha
(variante de l'avion)

वशिष्ठासन(वायुयान)
Vaśiṣṭhāsana (vāyuyāna)

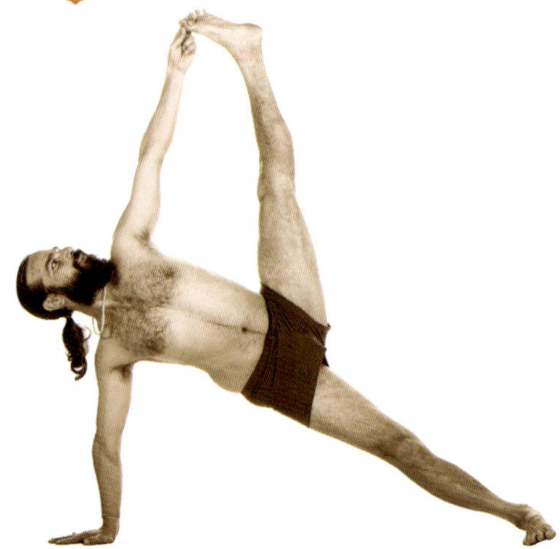

566
पूर्ण वशिष्ठ आसन (हस्त पाद अङ्गुष्ठ)
Pūrṇa Vaśiṣṭha āsana (hasta pāda āṅguṣṭha)
Posture du Sage Vasistha
(complète, tenir le gros orteil)

पूर्णवशिष्ठासन (हस्तपादाङ्गुष्ठ)
Pūrṇavaśiṣṭhāsana (hastapādāṅguṣṭha)

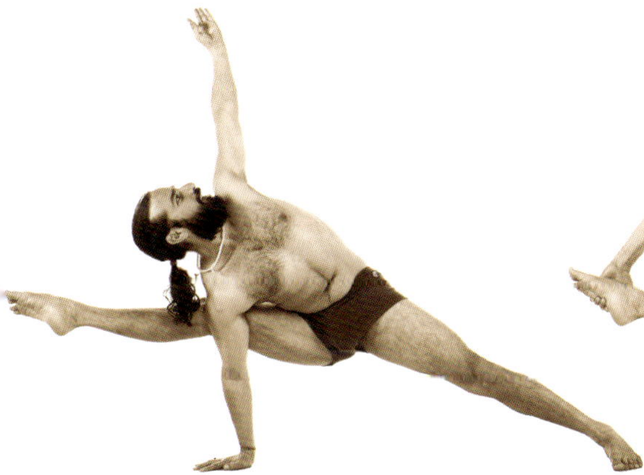

567
विश्वमित्र आसन
Viśvamitra āsana
Posture du Sage Vasistha

विश्वामित्रासन
Viśvāmitrāsana

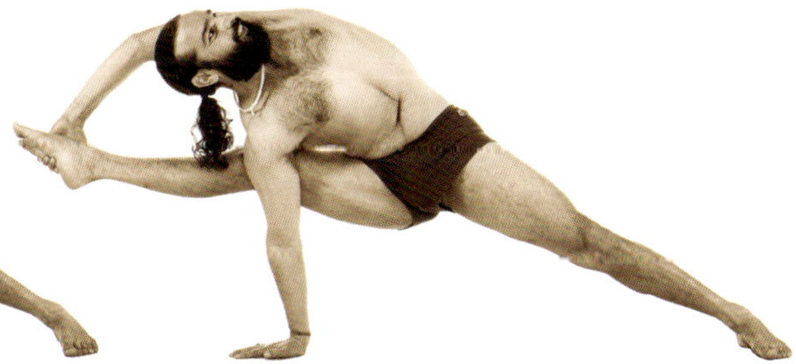

568
विश्वमित्र आसन (एक हस्त पाद बद्ध)
Viśvamitra āsana (eka hasta pāda baddha)
Posture du Sage Vasistha
(une main tient le pied)

विश्वामित्रासन (एकहस्तपादबद्ध)
Viśvāmitrāsana (ekahastapādabaddha)

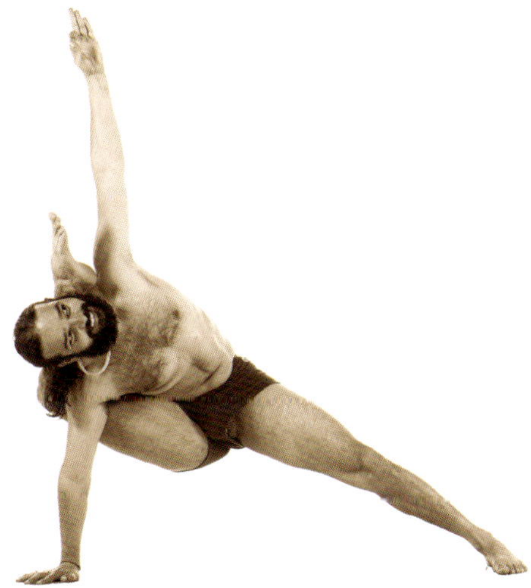

569
काल भैरव आसन
Kalā bhairava āsana
Posture éternelle sans peur

कालभैरवासन
Kalābhairavāsana

Flexions arrière

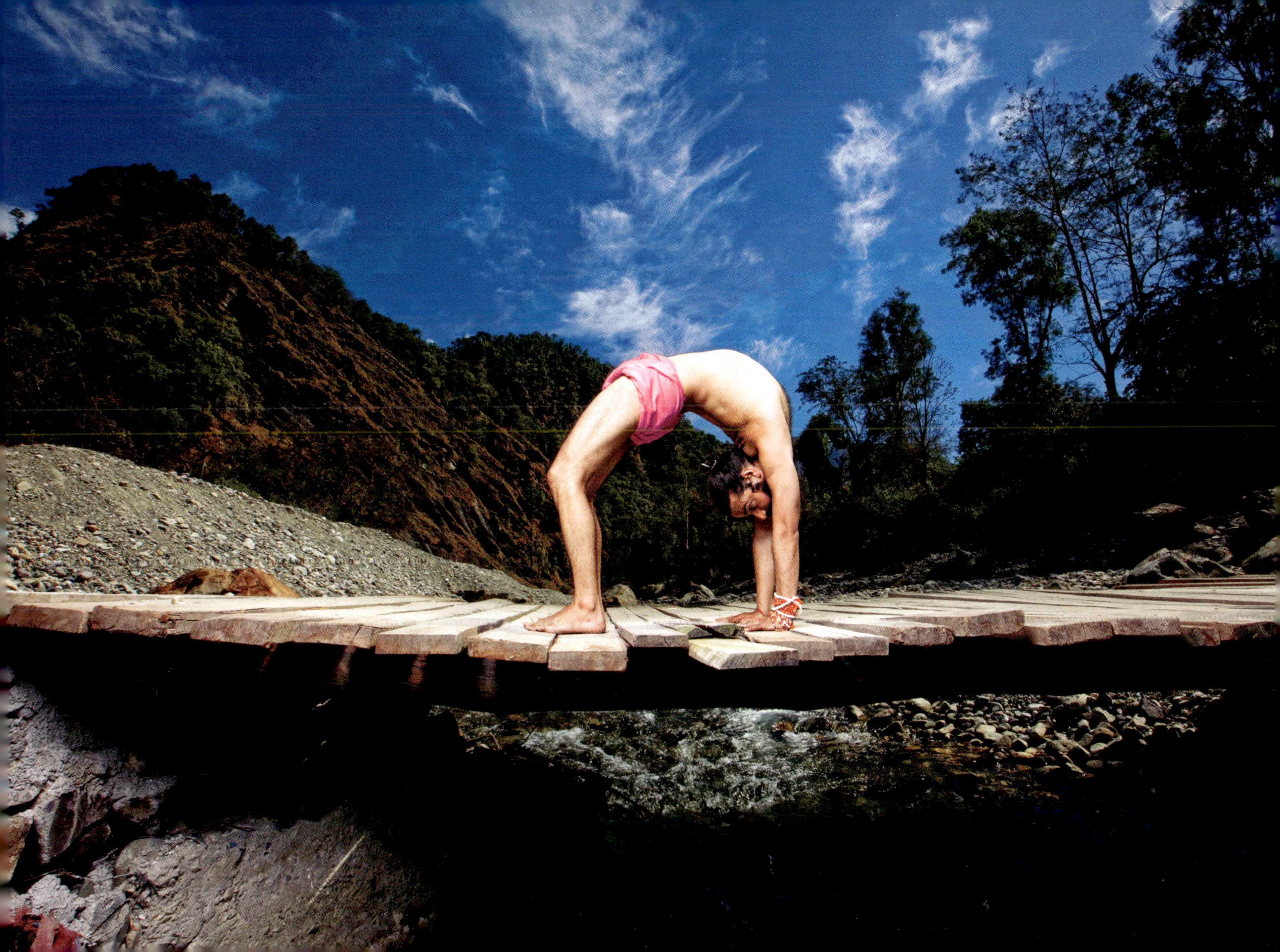

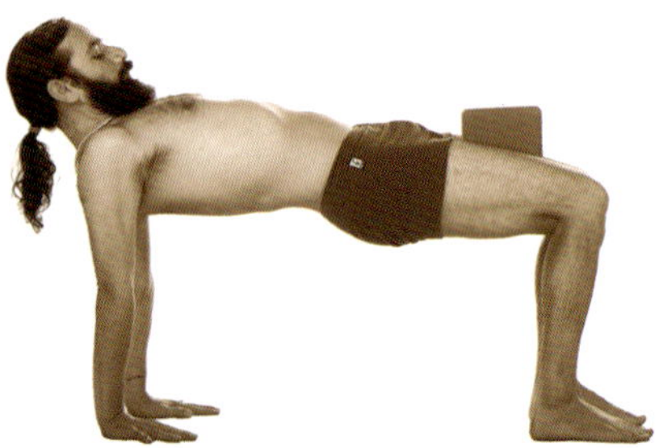

570
अर्ध पूर्व उत्तान आसन (सालम्ब)
Ardha pūrva uttāna āsana (sālamba)
Demi-posture de l'avant du corps soulevé
(avec support)

अर्धपूर्वोत्तानासन (सालम्ब)
Ardhapūrvottānāsana (sālamba)

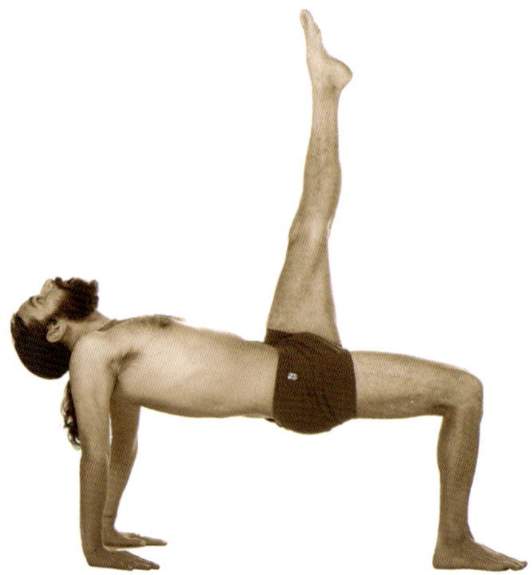

571
अर्ध पूर्व उत्तान आसन (ऊर्ध्व एक पाद)
Ardha pūrva uttāna āsana (ūrdhva eka pāda)
Demi-posture de l'avant du corps soulevé
(une jambe levée)

अर्धपूर्वोत्तानासन (ऊर्ध्वैकपाद)
Ardhapūrvottānāsana (ūrdhvaikapāda)

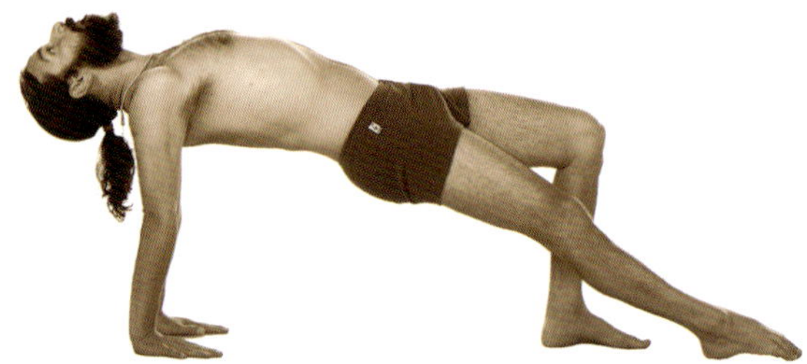

572
पूर्व उत्तान आसन (एक पाद)
Pūrva uttāna āsana (eka pāda)
Posture de l'avant du corps soulevé
(une jambe)

पूर्वोत्तानासन (एकपाद)
Pūrvottānāsana (ekapāda)

Nom usuel des postures 570 à 572 : la table

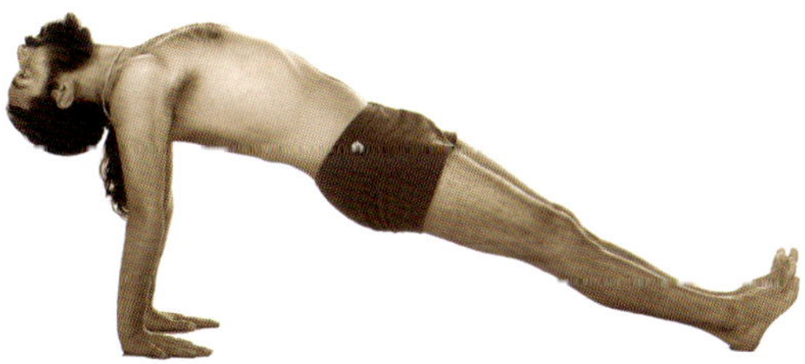

573
पूर्व उत्तान आसन (उत्तान पाद)
Pūrva uttāna āsana (uttāna pāda)
Posture de l'avant du corps soulevé (orteils levés)

पूर्वोत्तानासन (उत्तानपाद)
Pūrvottānāsana (uttānapāda)

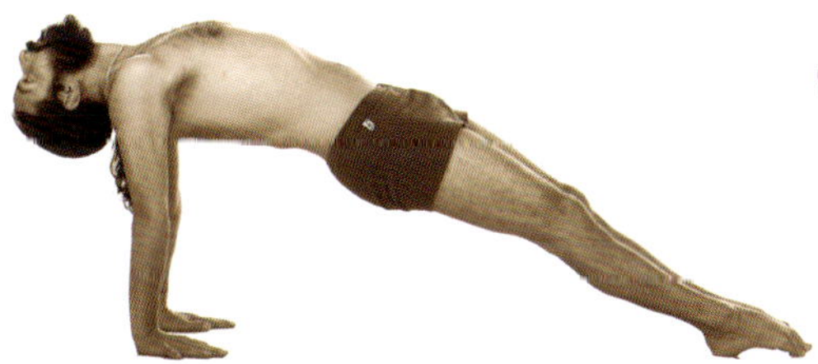

574
पूर्व उत्तान आसन (पाद भू)
Pūrva uttāna āsana (pāda bhū)
Posture de l'avant du corps soulevé (pieds à terre)

पूर्वोत्तानासन (पादभू)
Pūrvottānāsana (pādabhū)

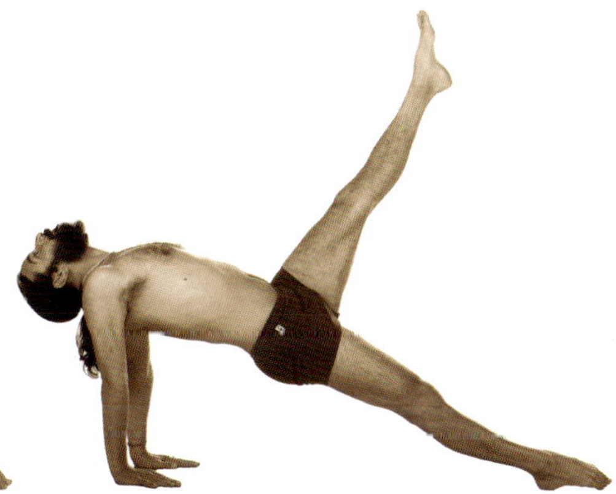

575
पूर्व उत्तान आसन (ऊर्ध्व एक पाद)
Pūrva uttāna āsana (ūrdhva eka pāda)
Posture de l'avant du corps soulevé (une jambe levée)

पूर्वोत्तानासन (ऊर्ध्वैकपाद)
Pūrvottānāsana (ūrdhvaikapāda)

Nom usuel des postures 573 à 575 : la planche de l'ouest

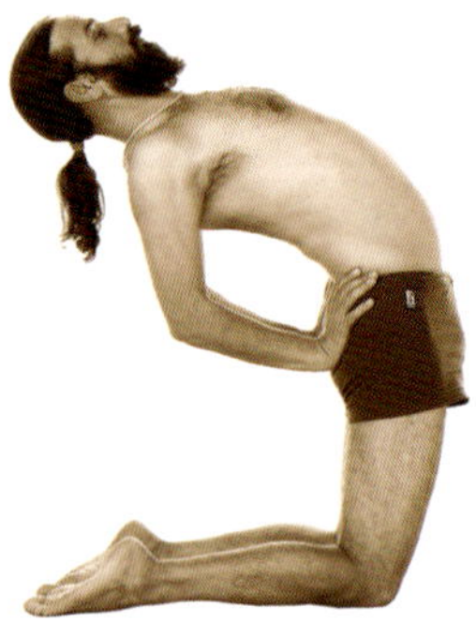

576
अर्ध उष्ट्र आसन (कटि हस्त)
Ardha uṣṭra āsana (kati hasta)
Posture du demi-chameau
(mains sur la taille)

अर्द्धोष्ट्रासन (कटिहस्त)
Ardhaoṣṭrāsana (katihasta)

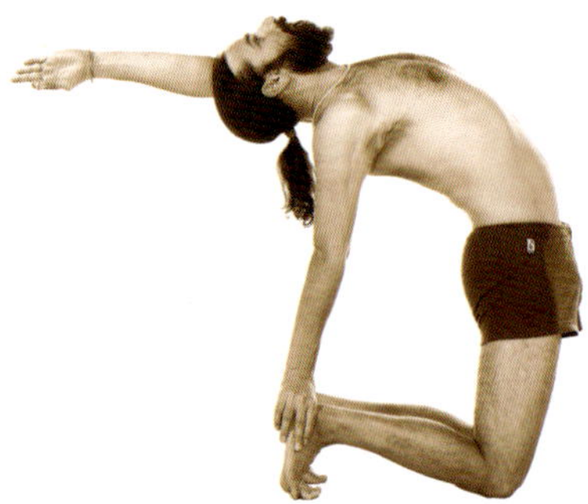

577
उष्ट्र आसन (प्रपदिक, विस्तृत एक हस्त)
Ūṣṭra āsana (prapadika, vistṛta eka hasta)
Posture du chameau
(demi-pointes à terre, un bras tendu)

उष्ट्रासन (प्रपदिक,विस्तृतैकहस्त)
Ūṣṭrāsana (prapadika, vistṛtaikahastapāda)

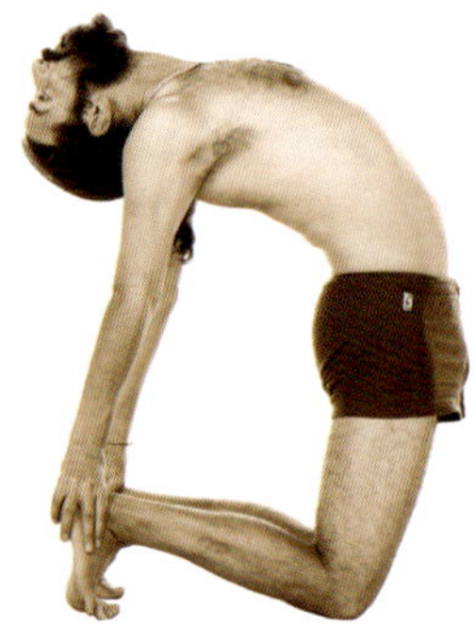

578
उष्ट्र आसन (प्रपदिक)
Ūṣṭra āsana (prapadika)
Posture du chameau (demi-pointes à terre)

उष्ट्रासन (प्रपदिक)
Ūṣṭrāsana (prapadika)

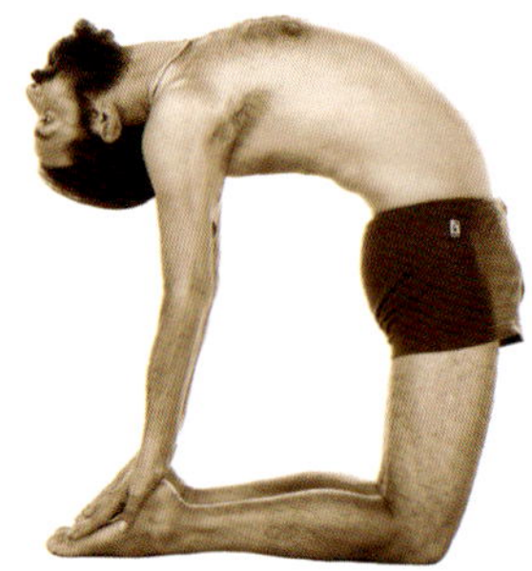

579
उष्ट्र आसन
Uṣṭra āsana
Posture du chameau

उष्ट्रासन
Uṣṭrāsana

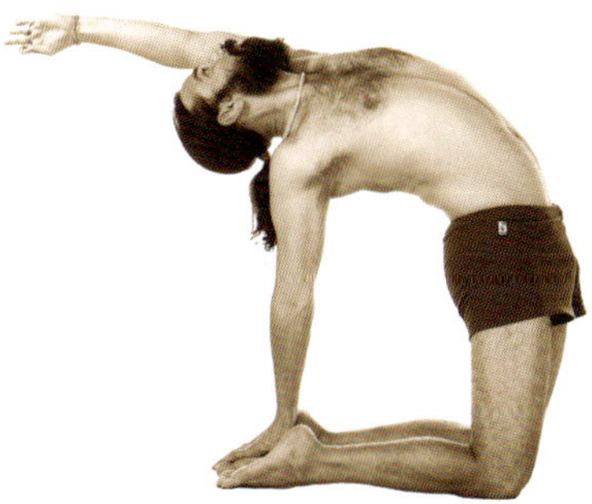

580
उष्ट्र आसन (विपरीत एक हस्त पाद)
Uṣṭra āsana (vistṛta eka hasta)
Posture du chameau (un bras tendu)

उष्ट्रासन (विपरीतैकहस्त)
Uṣṭrāsana (vistṛtaikahastapāda)

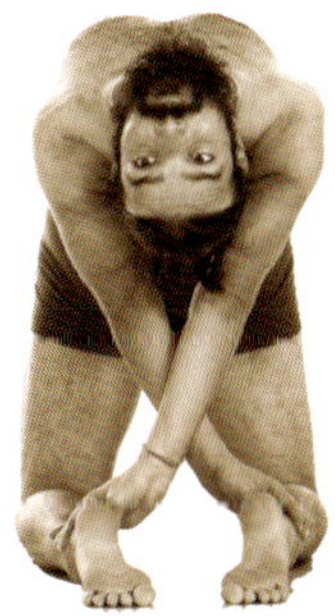

581
उष्ट्र आसन (कर्तरी हस्त)
Uṣṭra āsana (kartarī hasta)
Posture du chameau (bras en ciseaux)

उष्ट्रासन (कर्तरीहस्त)
Ūṣṭrāsana (kartarīhasta)

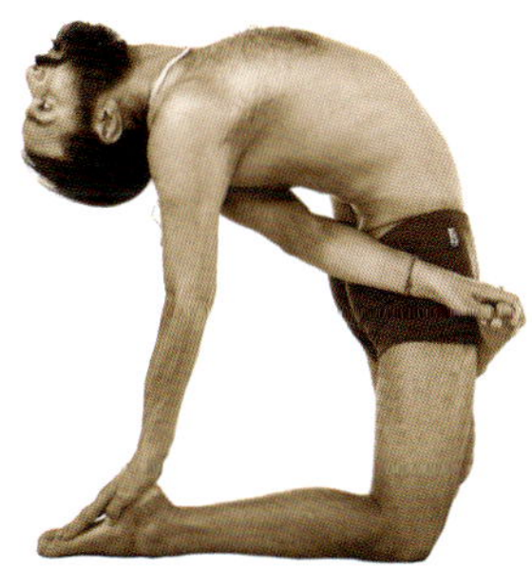

582
अर्ध बद्ध पद्म उष्ट्र आसन
Ardha baddha padma uṣṭra āsana
Posture du chameau en demi-lotus lié

अर्धबद्धपद्मोष्ट्रासन
Ardhabaddhapadmoṣṭrāsana

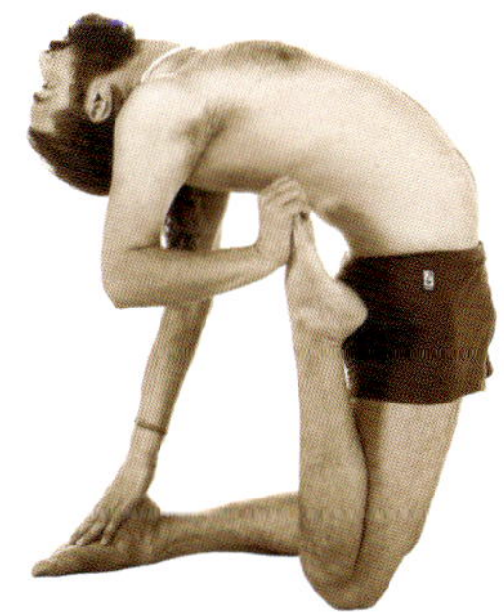

583
भेका उष्ट्र आसन (एक हस्त पाद)
Bhekā uṣṭra āsana (eka hasta pāda)
Posture du chameau en grenouille
(une main sur le pied)

भेकोष्ट्रासन (एकहस्तपाद)
Bhekoṣṭrāsana (ekahastapāda)

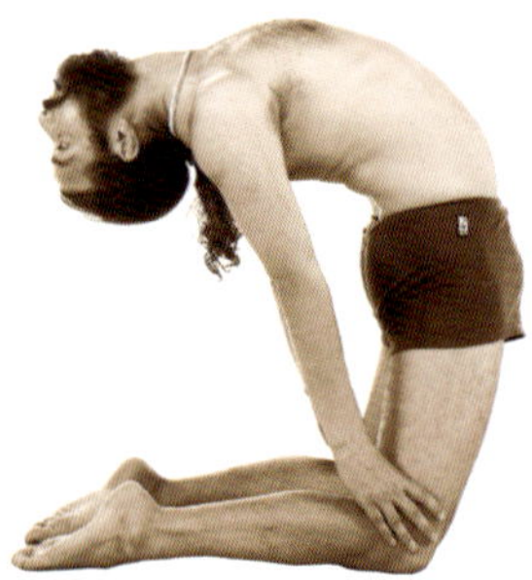

584
उष्ट्र आसन (जानु हस्त)
Ūṣṭra āsana (jānu hasta)
Posture du chameau
(mains à l'arrière des genoux)

उष्ट्रासन (जानुहस्त)
Ūṣṭrāsana (jānuhasta)

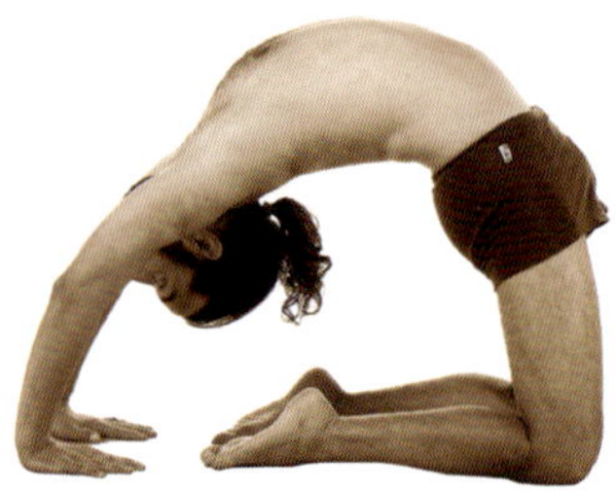

585
उष्ट्र कपोत आसन (हस्त भू)
Uṣṭra kapota āsana (hasta bhū)
Posture du chameau en pigeon
(mains à terre)

उष्ट्रकपोतासन (हस्तभू)
Uṣṭrakapotāsana (hastabhū)

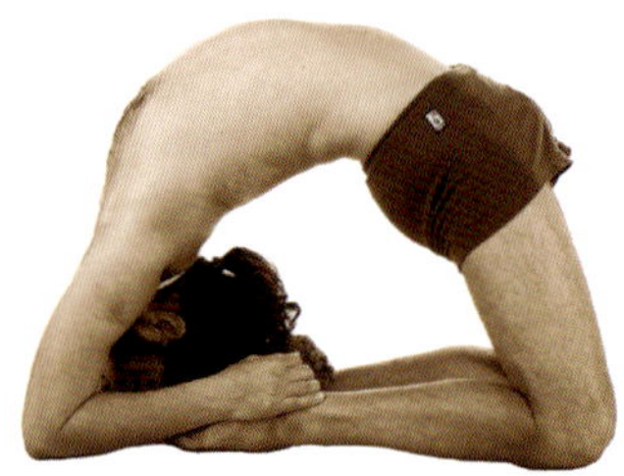

586
उष्ट्र कपोत राज आसन
Uṣṭra kapota rāja āsana
Posture du chameau en pigeon royal

उष्ट्रकपोतराजासन
Uṣṭrakapotarājāsana

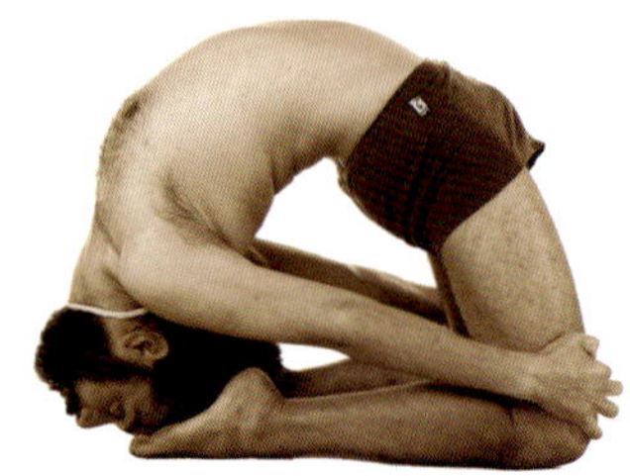

587
महा उष्ट्र कपोत राज आसन
Mahā uṣṭra kapota rāja āsana
Grande posture du chameau en pigeon royal

महोष्ट्रकपोतराजासन
Mahoṣṭrakapotarājāsana

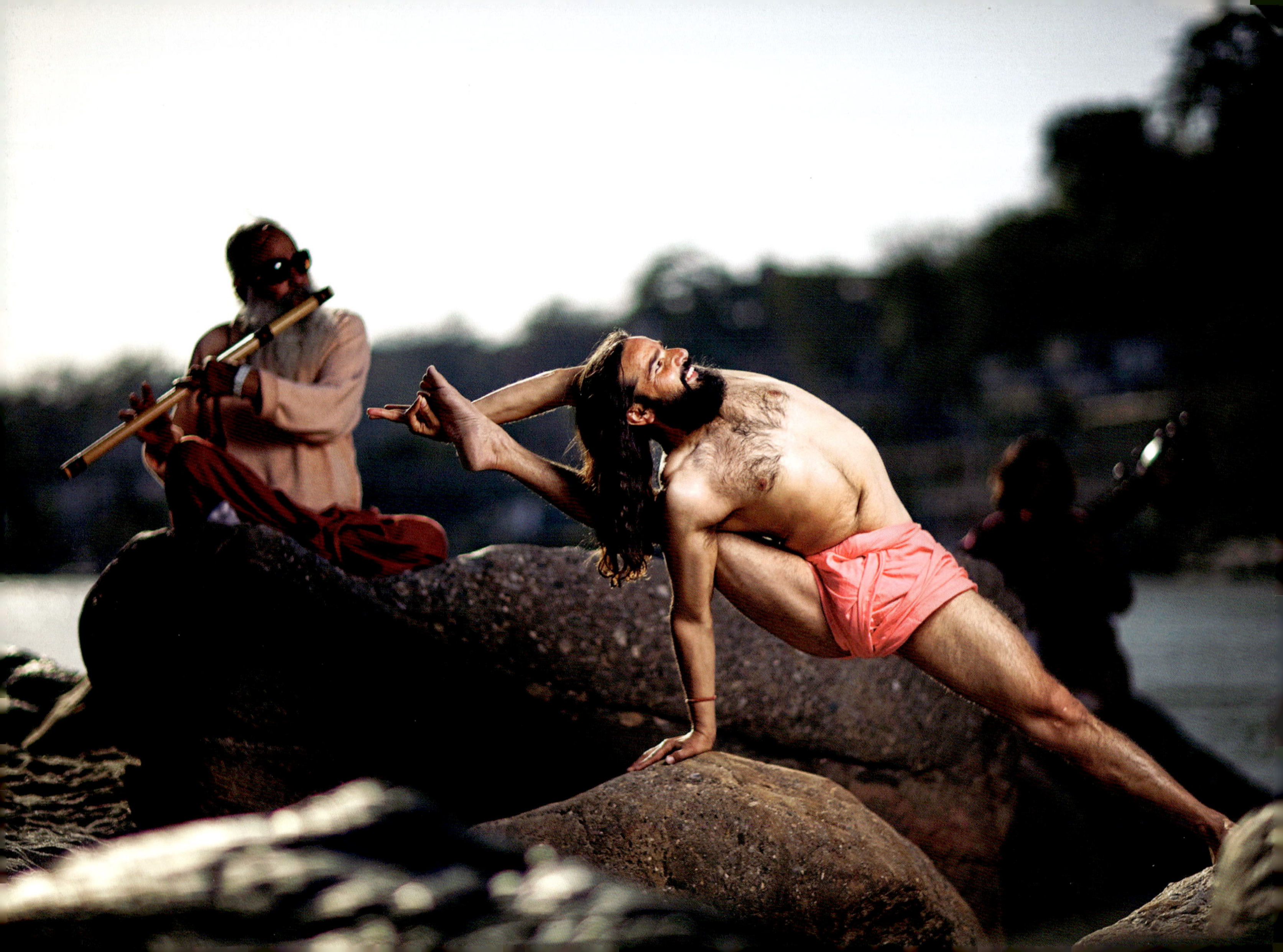

*La vie n'a pas
de destination.
Vivez chaque instant
avec plénitude.*

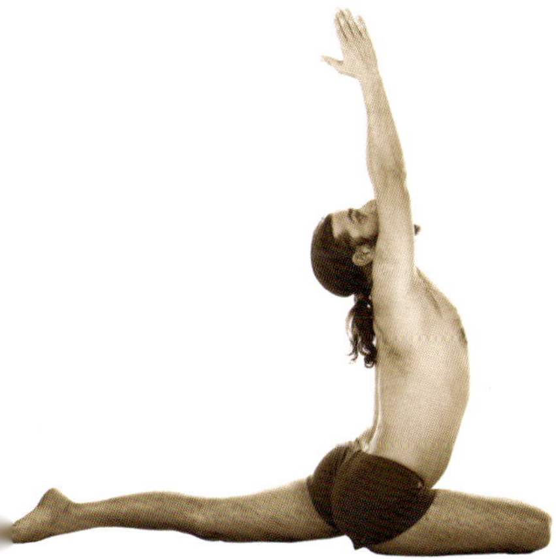

588
कपोत आसन (ऊर्ध्व हस्त नमस्कार)
Kapota āsana (ūrdhva hasta namaskāra)
Posture du pigeon
(mains en prière vers le ciel)

कपोतासन (ऊर्ध्वहस्तनमस्कार)
Kapotāsana (ūrdhvahastanamaskāra)

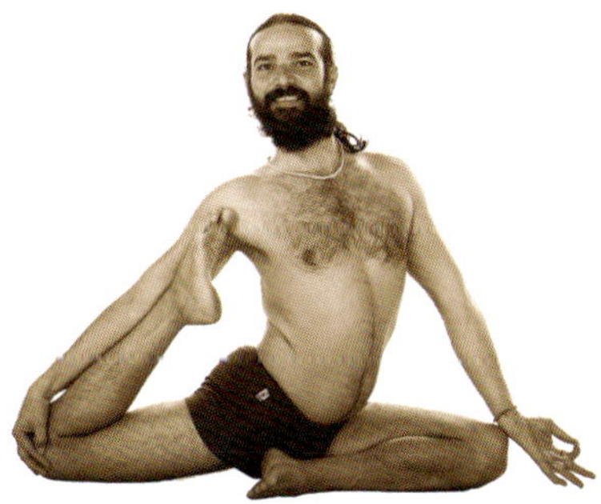

589
कपोत आसन (कुक्षि पाद जानु हस्त)
Kapota āsana (kukṣi pāda jānu hasta)
Posture du pigeon
(pied sous l'aisselle, tenir le genou)

कपोतासन (कुक्षिपादजानुहस्त)
Kapotāsana (kukṣipādajānuhasta)

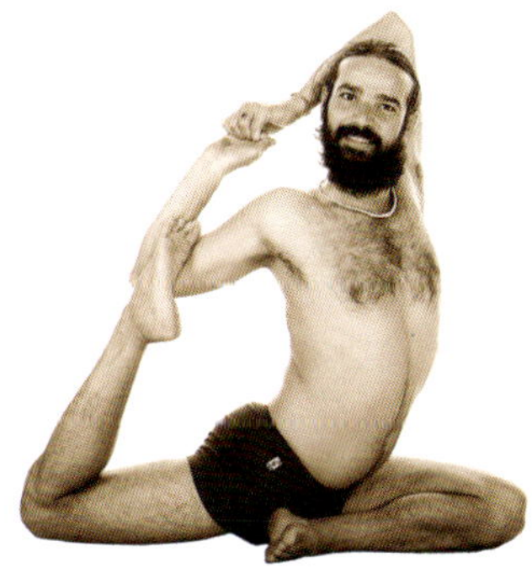

590
निर्भय कपोत आसन
Nirbhaya kapota āsana
Posture du pigeon tranquille

निर्भयकपोतासन
Nirbhayakapotāsana

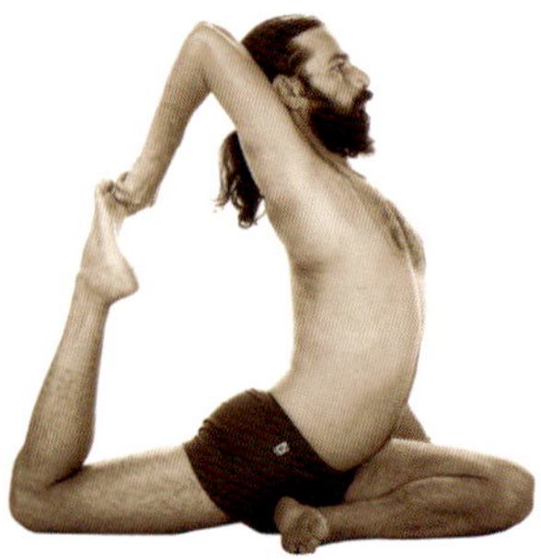

591
कपोत आसन (बद्ध एक हस्त पाद अङ्गुष्ठ)
Kapota āsana (baddha eka hasta pāda aṅguṣṭha)
Posture du pigeon
(une main tient le gros orteil)

कपोतासन (बद्धैकहस्तपादाङ्गुष्ठ)
Kapotāsana (baddhaikahastapādāṅguṣṭha)

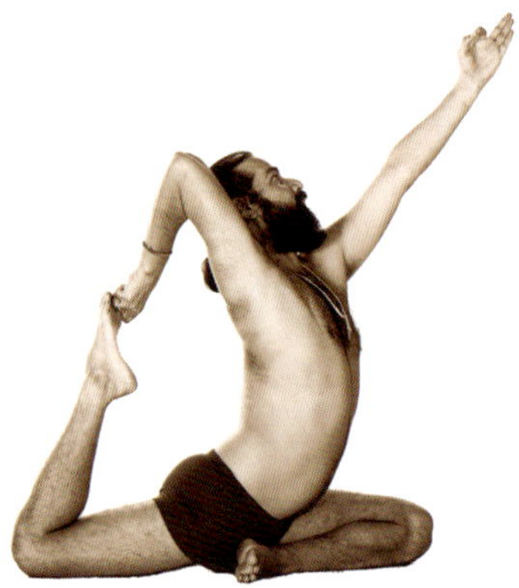

592
कपोत आसन (क्षितिज हस्त)
Kapota āsana (kṣitija hasta)
Posture du pigeon (bras vers l'horizon)

कपोतासन(क्षितिजहस्त)
Kapotāsana (kṣitijahasta)

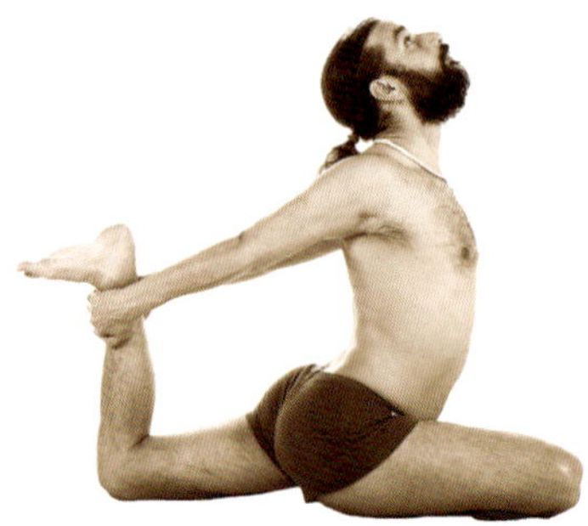

593
कपोत आसन (द्वि हस्त पाद बद्ध)
Kapota āsana (dvi hasta pāda baddha)
Posture du pigeon
(deux mains tiennent le pied)

कपोतासन (द्विहस्तपादबद्ध)
Kapotāsana (dvihastapādabaddha)

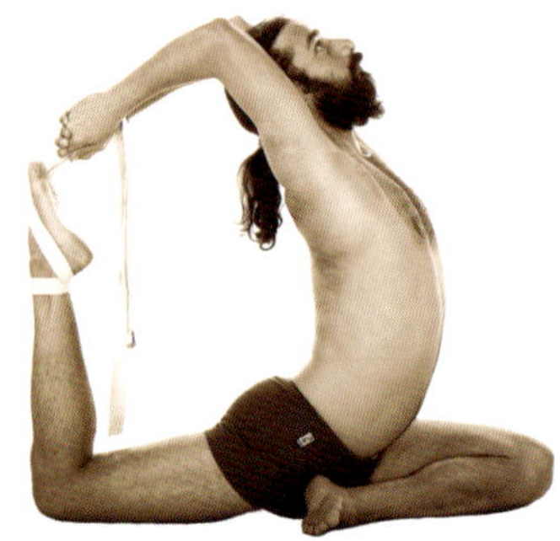

594
अर्ध राज कपोत आसन (सरज्जु)
Ardha rāja kapota āsana (sarajju)
Posture du demi-pigeon royal
(avec sangle)

अर्धराजकपोतासन (सरज्जु)
Ardharājakapotāsana (sarajju)

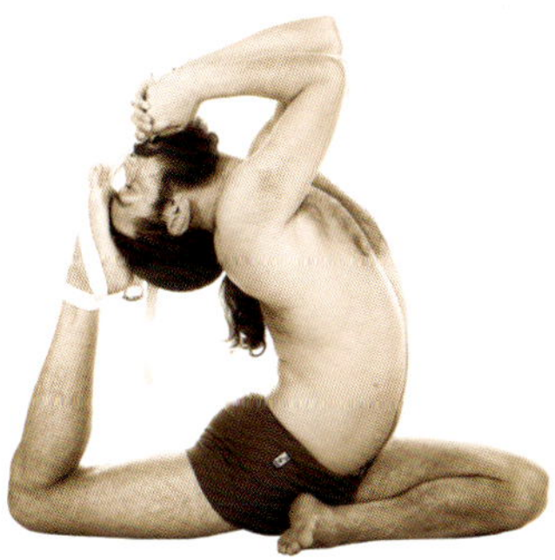

595
राज कपोत आसन (सरज्जु)
Rāja kapota āsana (sarajju)
Posture du pigeon royal (avec sangle)

राजकपोतासन (सरज्जु)
Rājakapotāsana (sarajju)

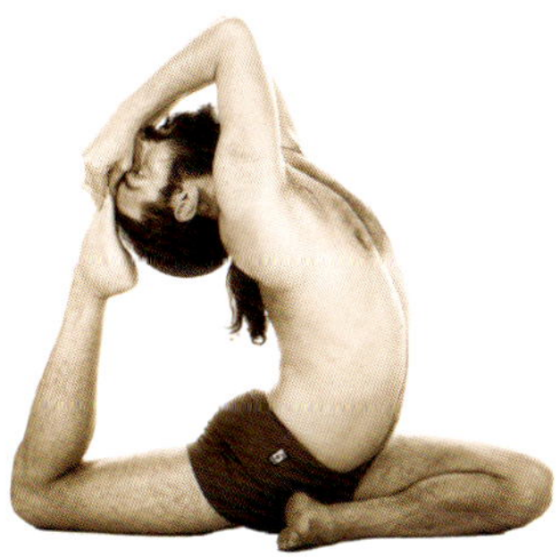

596
राज कपोत आसन
Rāja kapota āsana
Posture du pigeon royal

राजकपोतासन
Rājakapotāsana

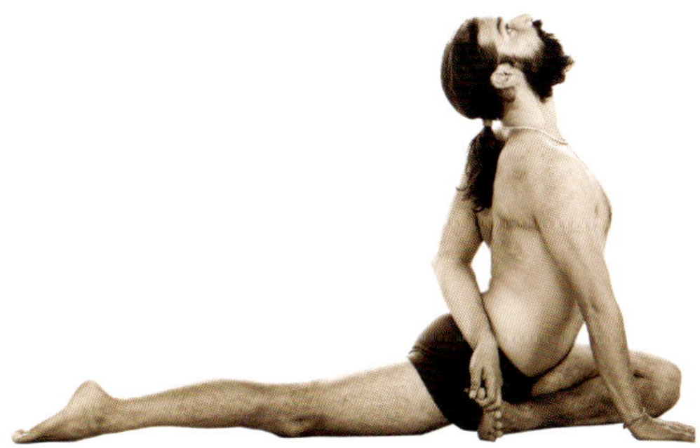

597
कपोत आसन (अर्ध बद्ध पद्म)
Kapota āsana (ardha baddha padma)
Posture du pigeon (demi-lotus lié)

कपोतासन (अर्धबद्धपद्म)
Kapotāsana (ardhabaddhapadma)

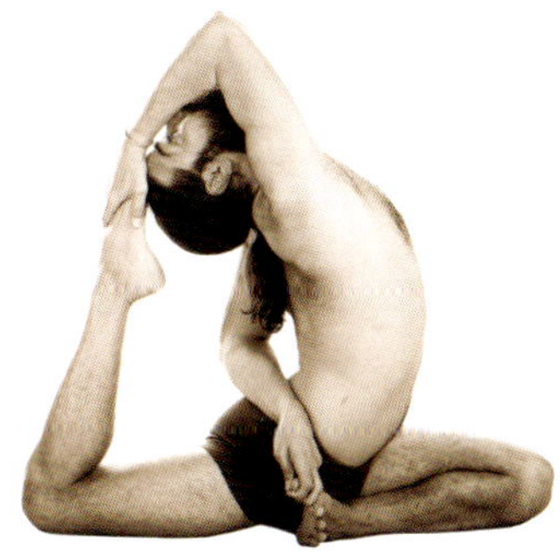

598
राज कपोत आसन (अर्ध बद्ध पद्म)
Rāja kapota āsana (ardha baddha padma)
Posture du pigeon royal
(demi-lotus lié)

राजकपोतासन (अर्धबद्धपद्म)
Rājakapotāsana (ardhabaddhapadma)

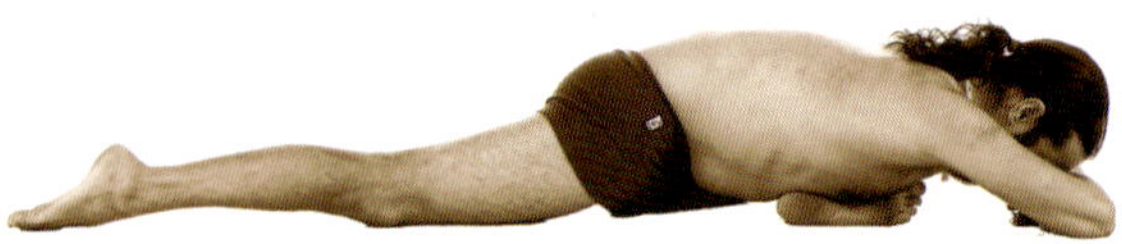

599
कपोत आसन (कर तल ललाट धर)
Kapota āsana (karatala lalāṭa dhara)
Posture du pigeon
(front sur le dos des mains)

कपोतासन (करतलललाटधर)
Kapotāsana (karatalalalāṭadhara)

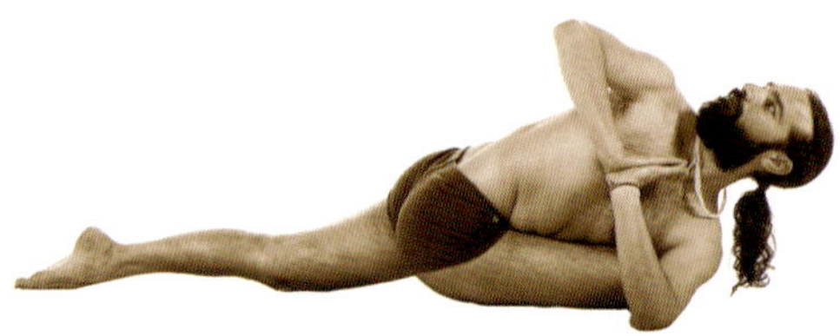

600
परिवृत्त नमस्कार कपोत आसन
Parivṛtta namaskāra kapota āsana
Posture du pigeon en prière, en torsion

परिवृत्तनमस्कारकपोतासन
Parivṛttanamaskārakapotāsana

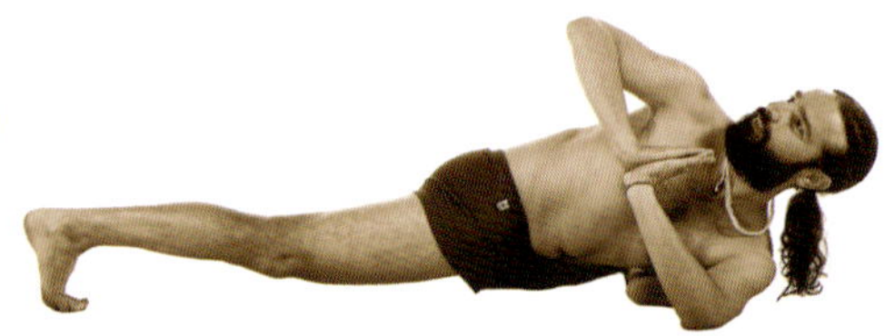

601
विपरीत परिवृत्त नमस्कार कपोत आसन
Viparīta parivṛtta namaskāra kapota āsana
Posture du pigeon en prière, en torsion inversée

विपरीतपरिवृत्तनमस्कारकपोतासन
Viparītaparivṛttanamaskārakapotāsana

602
बाल हनुमान आसन (हस्त भू)
Bāla Hanumāna āsana (hasta bhū)
Posture du bébé Hanumāna
(mains à terre)

बालहनुमानासन (हस्तभू)
Bālahanumānāsana (hastabhū)

Nom usuel des postures 602 à 610 : le singe

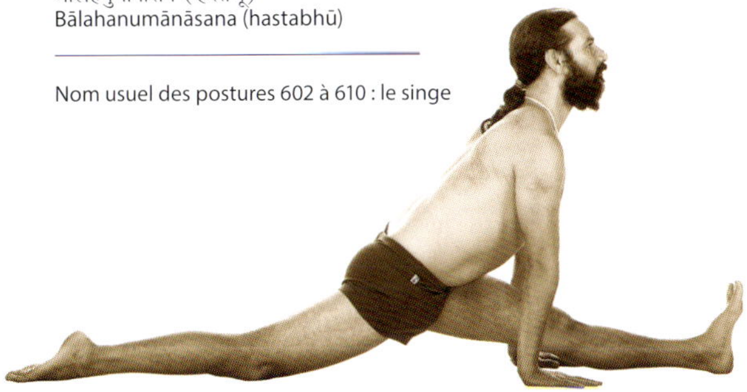

603
हनुमान आसन (हस्त अङ्गुल भू)
Hanumāna āsana (hasta aṅgula bhū)
Posture d'Hanumāna (doigts à terre)

हनुमानासन (हस्ताङ्गुलभू)
Hanumānāsana (hastāṅgulabhū)

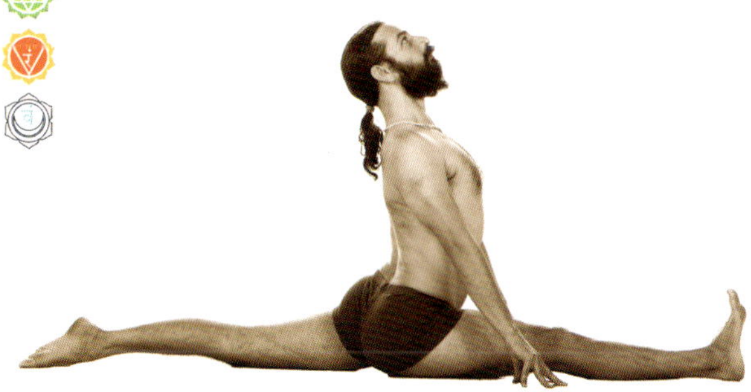

604
नमस्कार हनुमान आसन
Namaskāra Hanumāna āsana
Posture d'Hanumāna en prière

नमस्कारहनुमानासन
Namaskārahanumānāsana

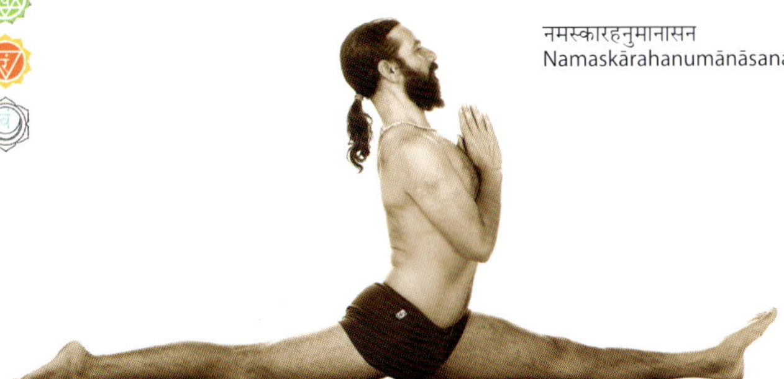

605
नमस्कार हनुमान आसन (ऊर्ध्व हस्त)
Namaskāra Hanumāna āsana (ūrdhva hasta)
Posture d'Hanumāna en prière
(bras au ciel)

नमस्कारहनुमानासन (ऊर्ध्वहस्त)
Namaskārahanumānāsana (ūrdhvahasta)

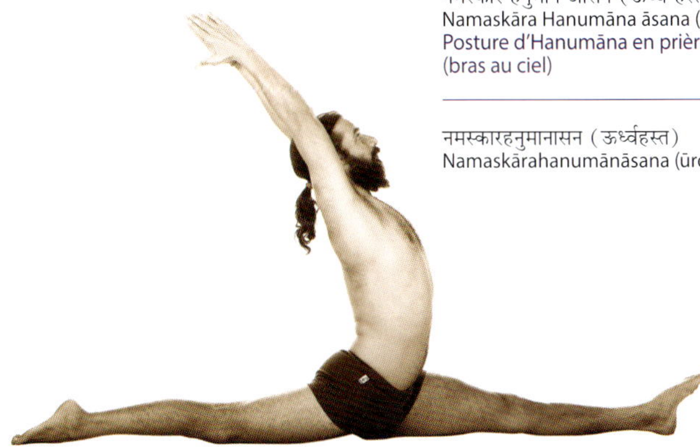

606
नमन हनुमान आसन (कफोणि भू)
Namana Hanumāna āsana (kaphoṇi bhū)
Posture humble d'Hanumāna
(coudes à terre)

नमनहनुमानासन (कफोणिभू)
Namanahanumānāsana (kaphoṇibhū)

Nom usuel des postures 602 à 610 : le singe

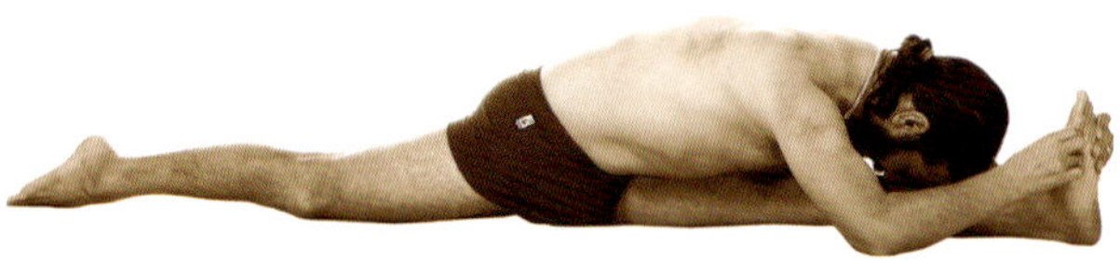

607
निर्भय कपोत हनुमान आसन
Nirbhaya kapota Hanumāna āsana
Posture d'Hanumāna en pigeon tranquille

निर्भयकपोतहनुमानासन
Nirbhayakapotahanumānāsana

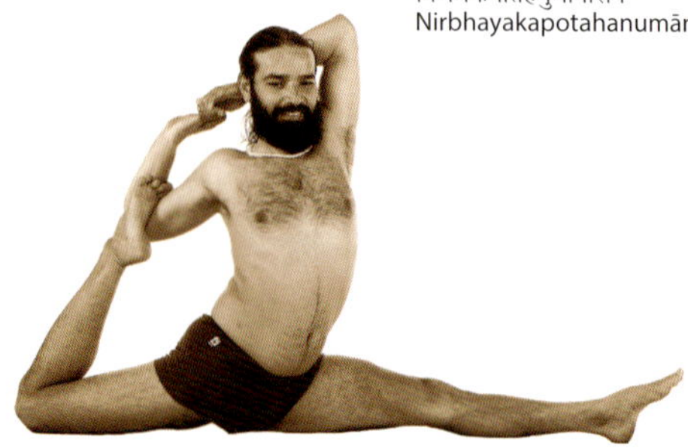

608
कपोत हनुमान आसन (द्वि हस्त पाद बद्ध)
Kapota Hanumāna āsana (dvi hasta pāda baddha)
Posture d'Hanumāna en pigeon
(deux mains tiennent le pied)

कपोतहनुमानासन (द्विहस्तपादबद्ध)
Kapotahanumānāsana (dvihastapādabaddha)

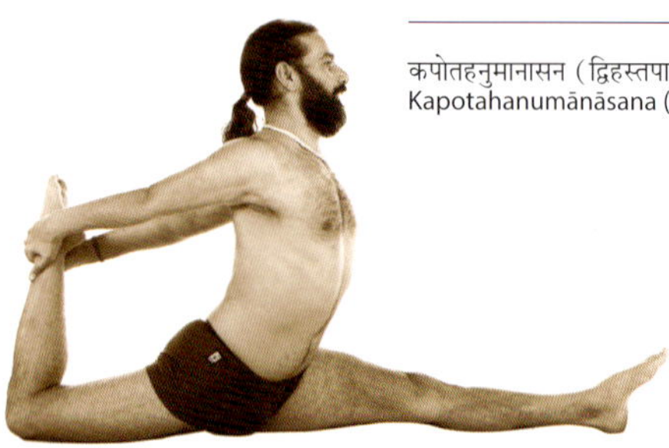

609
राज कपोत हनुमान आसन (एक हस्त भू)
Rāja kapota Hanumāna āsana (eka hasta bhū)
Posture d'Hanumāna en pigeon royal
(une main à terre)

राजकपोतहनुमानासन (एकहस्तभू)
Rājakapotahanumānāsana (ekahastabhū)

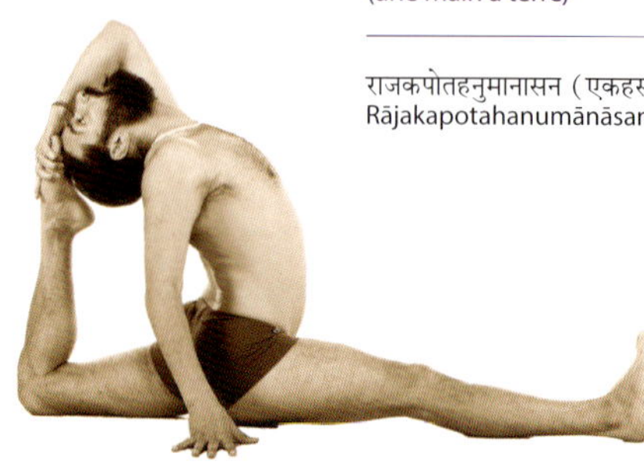

610
राज कपोत हनुमान आसन
Rāja kapota Hanumāna āsana
Posture d'Hanumāna en pigeon royal

राजकपोतहनुमानासन
Rājakapotahanumānāsana

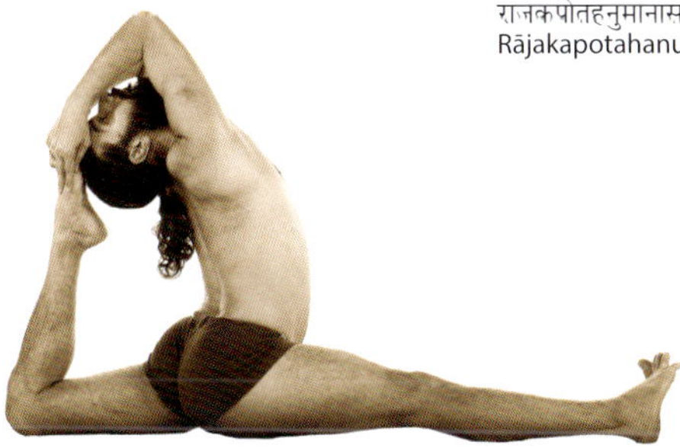

611
अर्ध समकोण पाद आसन (हस्त भू)
Ardha samakoṇa pāda āsana (hasta bhū)
Demi-Posture du grand écart facial (mains à terre)

अर्धसमकोणपादासन (हस्तभू)
Ardhasamakoṇapādāsana (hastabhū)

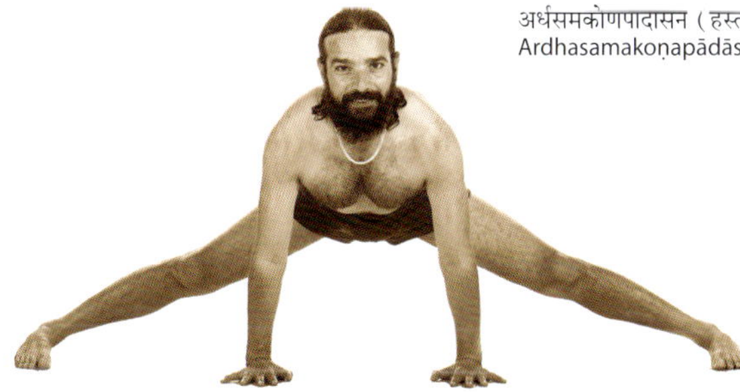

612
समकोण पाद आसन (हस्त भू)
Samakoṇa pāda āsana (hasta bhū)
Posture du grand écart facial (mains à terre)

समकोणपादासन (हस्तभू)
Samakoṇapādāsana (hastabhū)

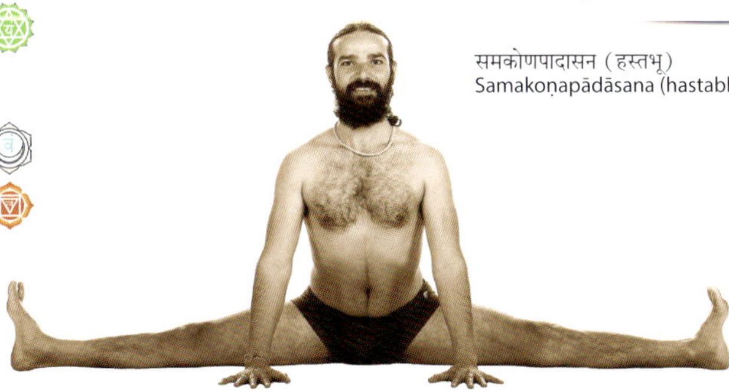

613
नमस्कार समकोण पाद आसन
Namaskāra samakoṇa pāda āsana
Posture du grand écart facial en prière

नमस्कारसमकोणपादासन
Namaskārasamakoṇapādāsana

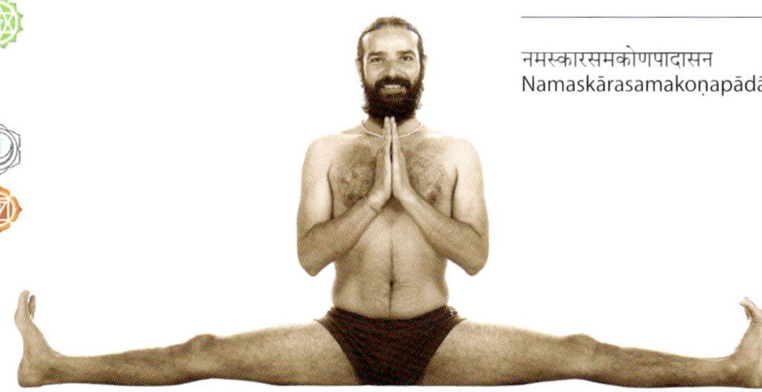

614
समकोण पाद आसन (विराट हस्त)
Samakoṇa pāda āsana (virāṭa hasta)
Posture du grand écart facial
(bras tendus à l'horizontal)

समकोणपादासन (विराटहस्त)
Samakoṇapādāsana (virāṭahasta)

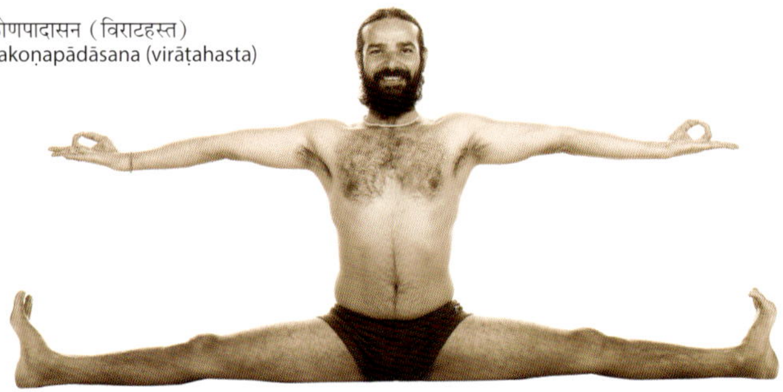

615
नमस्कार समकोण पाद आसन (ऊर्ध्व हस्त)
Namaskāra samakoṇa pāda āsana (ūrdhva hasta)
Posture du grand écart facial en prière
(bras au ciel)

नमस्कारसमकोणपादासन (ऊर्ध्वहस्त)
Namaskārasamakoṇapādāsana (ūrdhvahasta)

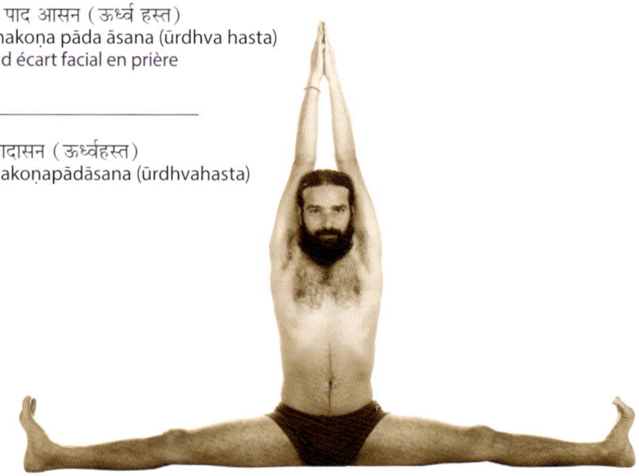

616
समकोण पाद आसन (हस्त हनु)
Samakoṇa pāda āsana (hasta hanu)
Posture du grand écart facial
(menton sur les mains)

समकोणपादासन (हस्तहनु)
Samakoṇapādāsana (hastahanu)

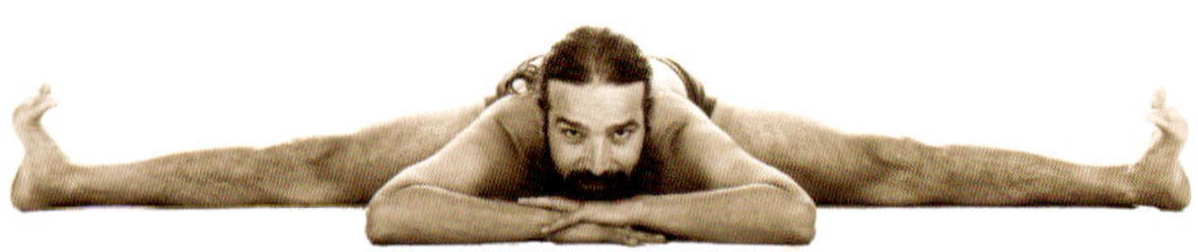

617
समकोण पाद आसन (बद्ध हस्त पाद अङ्गुष्ठ)
Samakoṇa pāda āsana (baddha hasta pāda aṅguṣṭha)
Posture du grand écart facial
(tenir les gros orteils)

समकोणपादासन (बद्धहस्तपादाङ्गुष्ठ)
Samakoṇapādāsana (baddhahastapādāṅguṣṭha)

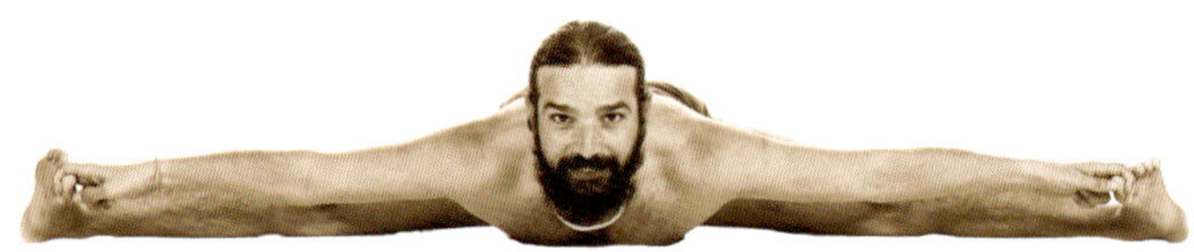

618
समकोण पाद आसन (पृष्ठ कफोणि बद्ध)
Samakoṇa pāda āsana (pṛṣṭha kaphoṇi baddha)
Posture du grand écart facial
(coudes liés dans le dos)

समकोणपादासन (पृष्ठकफोणिबद्ध)
Samakoṇapādāsana (pṛṣṭhakaphoṇibaddha)

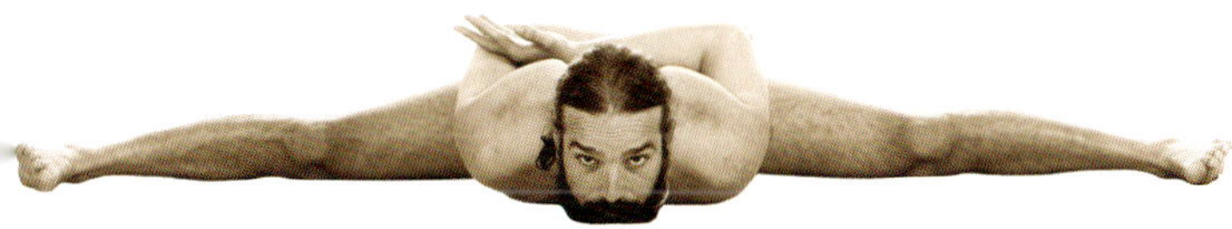

619
समकोण पाद आसन (ललाट भू, पृष्ठ नमस्कार)
Samakoṇa pāda āsana (lalāṭa bhū, pṛṣṭha namaskāra)
Posture du grand écart facial
(front à terre, mains en prière dans le dos)

समकोणपादासन (ललाटभू, पृष्ठनमस्कार)
Samakoṇapādāsana (lalāṭabhū, pṛṣṭhanamaskāra)

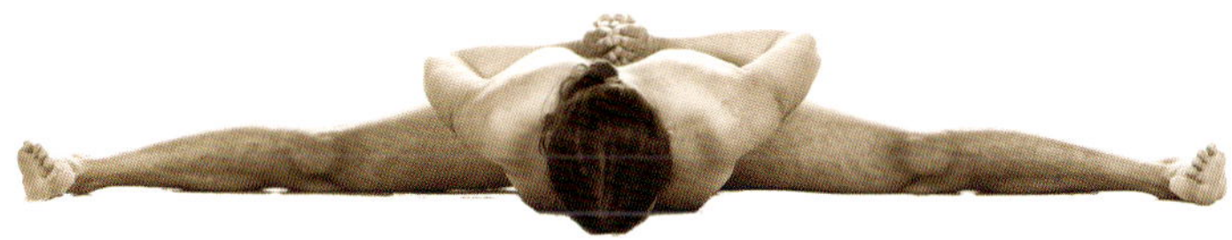

620
समकोण पाद आसन (उत् हनु ,पृष्ठ नमस्कार)
Samakoṇa pāda āsana (Ut hanu, pṛṣṭha namaskāra)
Posture du grand écart facial
(menton levé, mains en prière dans le dos)

समकोणपादासन (उत्हनु, पृष्ठनमस्कार)
Samakoṇapādāsana (uthanu, pṛṣṭhanamaskāra)

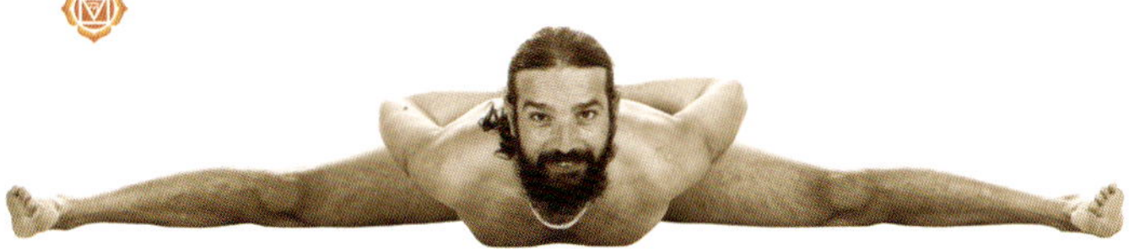

621
पार्श्व समकोण पाद आसन (बद्ध पाद मणि बन्ध)
Pārśva samakoṇa pāda āsana (baddha pāda maṇi bandha)
Posture du grand écart facial, étirement latéral
(lier les poignets autour des orteils)

पार्श्वसमकोणपादासन (बद्धपादमणिबन्ध)
Pārśvasamakoṇapādāsana (baddhapādamaṇibandha)

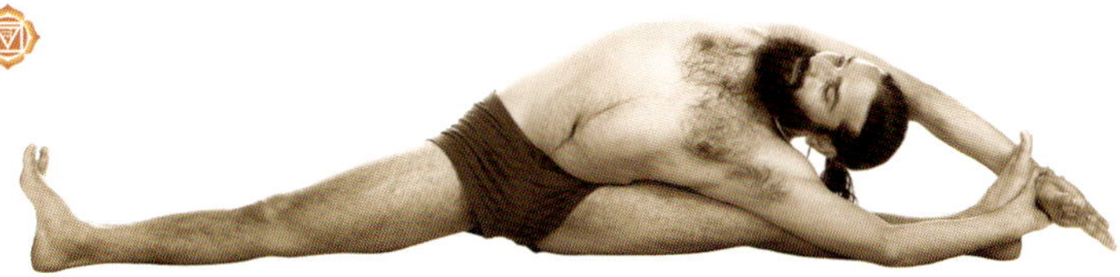

622
जानु शिर समकोण पाद आसन
Jānu śira samakoṇa pāda āsana
Posture du grand écart facial, tête au genou

जानुशिरसमकोणपादासन
Jānuśirasamakoṇapādāsana

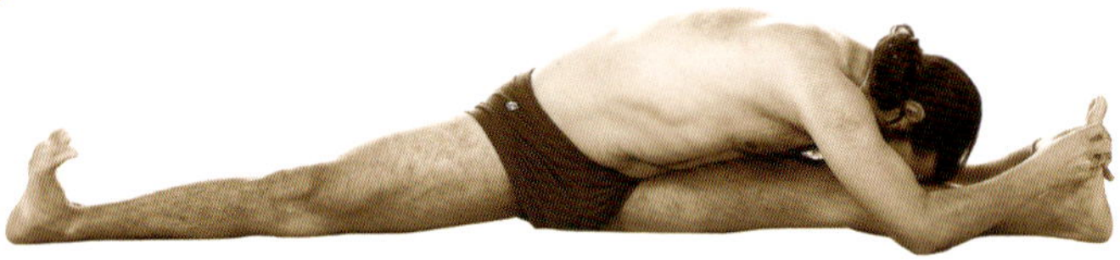

623
पार्श्व समकोण पाद आसन (बद्ध उरु हस्त)
Pārśva samakoṇa pāda āsana (baddha uru hasta)
Posture du grand écart facial, étirement latéral
(un bras lié autour de la cuisse)

पार्श्वसमकोणपादासन (बद्धोरुहस्त)
Pārśvasamakoṇapādāsana (baddhoruhasta)

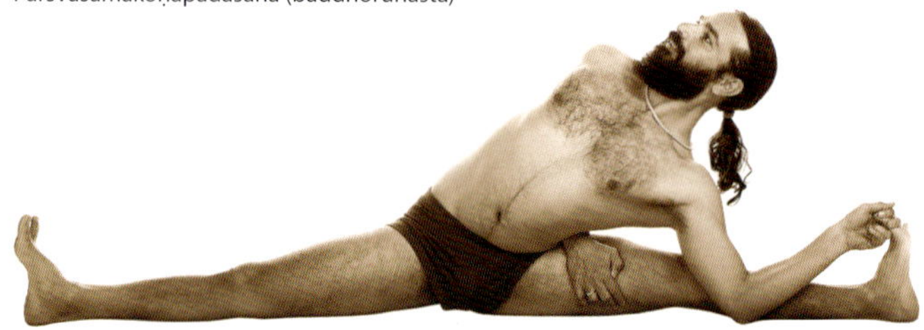

624
सुप्त पद्म नाभ आसन (रज्जु हस्त)
Supta padma nābha āsana (rajju hasta)
Posture du lotus au nombril allongée
(mains liées)

सुप्तपद्मनाभासन (रज्जुहस्त)
Suptapadmanābhāsana (rajjuhasta)

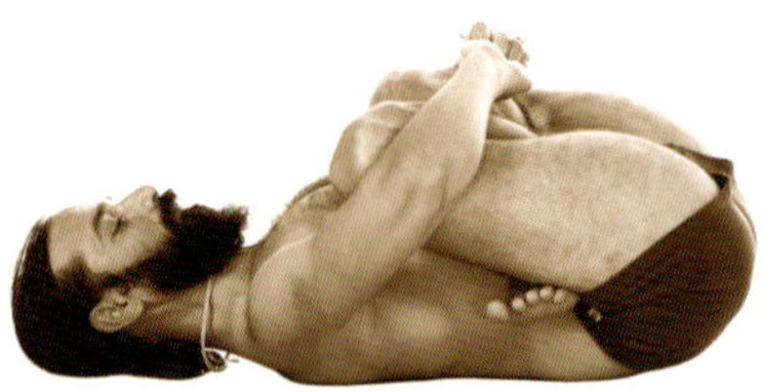

625
सुप्त पद्म आसन (शीर्ष कफोणि बद्ध)
Supta padma āsana (śīrṣa kaphoṇi baddha)
Posture du lotus allongée (tête et coudes liés)

सुप्तपद्मासन (शीर्षकफोणिबद्ध)
Suptapadmāsana (śīrṣakaphoṇibaddha)

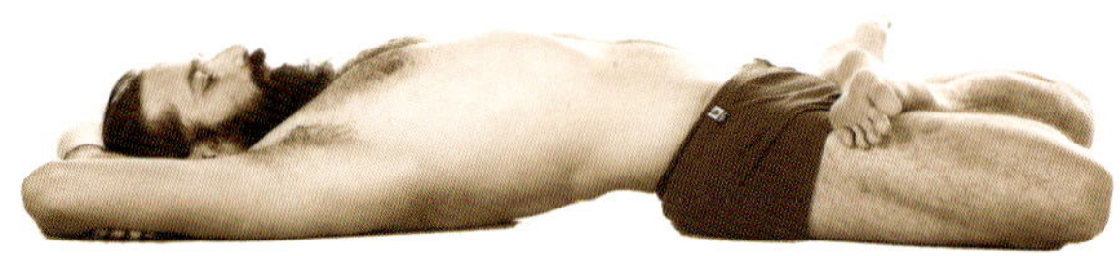

626
सुप्त पद्म आसन (पृष्ठ हस्त भू)
Supta padma āsana (pṛṣṭha hasta bhū)
Posture du lotus allongée
(bras à terre au-dessus de la tête)

सुप्तपद्मासन (पृष्ठहस्तभू)
Suptapadmāsana (pṛṣṭhahastabhū)

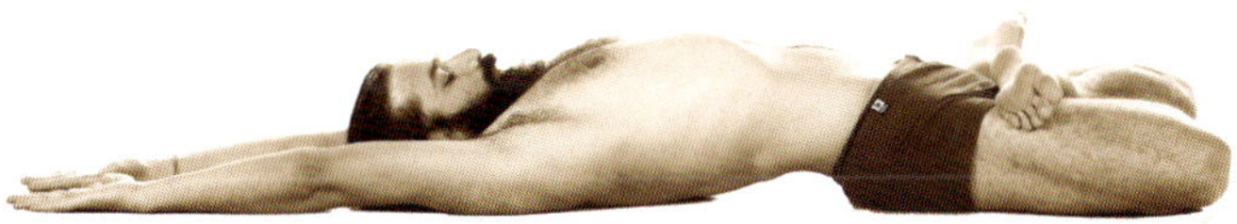

627
एक पाद भू सुप्त वज्र आसन (शीर्ष कफोणि बद्ध)
Eka pāda bhū supta vajra āsana (śīrṣa kaphoṇi baddha)
Posture de l'éclair allongée, un pied à terre incliné
(coudes liés derrière la tête)

एकपादभूसुप्तवज्रासन (शीर्षकफोणिबद्ध)
Ekapādabhūsuptavajrāsana (śīrṣakaphoṇibaddha)

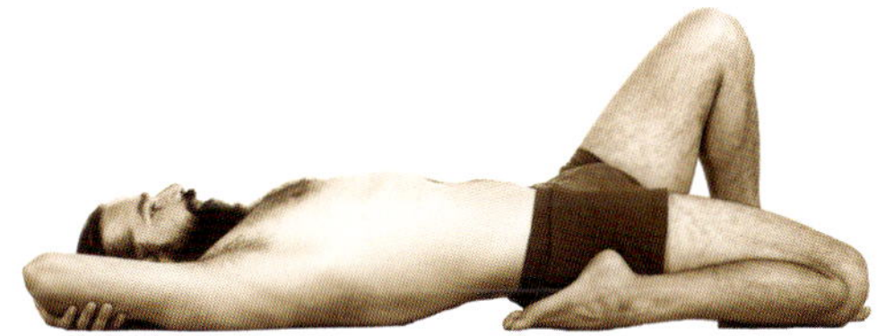

628
एक पाद सुप्त वज्र आसन (शीर्ष कफोणि बद्ध)
Eka pāda supta vajra āsana (śīrṣa kaphoṇi baddha)
Posture de l'éclair allongée sur une jambe
(coudes liés derrière la tête)

एकपादसुप्तवज्रासन (शीर्षकफोणिबद्ध)
Ekapādasuptavajrāsana (śīrṣakaphoṇibaddha)

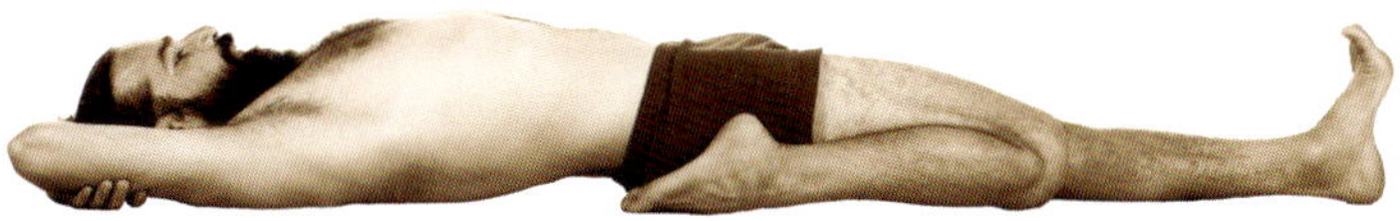

629
अर्ध सुप्त वज्र आसन (कफोणि भू)
Ardha supta vajra āsana (kaphoṇi bhū)
Demi-posture de l'éclair allongée (coudes à terre)

अर्धसुप्तवज्रासन (कफोणिभू)
Ardhasuptavajrāsana (kaphoṇibhū)

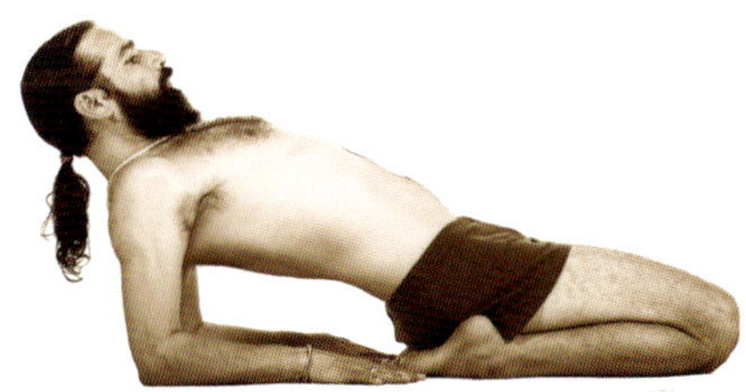

630
सुप्त वज्र आसन (कफोणि भू)
Supta vajra āsana (kaphoṇi bhū)
Posture de l’éclair allongée (coudes à terre)

सुप्तवज्रासन (कफोणिभू)
Suptavajrāsana (kaphoṇibhū)

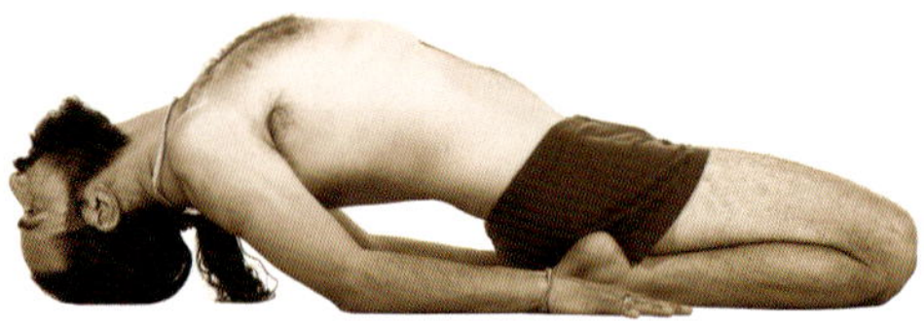

631
सुप्त वज्र आसन (हस्त भू)
Supta vajra āsana (hasta bhū)
Posture de l’éclair allongée (mains à terre)

सुप्तवज्रासन (हस्तभू)
Suptavajrāsana (hastabhū)

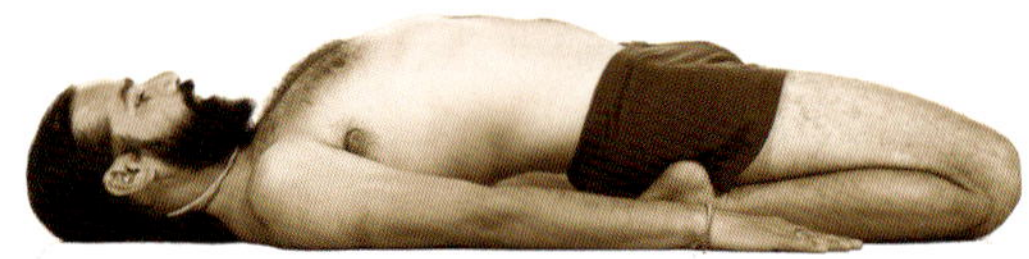

632
सुप्त वज्र आसन (उरु हस्त)
Supta vajra āsana (uru hasta)
Posture de l’éclair allongée
(mains sur les cuisses)

सुप्तवज्रासन (उरुहस्त)
Suptavajrāsana (uruhasta)

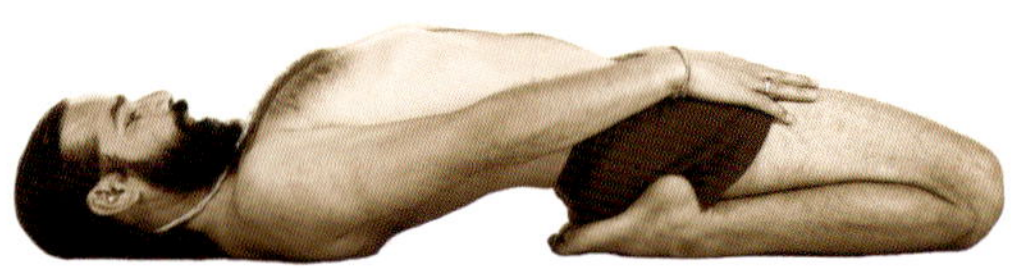

633
सुप्त वज्र आसन (शीर्ष कफोणि बद्ध)
Supta vajra āsana (śīrṣa kaphoṇi baddha)
Posture de l’éclair allongée
(coudes liés derrière la tête)

सुप्तवज्रासन (शीर्षकफोणिबद्ध)
Suptavajrāsana (śīrṣakaphoṇibaddha)

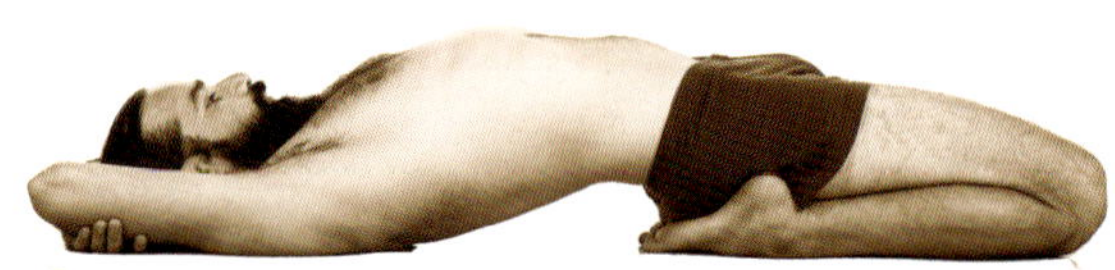

634
नमस्कार सुप्त वज्र आसन
Namaskāra supta vajra āsana
Posture de l'éclair allongée en prière

नमस्कारसुप्तवज्रासन
Namaskārasuptavajrāsana

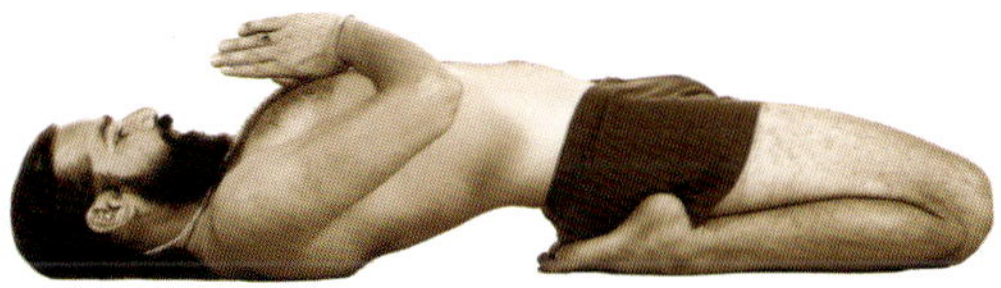

635
गरुड हस्त सुप्त वज्र आसन
Garuḍa hasta supta vajra āsana
Posture de l'éclair allongée (mains en aigle)

गरुडहस्तसुप्तवज्रासन
Garuḍahastasuptavajrāsana

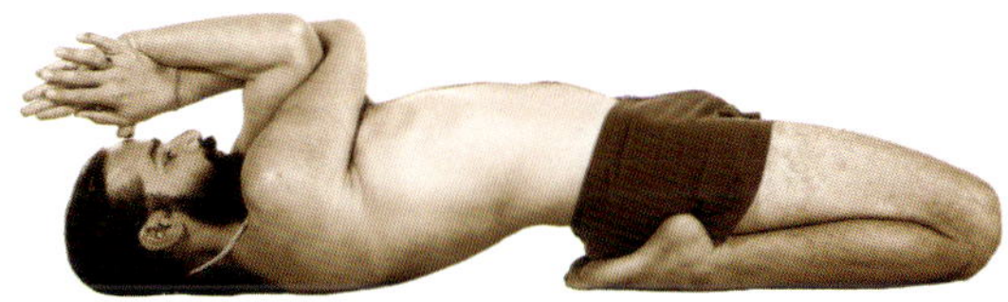

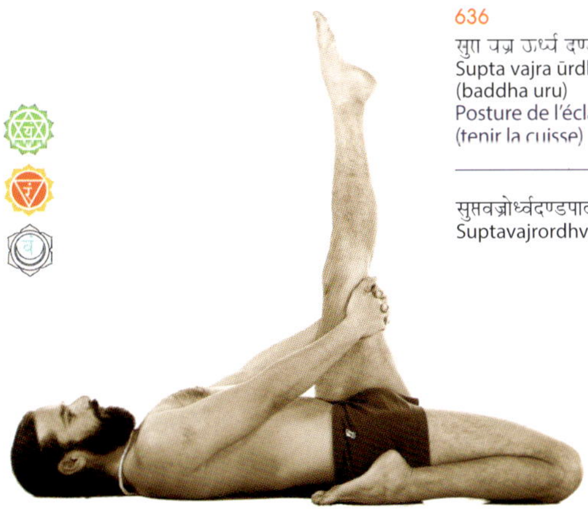

636
सुप्त वज्र ऊर्ध्व दण्ड पाद आसन (बद्ध उरु)
Supta vajra ūrdhva daṇḍa pāda āsana (baddha uru)
Posture de l'éclair allongée, en bâton levé (tenir la cuisse)

सुप्तवज्रोर्ध्वदण्डपादासन (बद्धोरु)
Suptavajrordhvadaṇḍapādāsana (baddhoru)

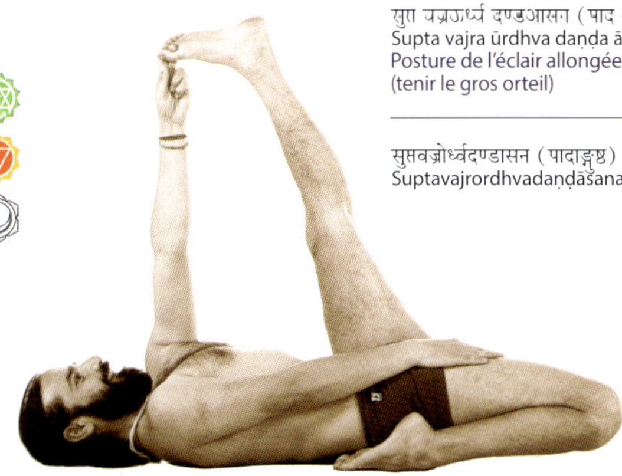

637
सुप्त वज्रऊर्ध्व दण्डआसन (पाद अङ्गुष्ठ)
Supta vajra ūrdhva daṇḍa āsaṅa (pāda aṅguṣṭha)
Posture de l'éclair allongée, en bâton levé (tenir le gros orteil)

सुप्तवज्रोर्ध्वदण्डासन (पादाङ्गुष्ठ)
Suptavajrordhvadaṇḍāsana (pādāṅguṣṭha)

638
सुप्त वज्र पवन मुक्त आसन
Supta vajra pavana mukta āsana
Posture de l'éclair allongée, libération les vents

सुप्तवज्रपवनमुक्तासन
Suptavajrapavanamuktāsana

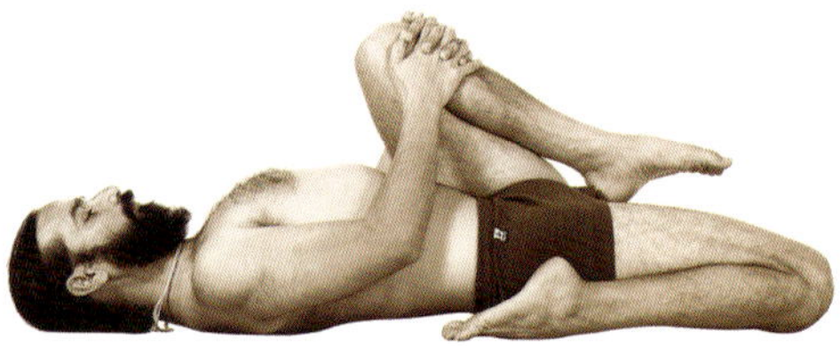

639
सुप्त वज्र पार्श्व दण्ड आसन (पाद अङ्गुष्ठ)
Supta vajra pārśva daṇḍa āsana (pāda aṅguṣṭha)
Posture de l'éclair allongée, en bâton latéral
(tenir le gros orteil)

सुप्तवज्रपार्श्वदण्डासन (पादाङ्गुष्ठ)
Suptavajrapārśvadaṇḍāsana (pādāṅguṣṭha)

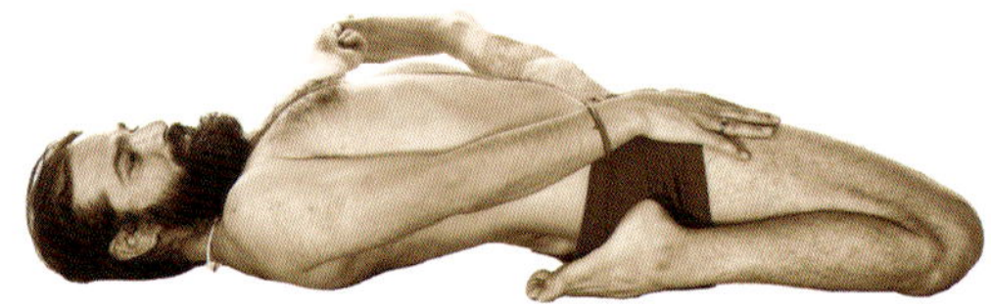

640
अर्ध पवन मुक्त आसन (एक पाद भू)
Ardha pavana mukta āsana (eka pāda bhū)
Demi-posture de libération des vents
(un pied à terre)

अर्धपवनमुक्तासन (एकपादभू)
Ardhapavanamuktāsana (ekapādabhū)

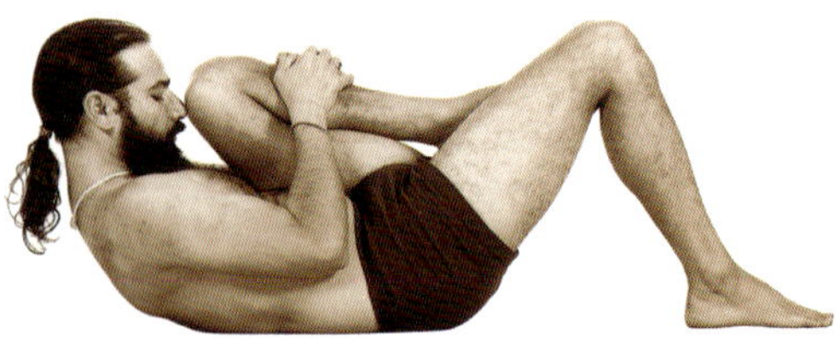

641
पवन मुक्त आसन (एक पाद)
Pavana mukta āsana (eka pāda)
Posture de libération des vents (une jambe)

पवनमुक्तासन (एकपाद)
Pavanamuktāsana (ekapāda)

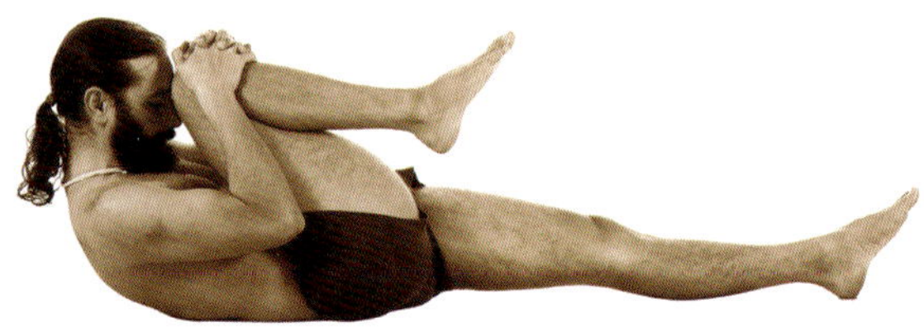

642
सुप्त पवन मुक्त आसन (एक पाद)
Supta pavana mukta āsana (eka pāda)
Posture de libération des vents allongée (une jambe)

सुप्तपवनमुक्तासन (एकपाद)
Suptapavanamuktāsana (ekapāda)

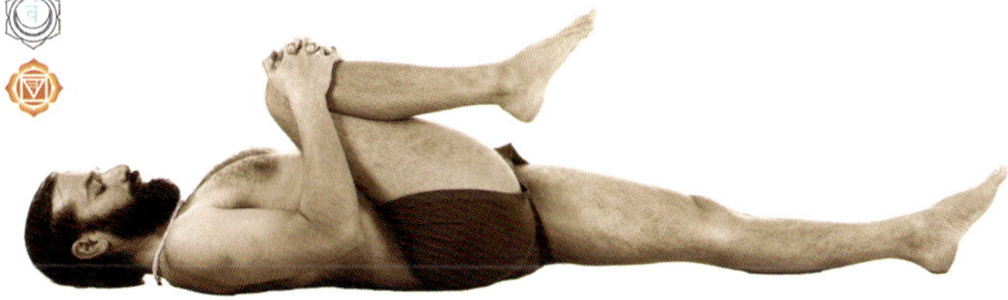

643
सुप्त पवन मुक्त आसन (एक पाद क्षितिज)
Supta pavana mukta āsana (eka pāda kṣitija)
Posture de libération des vents allongée (une jambe levée vers l'horizon)

सुप्तपवनमुक्तासन (एकपादक्षितिज)
Suptapavanamuktāsana (ekapādakṣitija)

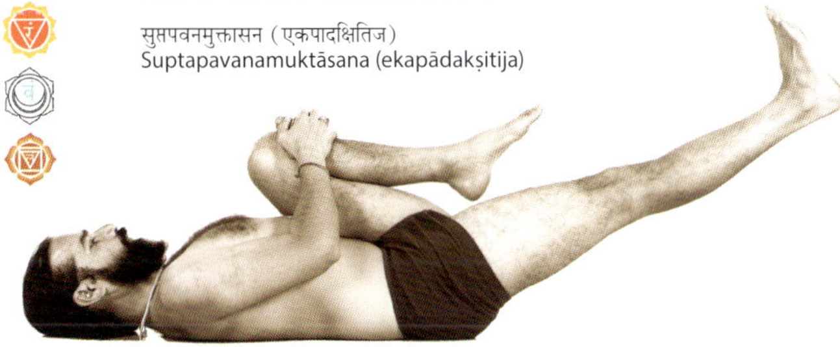

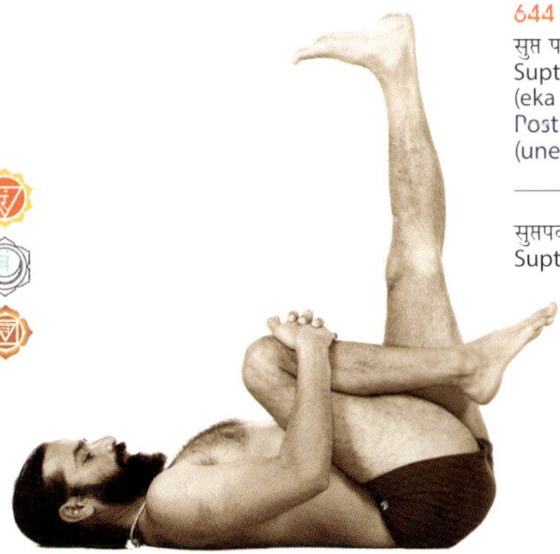

644
सुप्त पवन मुक्त आसन (एक ऊर्ध्व पाद)
Supta pavana mukta āsana (eka ūrdhva pāda)
Posture de libération des vents allongée (une jambe levée)

सुप्तपवनमुक्तासन (एकोर्ध्वपाद)
Suptapavanamuktāsana (ekōrdhvapāda)

645
सुप्त पवन मुक्त आसन (पार्श्व जानु)
Supta pavana mukta āsana (pārśva jānu)
Posture de libération des vents allongée (genou sur le côté)

सुप्तपवनमुक्तासन (पार्श्वजानु)
Suptapavanamuktāsana (pārśvajānu)

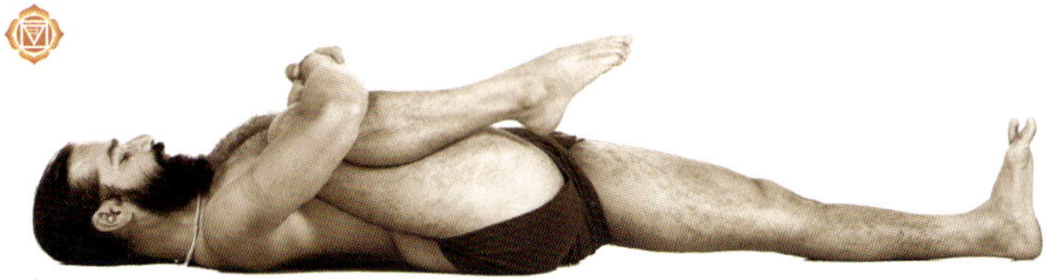

646
सुप्त पवन मुक्त आसन
Supta pavana mukta āsana
Posture de libération des vents allongée

सुप्तपवनमुक्तासन
Suptapavanamuktāsana

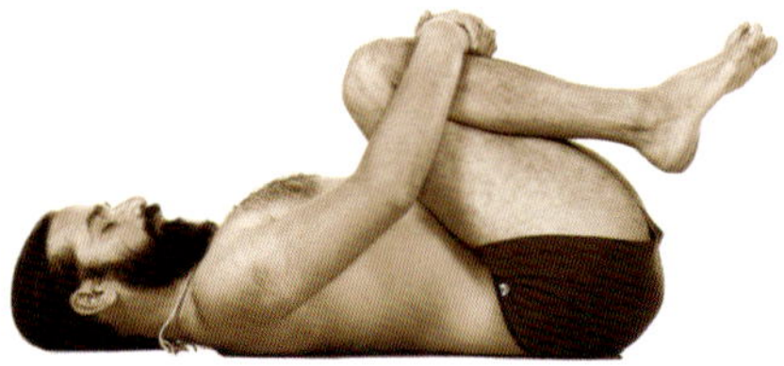

647
पूर्ण सुप्त पवन मुक्त आसन
Pūrṇa supta pavana mukta āsana
Posture de libération des vents allongée (complète)

पूर्णसुप्तपवनमुक्तासन
Pūrṇasuptapavanamuktāsana

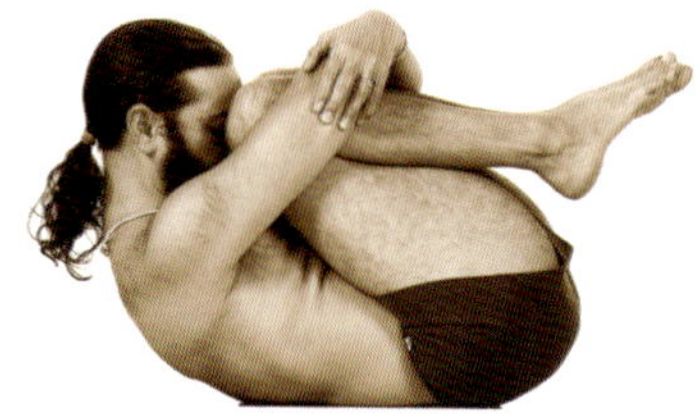

648
नाभि दर्शन आसन (एक पाद उत्तान)
Nābhi darśana āsana (eka pāda uttāna)
Posture du regard sur le nombril (une jambe levée)

नाभिदर्शनासन (एकपादोत्तान)
Nābhidarśanāsana (ekapādottāna)

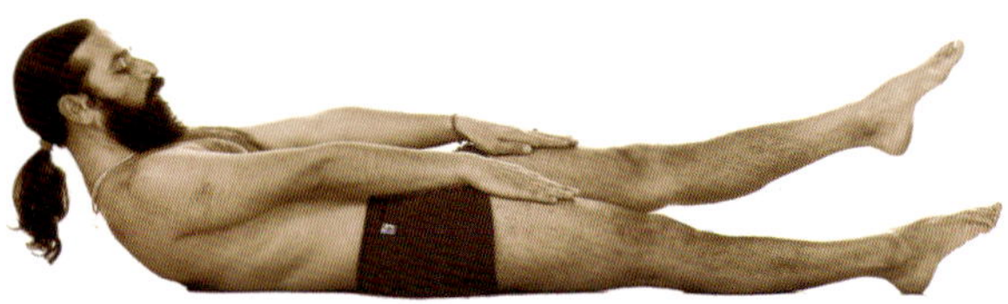

649
नाभि दर्शन आसन(उत्तान पाद)
Nābhi darśana āsana (uttāna pāda)
Posture du regard sur le nombril (deux jambes levées)

नाभिदर्शनासन (उत्तानपाद)
Nābhidarśanāsana (uttānapāda)

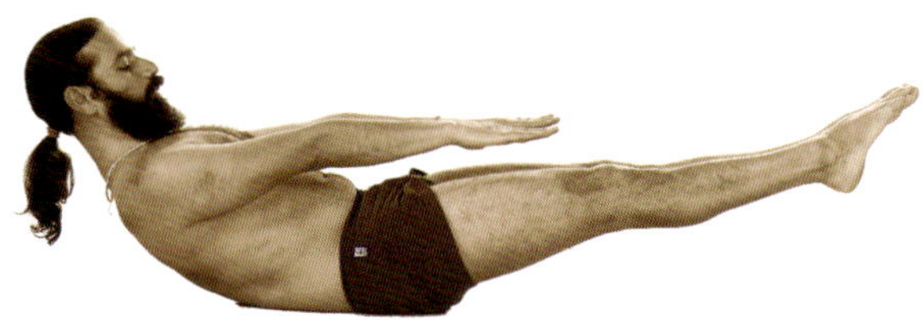

650

नाभि दर्शन आसन (उत्तान पाद, शिरः हस्त)
Nābhi darśana āsana (uttāna pāda, śiraḥ hasta)
Posture du regard sur le nombril
(jambes levées, mains sur la tête)

नाभिदर्शनासन (उत्तानपाद, शिरोहस्त)
Nābhidarśanāsana (uttānapāda, śirohasta)

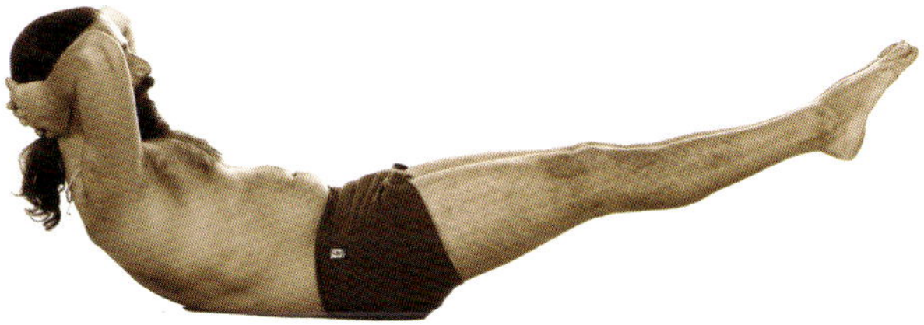

651

उत्तान पाद आसन (क्षितिज पाद)
Uttāna pāda āsana (kṣitija pāda)
Posture des jambes levées
(pieds vers l'horizon)

उत्तानपादासन (क्षितिजपाद)
Uttānapādāsana (kṣitijapāda)

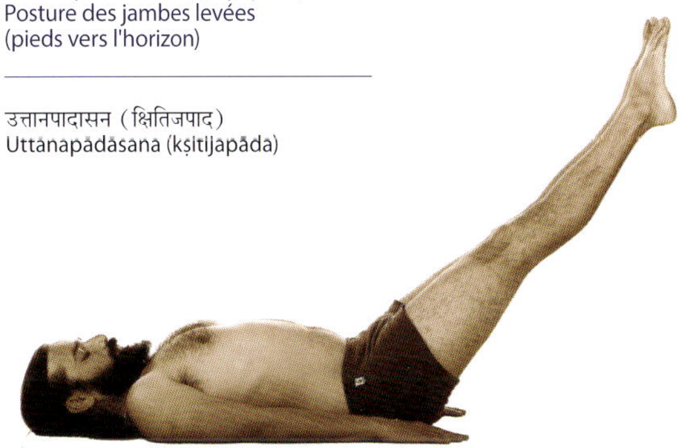

652

उत्तान पाद आसन (ऊर्ध्व पाद अङ्गुल)
Uttāna pāda āsana (ūrdhva pāda aṅgula)
Posture des jambes levées
(pieds au ciel, orteils pointés)

उत्तानपादासन (ऊर्ध्वपादाङ्गुल)
Uttānapādāsana (ūrdhvapādāṅgula)

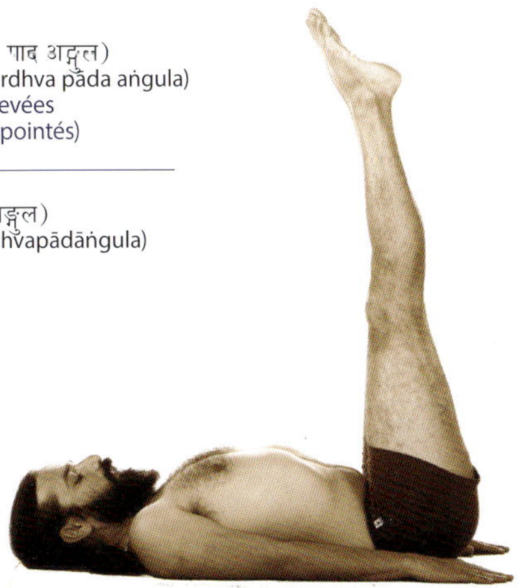

653

उत्तान पाद आसन (अधः पाद अङ्गुल)
Uttāna pāda āsana (adhaḥ pāda aṅgula)
Posture des jambes levées (pieds fléchis)

उत्तानपादासन (अधोपादाङ्गुल)
Uttānapādāsana (adhopādāṅgula)

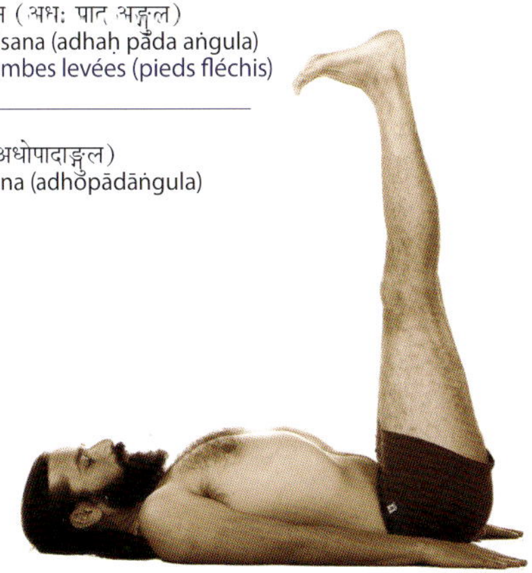

654
अनन्त आसन
Ananta āsana
Posture de l'infini

अनन्तासन
Anantāsana

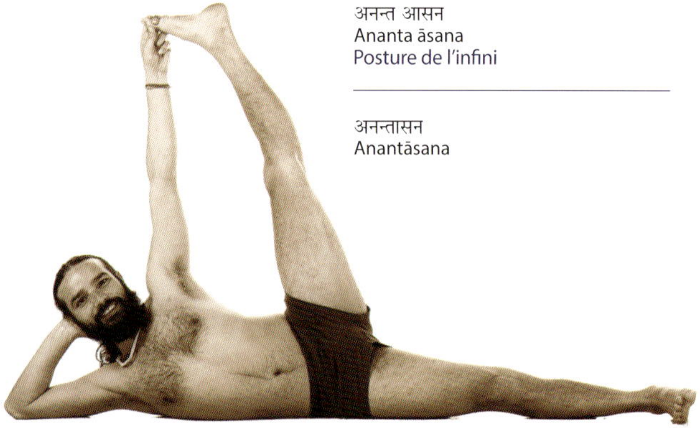

655
सूत्र सूची रन्ध्र आसन (उरु हस्त)
Sūtra sūcī randhra āsana (uru hasta)
Posture de l'aiguille
(mains autour de la cuisse)

सूत्रसूचीरन्ध्रासन (उरुहस्त)
Sūtrasūcīrandhrāsana (uruhasta)

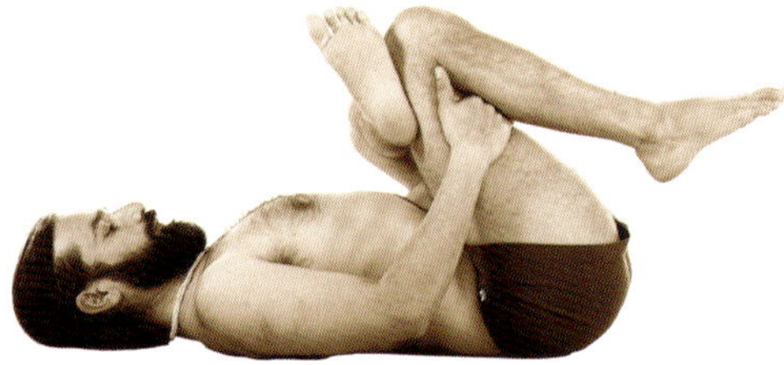

656
सूत्र सूची रन्ध्र आसन
Sūtra sūcī randhra āsana
Posture de l'aiguille

सूत्रसूचीरन्ध्रासन
Sūtrasūcīrandhrāsana

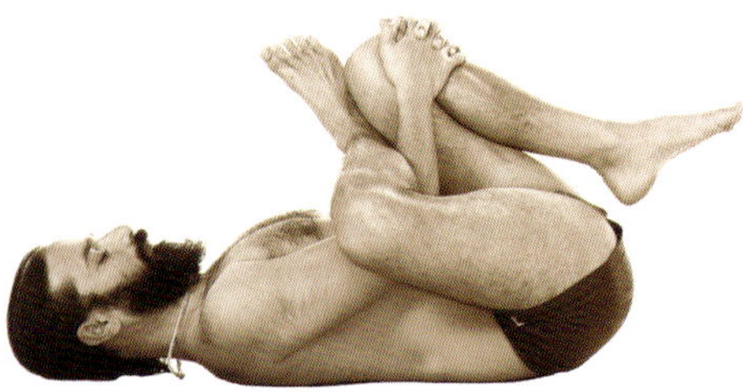

657
मुदित शिशु आसन
Mudita śiśu āsana
Posture du bébé bienheureux

मुदितशिशुासन
Muditaśiśuāsana

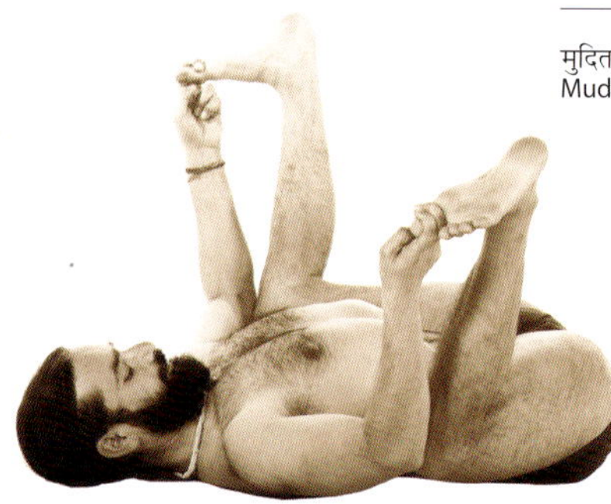

658
शिशु क्रीडा आसन
Śiśu krīḍā āsana
Posture du bébé enjoué

शिशुक्रीडासन
Śiśukrīḍāsana

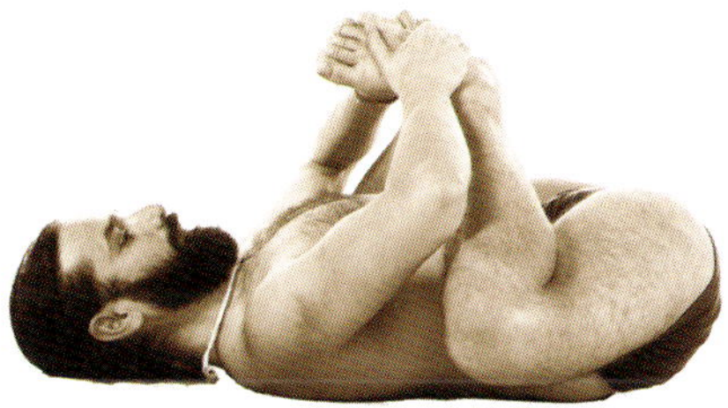

659
शिशु क्रीडा आसन (श्वास)
Śiśu krīḍā āsana (śvāsa)
Posture du bébé enjoué
(jouer avec la respiration)

शिशुक्रीडासन (श्वास)
Śiśukrīḍāsana (śvāsa)

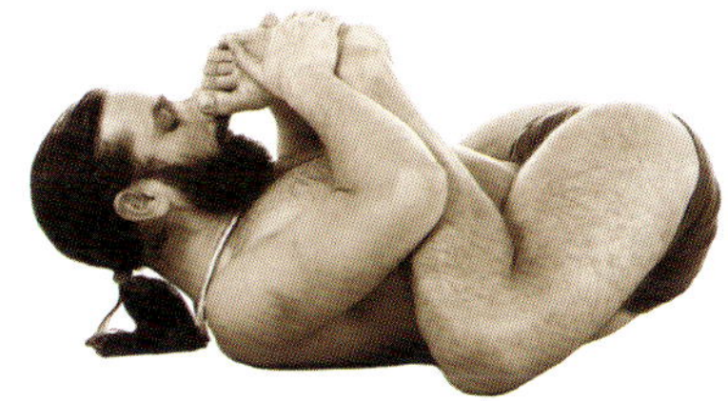

660
मुदित शिशु आसन (एक पाद)
Mudita śiśu āsana (eka pāda)
Posture du bébé bienheureux
(une jambe)

मुदितशिशुासन (एकपाद)
Muditaśiśāsana (ekapāda)

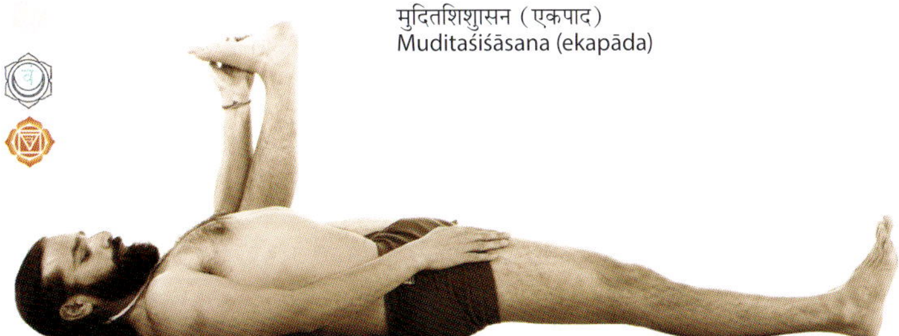

661
शिशु पाद तिलक आसन
Śiśu pāda tilaka āsana
Posture du bébé, pied au front

शिशुपादतिलकासन
Śiśupādatilakāsana

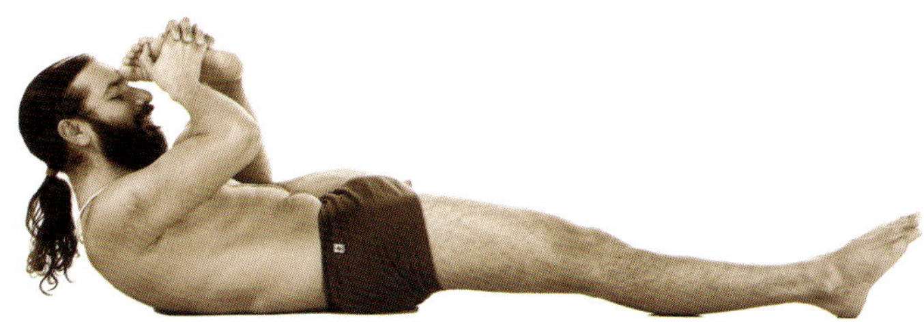

662
सुप्त नमस्कार भैरव आसन
Supta namaskāra bhairava āsana
Posture sans peur, allongée en prière

सुप्तनमस्कारभैरवासन
Suptanamaskārabhairavāsana

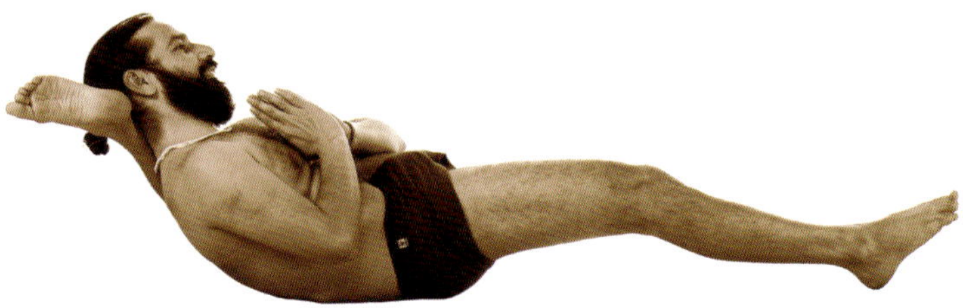

Crois en toi
et construit
ton propre chemin.

663
गर्भ आसन
Garbha āsana
Posture de la matrice

गर्भासन
Garbhāsana

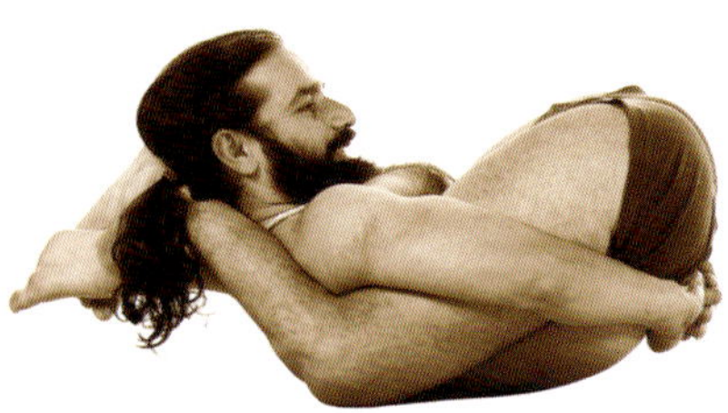

664
नमस्कार गर्भ आसन
Namaskāra garbha āsana
Posture de la matrice en prière

नमस्कारगर्भासन
Namaskāragarbhāsana

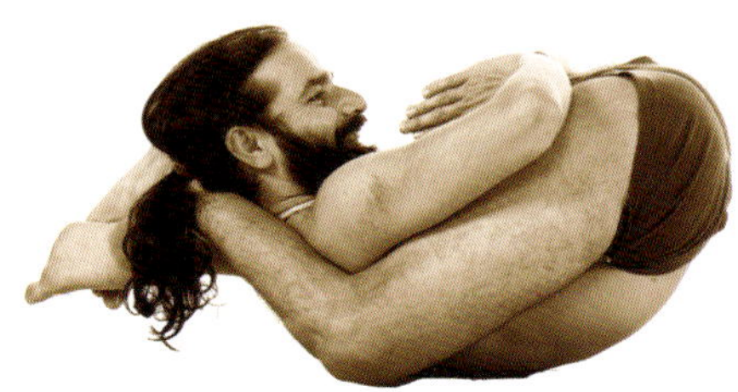

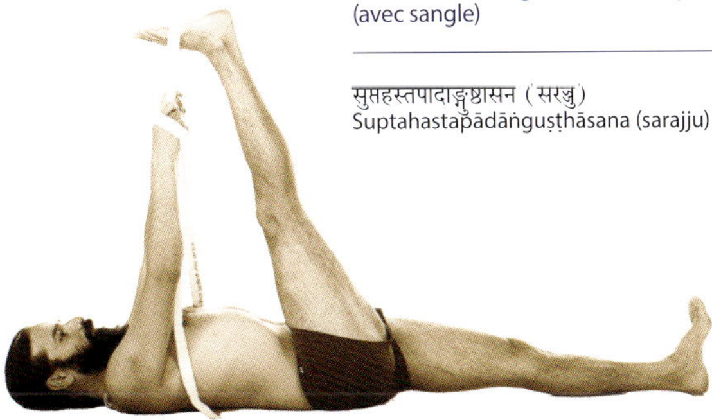

665
सुप्त हस्त पाद अङ्गुष्ठ आसन (सरज्जु)
Supta hasta pāda aṅguṣṭha āsana (sarajju)
Posture main au gros orteil allongée
(avec sangle)

सुप्तहस्तपादाङ्गुष्ठासन (सरज्जु)
Suptahastapādāṅguṣṭhāsana (sarajju)

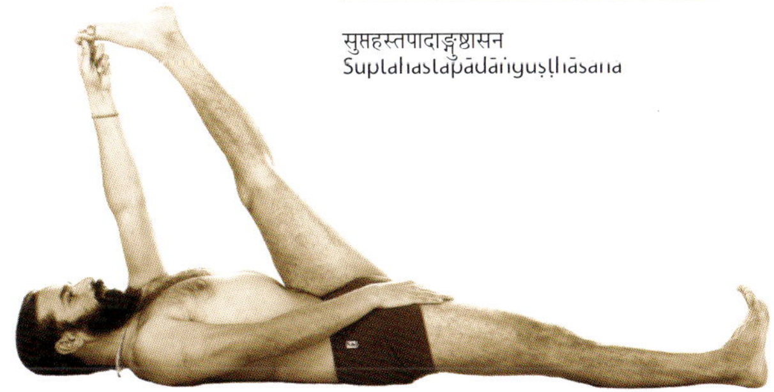

666
सुप्त हस्त पाद अङ्गुष्ठ आसन
Supta hasta pāda aṅguṣṭha āsana
Posture main au gros orteil allongée

सुप्तहस्तपादाङ्गुष्ठासन
Suptahastapādāṅguṣṭhāsana

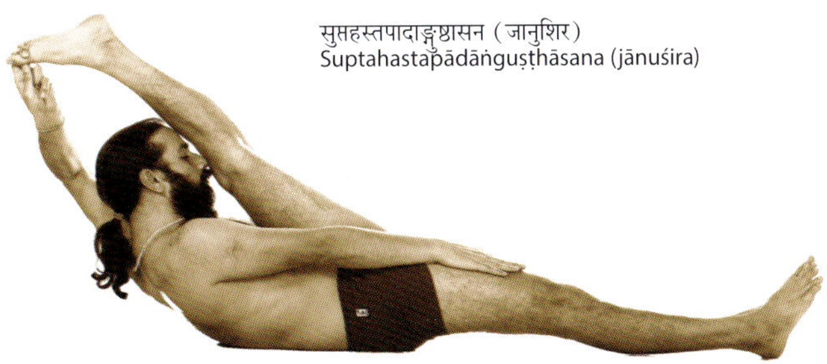

667
सुप्त हस्त पाद अङ्गुष्ठ आसन (जानु शिर)
Supta hasta pāda aṅguṣṭha āsana (jānu śira)
Posture main au gros orteil allongée
(genou à la tête)

सुप्तहस्तपादाङ्गुष्ठासन (जानुशिर)
Suptahastapādāṅguṣṭhāsana (jānuśira)

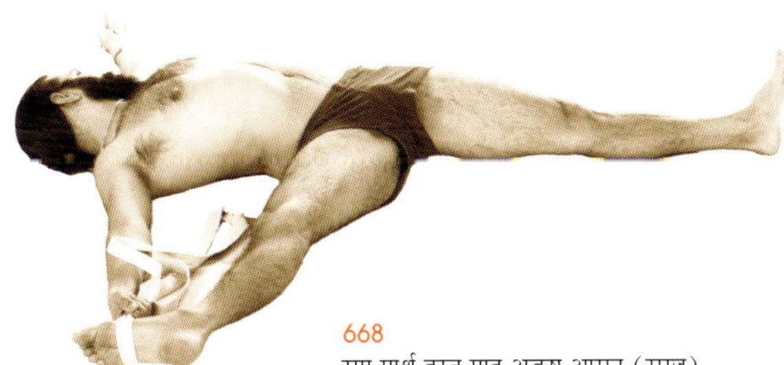

668
सुप्त पार्श्व हस्त पाद अङ्गुष्ठ आसन (सरज्जु)
Supta pārśva hasta pāda aṅguṣṭha āsana (sarajju)
Posture main au gros orteil, allongée de côté
(avec sangle)

सुप्तपार्श्वहस्तपादाङ्गुष्ठासन (सरज्जु)
Suptapārśvahastapādāṅguṣṭhāsana (sarajju)

669
सुप्त पार्श्व हस्त पाद अङ्गुष्ठ आसन (हस्त गुल्फ)
Supta pārśva hasta pāda aṅguṣṭha āsana (hasta gulpha)
Posture main au gros orteil allongée de côté
(tenir la cheville)

सुप्तपार्श्वहस्तपादाङ्गुष्ठासन (हस्तगुल्फ)
Suptapārśvahastapādāṅguṣṭhāsana (hastagulpha)

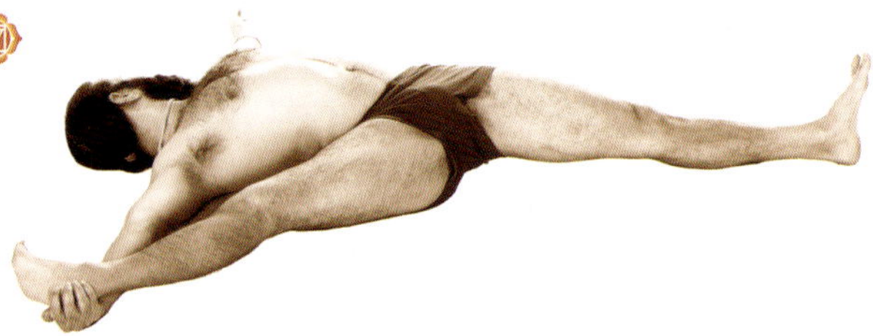

670
सुप्त परिवृत्त हस्त पाद अङ्गुष्ठ आसन
Supta parivṛtta hasta pāda aṅguṣṭha āsana
Posture main au gros orteil allongée, en torsion

सुप्तपरिवृत्तहस्तपादाङ्गुष्ठासन
Suptaparivṛttahastapādāṅguṣṭhāsana

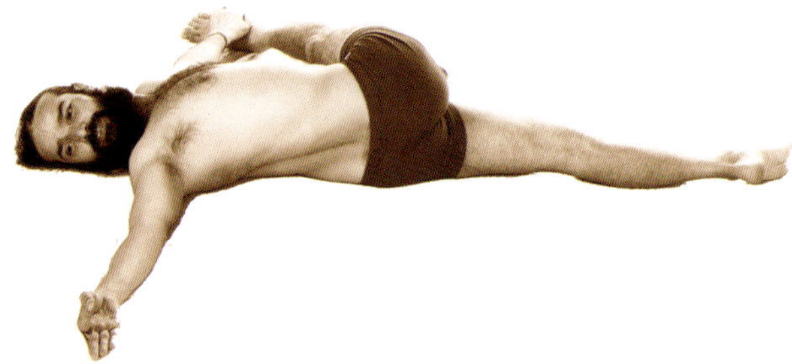

671
सुप्त परिवृत्त हस्त पाद अङ्गुष्ठ आसन (हृदय भू)
Supta parivṛtta hasta pāda aṅguṣṭha āsana
(hṛdaya bhū)
Posture main au gros orteil allongée, en torsion
(le cœur à terre)

सुप्तपरिवृत्तहस्तपादाङ्गुष्ठासन (हृदयभू)
Suptaparivṛttahastapādāṅguṣṭhāsana (hṛdayabhū)

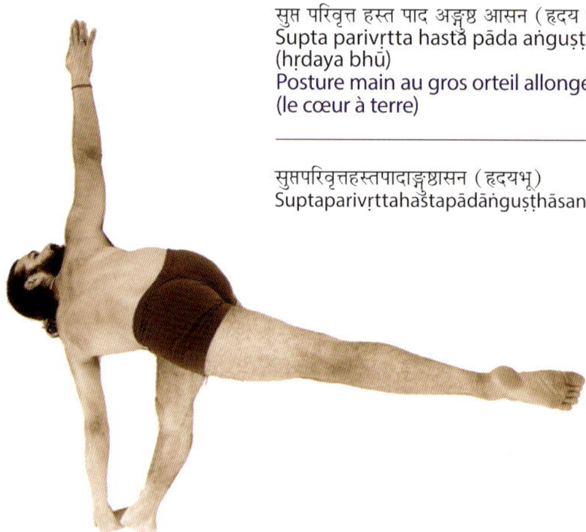

672
सुप्त जानु शिर त्रि विक्रम आसन
Supta jānu śira tri vikrama āsana
Posture sagesse de la trinité allongée, tête au genou

सुप्तजानुशिरत्रिविक्रमासन
Suptajānuśiratrivikramāsana

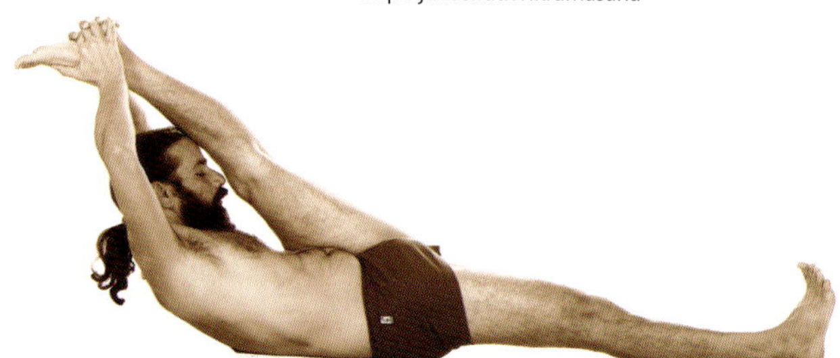

673
सुप्त पार्श्व त्रि विक्रम आसन
Supta pārśva tri vikrama āsana
Posture sagesse de la trinité allongée de côté

सुप्तपार्श्वत्रिविक्रमासन
Suptapārśvatrivikramāsana

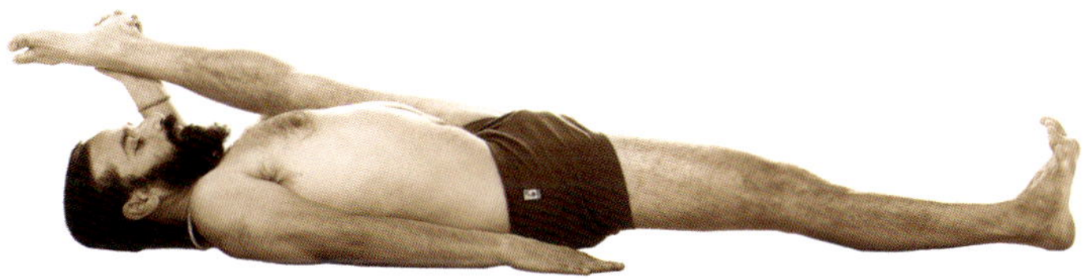

674
सुप्त समकोण पाद आसन (हस्त पाद अङ्गुष्ठ)
Supta samakoṇa pāda āsana (hasta pāda aṅguṣṭha)
Posture grand écart facial allongée
(tenir les gros orteils)

सुप्तसमकोणपादासन (हस्तपादाङ्गुष्ठ)
Suptasamakoṇapādāsana (hastapādāṅguṣṭha)

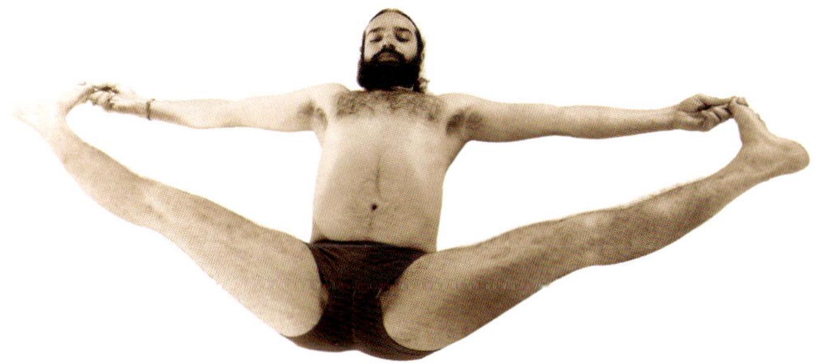

675
सुप्त समकोण पाद आसन (नमस्कार)
Supta samakoṇa pāda āsana (namaskāra)
Posture grand écart facial allongée
(mains en prière)

सुप्तसमकोणपादासन (नमस्कार)
Suptasamakoṇapādāsana (namaskāra)

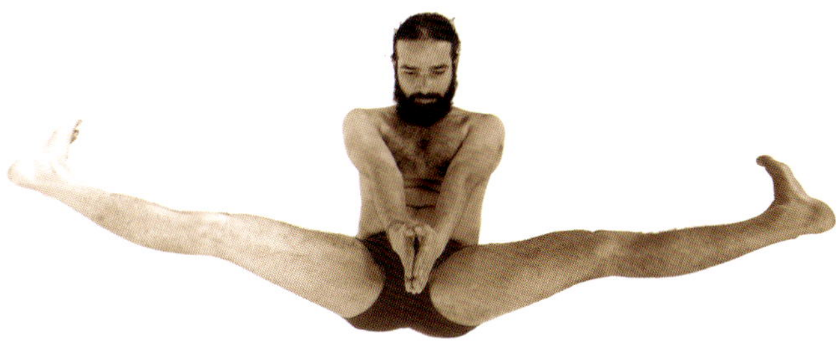

676
मेरु उदर आकुञ्चन आसन (एक जानु हस्त)
Meru udara akuñcana āsana (eka jānu hasta)
Posture purification de l'abdomen
et de la colonne vertébrale (tenir un genou)

मेरूदराकुञ्चनासन (एकजानुहस्त)
Merūdarākuñcanāsana (ekajānuhasta)

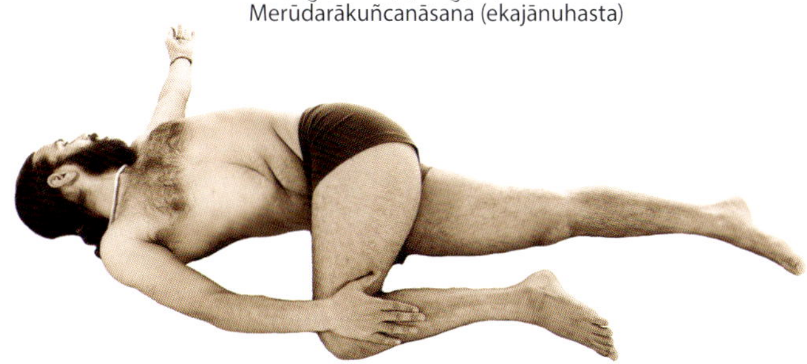

677
मेरु उदर आकुञ्चन आसन (जानु हस्त)
Meru udara ākuñcana āsana (jānu hasta)
Posture purification de l'abdomen
et de la colonne vertébrale (tenir les genoux)

मेरूदराकुञ्चनासन (जानुहस्त)
Merūdarākuñcanāsana (jānuhasta)

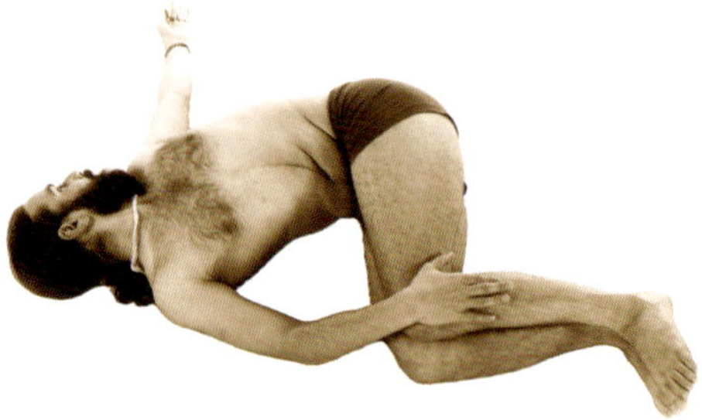

678
मेरु उदर आकुञ्चन आसन (गरुड पाद)
Meru udara ākuñcana āsana (garuḍa pāda)
Posture purification de l'abdomen
et de la colonne vertébrale (jambes en aigle)

मेरूदराकुञ्चनासन (गरुडपाद)
Merūdarākuñcanāsana (garuḍapāda)

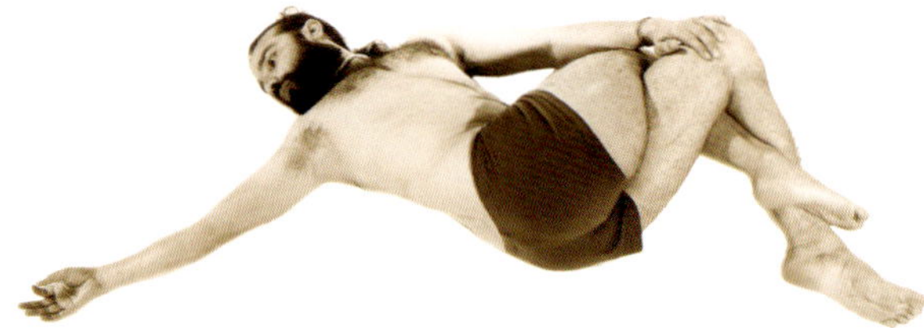

679
मेरु उदर आकुञ्चन आसन (हस्त पाद अङ्गुष्ठ)
Meru udara ākuñcana āsana (hasta pāda aṅguṣṭha)
Posture purification de l'abdomen
et de la colonne vertébrale (tenir le gros orteil)

मेरूदराकुञ्चनासन (हस्तपादाङ्गुष्ठ)
Merūdarākuñcanāsana (hastapādaṅguṣṭha)

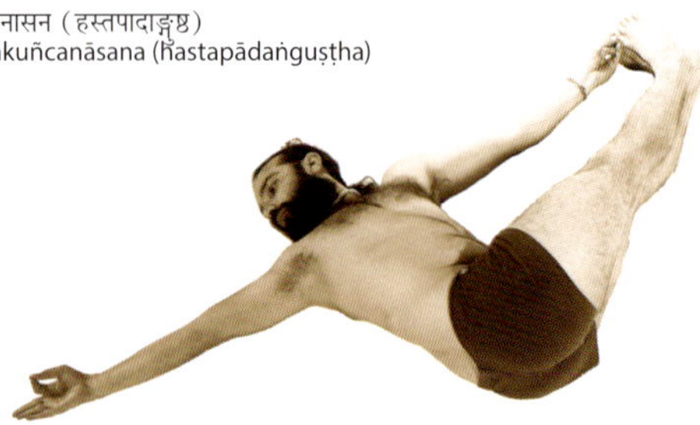

680
परिवृत्त चतुः कोण आसन (हृदय भू)
Parivṛtta catuḥ koṇa āsana (hṛdayaḥ bhū)
Posture quatre angles en torsion
(le cœur à terre)

परिवृत्तचतुष्कोणासन (हृदयभू)
Parivṛttacatuṣkoṇāsana (hṛdayabhū)

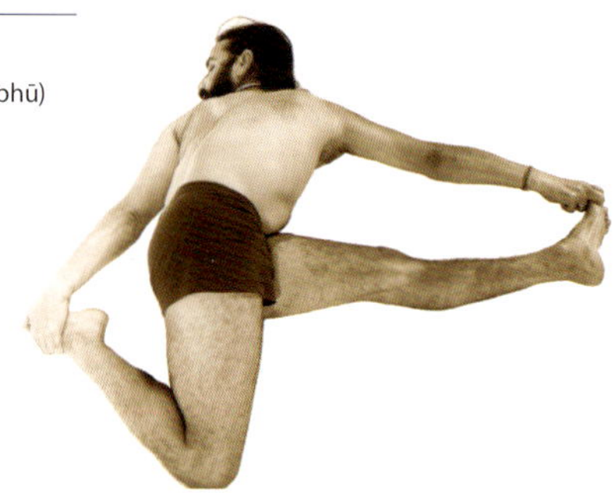

Sur le dos

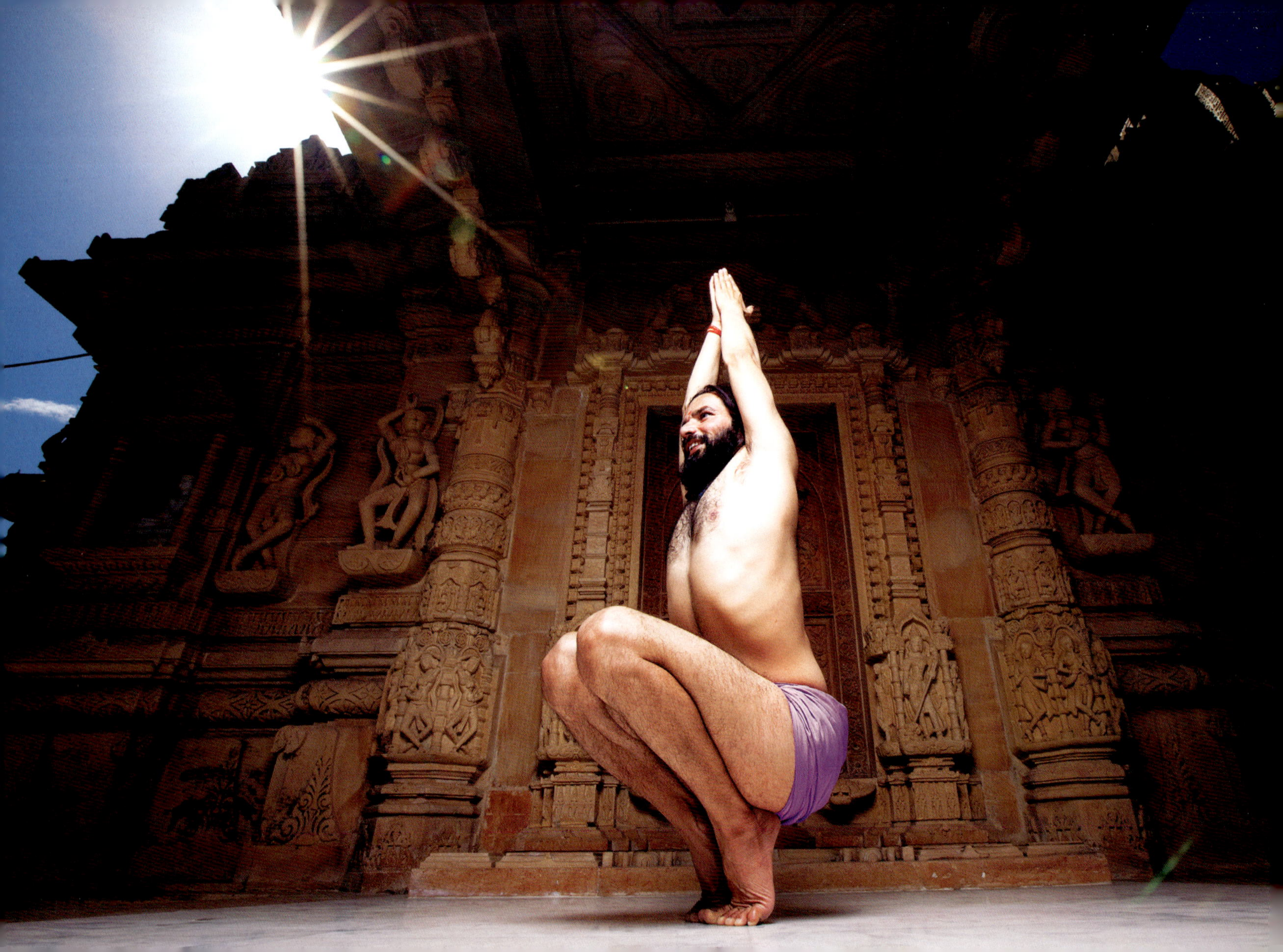

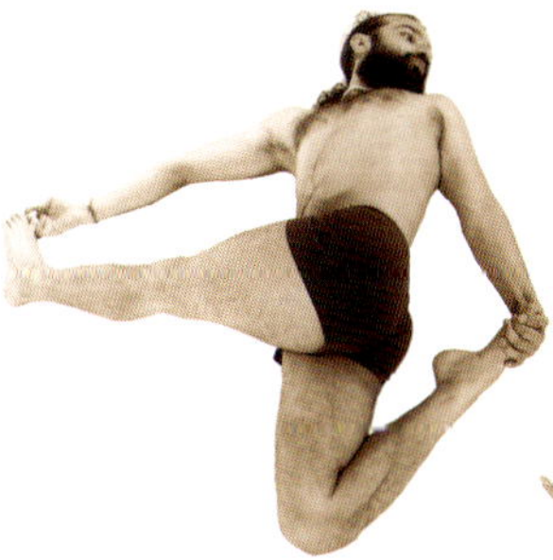

681
परिवृत्त चतुः कोण आसन (मेरु स्कन्ध भू)
Parivṛtta catuḥ koṇa āsana (meru skandha bhū)
Posture des quatre angles, en torsion
(colonne vertébrale et épaules à terre)

परिवृत्तचतुष्कोणासन (मेरुस्कन्धभू)
Parivṛttacatuṣkoṇāsana (meruskandhabhū)

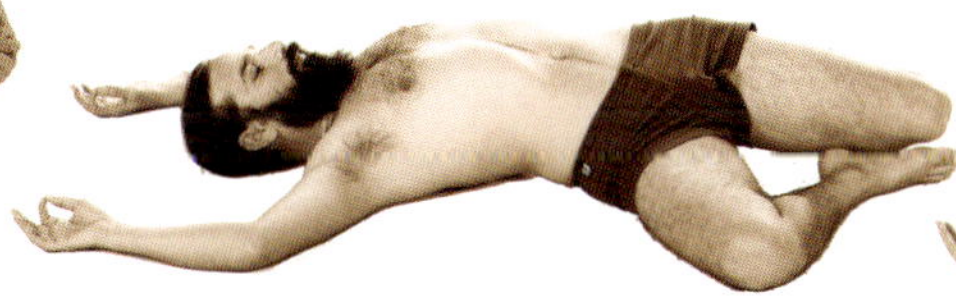

682
सुप्त चतुः अङ्ग आसन
Supta catuḥ aṅga āsana
Posture des quatre membres allongée

सुप्तचतुरङ्गासन
Suptacaturaṅgāsana

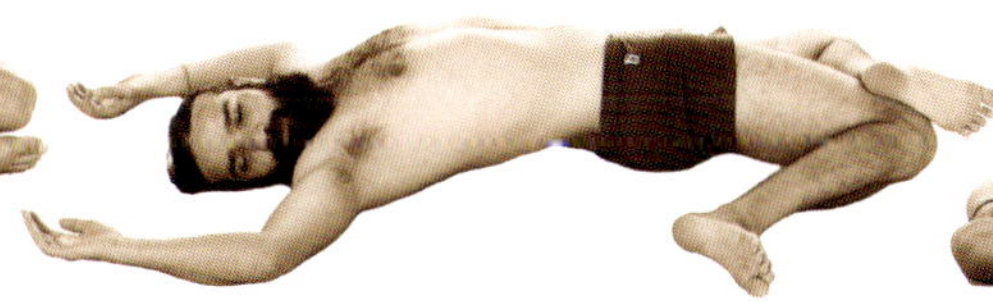

683
सुप्त चतुः अङ्ग आसन (जानु उपरि पाद)
Supta catuḥ aṅga āsana (jānu upari pāda)
Posture des quatre membres allongée
(pied sur genou)

सुप्तचतुरङ्गासन (जानूपरिपाद)
Suptacaturaṅgāsana (jānūparipāda)

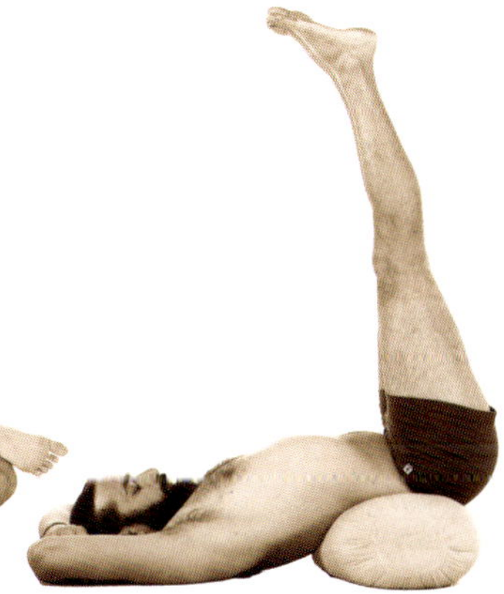

684
अर्ध विपरीतकरणी आसन (सालम्ब शिरोबद्ध कफोणि)
Ardha viparītakaraṇī āsana (sālamba śirobaddha kaphoṇi)
Demi-inversion
(tête en appui sur bras croisés)

अर्धविपरीतकरणीआसन (सालम्बशिरोबद्धकफोणि)
Ardhaviparītakaraṇīāsana (sālambaśirobaddhakaphoṇi)

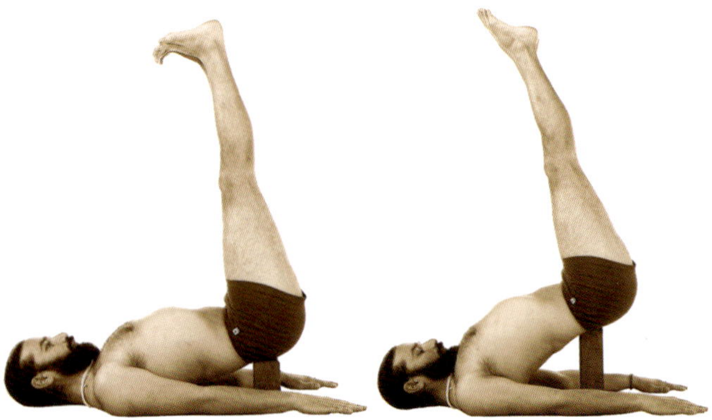

685
विपरीतकरणी (सालम्ब)
Viparītakaraṇī (sālamba)
Inversion (avec support)

विपरीतकरणी (सालम्ब)
Viparītakaraṇī (sālamba)

Nom usuel des postures 685 à 701 : la chandelle

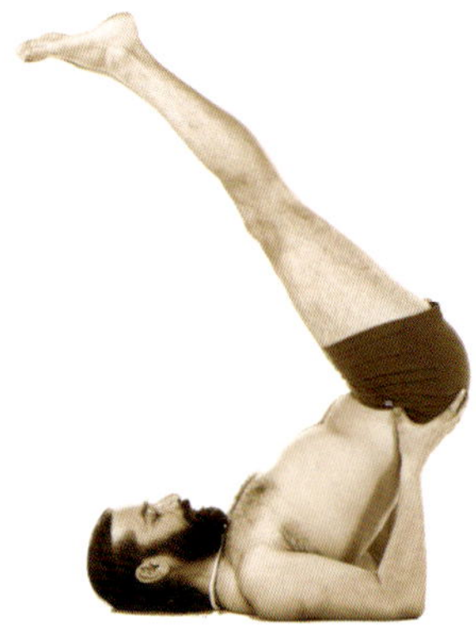

686
विपरीतकरणी
Viparītakaraṇī
Inversion

विपरीतकरणीमुद्रा
Viparītakaraṇī

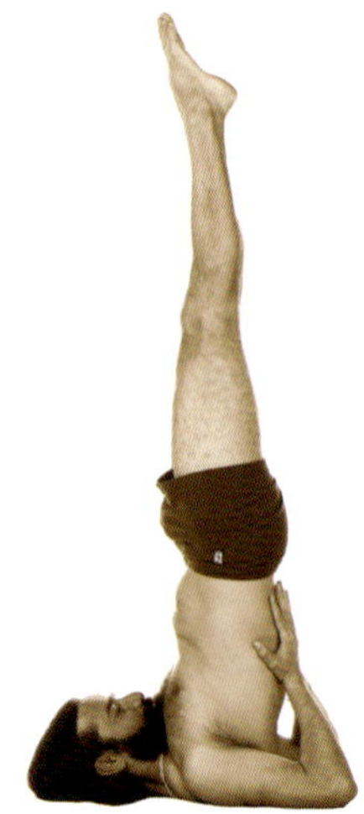

687
सर्व अङ्ग आसन
Sarva aṅga āsana
Posture de tous les membres

सर्वाङ्गासन
Sarvāṅgāsana

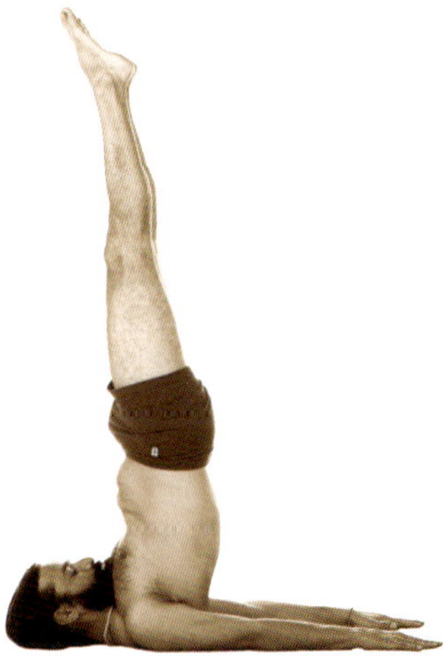

688
निरालम्ब सर्व अङ्ग आसन (हस्त भू)
Nirālamba sarva aṅga āsana (hasta bhū)
Posture de tous les membres sans support
(mains à terre)

निरालम्बसर्वाङ्गासन (हस्तभू)
Nirālambasarvāṅgāsana (hastabhū)

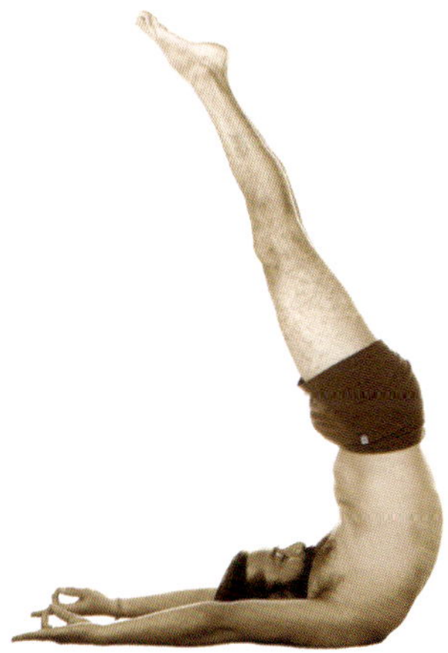

689
निरालम्ब सर्व अङ्ग आसन (पृष्ठ हस्त भू)
Nirālamba sarva aṅga āsana (pṛṣṭha hasta bhū)
Posture de tous les membres sans support
(mains à terre derrière la tête)

निरालम्बसर्वाङ्गासन (पृष्ठहस्तभू)
Nirālambasarvāṅgāsana (pṛṣṭhahastabhū)

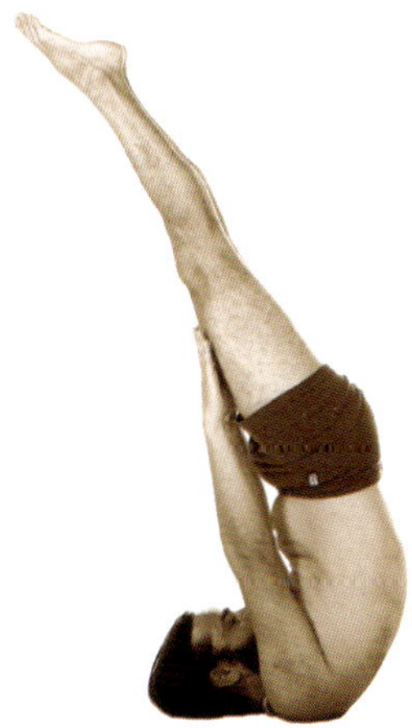

690
निरालम्ब सर्व अङ्ग आसन (उरु हस्त)
Nirālamba sarva āṅga āsana (uru hasta)
Posture de tous les membres sans support
(mains en jñāna mudrā sur les cuisses)

निरालम्बसर्वाङ्गासन (उरुहस्त)
Nirālambasarvāṅgāsana (uruhasta)

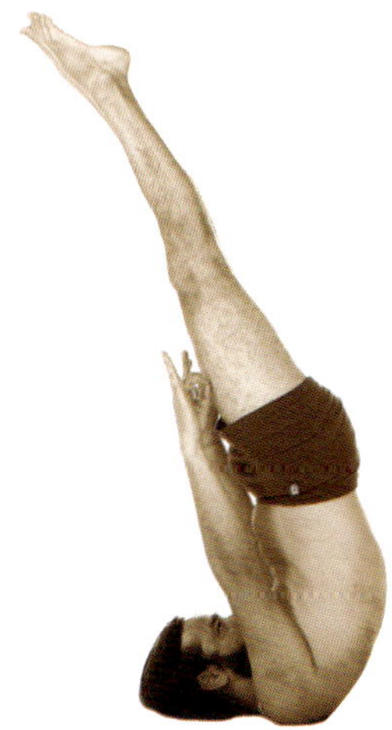

691
निरालम्ब सर्व अङ्ग आसन (उरु हस्त,ज्ञान मुद्रा)
Nirālamba sarva aṅga āsana
(uru hasta, jñāna mudrā)
Posture de tous les membres sans support
(mains en jñāna mudrā sur les cuisses)

निरालम्बसर्वाङ्गासन (उरुहस्त, ज्ञानमुद्रा)
Nirālambasarvāṅgāsana (uruhasta, jñānamudrā)

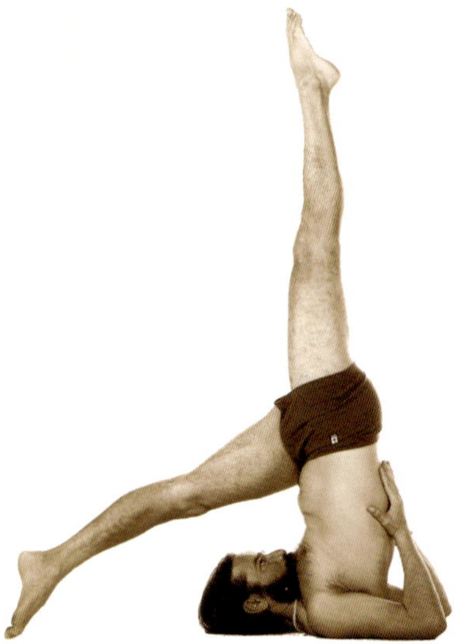

692
सर्व अङ्ग आसन (एक पाद)
Sarva aṅga āsana (eka pāda)
Posture de tous les membres
(une jambe levée)

सर्वाङ्गासन(एकपाद)
Sarvāṅgāsana (ekapāda)

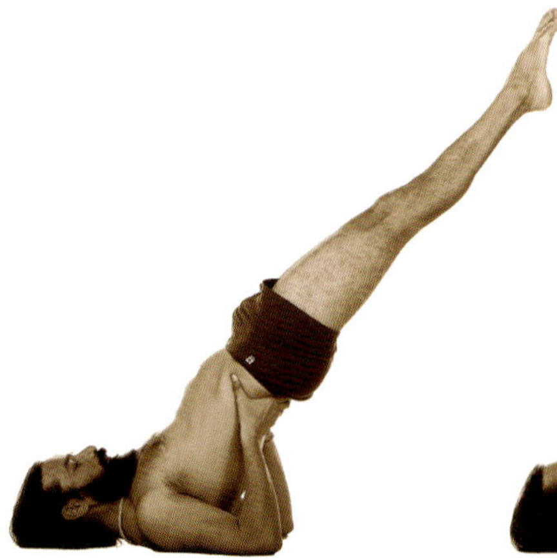

693
सर्व अङ्ग आसन (क्षितिज पाद)
Sarva aṅga āsana (kṣitija pāda)
Posture de tous les membres
(pieds vers l'horizon)

सर्वाङ्गासन (क्षितिजपाद)
Sarvāṅgāsana (kṣitijapāda)

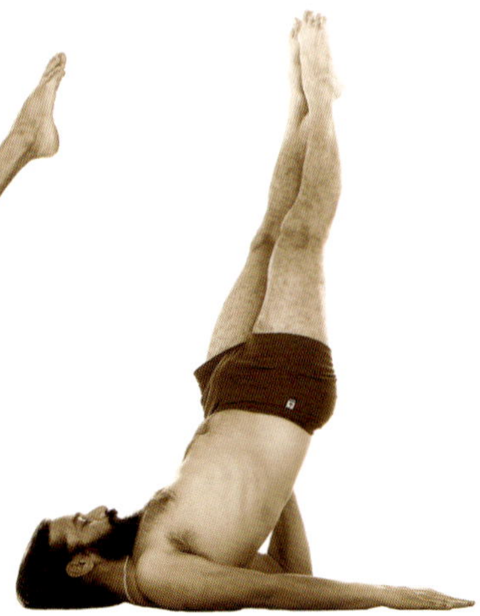

694
सर्व अङ्ग आसन (पार्श्व क्षितिज पाद, एक हस्त भू)
Sarva aṅga āsana
(pārśva kṣitija pāda, eka hasta bhū)
Posture de tous les membres (jambes de côté vers l'horizon, une main à terre)

सर्वाङ्गासन (पार्श्वक्षितिजपाद, एकहस्तभू)
Sarvāṅgāsana (pārśvakṣitijapāda, ekahastabhū)

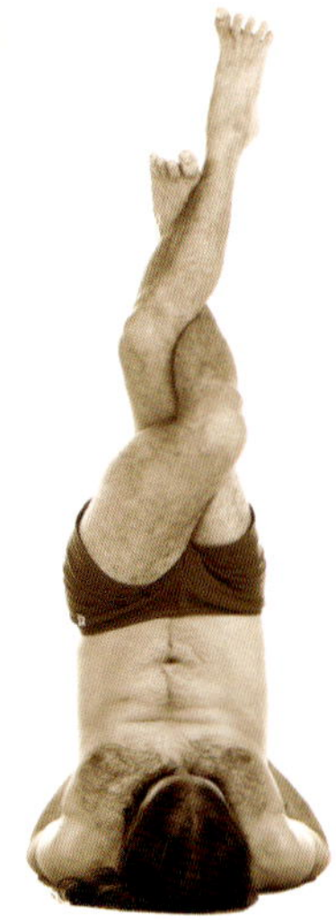

695
सर्व अङ्ग आसन (गरुड पाद)
Sarva aṅga āsana (garuḍa pāda)
Posture de tous les membres
(jambes en aigle)

सर्वाङ्गासन (गरुडपाद)
Sarvāṅgāsana (garuḍapāda)

Nom usuel des postures 685 à 701 : la chandelle

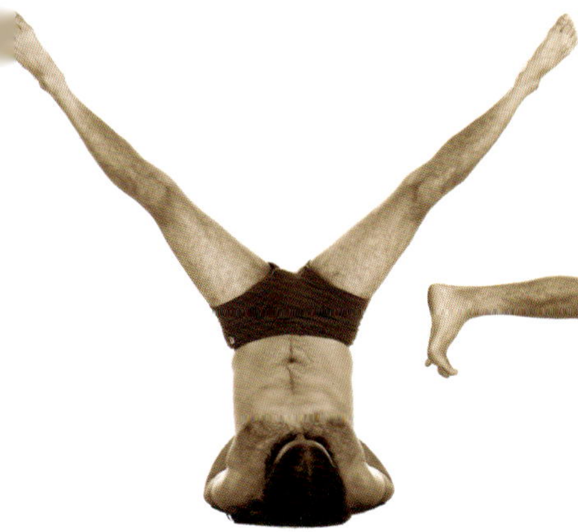

696
सर्व अङ्ग आसन (प्रसरित पाद)
Sarva aṅga āsana (prasarita pāda)
Posture de tous les membres (jambes grandes ouvertes)

सर्वाङ्गासन (प्रसरितपाद)
Sarvāṅgāsana (prasaritapāda)

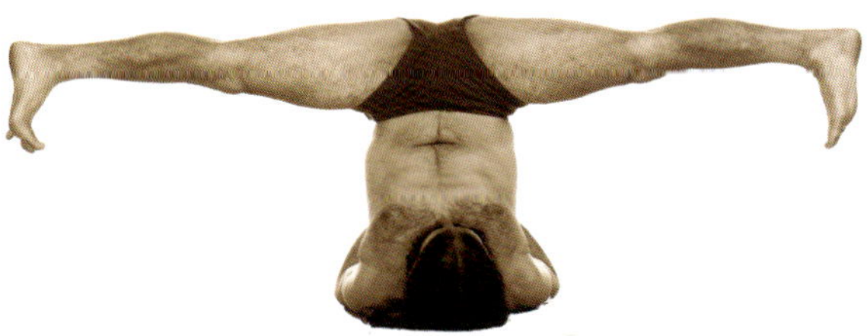

697
सर्व अङ्ग आसन (समकोण पाद)
Sarva aṅga āsana (samakoṇa pāda)
Posture de tous les membres (grand écart facial)

सर्वाङ्गासन (समकोणपाद)
Sarvāṅgāsana (samakoṇapāda)

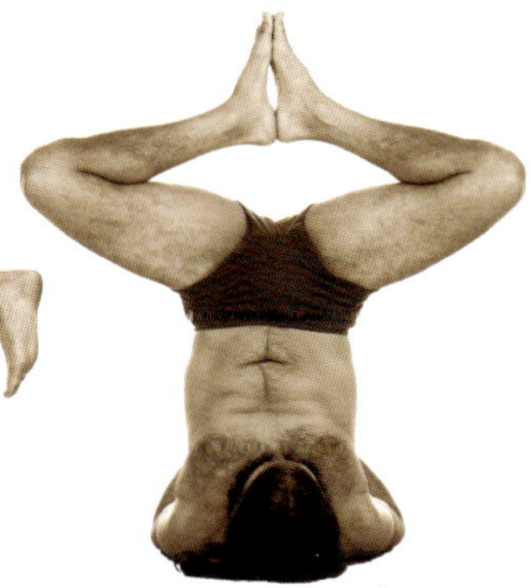

698
सर्व अङ्ग आसन (पार्वती पाद)
Sarva aṅga āsana (pārvatī pāda)
Posture de tous les membres (plantes des pieds ensemble)

सर्वाङ्गासन (पार्वतीपाद)
Sarvāṅgāsana (pārvatīpāda)

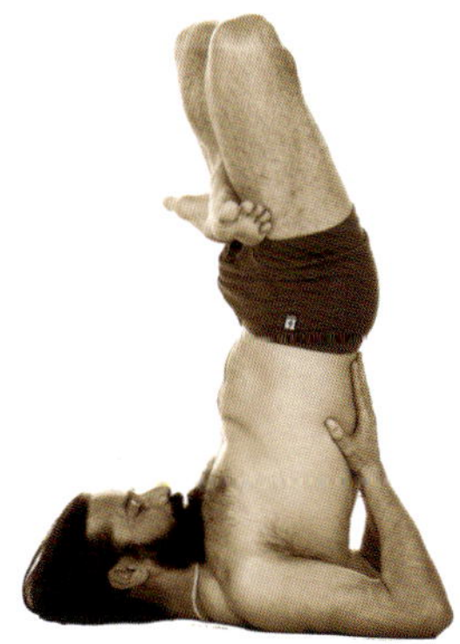

699
पद्म सर्व अङ्ग आसन
Padma sarva aṅga āsana
Posture de tous les membres en lotus

पद्मसर्वाङ्गासन
Padmasarvāṅgāsana

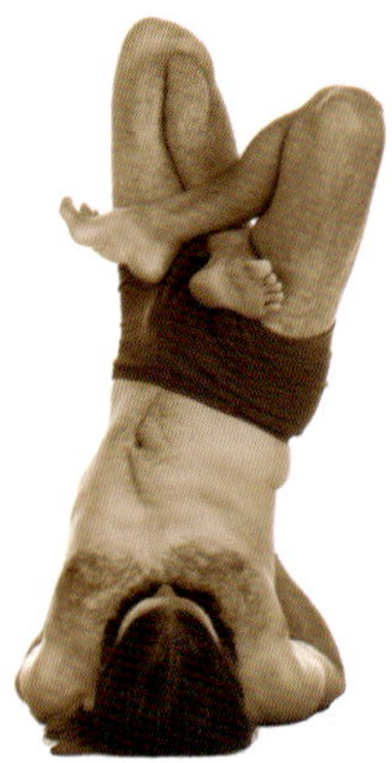

700
परिवृत्त पद्म सर्व अङ्ग आसन
Parivṛtta padma sarva aṅga āsana
Posture de tous les membres en lotus, en torsion

परिवृत्तपद्मसर्वाङ्गासन
Parivṛttapadmasarvāṅgāsana

Nom usuel des postures 685 à 701 : la chandelle

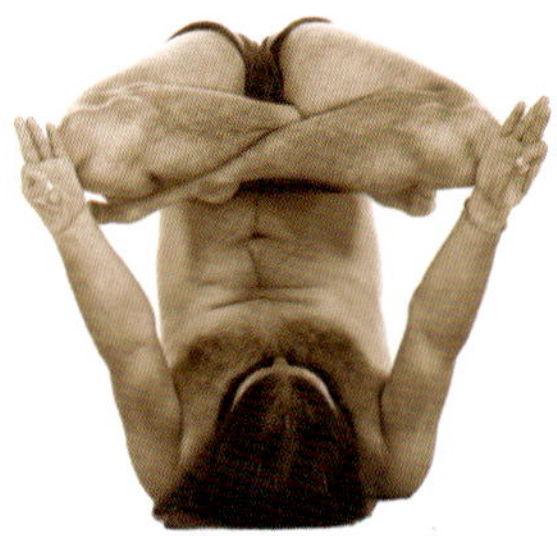

701
पद्म सर्व अङ्ग आसन (निरालम्ब)
Padma sarva aṅga āsana (nirālamba)
Posture de tous les membres en lotus (sans appui)

पद्मसर्वाङ्गासन (निरालम्ब)
Padmasarvāṅgāsana (nirālamba)

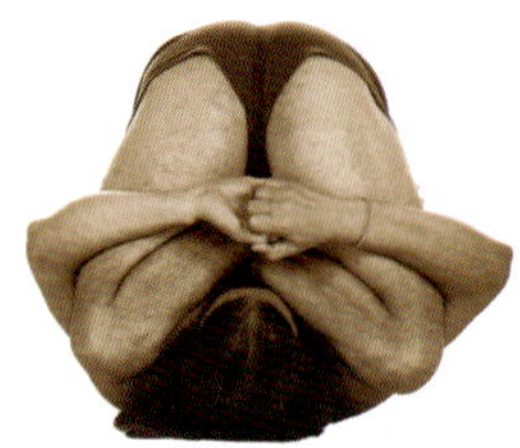

702
पद्म गर्भ पिण्ड आसन (रज्जु हस्त)
Padma garbha piṇḍa āsana (rajju hasta)
Posture du fœtus en lotus (mains liées)

पद्मगर्भपिण्डासन (रज्जुहस्त)
Padmagarbhapiṇḍāsana (rajjuhasta)

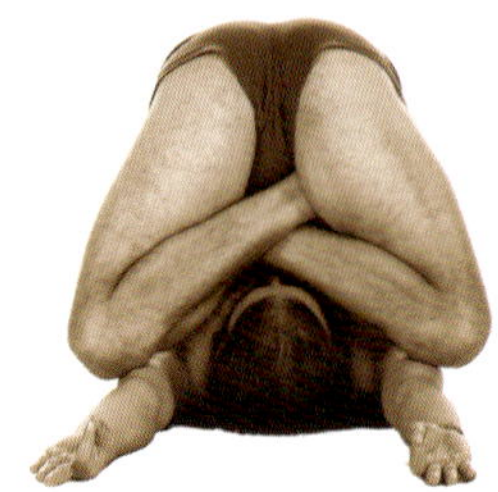

703
पद्म गर्भ पिण्ड आसन (पृष्ठ हस्त भू)
Padma garbha piṇḍa āsana (pṛṣṭha hasta bhū)
Posture du fœtus en lotus (mains à terre derrière la tête)

पद्मगर्भपिण्डासन (पृष्ठहस्तभू)
Padmagarbhapiṇḍāsana (pṛṣṭhahastabhū)

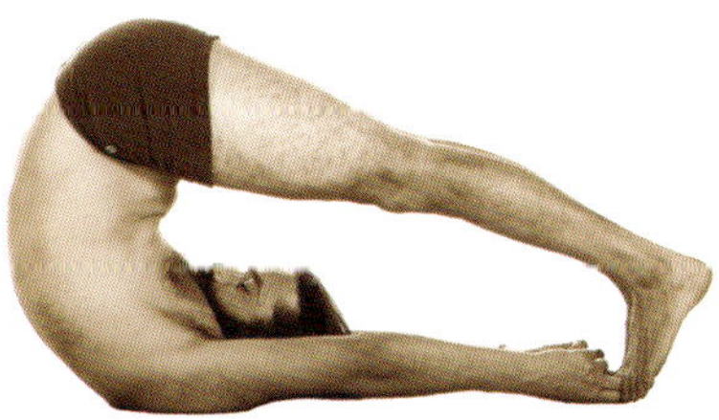

704
हल आसन (बद्ध पाद अङ्गुष्ठ)
Hala āsana (baddha pāda aṅguṣṭha)
Posture de la charrue
(tenir les gros orteils)

हलासन (बद्धपादाङ्गुष्ठ)
Halāsana (baddhapādāṅguṣṭha)

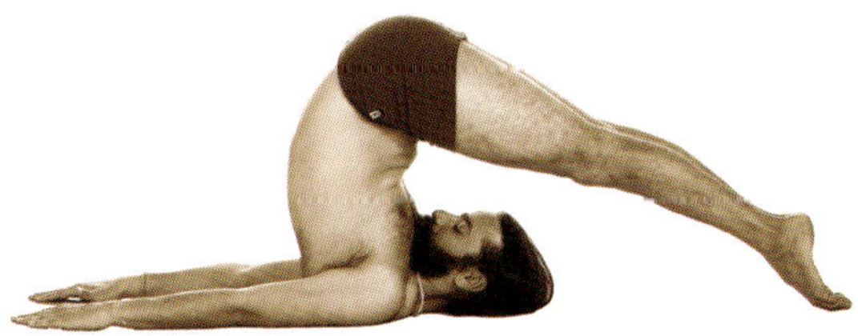

705
हल आसन (बहिर्पाद)
Hala āsana (bahirpāda)
Posture de la charrue
(pieds à l'extérieur)

हलासन (बहिर्पाद)
Halāsana (bahirpāda)

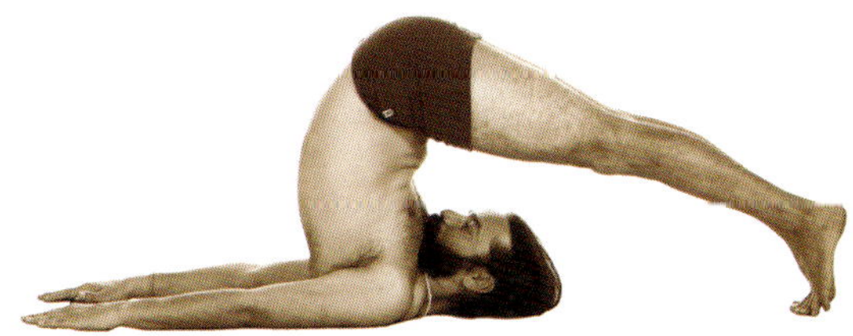

706
हल आसन (अन्तर्पाद)
Hala āsana (antarpāda)
Posture de la charrue
(pieds à l'intérieur)

हलासन (अन्तर्पाद)
Halāsana (antarpāda)

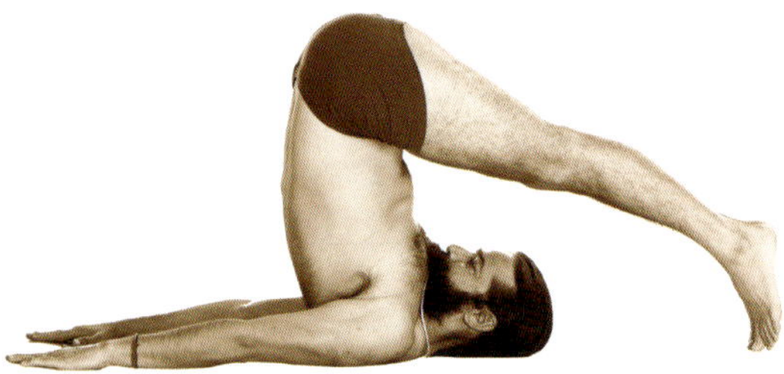

707
हल आसन (मेरु दण्ड ,अन्तर्पाद)
Hala āsana (meru daṇḍa, antarpāda)
Posture de la charrue
(colonne vertébrale droite, pieds à l'intérieur)

हलासन (मेरुदण्ड, अन्तर्पाद)
Halāsana (merudaṇḍa, antarpāda)

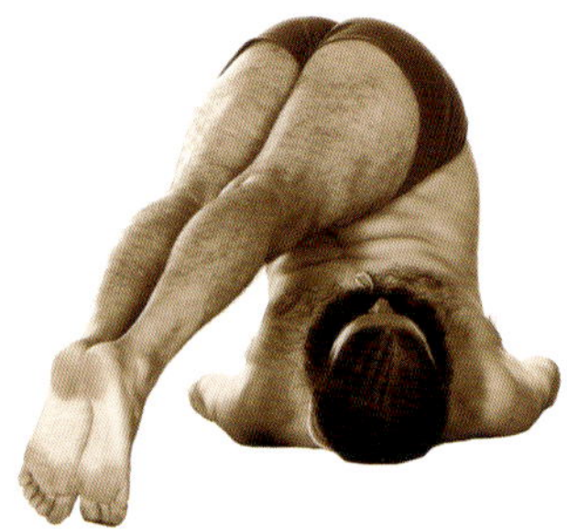

708
हल आसन (पार्श्व पाद)
Hala āsana (pārśva pāda)
Posture de la charrue (jambes de côté)

हलासन(पार्श्वपाद)
Halāsana (pārśvapāda)

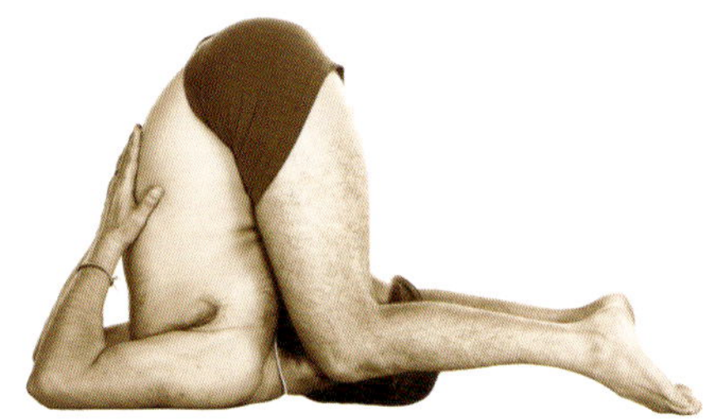

709
अर्ध कर्ण पीड हल आसन
Ardha karṇa pīḍa hala āsana
Posture de la charrue, demi-pression des oreilles

अर्धकर्णपीडहलासन
Ardhakarṇapīḍahalāsana

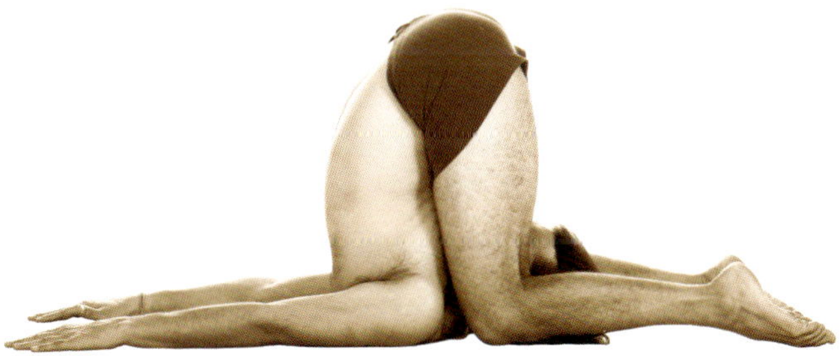

710
कर्ण पीड हल आसन
Karṇa pīḍa hala āsana
Posture de la charrue, pression des oreilles

कर्णपीडहलासन
Karṇapīḍahalāsana

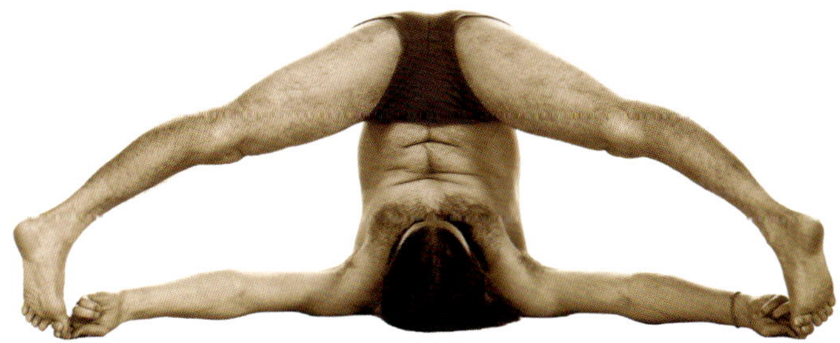

711
प्रसरित पाद हल आसन (बद्ध अङ्गुष्ठ)
Prasarita pāda hala āsana (baddha aṅguṣṭha)
Posture de la charrue, jambes écartées
(tenir les gros orteils)

प्रसरितपादहलासन (बद्धाङ्गुष्ठ)
Prasaritapādahalāsana (baddhāṅguṣṭha)

712
अर्ध मत्स्य आसन (नाभि दर्शन)
Ardha matsya āsana (nābhi darśana)
Posture du demi-poisson
(regarder le nombril)

अर्धमत्स्यासन (नाभिदर्शन)
Ardhamatsyāsana (nābhidarśana)

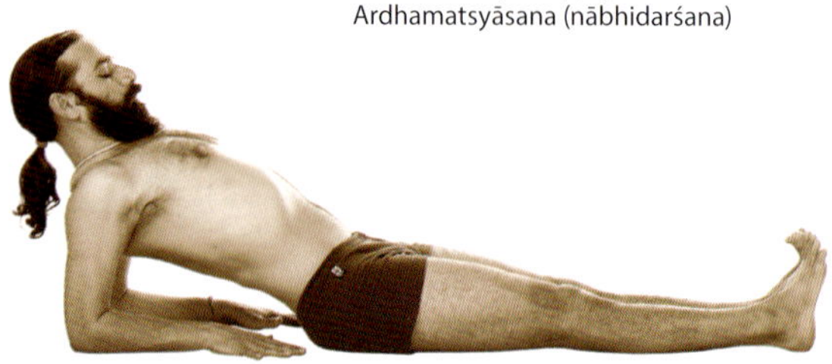

713
अर्ध मत्स्य आसन (अधः पाद अङ्गुल)
Ardha matsya āsana (adhaḥ pāda aṅgula)
Posture du demi-poisson
(pieds fléchis)

अर्धमत्स्यासन (अधोपादाङ्गुल)
Ardhamatsyāsana (adhopādāṅgula)

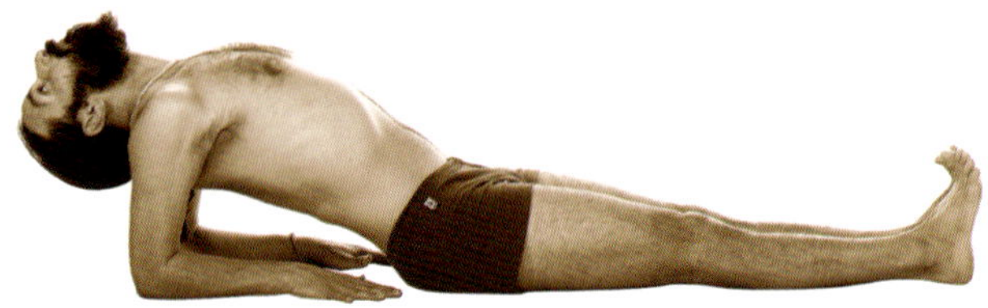

714
मत्स्य आसन (अधः पाद अङ्गुल)
Matsya āsana (adhaḥ pāda aṅgula)
Posture du poisson (pieds fléchis)

मत्स्यासन (अधोपादाङ्गुल)
Matsyāsana (adhopādāṅgula)

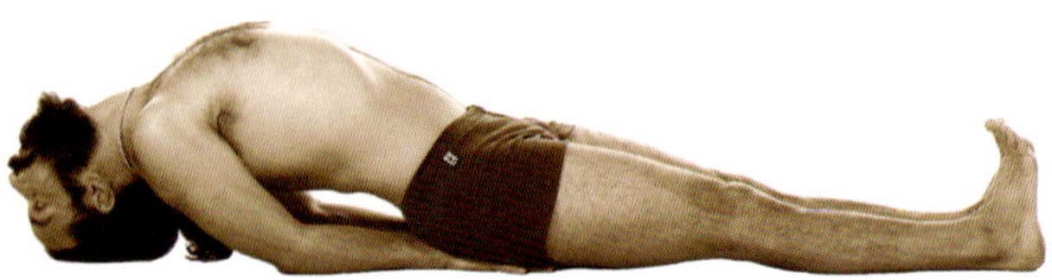

715
मत्स्य आसन (हृदय नमस्कार)
Matsya āsana (hṛdayaḥ namaskāra)
Posture du poisson
(main en prière sur le cœur)

मत्स्यासन (हृदयनमस्कार)
Matsyāsana (hṛdayanamaskāra)

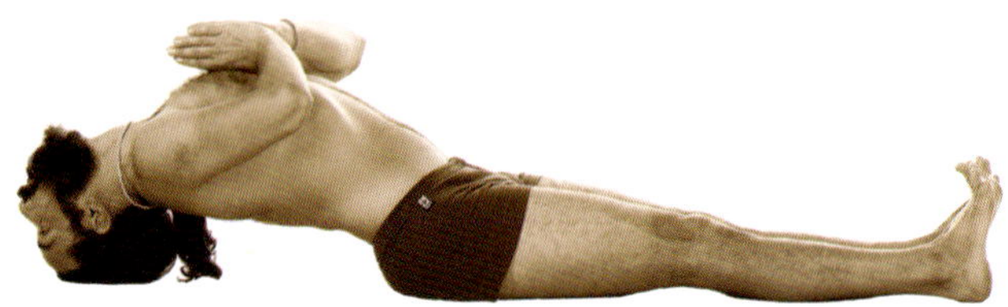

716
मत्स्य आसन (एक पाद क्षितिज)
Matsya āsana (eka pāda kṣitija)
Posture du poisson
(une jambe vers l'horizon)

मत्स्यासन (एकपादक्षितिज)
Matsyāsana (ekapādakṣitija)

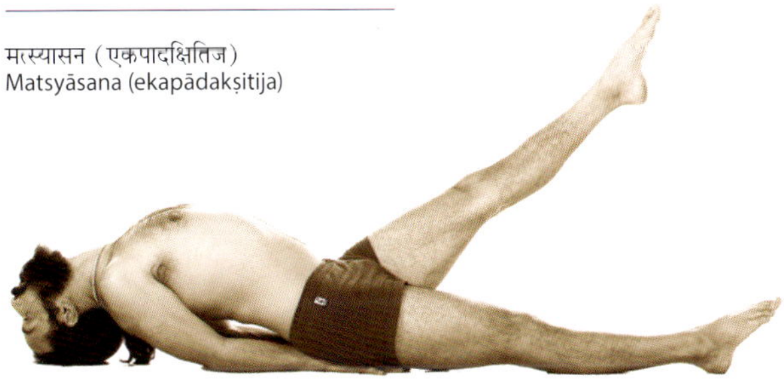

717
मत्स्य आसन (क्षितिज पाद)
Matsya āsana (kṣitija pāda)
Posture du poisson
(jambes vers l'horizon)

मत्स्यासन (क्षितिजपाद)
Matsyāsana (kṣitijapāda)

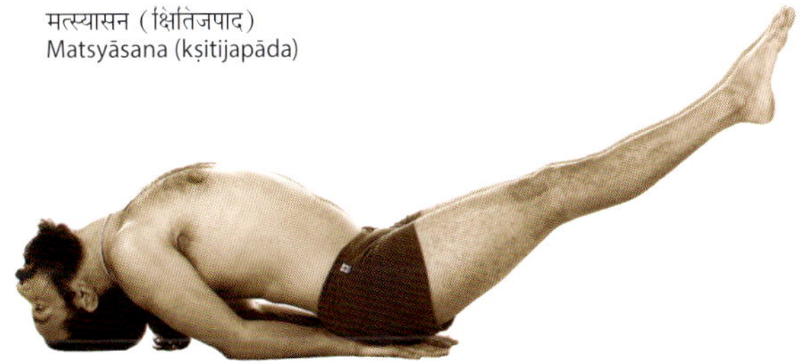

718
मत्स्य आसन (गरुड हस्त)
Matsya āsana (garuḍa hasta)
Posture du poisson (bras en aigle)

मत्स्यासन (गरुडहस्त)
Matsyāsana (garuḍahasta)

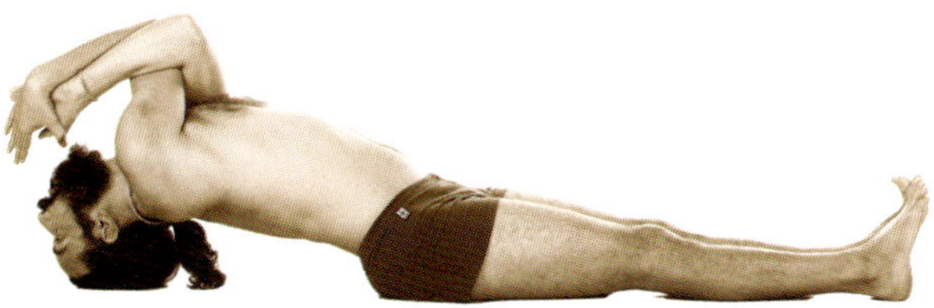

719
मत्स्य आसन (क्षितिज पाद हस्त)
Matsya āsana (kṣitija pāda hasta)
Posture du poisson
(mains et jambes vers l'horizon)

मत्स्यासन (क्षितिजपादहस्त)
Matsyāsana (kṣitijapādahasta)

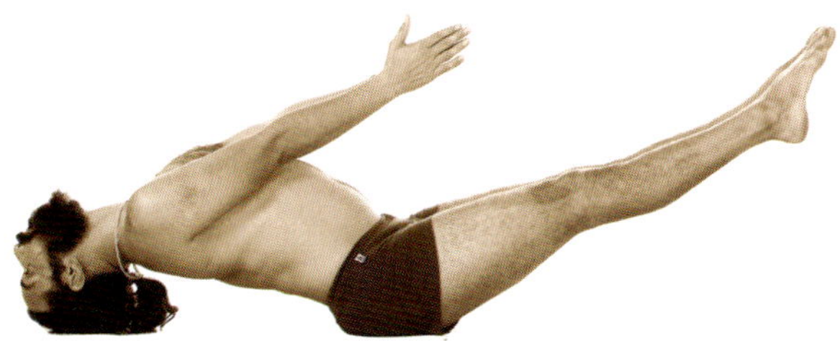

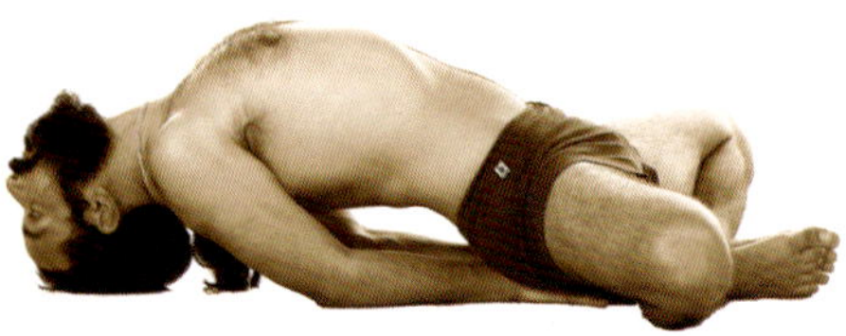

720
मत्स्य आसन (पार्वती पाद)
Matsya āsana (pārvatī pāda)
Posture du poisson
(plantes de pieds jointes)

मत्स्यासन (पार्वतीपाद)
Matsyāsana (pārvatīpāda)

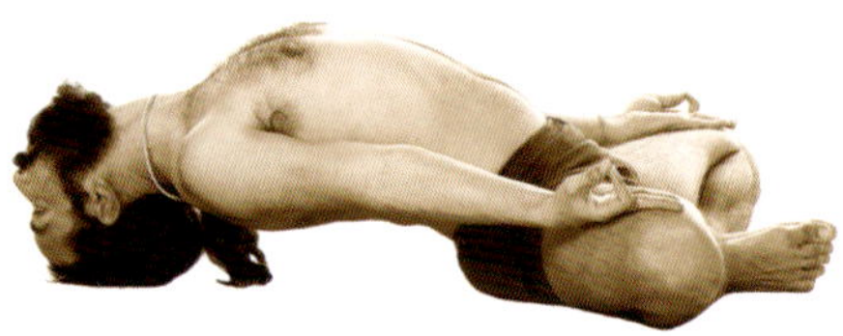

721
मत्स्य आसन (पार्वती, जानु हस्त)
Matsya āsana (pārvatī, jānu hasta)
Posture du poisson
(plantes de pieds jointes, mains sur les genoux)

पार्वतीमत्स्यासन (जानुहस्त)
Matsyāsanā (pārvatijānuhasta)

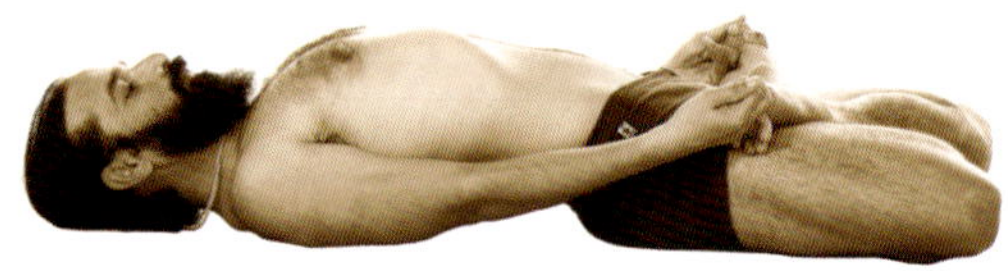

722
सुप्त पद्म मत्स्य आसन (आरम्भ अवस्था)
Supta padma matsya āsana (ārambha avasthā)
Posture du poisson allongé en lotus
(position initiale)

सुप्तपद्ममत्स्यासन (आरम्भावस्था)
Suptapadmamatsyāsana (ārambhāvasthā)

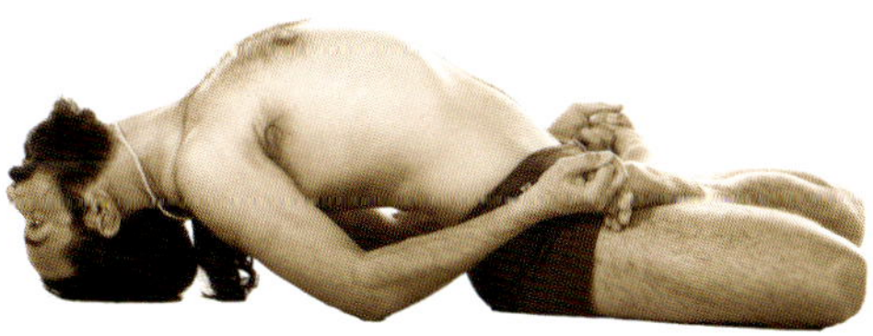

723
पद्म मत्स्य आसन
Padma matsya āsana
Posture du poisson en lotus

पद्ममत्स्यासन
Padmamatsyāsana

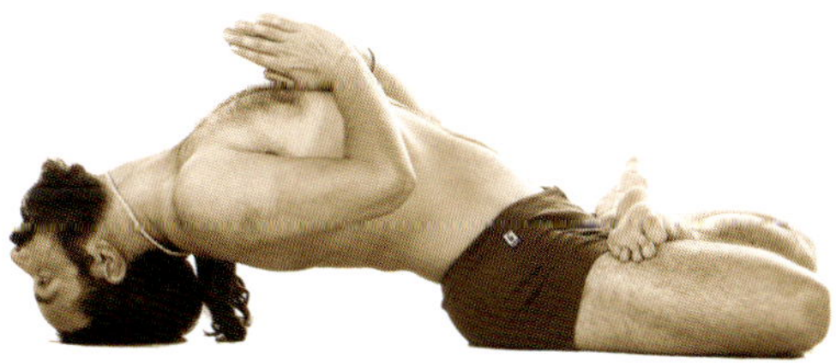

724
पद्म मत्स्य आसन (हृदय नमस्कार)
Padma matsya āsana (hṛdayaḥ namaskāra)
Posture du poisson en lotus
(mains en prière sur le cœur)

पद्ममत्स्यासन (हृदयनमस्कार)
Padmamatsyāsana (hṛdayanamaskāra)

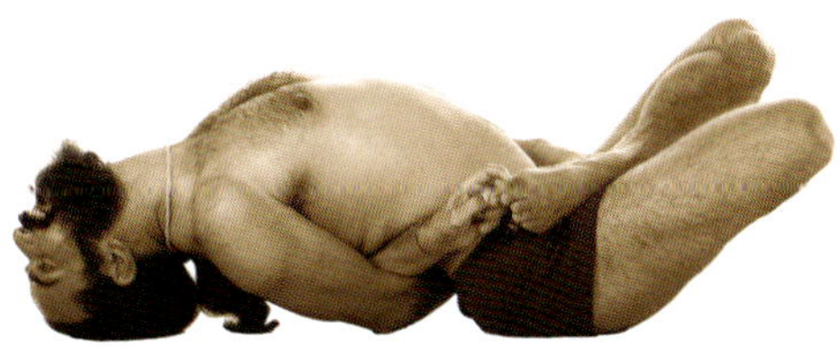

725
बद्ध पद्म मत्स्य आसन
Baddha padma matsya āsana
Posture du poisson en lotus liée

बद्धपद्ममत्स्यासन
Baddhapadmamatsyāsana

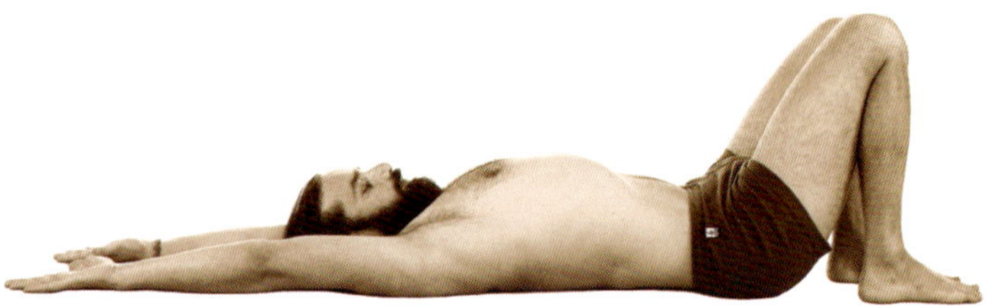

726
अर्ध सेतु बन्ध आसन (पृष्ठ हस्त भू, आरम्भ अवस्था)
Ardha setu bandha āsana (pṛṣṭha hasta bhū, arambha āvasthā)
Posture du demi-pont
(mains à terre en arrière, position initiale)

अर्धसेतुबन्धासन (पृष्ठहस्तभू आरम्भावस्था)
Ardhasetubandhāsana (pṛṣṭhahastabhū, arambhāvasthā)

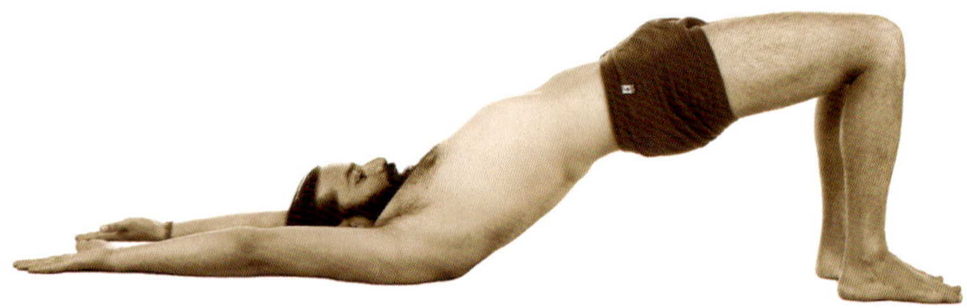

727
अर्ध सेतु बन्ध आसन (पृष्ठ हस्त भू)
Ardha setu bandha āsana (pṛṣṭha hasta bhū)
Posture du demi-pont (mains à terre en arrière)

अर्धसेतुबन्धासन (पृष्ठहस्तभू)
Ardhasetubandhāsana (pṛṣṭhahastabhū)

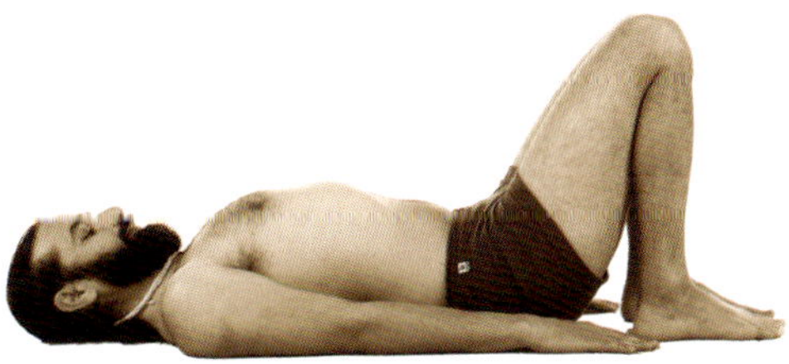

728
अर्धसेतु बन्ध आसन (आरम्भ अवस्था)
Ardha setu bandha āsana (ārambha avasthā)
Posture du demi-pont (position initiale)

अर्धसेतुबन्धासन (आरम्भावस्था)
Ardhasetubandhāsana (ārambhāvasthā)

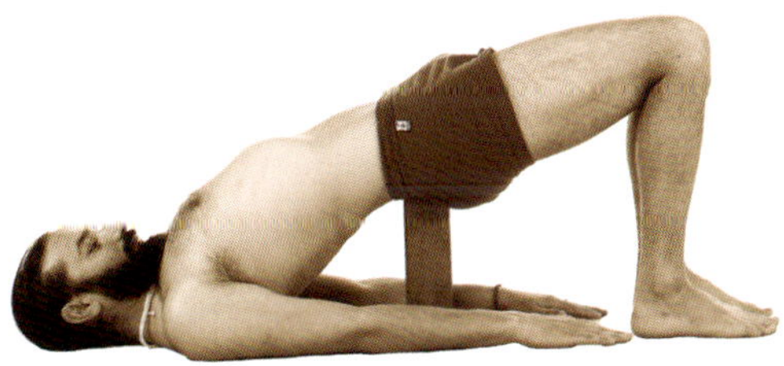

729
अर्ध सेतु बन्ध आसन (सालम्ब)
Ardha setu bandha āsana (sālamba)
Posture du demi-pont (avec support)

अर्धसेतुबन्धासन (सालम्ब)
Ardhasetubandhāsana (sālamba)

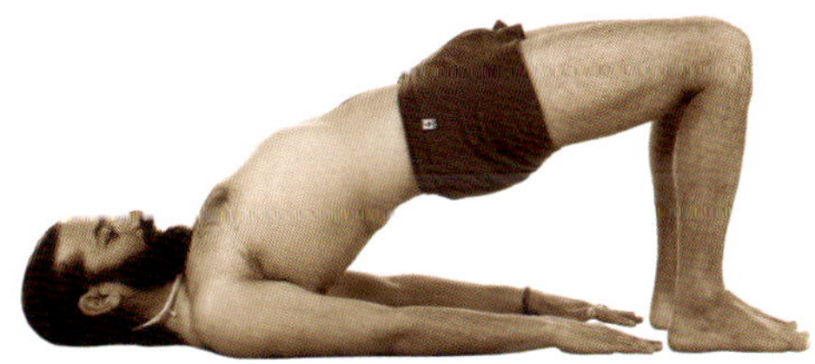

730
अर्ध सेतु बन्ध आसन (करतल भू)
Ardha setu bandha āsana (karatala bhū)
Posture du demi-pont (paumes à terre)

अर्धसेतुबन्धासन (करतलभू)
Ardhasetubandhāsana (karatalabhū)

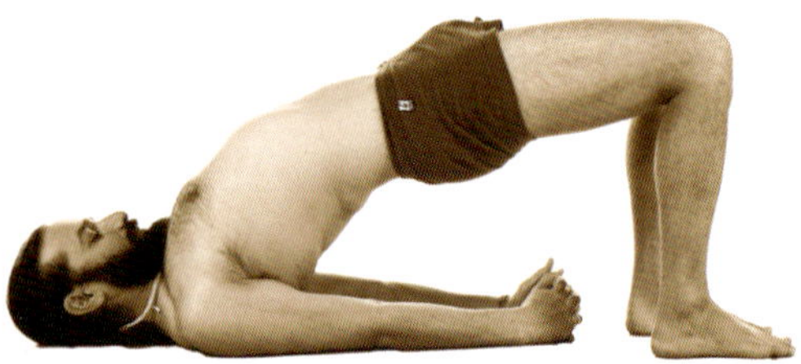

731
अर्ध सेतु बन्ध आसन (बद्ध हस्त अङ्गुल भू)
Ardha setu bandha āsana (baddha hasta aṅgula bhū)
Posture du demi-pont (mains liées à terre)

अर्धसेतुबन्धासन (बद्धहस्ताङ्गुलभू)
Ardhasetubandhāsana (baddhahastāṅgulabhū)

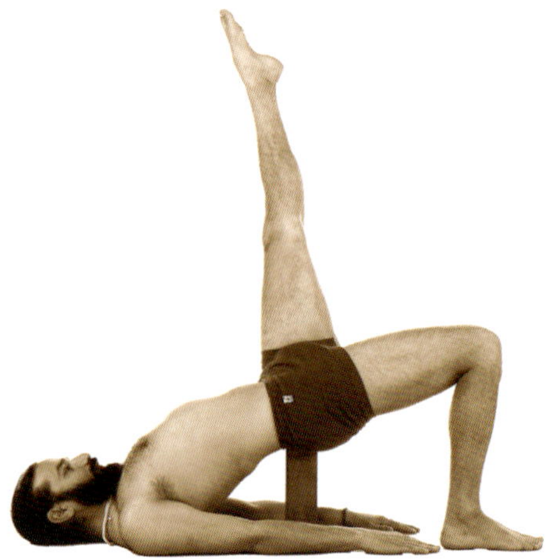

732
अर्ध सेतु बन्ध आसन (ऊर्ध्व एक पाद, सालम्ब)
Ardha setu bandha āsana (ūrdhva eka pāda, sālamba)
Posture du demi-pont
(une jambe levée, avec support)

अर्धसेतुबन्धासन (ऊर्ध्वैकपाद, सालम्ब)
Ardhasetubandhāsana (ūrdhvaikapāda, sālamba)

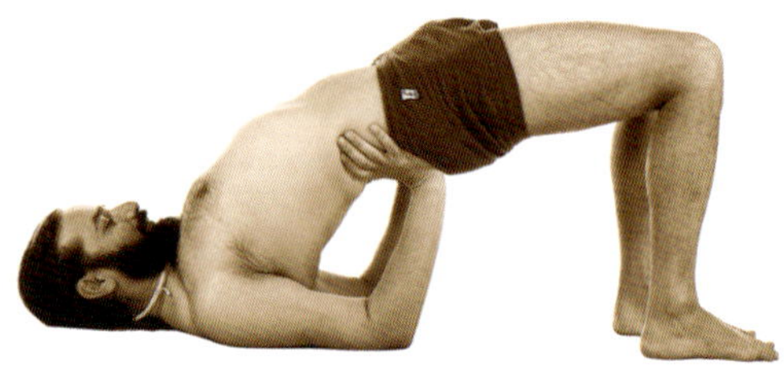

733
अर्ध सेतु बन्ध आसन (कटि हस्त)
Ardha setu bandha āsana (kati hasta)
Posture du demi-pont (mains sur la taille)

अर्धसेतुबन्धासन (कटिहस्त)
Ardhasetubandhāsana (katihasta)

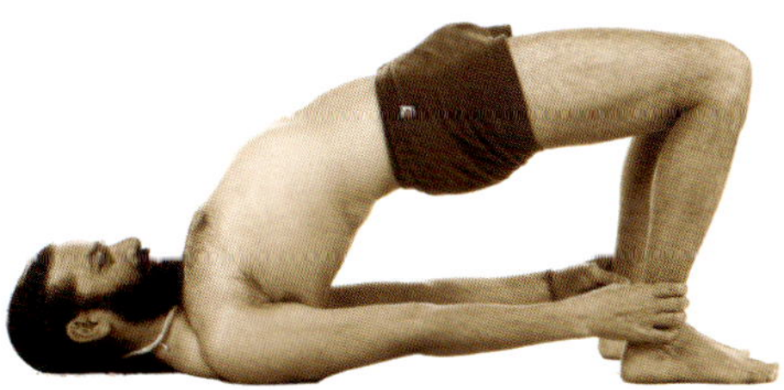

734
अर्ध सेतु बन्ध आसन (बद्ध हस्त गुल्फ)
Ardha setu baddha āsana (baddha hasta gulpha)
Posture du demi-pont (tenir les chevilles)

अर्धसेतुबद्धासन (बद्धहस्तगुल्फ)
Ardhasetubaddhāsana (baddhahastagulpha)

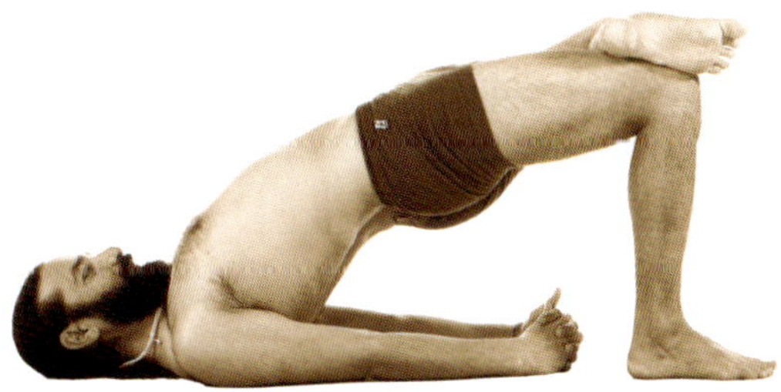

735
अर्ध सेतु बन्ध आसन (एक पाद जानु, बद्ध हस्त अङ्गुल भू)
Ardha setu bandha āsana
(eka pāda jānu, baddha hasta aṅgula bhū)
Posture du demi-pont
(un pied sur le genou, les mains jointes à terre)

अर्धसेतुबन्धासन (एकपादजानु, बद्धहस्ताङ्गुलभू)
Ardhasetubandhāsana
(ekapādajānu, baddhahastāṅgulabhū)

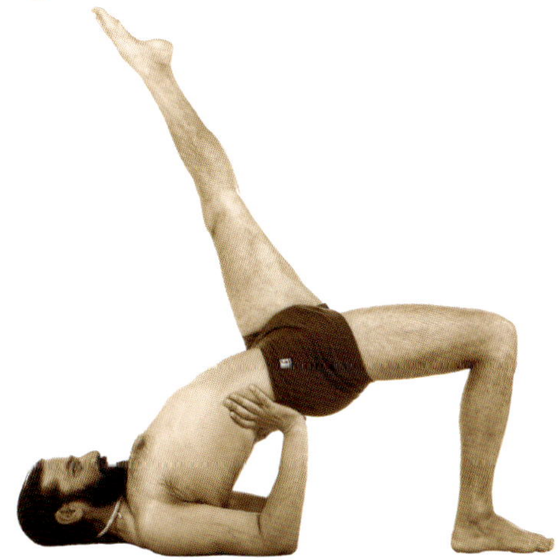

736
अर्ध सेतु बन्ध आसन (ऊर्ध्व एक पाद, कटि हस्त)
Ardha setu bandha āsana (ūrdhva eka pāda, kati hasta)
Posture du demi-pont
(une jambe levée, mains sur la taille)

अर्धसेतुबन्धासन (ऊर्ध्वैकपाद, कटिहस्त)
Ardhasetubandhāsana (ūrdhvaikapāda, katihasta)

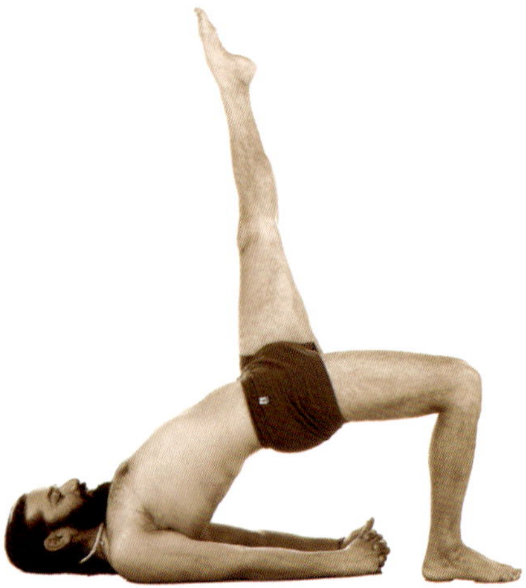

737
अर्ध सेतु बन्ध आसन (ऊर्ध्व एक पाद, बद्ध हस्त अङ्गुल भू)
Ardha setu bandha āsana
(ūrdhva eka pāda, baddha hasta aṅgula bhū)
Posture du demi-pont
(une jambe levée, mains liées)

अर्धसेतुबन्धासन (ऊर्ध्वैकपाद, बद्धहस्ताङ्गुलभू)
Ardhasetubandhāsana (ūrdhvaikapāda, baddhahastāṅgulabhū)

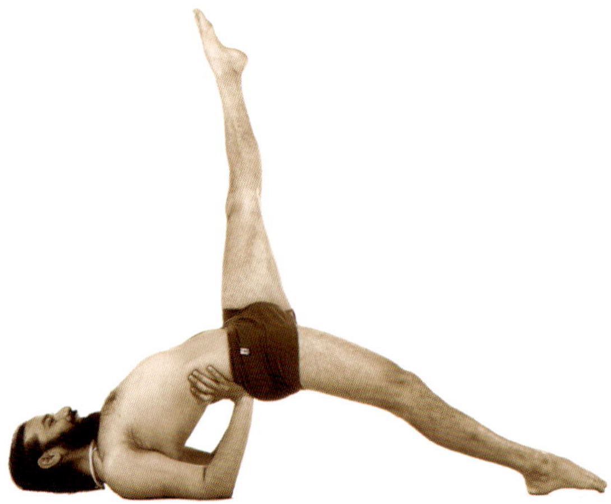

738
सेतु बन्ध आसन (ऊर्ध्व एक पाद, कटि हस्त)
Setu bandha āsana (ūrdhva eka pāda, kati hasta)
Posture du pont
(une jambe levée, les mains sur la taille)

सेतुबन्धासन (ऊर्ध्वैकपाद, कटिहस्त)
Setubandhāsana (ūrdhvaikapāda, katihasta)

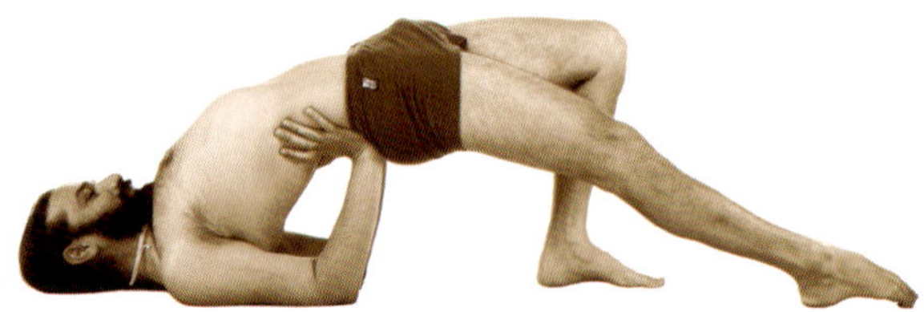

739
सेतु बन्ध आसन (एक पाद ,कटि हस्त)
Setu bandha āsana (eka pāda, kati hasta)
Posture du pont
(une jambe tendue, mains sur la taille)

सेतुबन्धासन (एकपाद, कटिहस्त)
Setubandhāsana (ekapāda, katihasta)

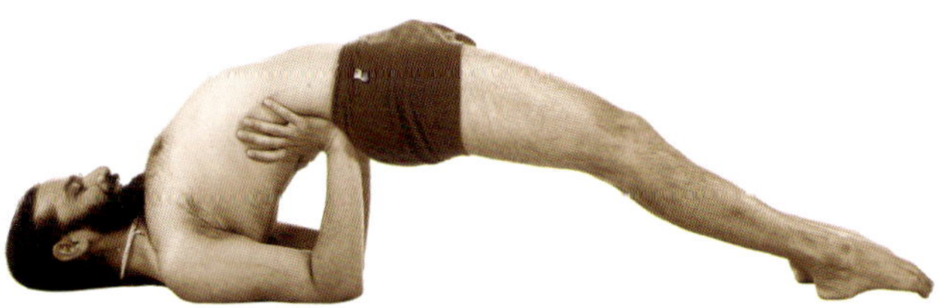

740
सेतु बन्ध आसन (कटि हस्त)
Setu bandha āsana (kati hasta)
Posture du pont (mains sur la taille)

सेतुबन्धासन (कटिहस्त)
Setubandhāsana (katihasta)

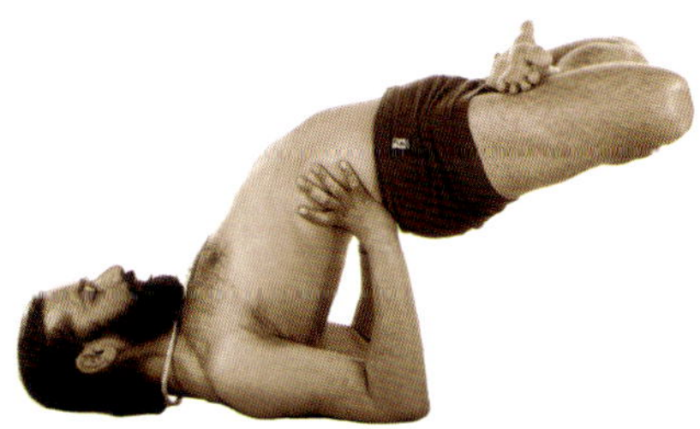

741
पद्म सेतु बन्ध आसन (आरम्भ अवस्था)
Padma setu bandha āsana (ārambha avasthā)
Posture du pont en lotus
(position initiale)

पद्मसेतुबन्धासन (आरम्भावस्था)
Padmasetubandhāsana (ārambhāvasthā)

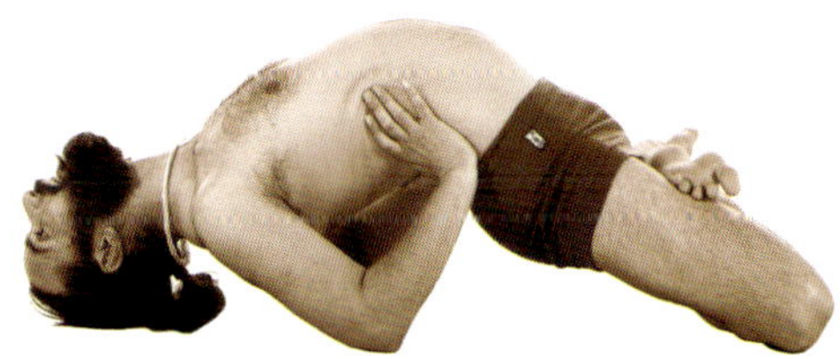

742
पद्म सेतु बन्ध आसन
Padma setu bandha āsana
Posture du pont en lotus

पद्मसेतुबन्धासन
Padmasetubandhāsana

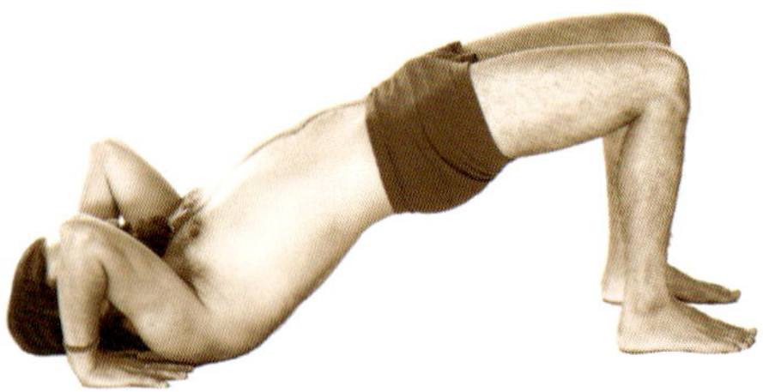

743
चक्र आसन (आरम्भ अवस्था)
Cakra āsana (ārambha avasthā)
Posture de la roue (position initiale)

चक्रासन (आरम्भावस्था)
Cakrāsana (ārambhāvasthā)

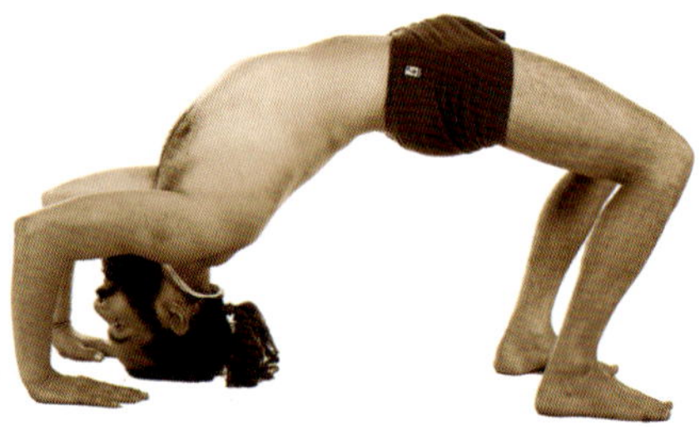

744
अर्ध चक्र आसन (शिर भू)
Ardha cakra āsana (śira bhū)
Posture de la demi-roue (tête à terre)

अर्धचक्रासन (शिरभू)
Ardhacakrāsana (śirabhū)

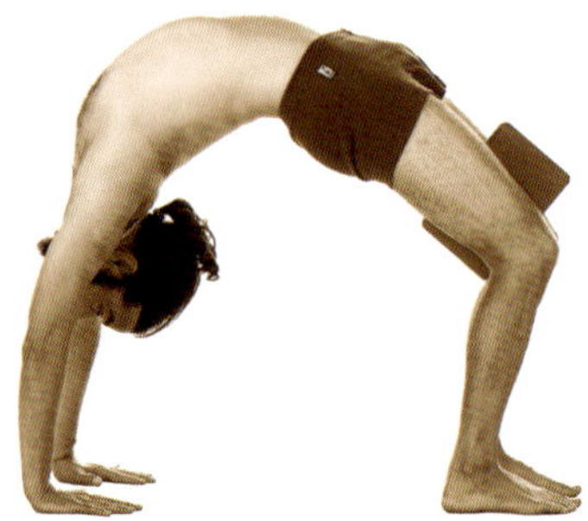

745
चक्र आसन (सालम्ब)
Cakra āsana (sālamba)
Posture de la roue (avec suport)

चक्रासन (सालम्ब)
Cakrāsana (sālamba)

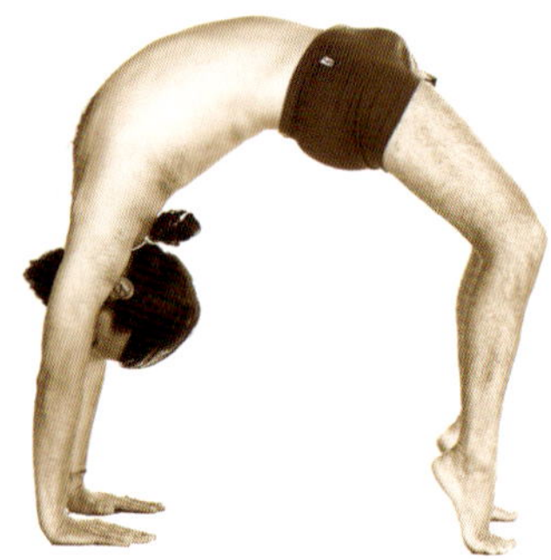

746
चक्र आसन (पाद अङ्गुल भू)
Cakra āsana (pāda aṅgula bhū)
Posture de la roue
(demi-pointes à terre)

चक्रासन (पादाङ्गुलभू)
Cakrāsana (pādāṅgulabhū)

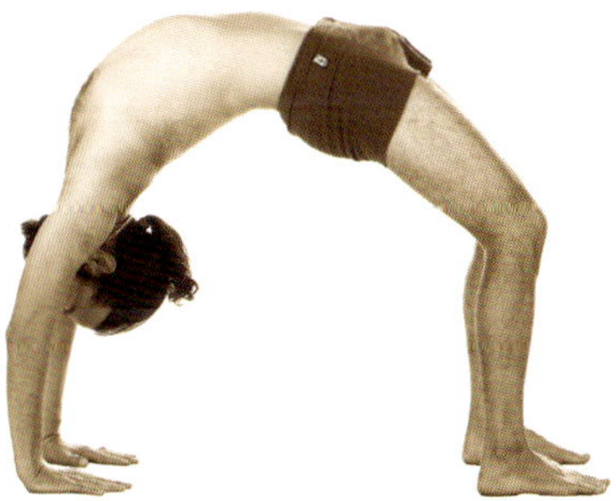

747
चक्र आसन
Cakra āsana
Posture de la roue

चक्रासन
Cakrāsana

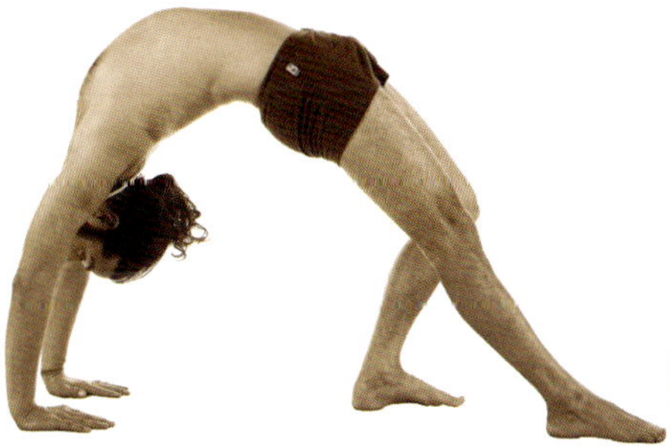

748
चक्र आसन (एक पाद अङ्गद)
Cakra āsana (eka pāda aṅgada)
Posture de la roue
(une jambe tendue)

चक्रासन (एकपादाङ्गद)
Cakrāsana (ekapādāṅgada)

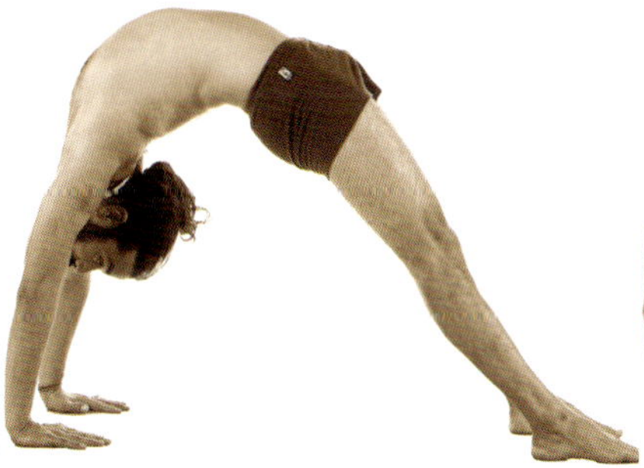

749
चक्र आसन (अङ्गद पाद)
Cakra āsana (aṅgada pāda)
Posture de la roue
(les deux jambes tendues)

चक्रासन (अङ्गदपाद)
Cakrāsana (aṅgadapāda)

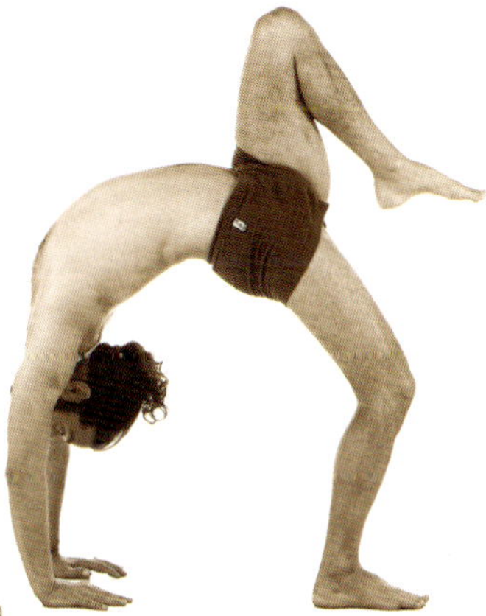

750
चक्र आसन (ऊर्ध्व एक जानु)
Cakra āsana (ūrdhva eka jānu)
Posture de la roue (un genou levé)

चक्रासन (ऊर्ध्वैकजानु)
Cakrāsana (ūrdhvaikajānu)

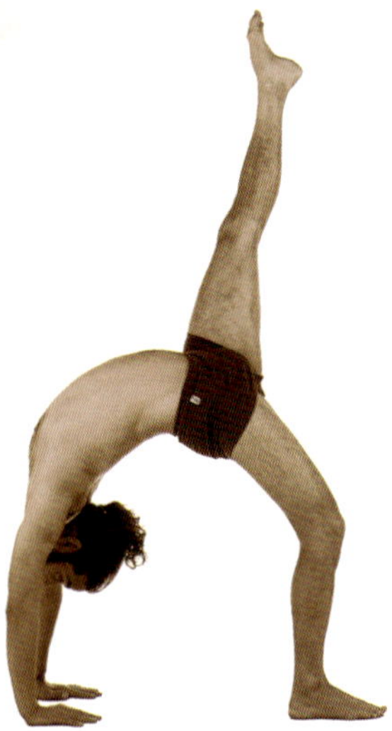

751
चक्र आसन (ऊर्ध्व एक पाद)
Cakra āsana (ūrdhva eka pāda)
Posture de la roue (une jambe levée)

चक्रासन (ऊर्ध्वैकपाद)
Cakrāsana (ūrdhvaikapāda)

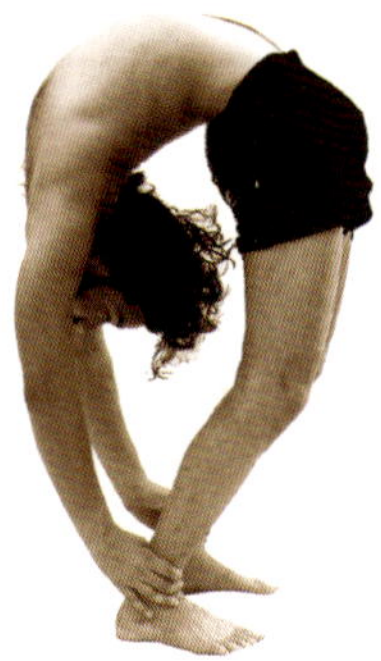

752
चक्र आसन (नाडी शोधन)
Cakra āsana (naḍi śodhana)
Posture de la roue
(purification du canal énergétique)

चक्रासन (नाडीशोधन)
Cakrāsana (naḍiśodhana)

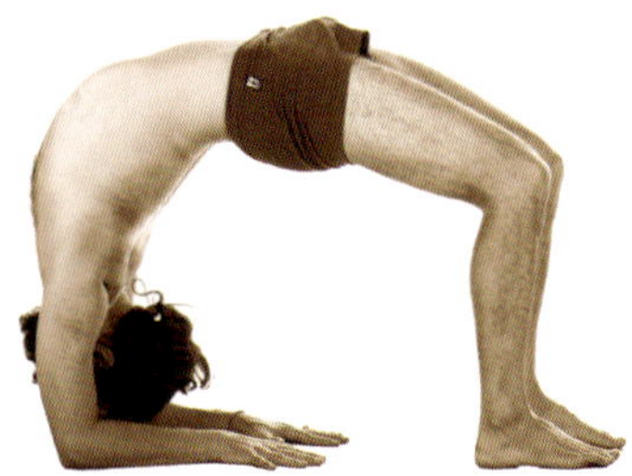

753
चक्र आसन (कफोणि भू)
Cakra āsana (kaphoṇi bhū)
Posture de la roue (coudes à terre)

चक्रासन (कफोणिभू)
Cakrāsana (kaphoṇibhū)

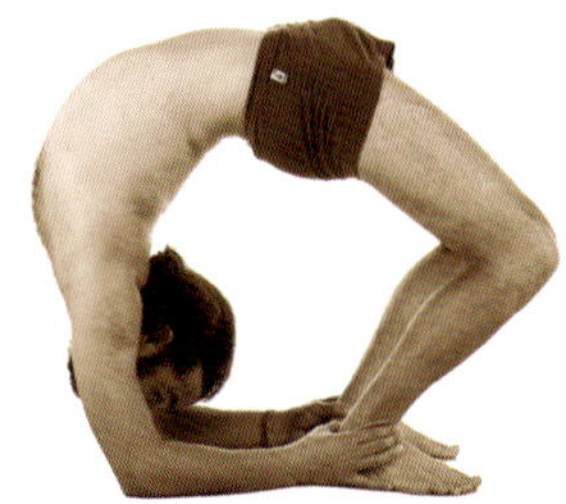

754
चक्र आसन (कफोणि भू, गुल्फ बद्ध)
Cakra āsana (kaphoṇi bhū, gulpha baddha)
Posture de la roue
(coudes à terre, tenir les chevilles)

चक्रासन (कफोणिभू, गुल्फबद्ध)
Cakrāsana (kaphoṇibhū, gulphabaddha)

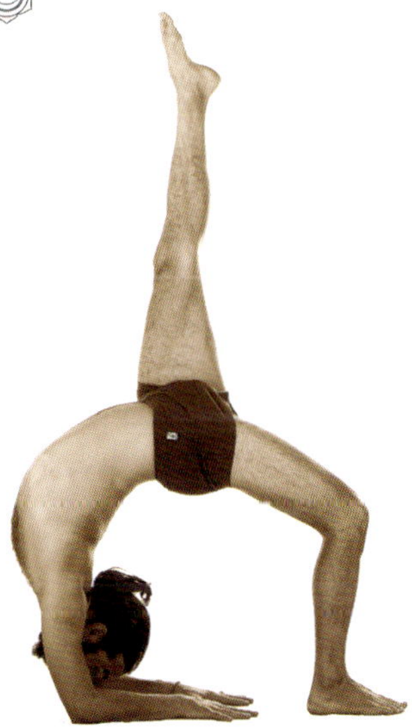

755
चक्र आसन (कफोणि भू, ऊर्ध्व एक पाद)
Cakra āsana
(kaphoṇi bhū, ūrdhva eka pāda)
Posture de la roue
(coudes à terre, une jambe tendue)

चक्रासन (कफोणिभू, ऊर्ध्वैकपाद)
Cakrāsana (kaphoṇibhū, ūrdhvaikapāda)

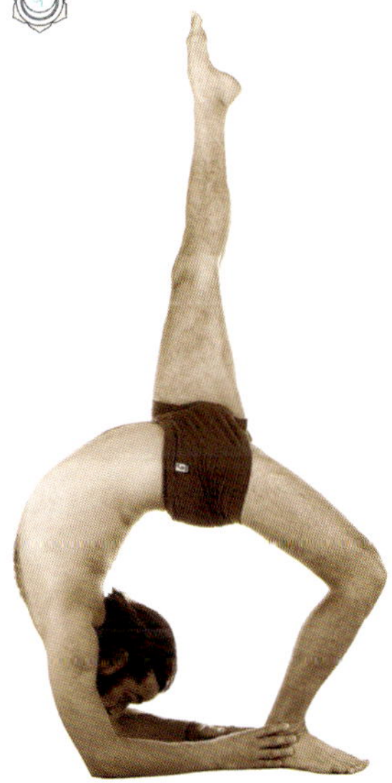

756
चक्र आसन
(कफोणि भू, ऊर्ध्व एक पाद, बद्ध हस्त गुल्फ)
Cakra āsana (kaphoṇi bhū, ūrdhva eka pāda, baddha hasta gulpha)
Posture de la roue (coudes à terre, une jambe tendue, tenir la cheville)

चक्रासन (कफोणिभू, ऊर्ध्वैकपाद, बद्धहस्तगुल्फ)
Cakrāsana (kaphoṇibhū, ūrdhvaikapāda, baddhahastagulpha)

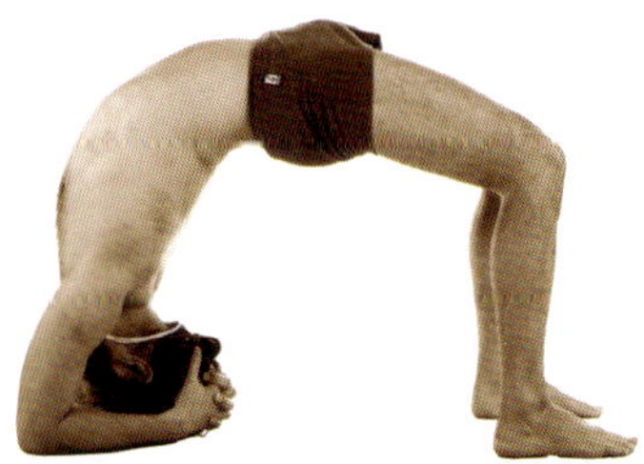

757
चक्र आसन (कफोणि भू)
Cakra āsana (kaphoṇi bhū)
Posture de la roue (coudes à terre)

चक्रासन (कफोणिभू)
Cakrāsana (kaphoṇibhū)

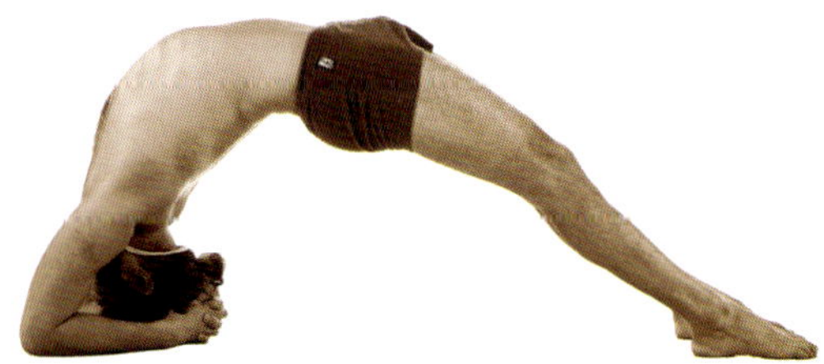

758
चक्र आसन (अङ्गद पाद ,कफोणि भू)
Cakra āsana (aṅgada pāda, kaphoṇi bhū)
Posture de la roue couronne
(coudes à terre, deux jambes tendues)

चक्रासन (अङ्गदपाद, कफोणिभू)
Cakrāsana (aṅgadapāda, kaphoṇibhū)

Sur le ventre

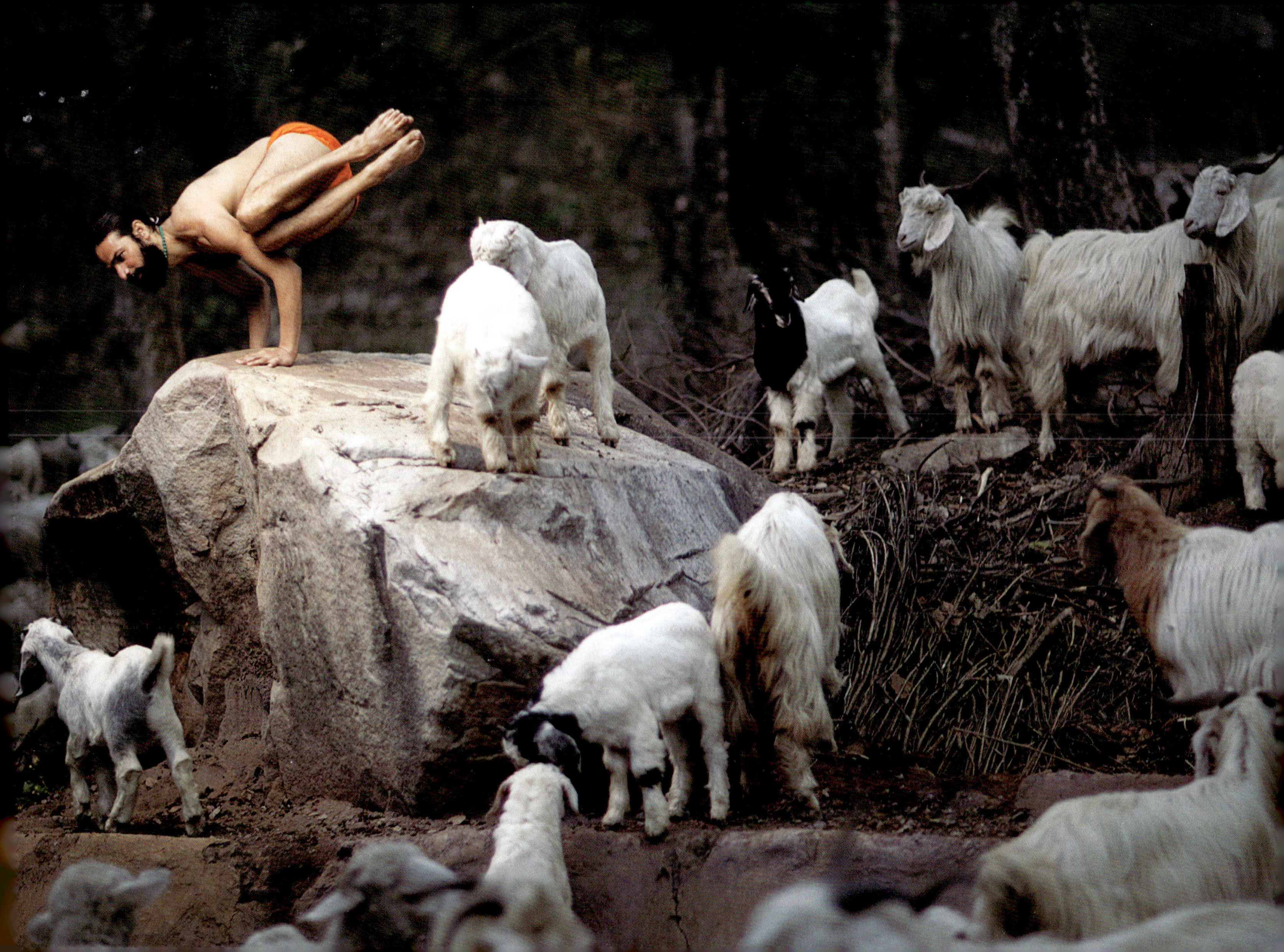

759
मकर आसन
Makara āsana
Posture du crocodile

मकरासन
Makarāsana

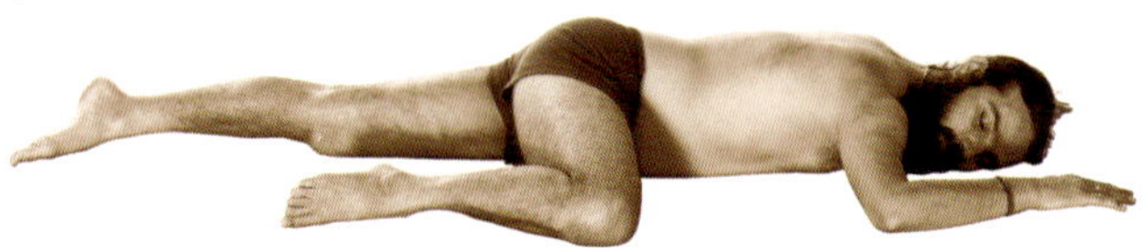

760
मण्डूक पाद मकर आसन
Maṇḍūka pāda makara āsana
Posture du crocodile, jambes en grenouille

मण्डूकपादमकरासन
Maṇḍūkapādamakarāsana

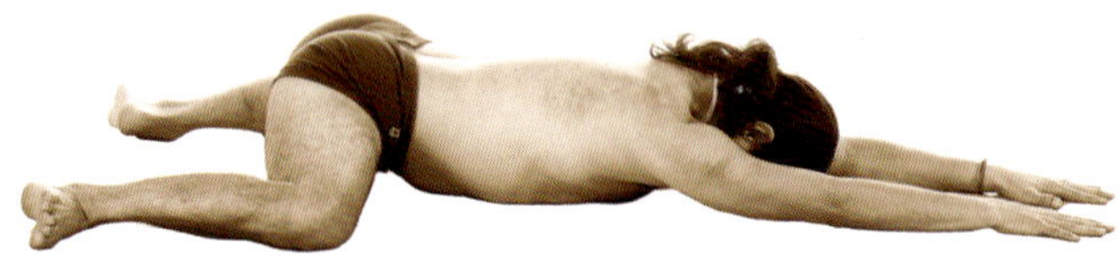

761
पद्म मकर आसन
Padma makara āsana
Posture du crocodile en lotus

पद्ममकरासन
Padmamakarāsana

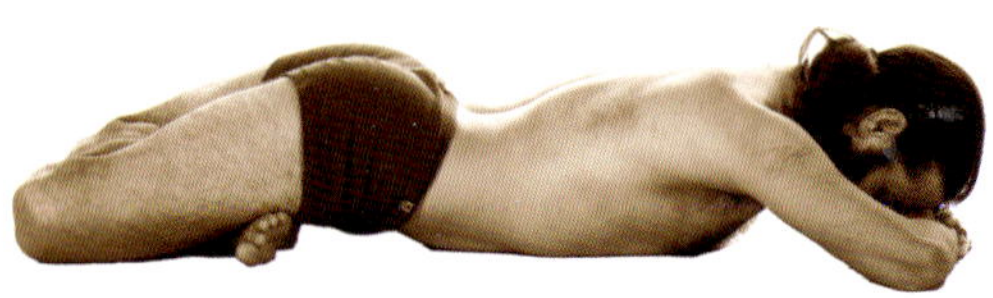

762
पद्म मकर आसन (पृष्ठ नमस्कार)
Padma makara āsana (pṛṣṭha namaskāra)
Posture du crocodile en lotus
(mains en prière dans le dos)

पद्ममकरासन (पृष्ठनमस्कार)
Padmamakarāsana (pṛṣṭhanamaskāra)

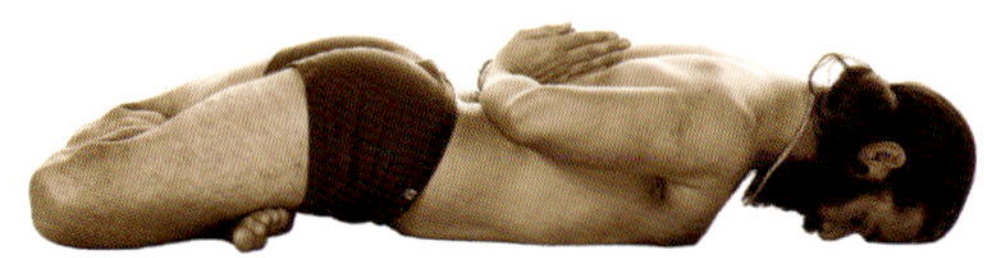

763
नाभि उत्तोलन आसन
Nābhi uttolana āsana
Posture d'équilibre sur le nombril

नाभ्युत्तोलनासन
Nābhyuttolanāsana

Nom usuel des postures 763 à 767 : la sauterelle

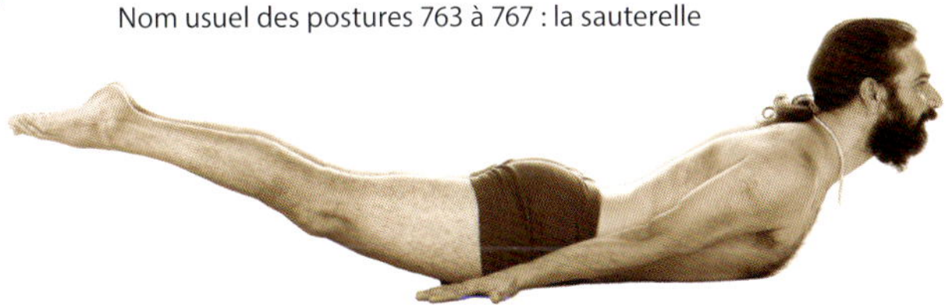

764
नाभि उत्तोलन उड्डियान आसन
Nābhi uttolana uḍḍiyāna āsana
Posture d'équilibre sur le nombril, soulevée

नाभ्युत्तोलनोड्डियानासन
Nābhyuttolanauḍḍiyānāsana

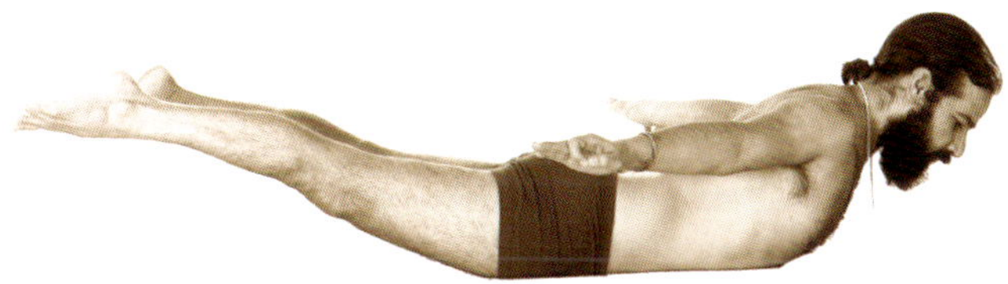

765
नाभि उत्तोलन आसन (विपरीत एक हस्त पाद)
Nābhi uttolana āsana (viparīta eka hasta pāda)
Posture d'équilibre sur le nombril
(bras et jambe opposés levés)

नाभ्युत्तोलनासन (विपरीतैकहस्तपाद)
Nābhyuttolanāsana (viparītaikahastapāda)

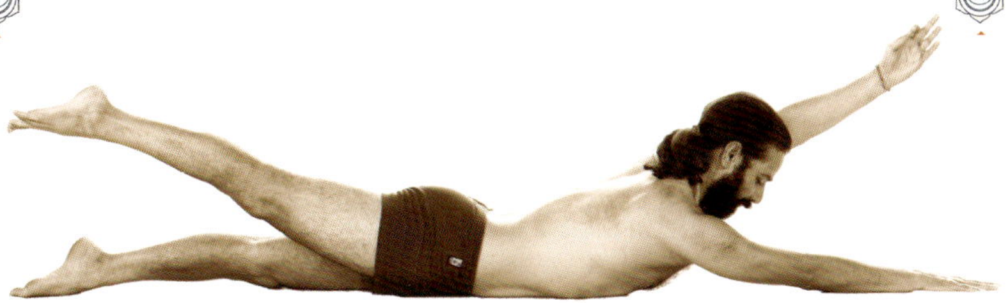

766
नाभि उत्तोलन आसन (पृष्ठ हस्त उत्तान)
Nābhi uttolana āsana (pṛṣṭha hasta uttāna)
Posture d'équilibre sur le nombril
(bras tendus en arrière)

नाभ्युत्तोलनासन (पृष्ठहस्तोत्तान)
Nābhyuttolanāsana (pṛṣṭhahastottāna)

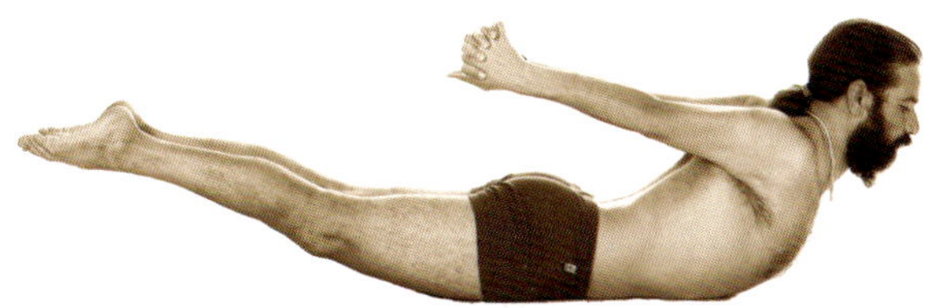

767
नाभि उत्तोलन आसन (नमस्कार हस्त)
Nābhi uttolana āsana (namaskāra hasta)
Posture d'équilibre sur le nombril (mains en prière)

नाभ्युत्तोलनासन (नमस्कारहस्त)
Nābhyuttolanāsana (namaskārahasta)

Nom usuel des postures 763 à 767 : la sauterelle

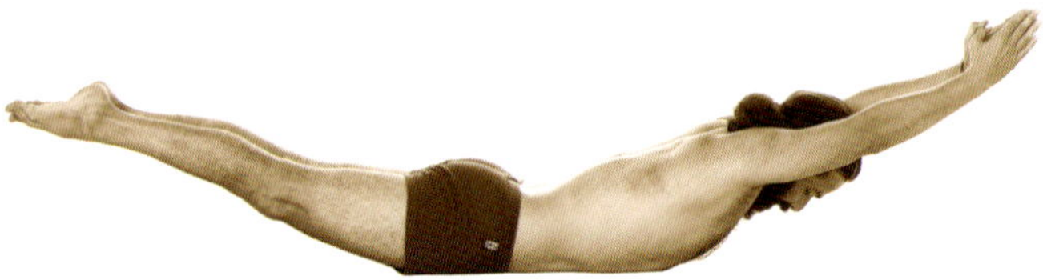

768
साष्टाङ्ग भू नमन आसन
Sāṣṭāṅga bhū namana āsana
Posture des huit membres (honorer la Terre)

साष्टाङ्गभूनमनासन
Sāṣṭāṅgabhūnamanāsana

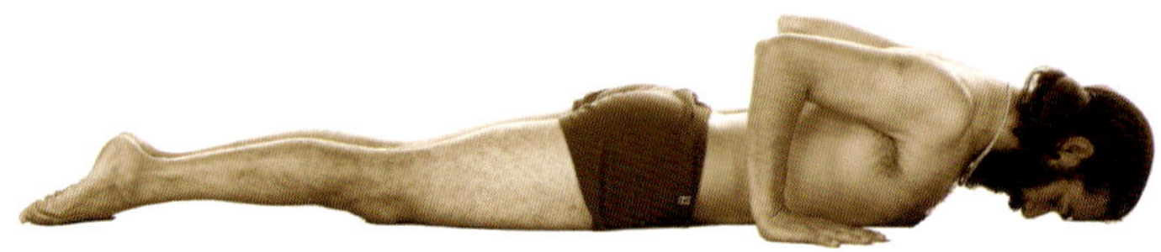

La vie est un beau cadeau ; chaque moment est riche en opportunités.

769
साष्टाङ्ग भू नमन आसन (एक पाद उत्तान)
Sāṣṭāṅga bhū namana āsana (eka pāda uttāna)
Posture des huit membres
(honorer la Terre, une jambe levée)

साष्टाङ्गभूनमनासन (एकपादोत्तान)
Sāṣṭāṅgabhūnamanāsana (ekapādottāna)

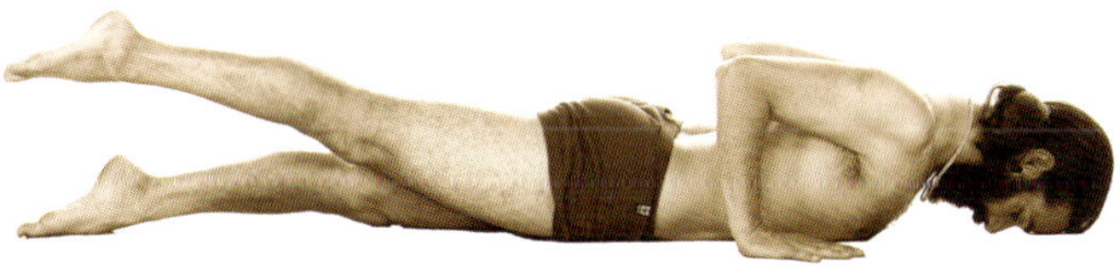

770
सर्प आसन (निरालम्ब हस्त)
Sarpa āsana (nirālamba hasta)
Posture du serpent (sans appui)

सर्पासन (निरालम्बहस्त)
Sarpasana (niralambahasta)

Nom usuel des postures 770 et 771 : le petit cobra

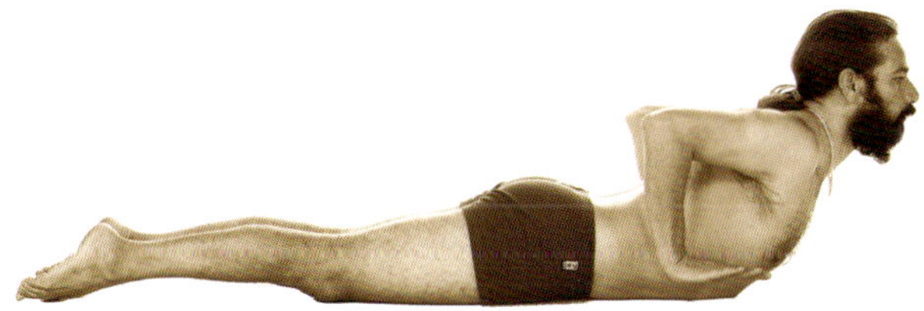

771
सर्प आसन (पृष्ठ हस्त उत्तान)
Sarpa āsana (pṛṣṭha hasta uttāna)
Posture du serpent
(mains tendues en arrière)

सर्पासन (पृष्ठहस्तोत्तान)
Sarpāsana (pṛṣṭhahastottāna)

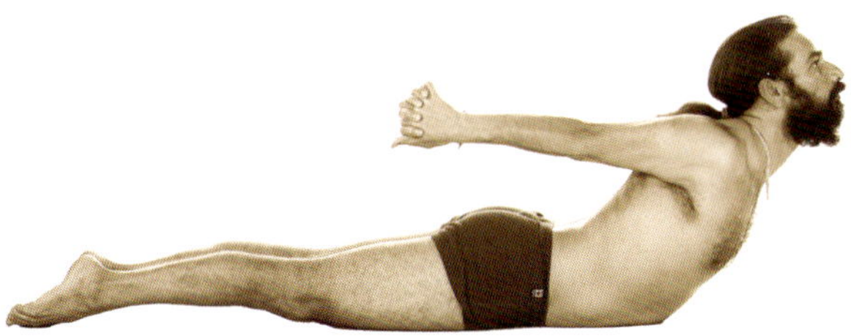

772
भुजङ्ग आसन (कफोणि भू)
Bhujaṅga āsana (kaphoṇi bhū)
Posture du cobra (coudes à terre)

भुजङ्गासन (कफोणिभू)
Bhujaṅgāsana (kaphoṇibhū)

Nom usuel des postures 772 à 774 : le sphinx

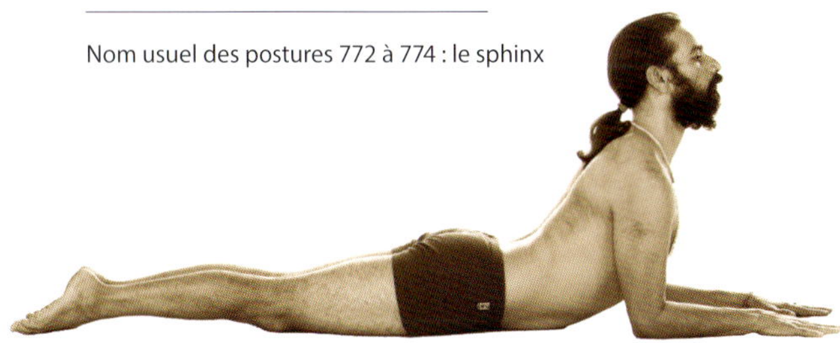

773
भुजङ्ग आसन (कफोणि भू, एक ऊर्ध्वपाद)
Bhujaṅga āsana (kaphoṇi bhū, eka ūrdhva pāda)
Posture du cobra
(coudes à terre, un pied levé)

भुजङ्गासन (कफोणिभू, एकोर्ध्वपाद)
Bhujaṅgāsana (kaphoṇibhū, ekordhvapāda)

Nom usuel des postures 772 à 774 : le sphinx

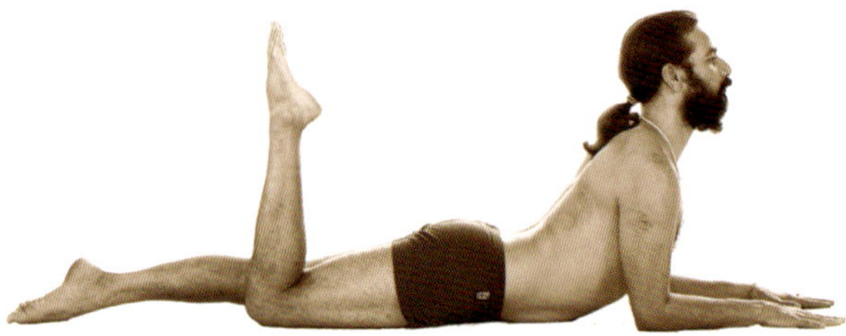

774
भुजङ्ग आसन (कफोणि भू,ऊर्ध्व पाद)
Bhujaṅga āsana (kaphoṇi bhū, ūrdhva pāda)
Posture du cobra
(coudes à terre, deux pieds levés)

भुजङ्गासन (कफोणिभू ,ऊर्ध्वपाद)
Bhujaṅgāsana (kaphoṇibhū, ūrdhvapāda)

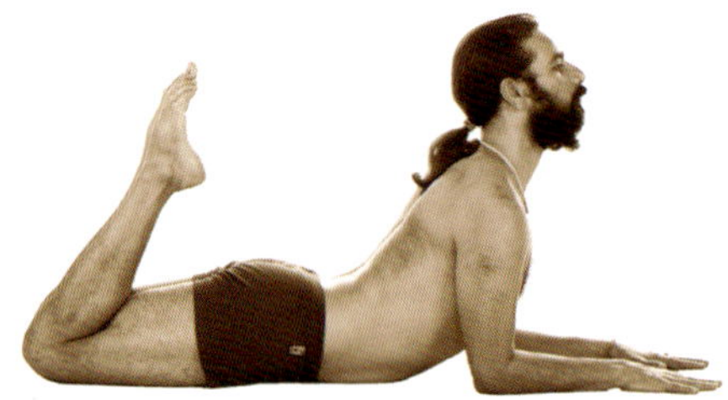

775
भुजङ्ग आसन
Bhujaṅga āsana
Posture du cobra

भुजङ्गासन
Bhujaṅgāsana

Nom usuel des postures 775 à 782 :
le grand cobra

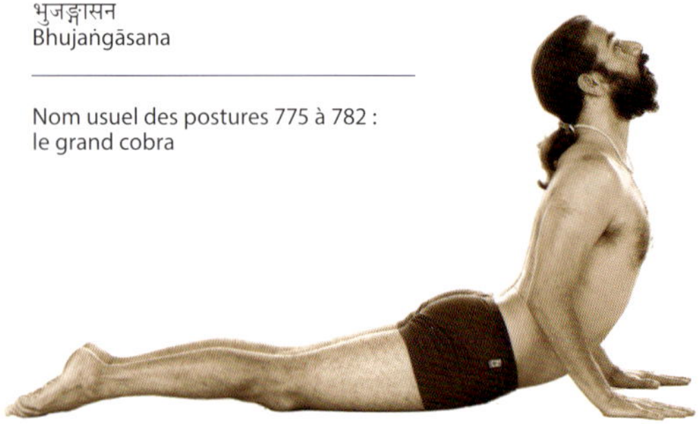

776
भुजङ्ग आसन (प्रसरित हस्त)
Bhujaṅga āsana (prasarita hasta)
Posture du cobra (mains écartées)

भुजङ्गासन (प्रसरितहस्त)
Bhujaṅgāsana (prasaritahasta)

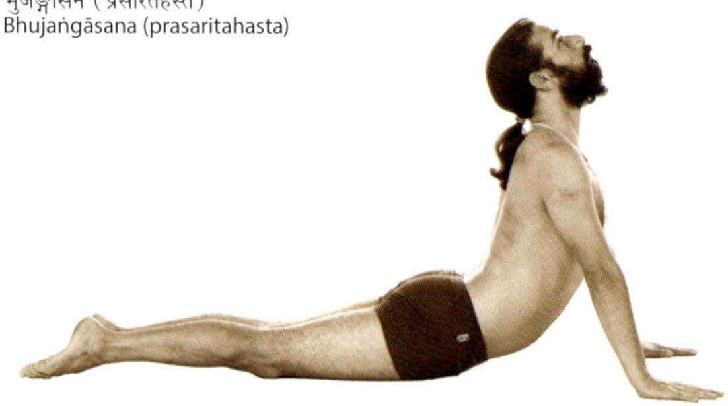

777
भुजङ्ग आसन (पाद दृष्टि)
Bhūjaṅga āsana (pāda dṛṣṭi)
Posture du cobra (regard vers les pieds)

भुजङ्गासन (पाददृष्टि)
Bhūjaṅgāsana (pādadṛṣṭi)

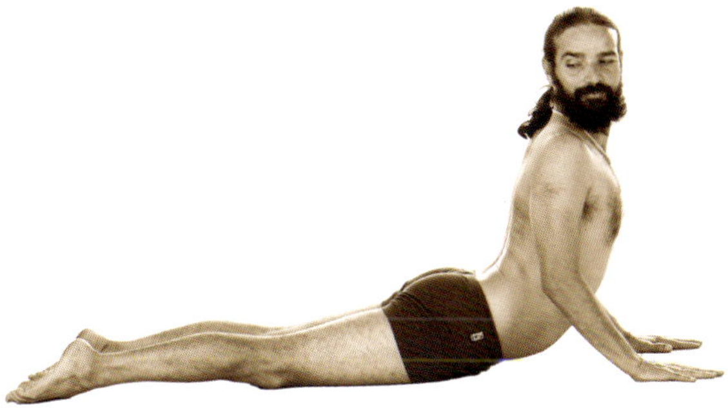

778
भुजङ्ग आसन (एक पाद मण्डूक)
Bhūjaṅga āsana (eka pāda maṇḍūka)
Posture du cobra
(un pied en grenouille)

भुजङ्गासन (एकपादमण्डूक)
Bhūjaṅqāsana (ekapādamaṇḍūka)

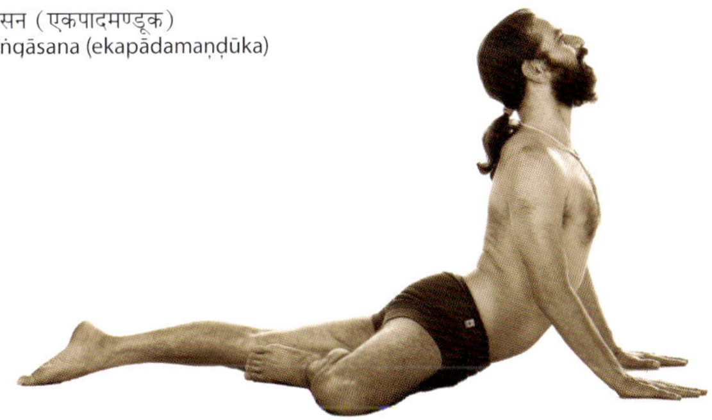

779
भुजङ्ग आसन (मण्डूक पाद)
Bhujaṅga āsana (maṇḍūka pāda)
Posture du cobra
(deux pieds en grenouille)

भुजङ्गासन (मण्डूकपाद)
Bhujaṅgāsana (maṇḍūkapāda)

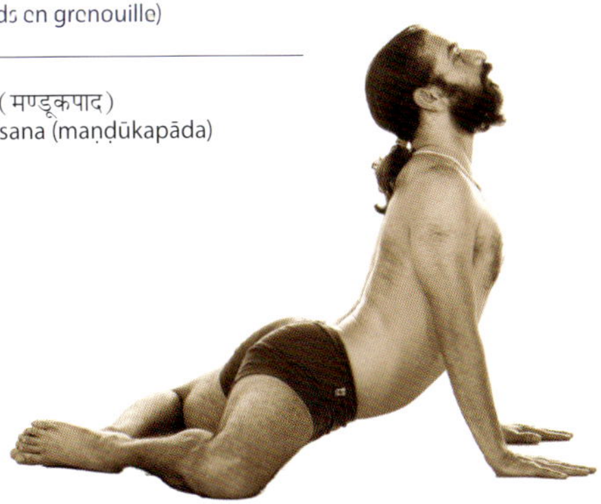

780
पूर्ण भुजङ्ग आसन
Pūrṇa bhujaṅga āsana
Posture du cobra (complète)

पूर्णभुजङ्गासन
Pūrṇabhujaṅgāsana

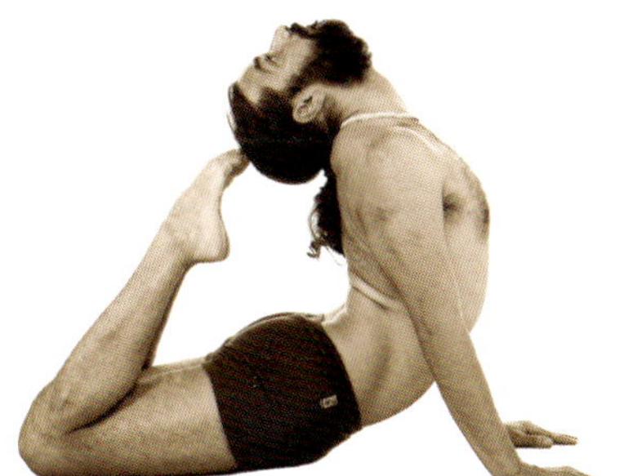

781
पद्म भुजङ्ग आसन
Padma bhujaṅga āsana
Posture du cobra en lotus

पद्मभुजङ्गासन
Padmabhujaṅgāsana

Nom usuel des postures 775 à 782 :
le grand cobra

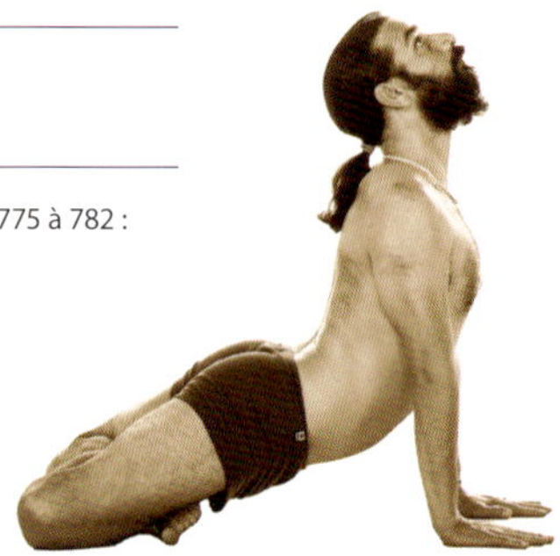

782
ऊर्ध्व मुख श्वान आसन (ऊर्ध्व दृष्टि)
Ūrdhva mukha śvāna āsana (ūrdhva dṛṣṭi)
Posture du chien, vers le haut
(visage vers le haut)

ऊर्ध्वमुखश्वानासन (ऊर्ध्वदृष्टि)
Ūrdhvamukhaśvānāsana (ūrdhvadṛṣṭi)

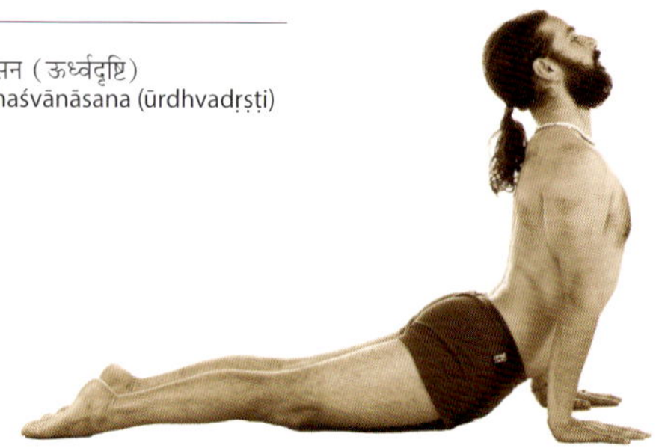

783
शलभ आसन (एक पाद उत्तान)
Śalabha āsana (eka pāda uttāna)
Posture du criquet (une jambe levée)

शलभासन (एकपादोत्तान)
Śalabhāsana (ekapādottāna)

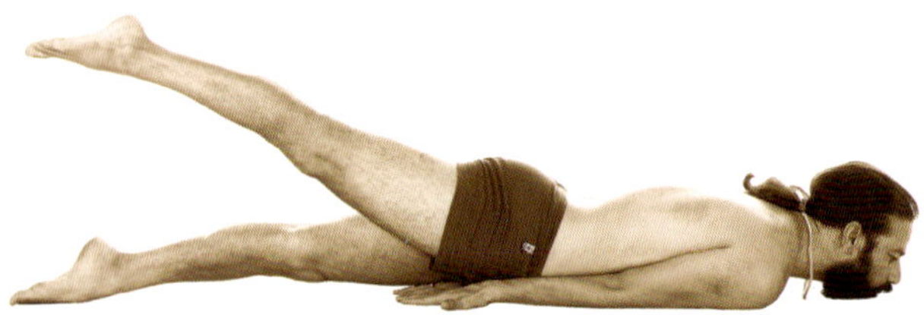

784
शलभ आसन (एक पाद उत्तान, बहिर्हस्त)
Śalabha āsana (eka pāda uttāna, bahirhasta)
Posture du criquet
(une jambe levée, mains à l'extérieur)

शलभासन (एकपादोत्तान, बहिर्हस्त)
Śalabhāsana (ekapādottāna, bahirhasta)

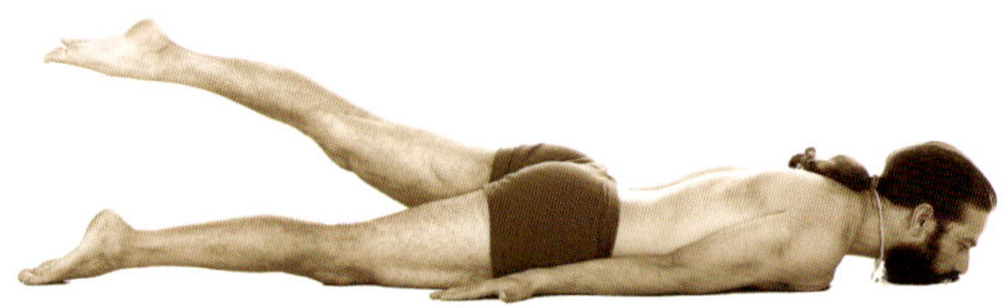

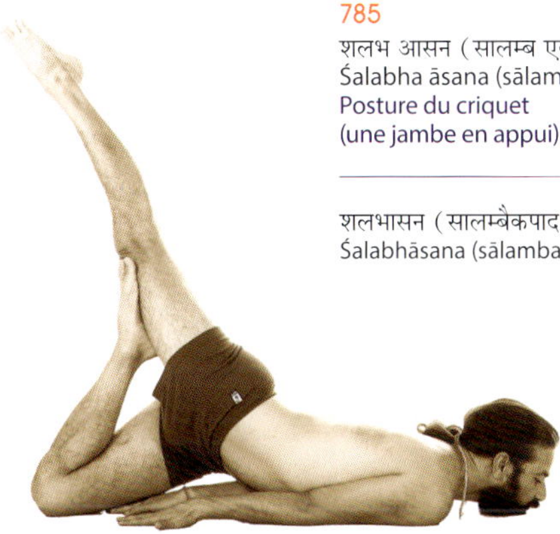

785
शलभ आसन (सालम्ब एक पाद)
Śalabha āsana (sālamba eka pāda)
Posture du criquet
(une jambe en appui)

शलभासन (सालम्बैकपाद)
Śalabhāsana (sālambaikapāda)

786
शलभ आसन
Śalabha āsana
Posture du criquet

शलभासन
Śalabhāsana

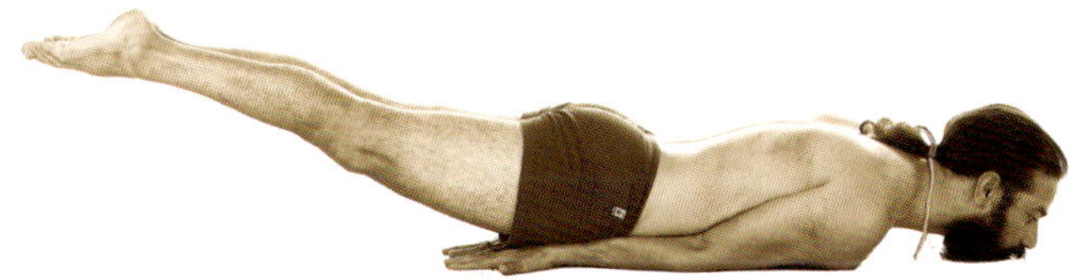

787
पुच्छ शलभ आसन
Puccha śalabha āsana
Posture de la queue du criquet

पुच्छशलभासन
Pucchaśalabhāsana

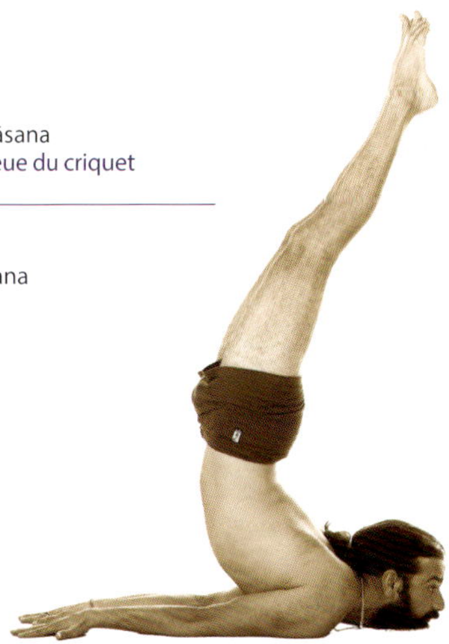

788
पूर्ण शलभ आसन
Pūrṇa śalabha āsana
Posture du criquet (complète)

पूर्णशलभासन
Pūrṇaśalabhāsana

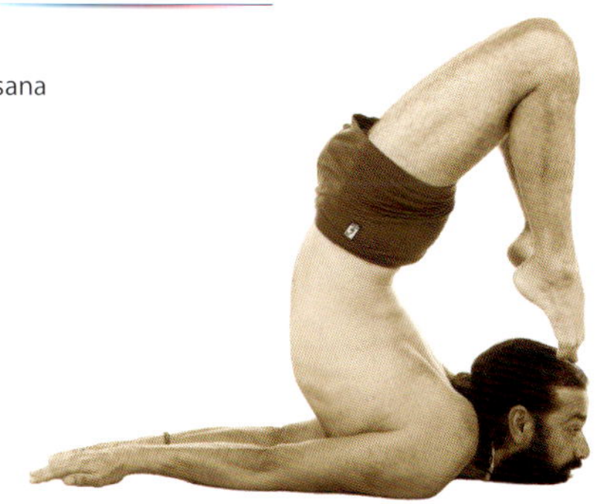

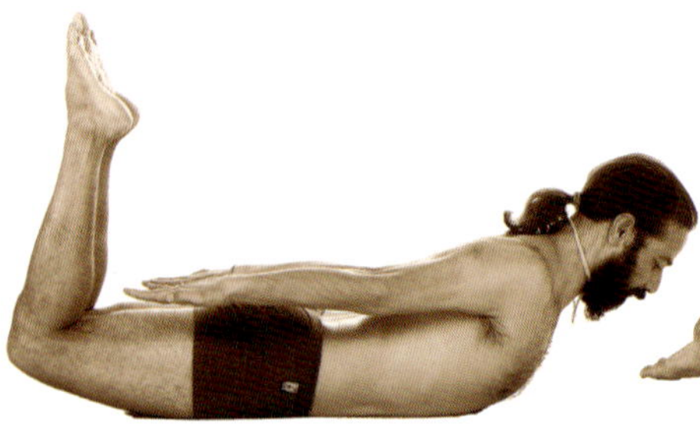

789
विमान पुच्छ आसन
Vimāna puccha āsana
Posture de la queue d'avion

विमानपुच्छासन
Vimānapucchāsana

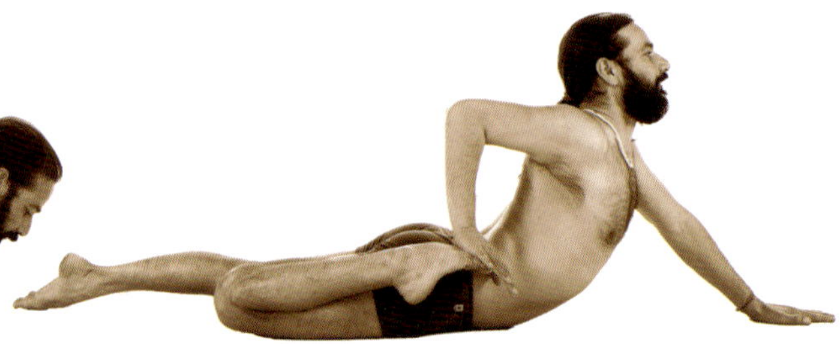

790
अर्ध भेक आसन
Ardha bheka āsana
Posture de la demi-grenouille

अर्धभेकासन
Ardhabhekāsana

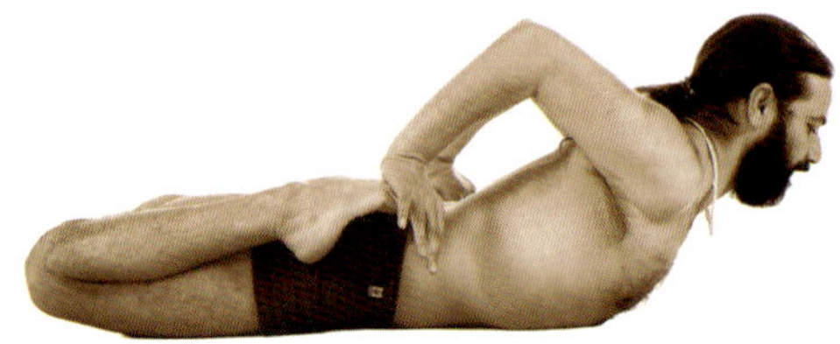

791
भेक आसन
Bheka āsana
Posture de la grenouille

भेकासन
Bhekāsana

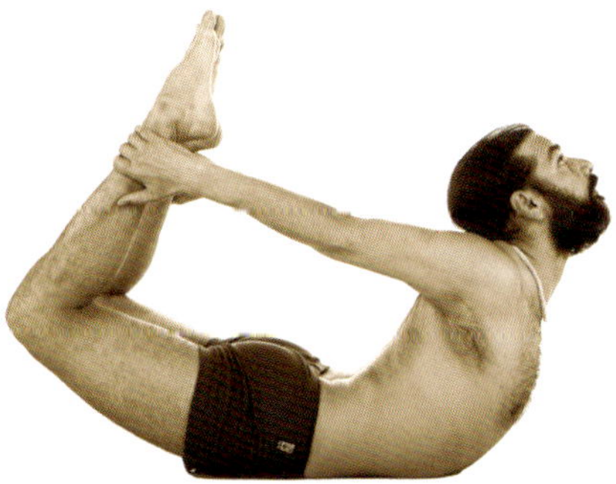

792
धनुः आसन
Dhanuḥ āsana
Posture de l'arc

धनुरासन
Dhanuḥāsana

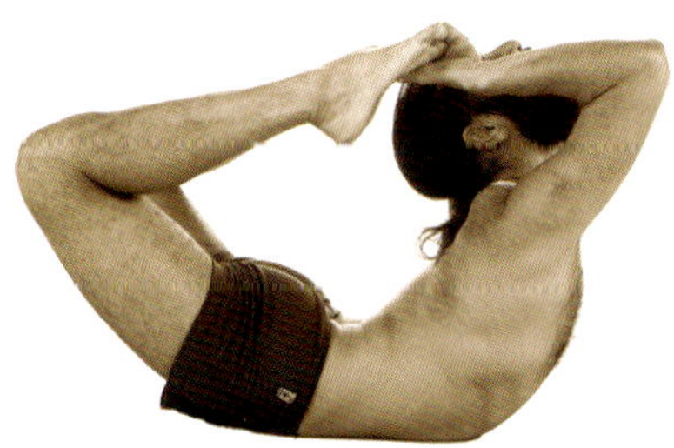

793
धनुः आसन (बद्ध पाद अङ्गुष्ठ)
Dhanuḥ āsana (baddha pāda aṅguṣṭha)
Posture de l'arc (tenir les gros orteils)

धनुरासन (बद्धपादाङ्गुष्ठ)
Dhanuḥāsana (baddhapādāṅguṣṭha)

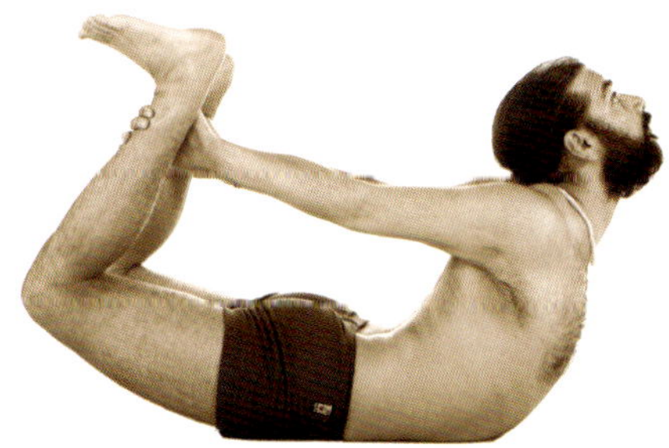

794
धनुः आसन (अन्तर्हस्त, अधोपाद अङ्गुल)
Dhanuḥ āsana (antarhasta, adhopāda aṅgula)
Posture de l'arc (mains à l'intérieur, pieds fléchis)

धनुरासन (अन्तर्हस्त, अधोपादाङ्गुल)
Dhanuḥāsana (antarhasta, adhopādāṅgula)

Inversions

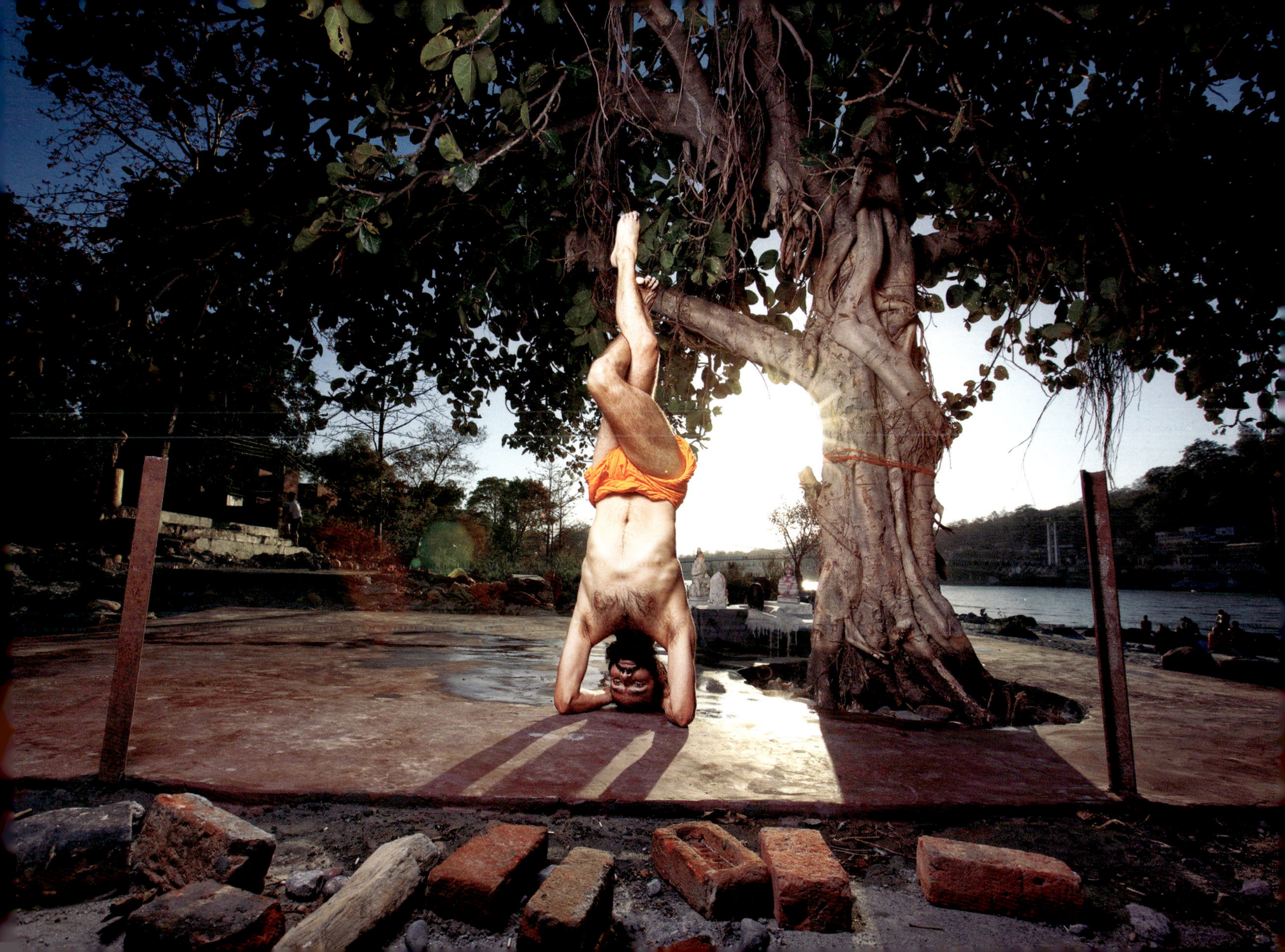

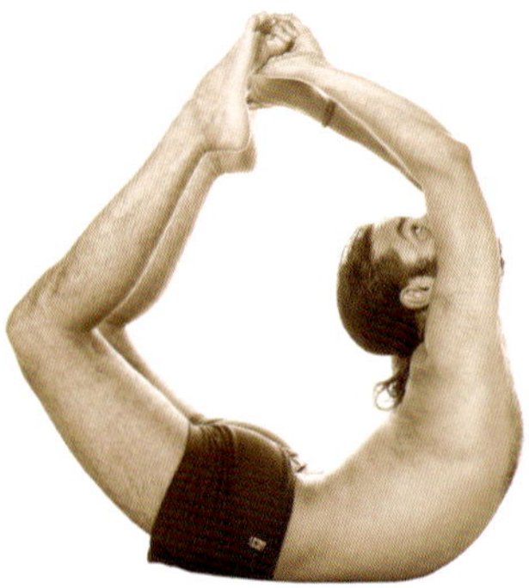

795
ऊर्ध्व धनुः आसन (बद्ध पाद अङ्गुष्ठ)
Ūrdhva dhanuḥ (baddha pāda aṅguṣṭha)
Posture de l'arc, vers le haut
(tenir les gros orteils)

ऊर्ध्वधनुरासन (बद्धपादाङ्गुष्ठ)
Ūrdhvadhanurāsana (baddhapādāṅguṣṭha)

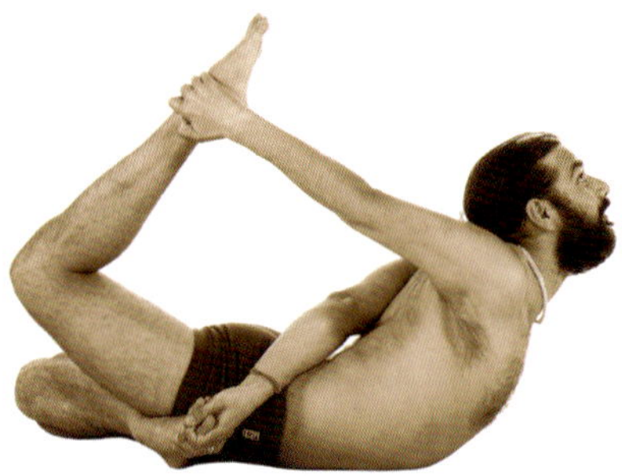

796
अर्धबद्ध पद्म धनुः आसन
Ardha baddha padma dhanuḥ āsana
Posture de l'arc en lotus demi-lié

अर्धबद्धपद्मधनुरासन
Ardhabaddhapadmadhanurāsana

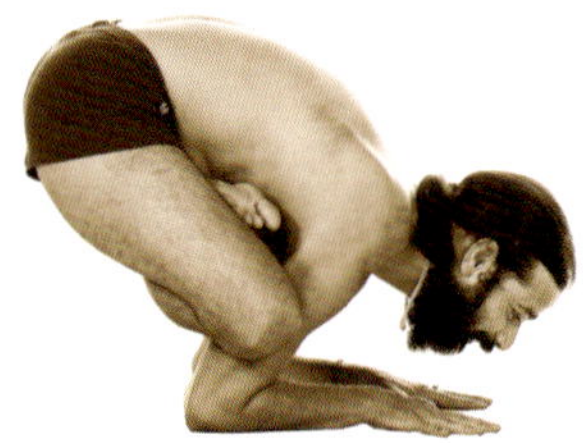

797
पद्म पिण्ड वृश्चिक आसन
Padma piṇḍa vṛścika āsana
Posture du scorpion en lotus (fermé)

पद्मपिण्डवृश्चिकासन
Padmapiṇḍavṛścikāsana

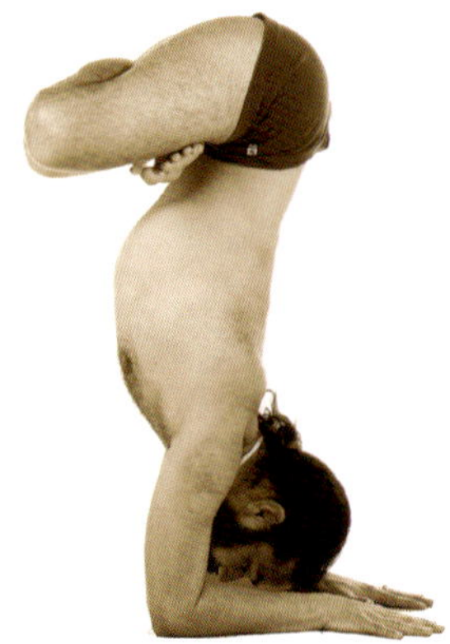

798
पद्म वृश्चिक आसन
Padma vṛścika āsana
Posture du scorpion en lotus

पद्मवृश्चिकासन
Padmavṛścikāsana

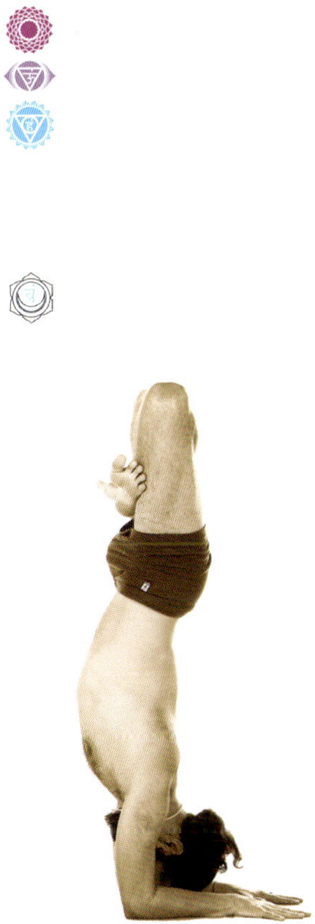

799
पुच्छ मयूर पद्म वृश्चिक आसन
Puccha mayūra padma vṛścika āsana
Posture du scorpion en lotus, en queue de paon

पुच्छमयूरपद्मवृश्चिकासन
Pucchamayūrapadmavṛścikāsana

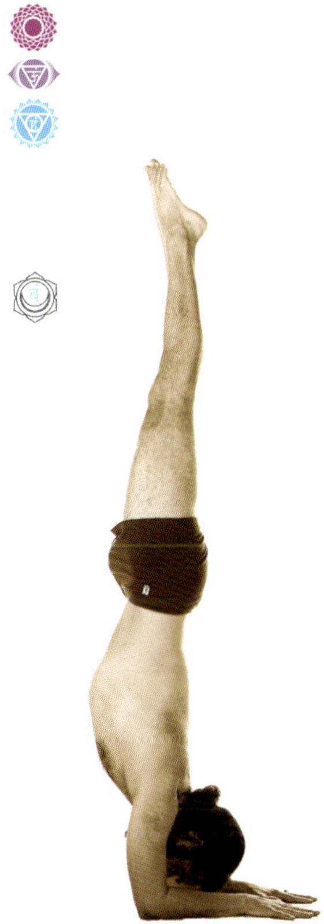

800
पुच्छ मयूर वृश्चिक आसन (ऊर्ध्व पाद)
Puccha mayūra vṛścika āsana (ūrdhva pāda)
Posture du scorpion en queue de paon (jambes levées)

पुच्छमयूरवृश्चिकासन (ऊर्ध्वपाद)
Pucchamayūravṛścikāsana (ūrdhvapāda)

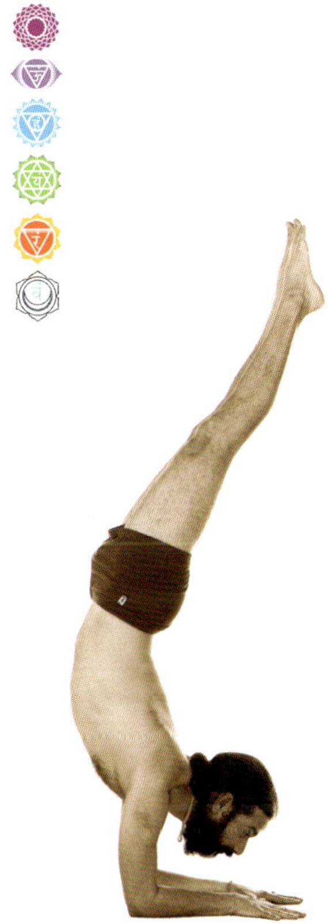

801
पुच्छ मयूर वृश्चिक आसन (क्षितिज पाद)
Puccha mayūra vṛścika āsana (kṣitija pāda)
Posture du scorpion en queue de paon (pieds à l'horizon)

पुच्छमयूरवृश्चिकासन (क्षितिजपाद)
Pucchamayūravṛścikāsana (kṣitijapāda)

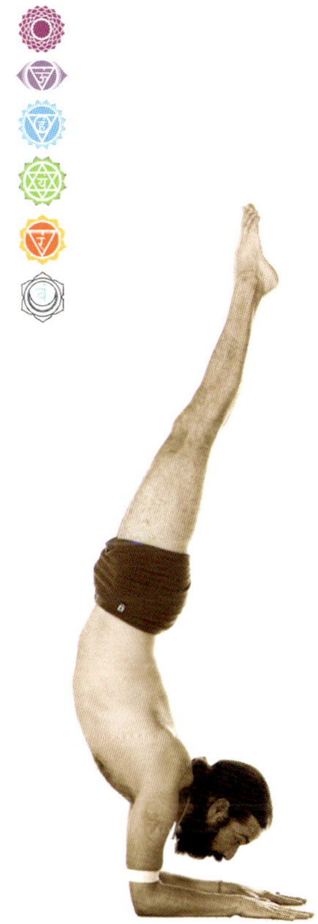

802
पुच्छ मयूर वृश्चिक आसन (सरज्जु)
Puccha mayūra vṛścika āsana (sarajju)
Posture du scorpion en queue de paon (avec sangle)

पुच्छमयूरवृश्चिकासन (सरज्जु)
Pucchamayūravṛścikāsana (sarajju)

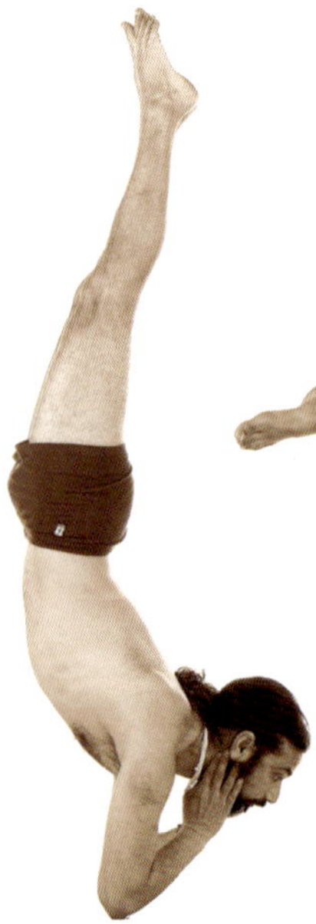

803
विकट पुच्छ मयूर वृश्चिक आसन
Vikaṭa puccha mayūra vr̥ścika āsana
Posture du scorpion en queue de paon (difficile)

विकटपुच्छमयूरवृश्चिकासन
Vikaṭapucchamayūravr̥ścikāsana

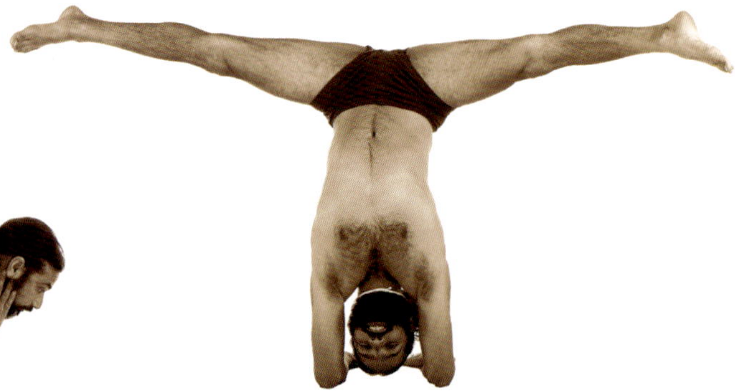

804
वृश्चिक आसन (समकोण पाद)
Vr̥ścika āsana (samakoṇa pāda)
Posture du scorpion (jambes séparées)

वृश्चिकासन(समकोणपाद)
Vr̥ścikāsana (samakoṇapāda)

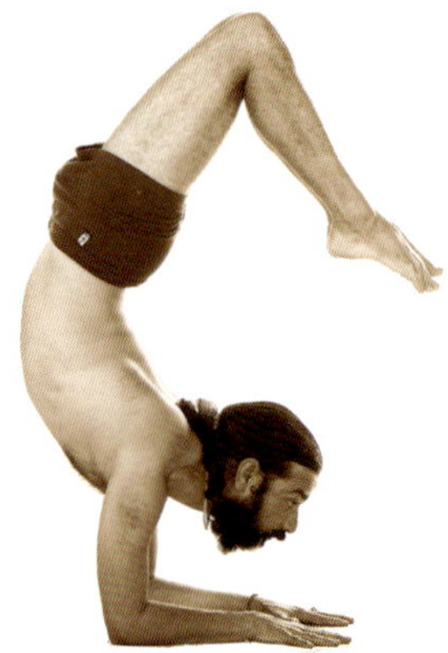

805
वृश्चिक आसन
Vr̥ścika āsana
Posture du scorpion

वृश्चिकासन
Vr̥ścikāsana

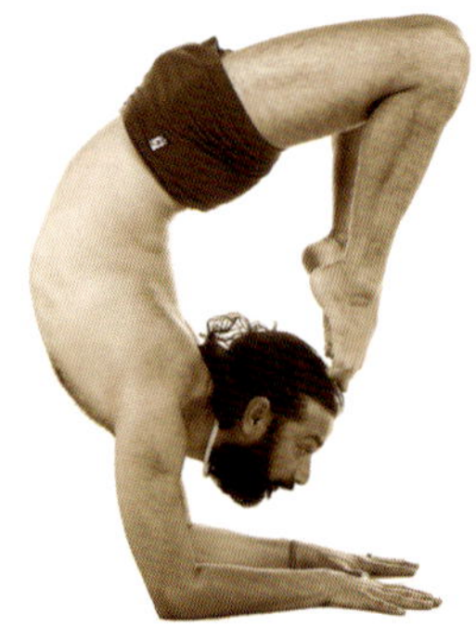

806
पूर्ण वृश्चिक आसन
Pūrṇa vr̥ścika āsana
Posture du scorpion (complète)

पूर्णवृश्चिकासन
Pūrṇavr̥ścikāsana

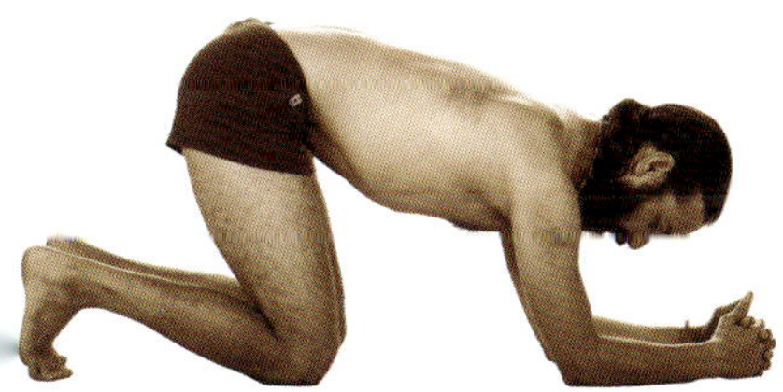

807
शीर्ष आसन (आरम्भ, कफोणि भू)
Śīrṣa āsana (ārambha, kaphoṇi bhū)
Posture de l'équilibre sur la tête
(position initiale, coudes à terre)

शीर्षासन (आरम्भकफोणिभू)
Śīrṣāsana (ārambhakaphoṇibhū)

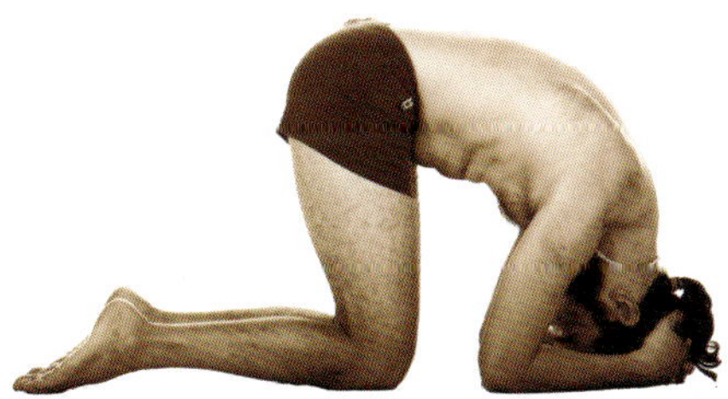

808
शीर्ष आसन (कफोणि भू)
Śīrṣa āsana (kaphoṇi bhū)
Posture de l'équilibre sur la tête
(les coudes à terre)

शीर्षासन (कफोणिभू)
Śīrṣāsana (kaphoṇibhū)

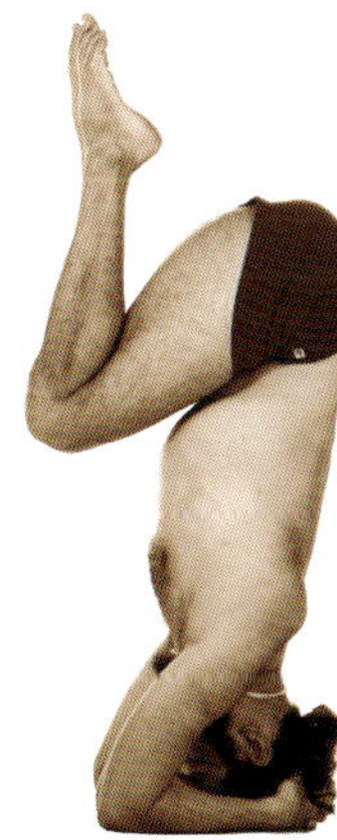

809
अर्ध शीर्ष आसन (कफोणि भू)
Ardha śīrṣa āsana (kaphoṇi bhū)
Posture du demi-équilibre sur la tête
(les coudes à terre)

अर्धशीर्षासन (कफोणिभू)
Ardhaśīrṣāsana (kaphoṇibhū)

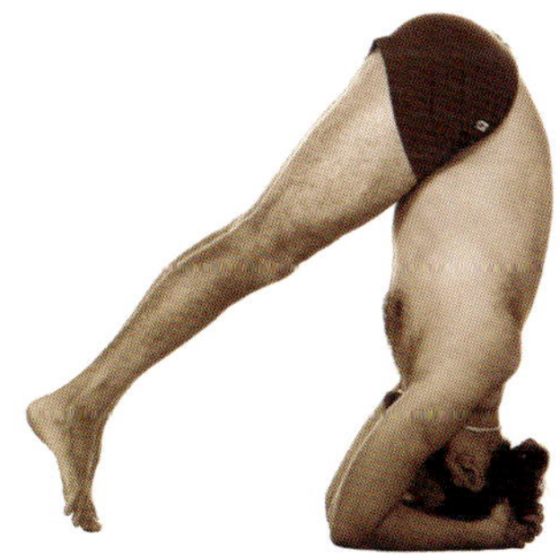

810
शीर्ष आसन (कफोणि भू, पाद अङ्गुल भू)
Śīrṣa āsana (kaphoṇi bhū, pāda aṅgula bhū)
Posture de l'équilibre sur la tête
(coudes à terre, orteils à terre)

शीर्षासन (कफोणिभू,पादाङ्गुलभू)
Śīrṣāsana (kaphoṇibhū, pādāṅgulabhū)

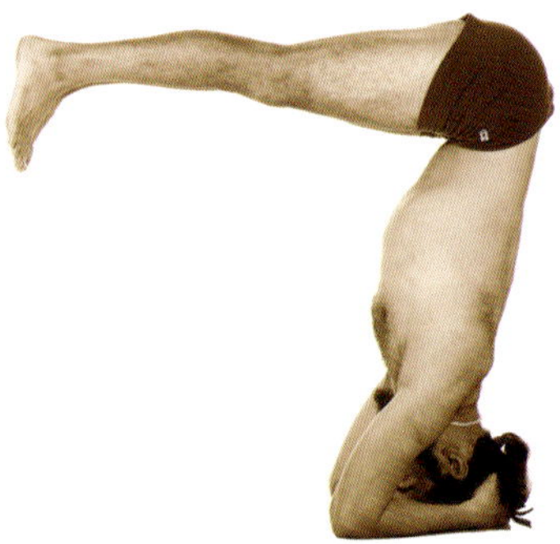

811
शीर्ष आसन (कफोणि भू, पाद दण्ड)
Śīrṣa āsana (kaphoṇi bhū, pāda daṇḍa)
Posture de l'équilibre sur la tête
(coudes à terre, jambes parallèles en posture du bâton)

शीर्षासन (कफोणिभू, पाददण्ड)
Śīrṣāsana (kaphoṇibhū, pādadaṇḍa)

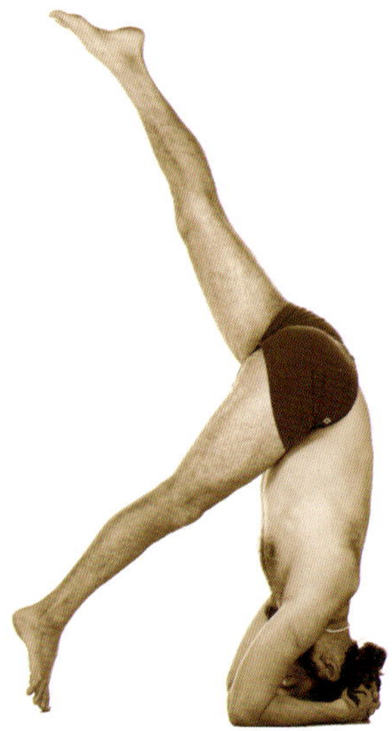

812
शीर्ष आसन (कफोणि भू, एक पाद अङ्गुल)
Śīrṣa āsana (kaphoṇi bhū, eka pāda aṅgula)
Posture de l'équilibre sur la tête
(coudes à terre, une jambe levée)

शीर्षआसन (कफोणिभू, एकपादअङ्गुल)
Śīrṣāsana (kaphoṇibhū, ekapādaaṅgula)

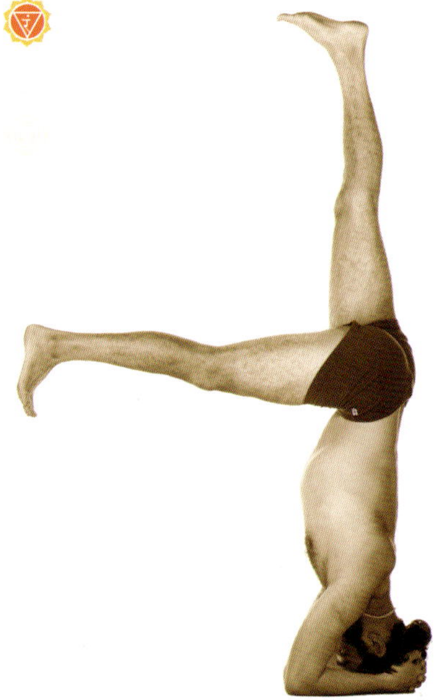

813
शीर्ष आसन (कफोणि भू, एक पाद दण्ड)
Śīrṣa āsana (kaphoṇi bhū, eka pāda daṇḍa)
Posture de l'équilibre sur la tête
(coudes à terre, une jambe en posture du bâton)

शीर्षासन (कफोणिभू, एकपाददण्ड)
Śīrṣāsana (kaphoṇibhū, ekapādadaṇḍa)

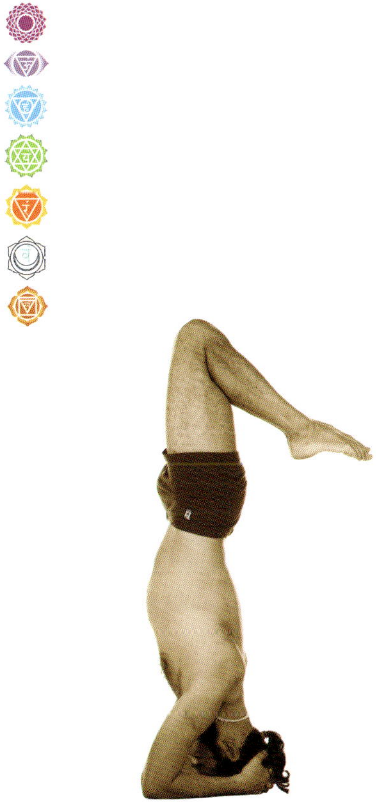

814
शीर्ष आसन (कफोणि भू, ऊर्ध्व जानु)
Śīrṣa āsana (kaphoṇi bhū, ūrdhva jānu)
Posture de l'équilibre sur la tête
(coudes à terre, genoux pliés)

शीर्षासन (कफोणिभू, ऊर्ध्वजानु)
Śīrṣāsana (kaphoṇibhū, ūrdhvajānu)

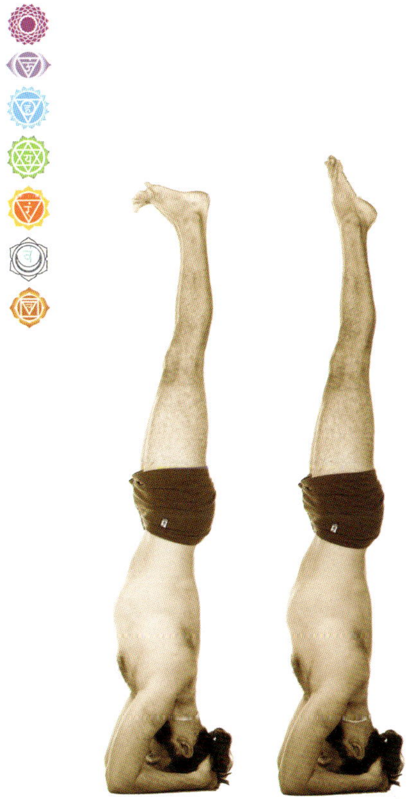

815
शीर्ष आसन (कफोणि भू)
Śīrṣa āsana (kaphoṇi bhū)
Posture de l'équilibre sur la tête
(les coudes à terre)

शीर्षासन (कफोणिभू)
Śīrṣāsana (kaphoṇibhū)

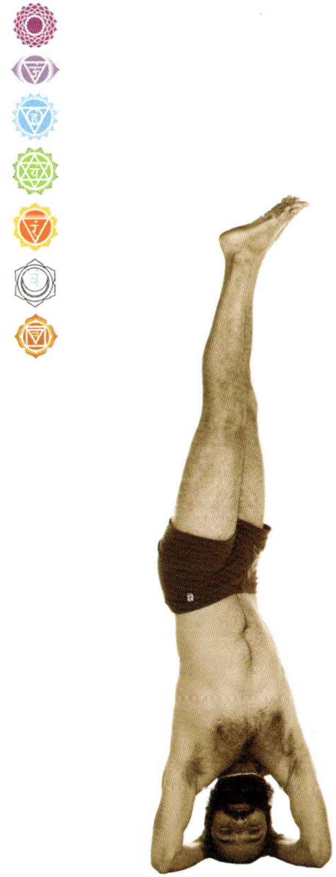

816
परिवृत्त शीर्ष आसन (कफोणि भू)
Parivṛtta śīrṣa āsana (kaphoṇi bhū)
Posture de l'équilibre sur la tête, en torsion
(coudes à terre)

परिवृत्तशीर्षासन (कफोणिभू)
Parivṛttaśīrṣāsana (kaphoṇibhū)

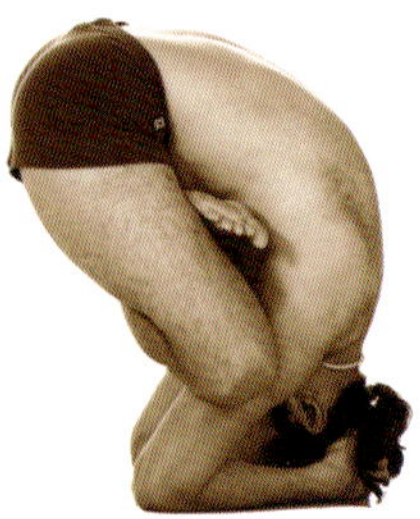

817
पद्म पिण्ड शीर्ष आसन (कफोणि भू)
Padma piṇda śīrṣa āsana (kaphoṇi bhū)
Posture de l'équilibre sur la tête en lotus (fermé, coudes à terre)

पद्मपिण्डशीर्षआसन (कफोणिभू)
Padmapiṇḍaśīrṣāsana (kaphoṇibhū)

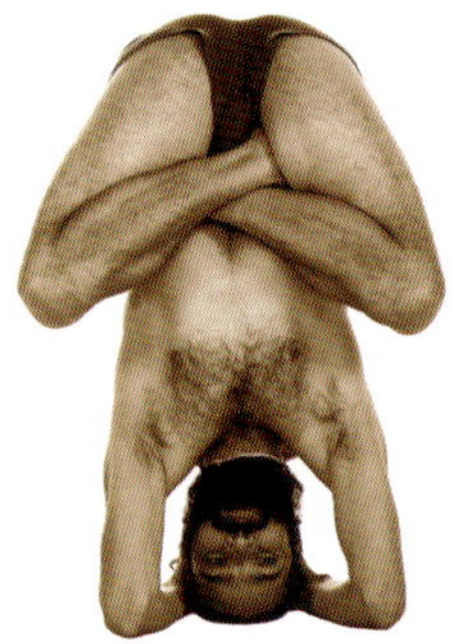

818
नाभि पद्म शीर्ष आसन (कफोणि भू)
Nābhi padma śīrṣa āsana (kaphoṇi bhū)
Posture de l'équilibre sur la tête en lotus au nombril (coudes à terre)

नाभिपद्मशीर्षासन (कफोणिभू)
Nābhipadmaśīrṣāsana (kaphoṇibhū)

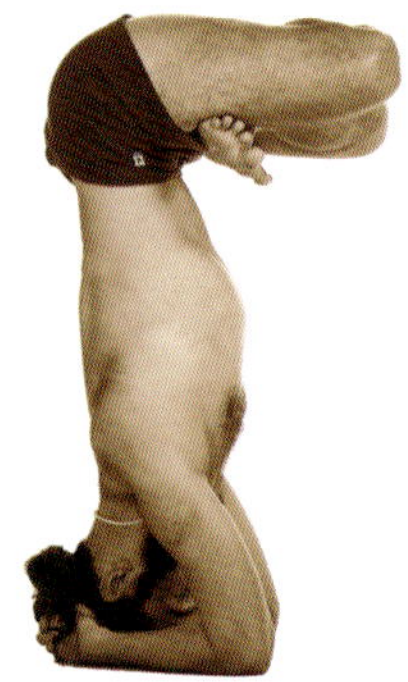

819
बुद्ध पद्म शीर्ष आसन (कफोणि भू)
Buddha padma śīrṣa āsana (kaphoṇi bhū)
Posture de l'équilibre sur la tête en lotus éveillé (coudes à terre)

बुद्धपद्मशीर्षासन (कफोणिभू)
Buddhapadmaśīrṣāsana (kaphoṇibhū)

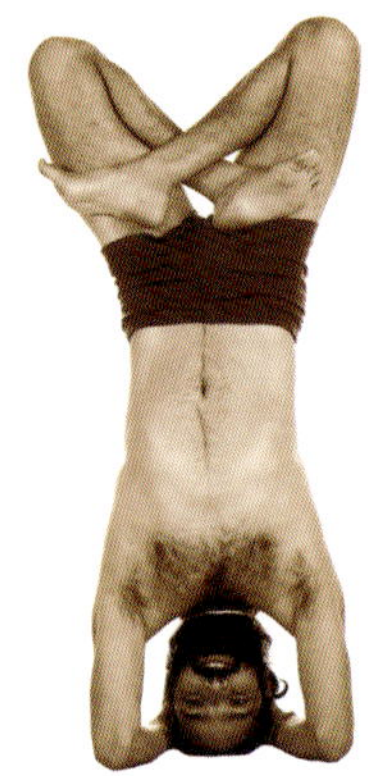

820
पद्म शीर्ष आसन (कफोणि भू)
Padma śīrṣa āsana (kaphoṇi bhū)
Posture de l'équilibre sur la tête en lotus (coudes à terre)

पद्मशीर्षासन (कफोणिभू)
Padmaśīrṣāsana (kaphoṇibhū)

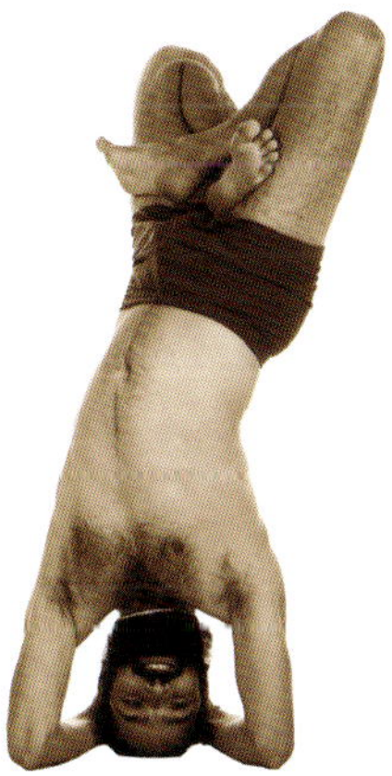

821
परिवृत्त पद्म शीर्ष आसन (कफोणि भू)
Parivṛtta padma śīrṣa āsana (kaphoṇi bhū)
Posture de l'équilibre sur la tête en lotus, en torsion (coudes à terre)

परिवृत्तपद्मशीर्षासन (कफोणिभू)
Parivṛttapadmaśīrṣāsana (kaphoṇibhū)

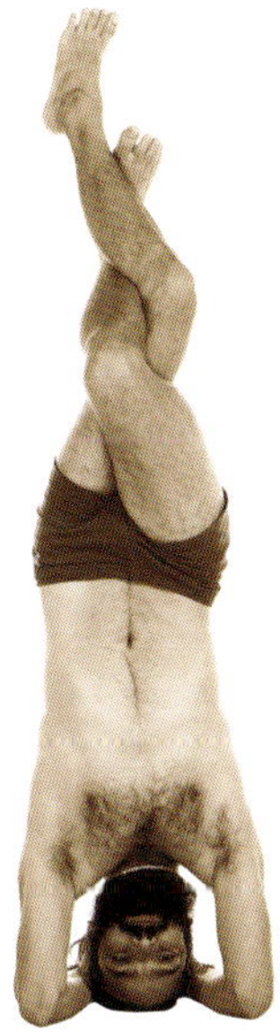

822
गरुड पाद शीर्ष आसन (कफोणि भू)
Garuḍa pāda śīrṣa āsana (kaphoṇi bhū)
Posture de l'équilibre sur la tête (jambes en aigle, coudes à terre)

गरुडपादशीर्षासन (कफोणिभू)
Garuḍapādaśīrṣāsana (kaphoṇibhū)

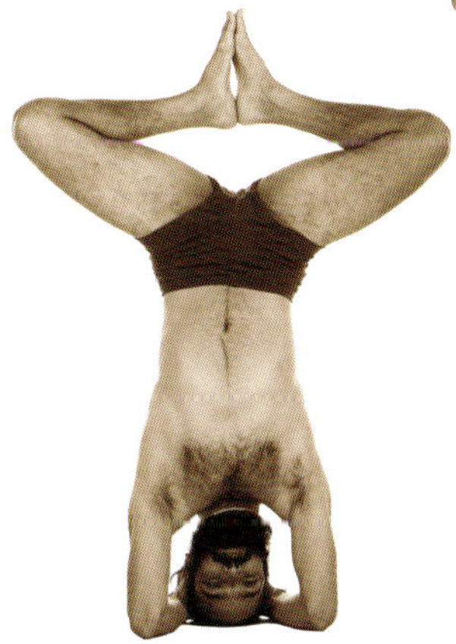

823
शीर्ष आसन (कफोणि भू, पार्वती पाद)
Śīrṣa āsana (kaphoṇi bhū, pārvatī pāda)
Posture de l'équilibre sur la tête (coudes à terre, plantes des pieds jointes)

शीर्षासन (कफोणिभू, पार्वतीपाद)
Śīrṣāsana (kaphoṇibhū, pārvatīpāda)

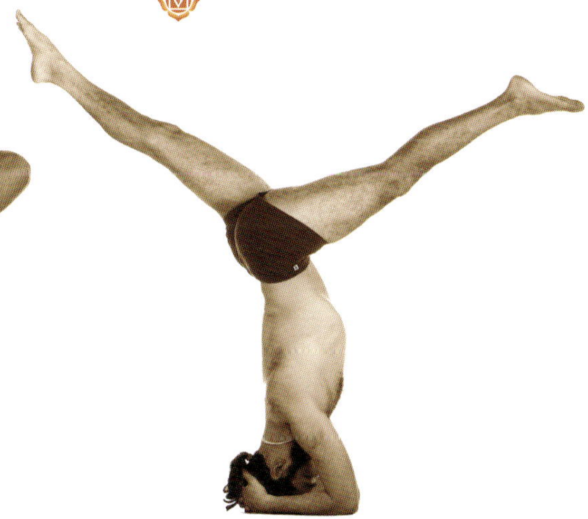

824
शीर्ष आसन (कफोणि भू, हनुमान पाद)
Śīrṣa āsana (kaphoṇi bhū, Hanumāna pāda)
Posture de l'équilibre sur la tête (coudes à terre, jambes en fente d'Hanumāna)

शीर्षासन (कफोणिभू, हनुमानपाद)
Śīrṣaāsana (kaphoṇibhū, Hanumānapāda)

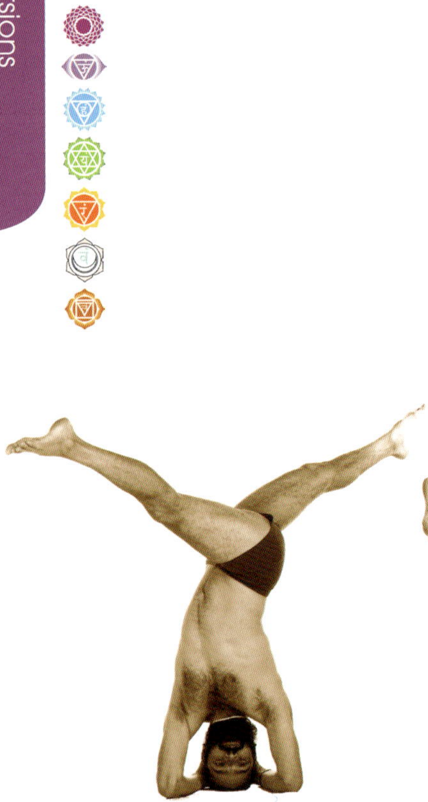

825
परिवृत्त शीर्ष आसन (कफोणि भू, हनुमान पाद)
Parivṛtta śīrṣa āsana (kaphoṇi bhū, Hanumāna pāda)
Posture de l'équilibre sur la tête, en torsion
(coudes à terre, jambes en fente d'Hanumāna)

परिवृत्तशीर्षासन (कफोणिभू, हनुमानपाद)
Parivṛttaśīrṣaāsana (kaphoṇibhūhanumānapāda)

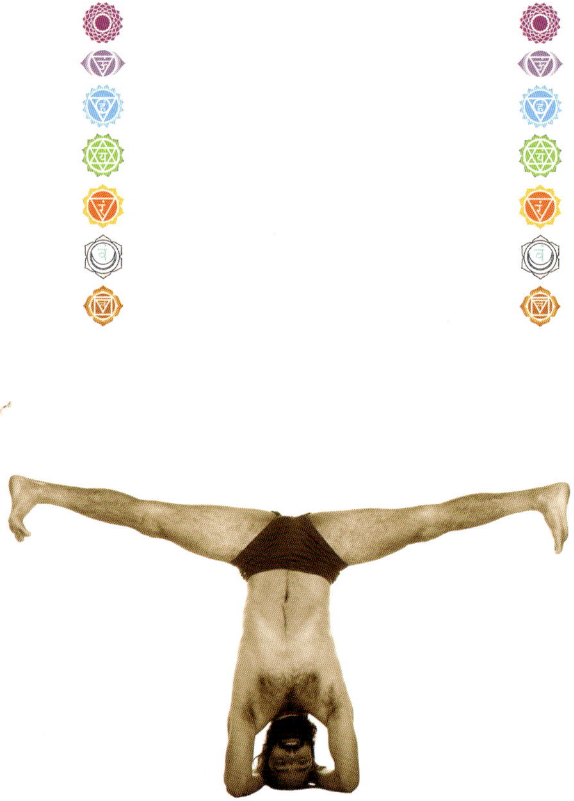

826
शीर्ष आसन (कफोणि भू, समकोण पाद)
Śīrṣa āsana (kaphoṇi bhū, samakoṇa pāda)
Posture de l'équilibre sur la tête
(coudes à terre, jambes en grand écart facial)

शीर्षासन (कफोणिभू, समकोणपाद)
Śīrṣāsana (kaphoṇibhū, samakoṇapāda)

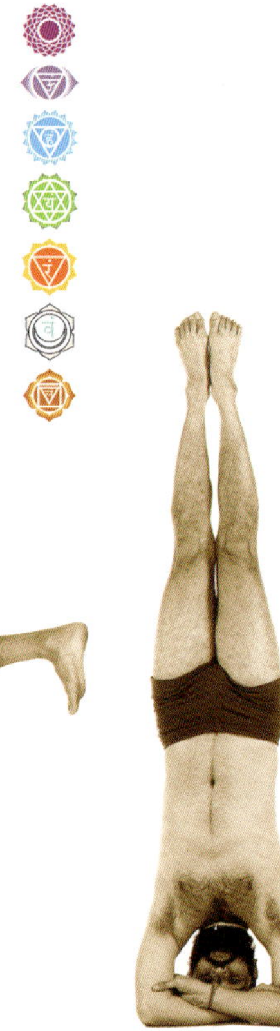

827
शीर्ष आसन (बद्ध कफोणि, सम्मुख)
Śīrṣa āsana (baddha kaphoṇi, sammukha)
Posture de l'équilibre sur la tête
(bras croisés devant le visage)

शीर्षासन (बद्धकफोणि, सम्मुख)
Śīrsāsana (baddhakaphoṇi, sammukha)

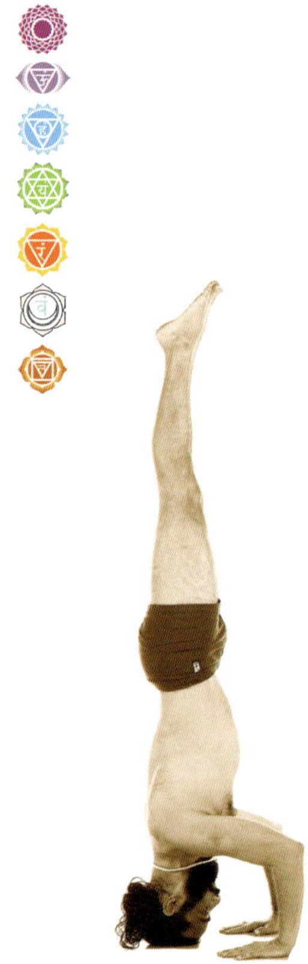

828
शीर्ष आसन (करतल भू)
Śīrṣa āsana (karatala bhū)
Posture de l'équilibre sur la tête
(paumes de mains à terre)

शीर्षासन (करतलभू)
Śīrṣāsana (karatalabhū)

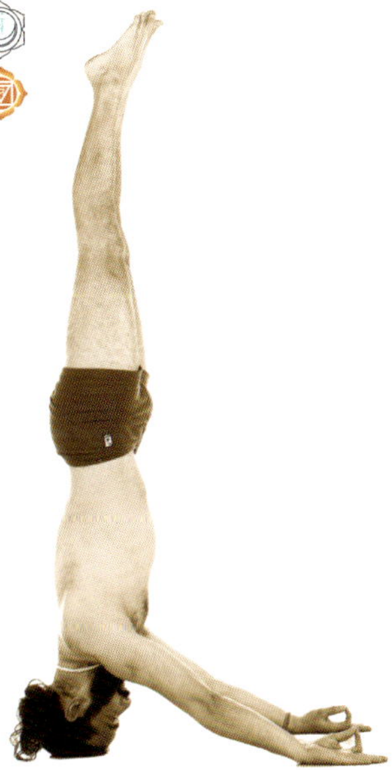

829
शीर्ष आसन (हस्त भू, ज्ञान मुद्रा)
Śīrṣa āsana (hasta bhū, jñāna mudrā)
Posture de l'équilibre sur la tête
(mains à terre en jñāna mudrā)

शीर्षासन (हस्तभू, ज्ञानमुद्रा)
Śīrṣāsana (hastabhū, jñānamudrā)

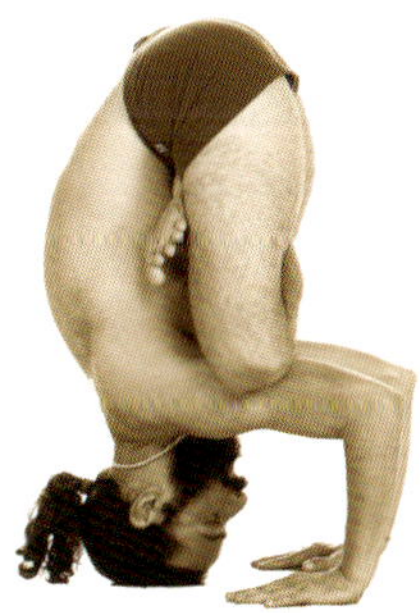

830
पद्म शीर्ष आसन (आरम्भ अवस्था)
Padma śīrṣa āsana (ārambha avasthā)
Posture de l'équilibre sur la tête en lotus
(position initiale)

पद्मशीर्षासन (आरम्भावस्था)
Padmaśīrṣāsana (ārambhāvasthā)

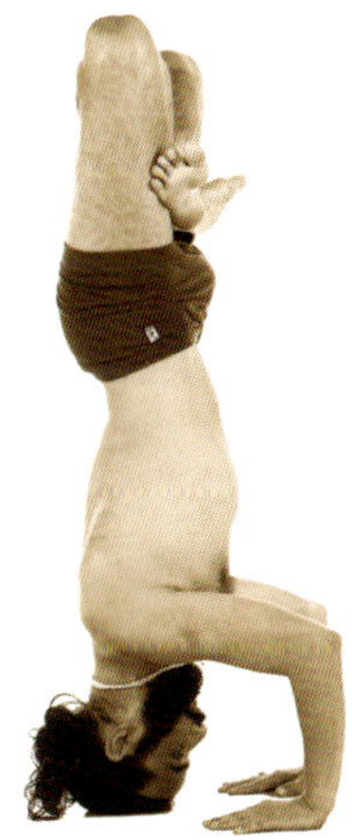

831
पद्म शीर्ष आसन (करतल भू, अन्त:अङ्गुल)
Padma śīrṣa āsana (karatala bhū, antaṛ aṅgula)
Posture de l'équilibre sur la tête en lotus
(paumes à terre, doigts pointant vers l'intérieur)

पद्मशीर्षासन (करतलभू, अन्तराङ्गुल)
Padmaśīrṣāsana (karatalabhū, antarāṅgula)

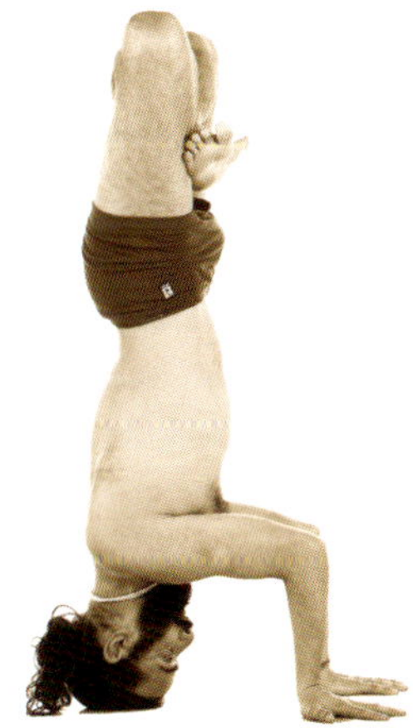

832
पद्म शीर्ष आसन (करतल भू बहि: अङ्गुल)
Padma śīrṣa āsana (karatala bhū bahir aṅgula)
Posture de l'équilibre sur la tête en lotus
(paumes à terre, doigts pointant vers l'extérieur)

पद्मशीर्षासन (करतलभूबहिराङ्गुल)
Padmaśīrṣāsana (karatalabhūbahirāṅgula)

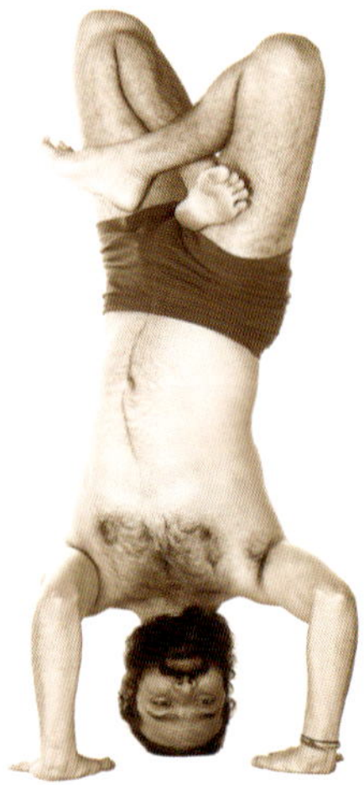

833
परिवृत्त पद्म शीर्ष आसन (करतल भू)
Parivṛtta padma śīrṣa āsana (karatala bhū)
Posture de l'équilibre sur la tête en lotus, en torsion (paumes de mains à terre)

परिवृत्तपद्मशीर्षासन (करतलभू)
Parivṛttapadmaśīrṣāsana (karatalabhū)

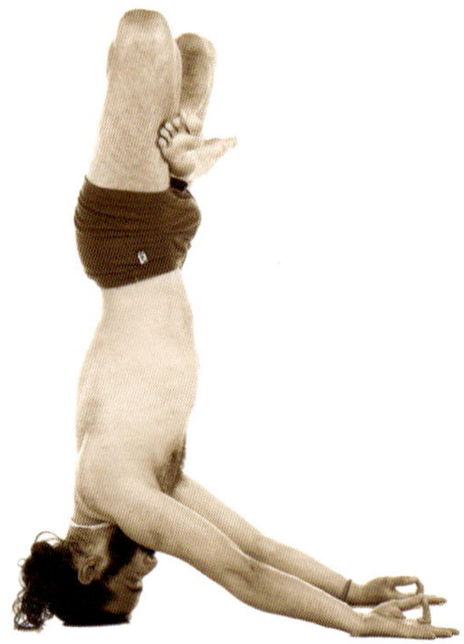

834
पद्म शीर्ष आसन (हस्त भू, ज्ञान मुद्रा)
Padma śīrṣa āsana (hasta bhū, jñāna mudrā)
Posture de l'équilibre sur la tête en lotus (mains à terre en jñāna mudrā)

पद्मशीर्षासन (हस्तभू, ज्ञानमुद्रा)
Padmaśīrṣāsana (hastabhū, jñānamudrā)

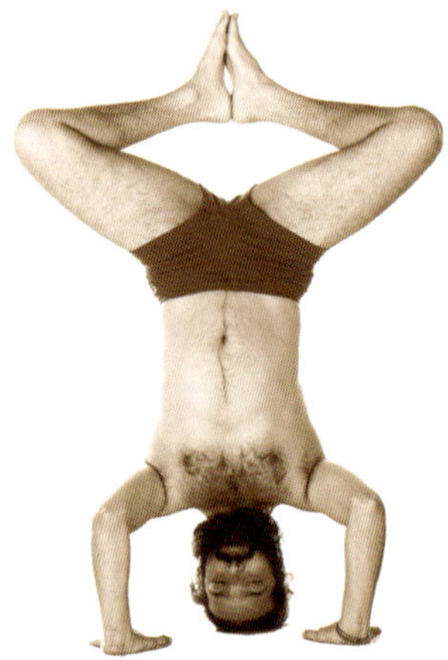

835
पार्वती पाद शीर्ष आसन (करतल भू)
Pārvatī pāda śīrṣa āsana (karatala bhū)
Posture de l'équilibre sur la tête pieds joints en grenouille (paumes à terre)

पार्वतीपादशीर्षासन (करतलभू)
Pārvatīpādaśīrṣāsana (karatalabhū)

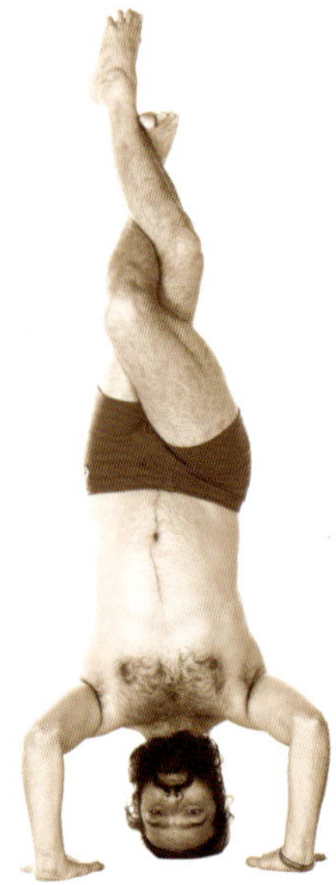

836
गरुड पाद शीर्ष आसन (करतल भू)
Garuḍa pāda śīrṣa āsana (karatala bhū)
Posture de l'équilibre sur la tête (jambes en aigle, paumes à terre)

गरुडपादशीर्षासन (करतलभू)
Garuḍapādaśīrṣāsana (karatalabhū)

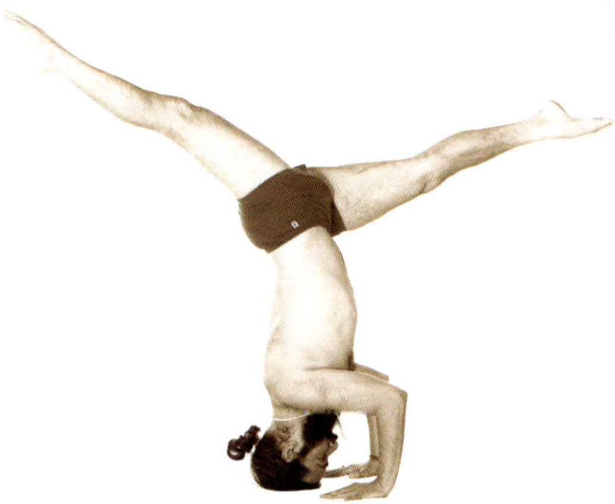

837
शीर्ष आसन (करतल भू, हनुमान पाद)
Śīrṣa āsana (karatala bhū, Hanumāna pāda)
Posture de l'équilibre sur la tête
(paumes à terre, jambes en fentes d'Hanumāna)

शीर्षासन (करतलभू,हनुमानपाद)
Śīrṣaāsana (karatalabhū, Hanumānapāda)

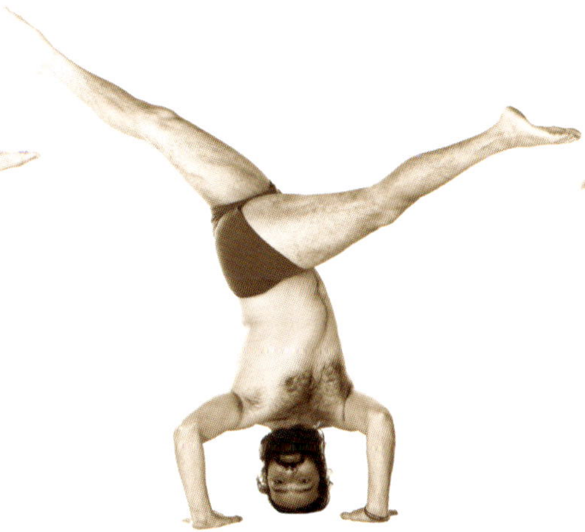

838
परिवृत्त शीर्षासन (करतल भू, हनुमान पाद)
Parivṛtta śīrṣa āsana (karatala bhū, Hanumāna pāda)
Posture de l'équilibre sur la tête, en torsion
(paumes à terre, jambes en fentes d'Hanumāna)

परिवृत्त शीर्षासन (करतलभू, हनुमानपाद)
Parivṛttaśīrṣaāsana (karatalabhū, Hanumānapāda)

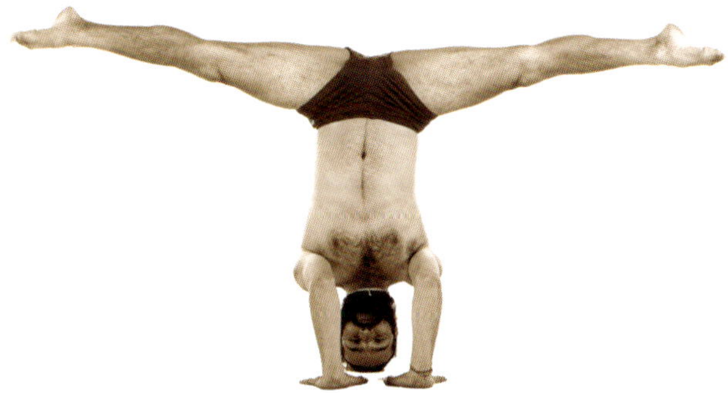

839
शीर्ष आसन (करतल भू, समकोण पाद)
Śīrṣa āsana (karatala bhū, samakoṇa pāda)
Posture de l'équilibre sur la tête
(paumes à terre, jambes en grand écart facial)

शीर्षासन (करतलभू, समकोणपाद)
Śīrṣaāsana (karatalabhū, samakoṇapāda)

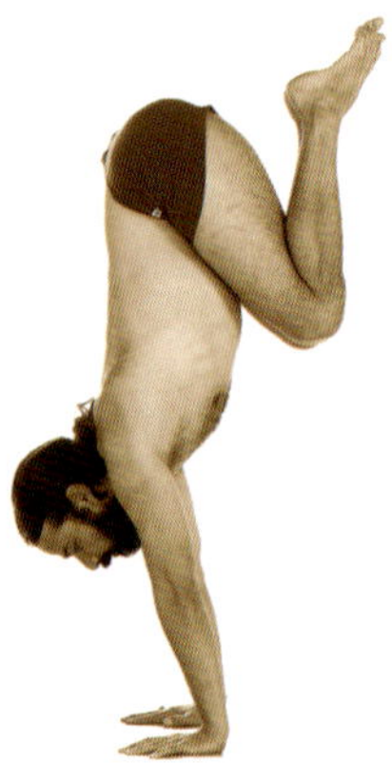

840
अधोमुख वृक्ष आसन (आरम्भ अवस्था)
Adhomukha vṛkṣa āsana (ārambha avasthā)
Posture de l'arbre vers le bas
(position initiale)

अधोमुखवृक्षासन (आरम्भावस्था)
Adhomukhavṛkṣāsana (ārambhāvasthā)

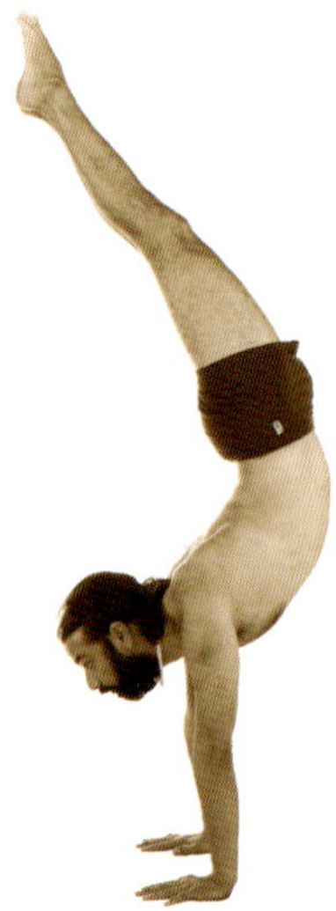

841
अधोमुख वृक्ष आसन
Adhomukha vṛkṣa āsana
Posture de l'arbre vers le bas

अधोमुखवृक्षासन
Adhomukhavṛkṣāsana

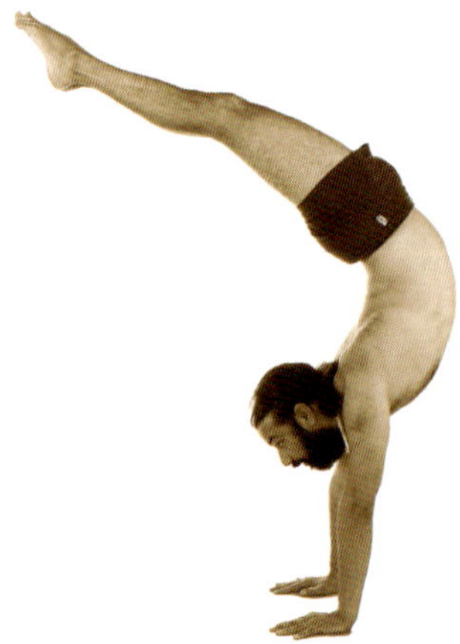

842
अधोमुख वृक्ष आसन (क्षितिज पाद)
Adhomukha vṛkṣa āsana (kṣitija pāda)
Posture de l'arbre vers le bas
(pieds pointés vers l'horizon)

अधोमुखवृक्षासन (क्षितिजपाद)
Adhomukhavṛkṣaāsana (ksitijapāda)

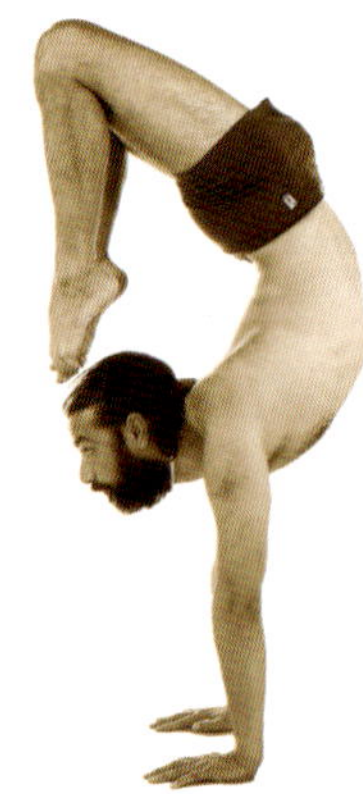

843
पूर्ण वृक्ष वृश्चिक आसन
Pūrṇa vṛkṣa vṛścika āsana
Posture de l'arbre en scorpion (complète)

पूर्णवृक्षवृश्चिकासन
Pūrṇavṛkṣavṛścikāsana

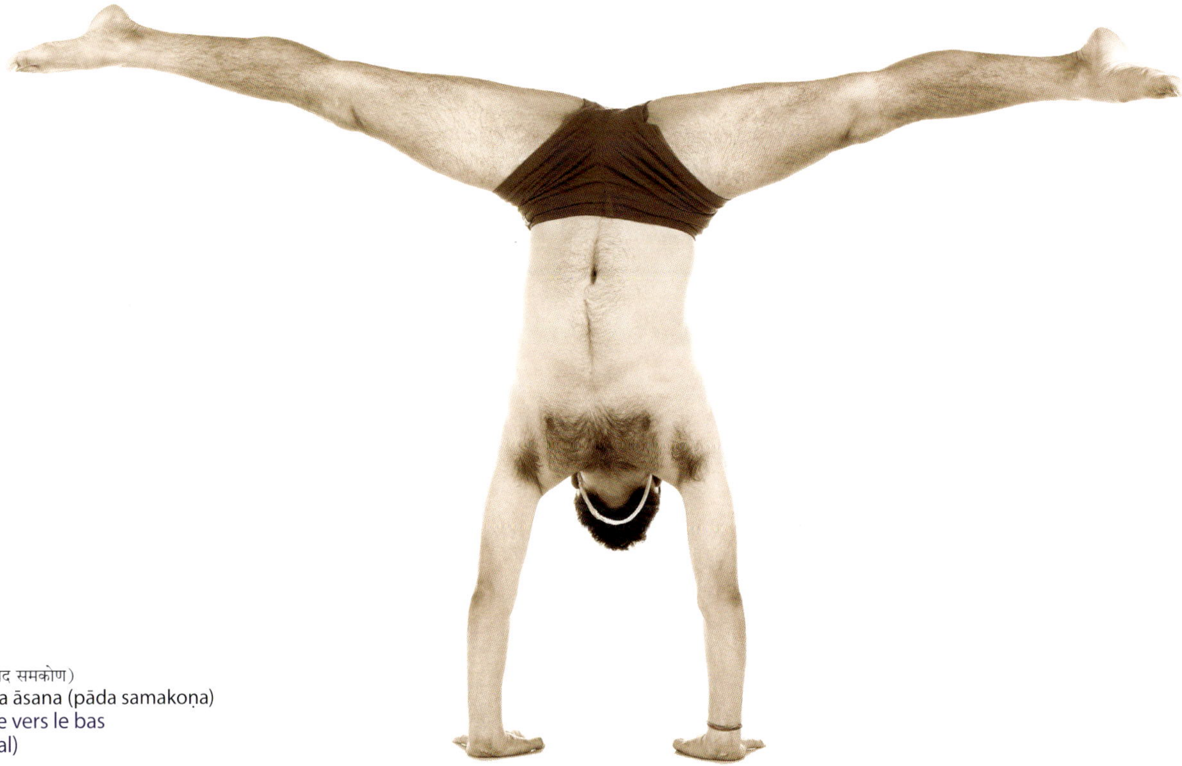

844
अधोमुख वृक्ष आसन (पाद समकोण)
Adhomukha vṛkṣa āsana (pāda samakoṇa)
Posture de l'arbre vers le bas
(grand écart facial)

अधोमुखवृक्षासन (पादसमकोण)
Adhomukhavṛkṣāsana (pādasamakoṇa)

Repos

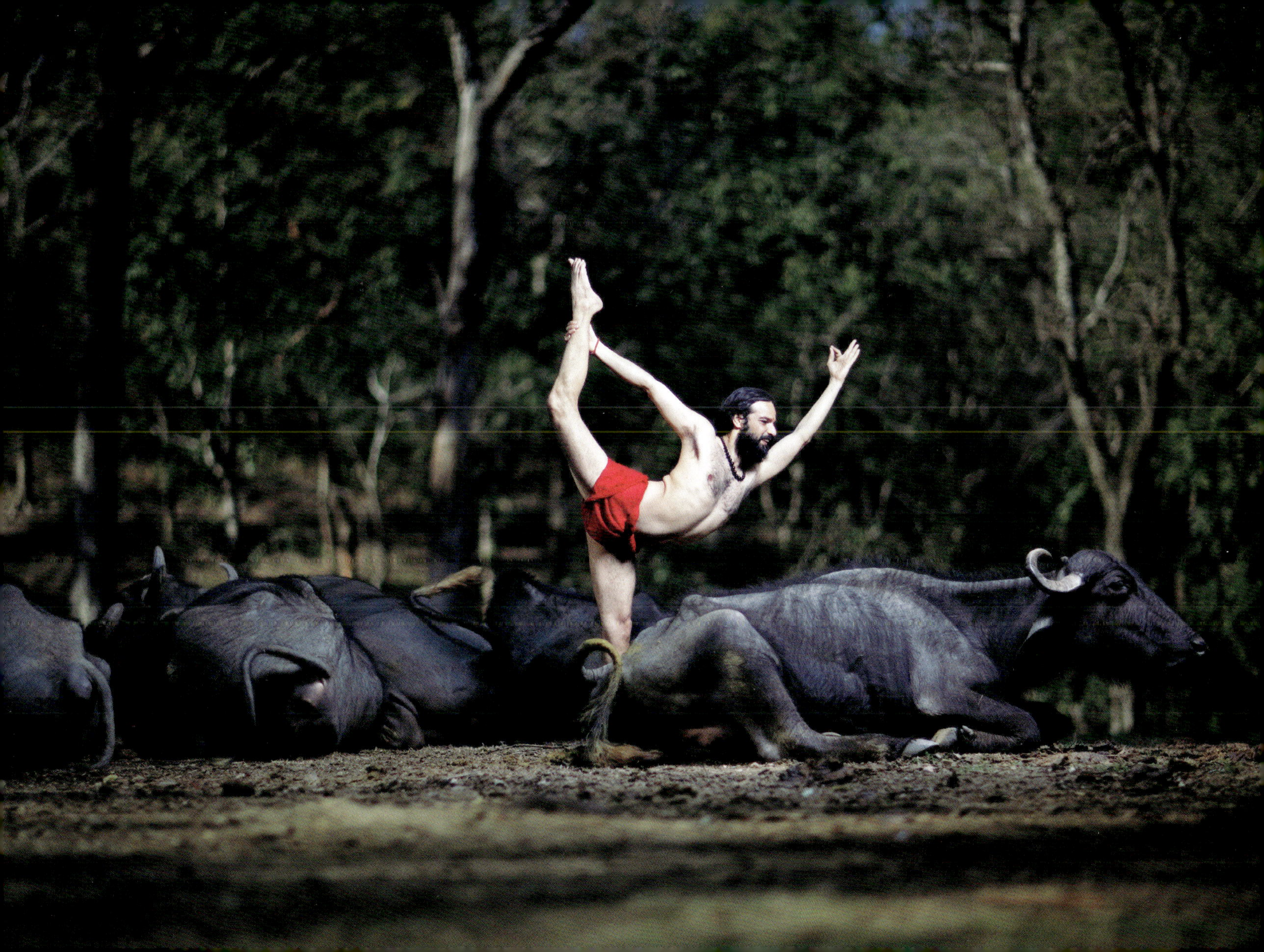

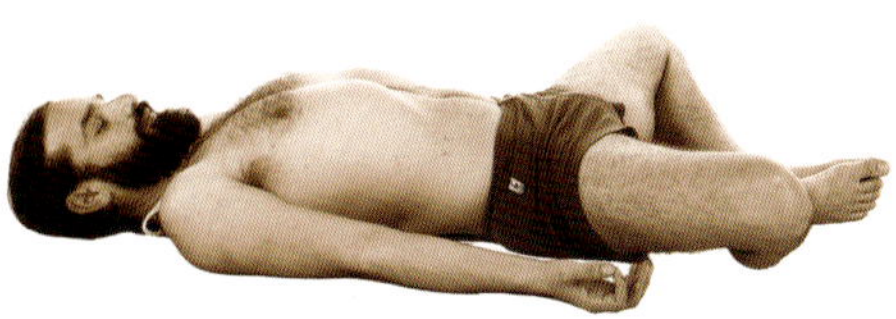

845
पार्वती पाद शव आसन
Pārvatī pāda śava āsana
Posture du cadavre de la déesse sacrée

पार्वतीपादशवासन
Pārvatīpādaśavāsana

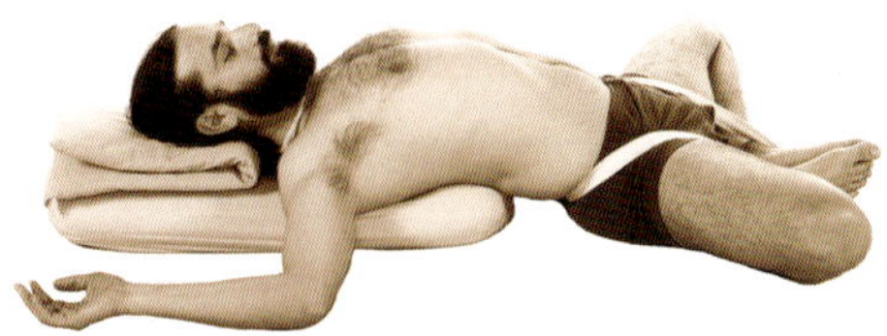

846
पार्वती पाद शव आसन (सरज्जु)
Pārvatī pāda śava āsana (sarajju)
Posture du cadavre de la déesse sacrée (avec sangle)

पार्वतीपादशवासन (सरज्जु)
Pārvatīpādaśavāsana (sarajju)

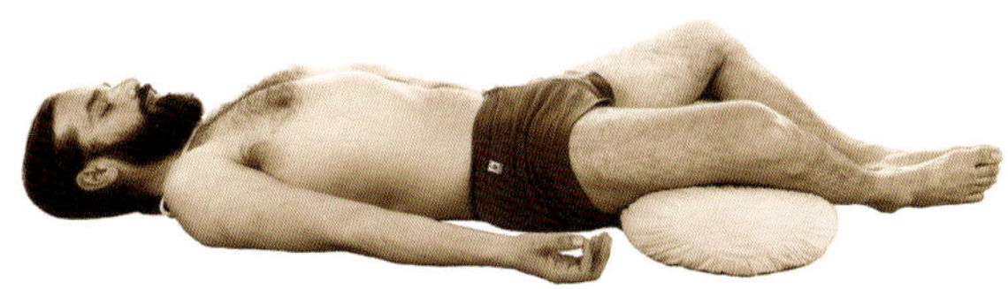

847
पार्वती पाद शव आसन (सालम्ब)
Pārvatī pāda śava āsana (sālamba)
Posture du cadavre de la déesse sacrée (avec support)

पार्वतीपादशवासन (सालम्ब)
Pārvatīpādaśavāsana (sālamba)

Tout le monde a besoin de bien se reposer.

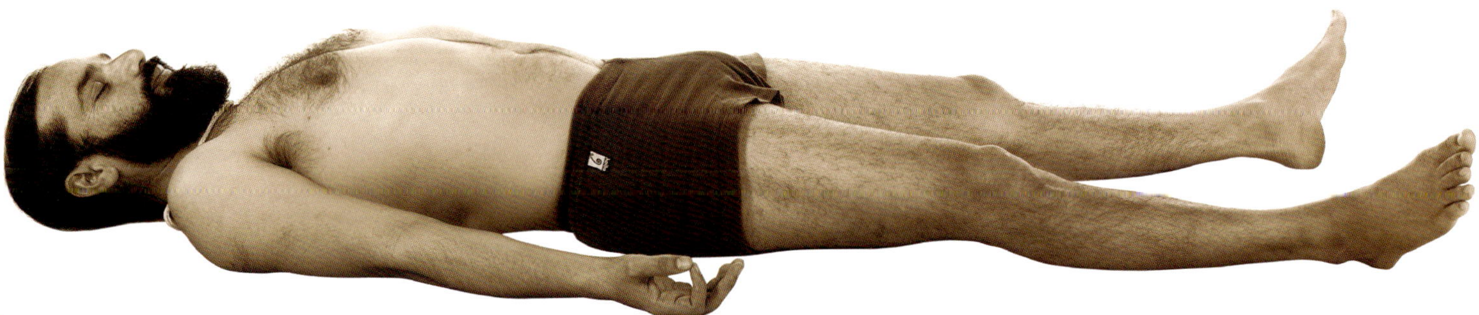

848
शव आसन
Śava āsana
Posture du cadavre

शवासन
Śavāsana

Séquence de salution au soleil classique

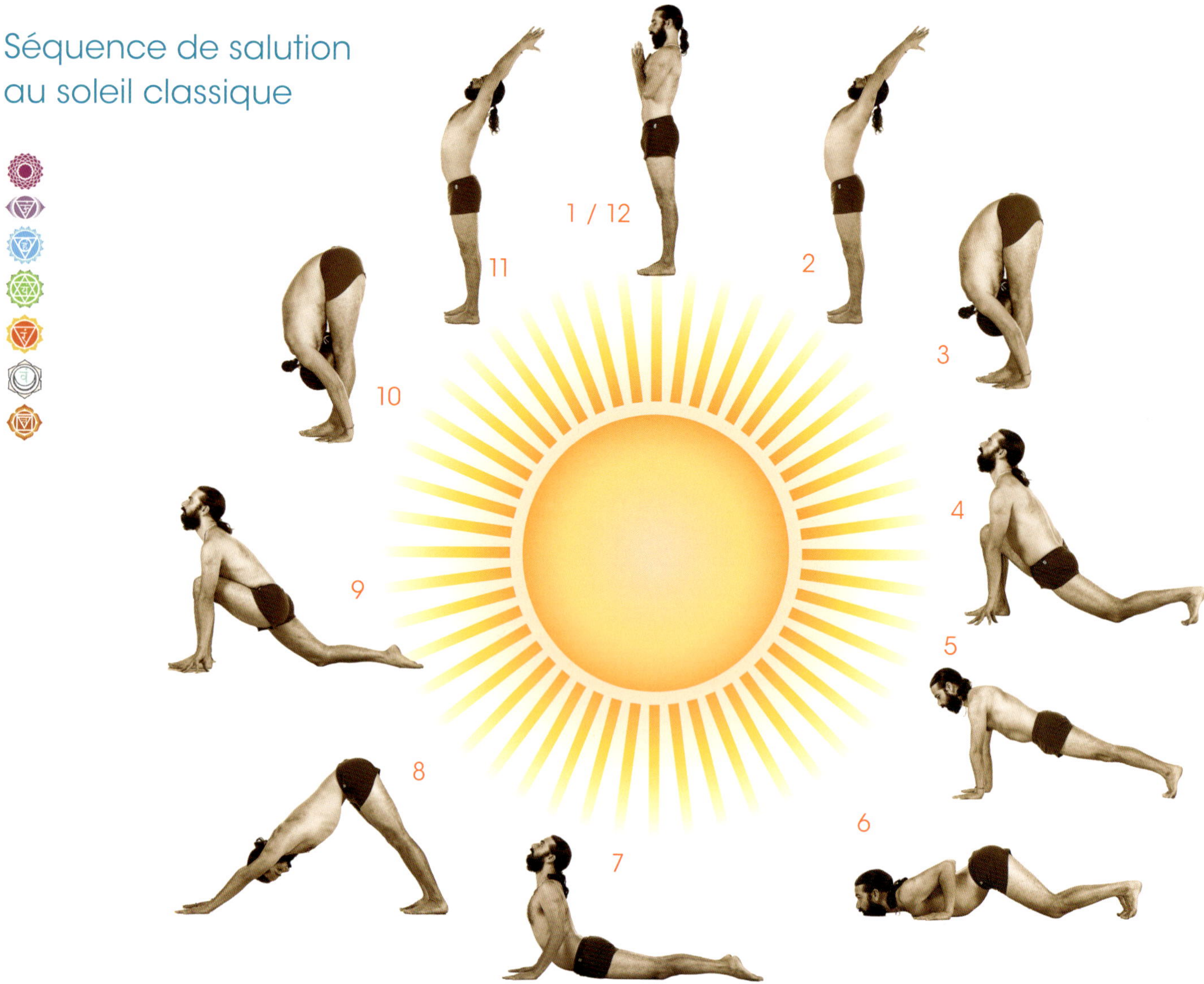

Séquence de salutation au soleil classique

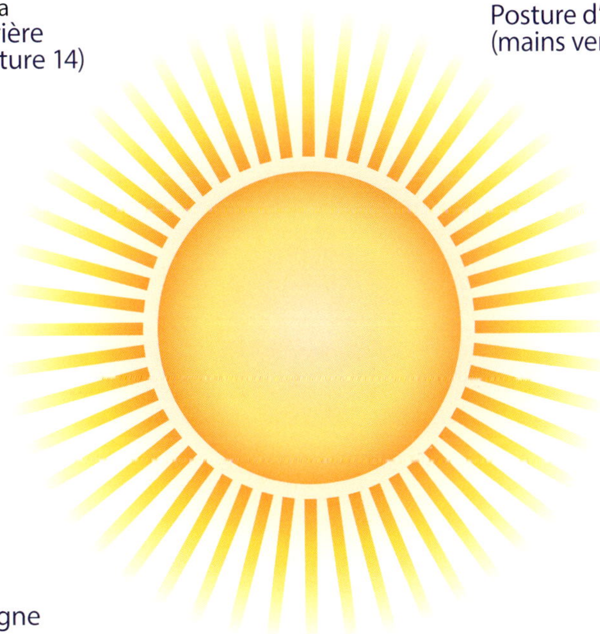

1 / 12
नमस्कार ताड आसन
Namaskāra tāḍa āsana
Posture du palmier
(mains en prière - posture 3)

2
ऊर्ध्व हस्त उत्तान आसन
Ūrdhva hasta uttāna āsana
Posture d'étirement arrière
(mains vers le ciel - posture 14)

3
पृष्ठ उत्तान आसन (पृष्ठ हस्त भू)
Pṛṣṭha uttāna āsana (hasta bhū)
Posture d'étirement du dos
(mains à terre - posture 97)

4
हस्त अङ्गुल भू चेतक आसन
Hasta aṅgula bhū cetaka āsana
Posture du cheval doigts à terre
(posture 247)

5
चतुः अङ्ग दण्ड आसन
Catuḥ aṅga daṇḍa āsana
Posture du bâton à quatre branches (posture 238)

6
साष्टाङ्ग नमस्कार आसन
Sāṣṭāṅga namaskāra āsana
Posture de salutation des huit membres (posture 768)

7
भुजङ्ग आसन
Bhujaṅga āsana
Posture du cobra
(posture 775)

8
पर्वत आसन
Parvata āsana
Postutre de la montagne
(posture 225)

9
हस्त अङ्गुल भू चेतक आसन
Hasta aṅgula bhū cetaka āsana
Posture du cheval à doigts à terre (posture 247)

10
पृष्ठ उत्तान आसन (पृष्ठ हस्त भू)
Pṛṣṭha uttāna āsana (hasta bhū)
Posture d'étirement du dos
(mains à terre - posture 97)

11
ऊर्ध्व हस्त उत्तान आसन
Ūrdhva hasta uttāna āsana
Posture d'étirement arrière
(mains vers le ciel - posture 14)

Séquence de l'équilibre sur les mains à la roue

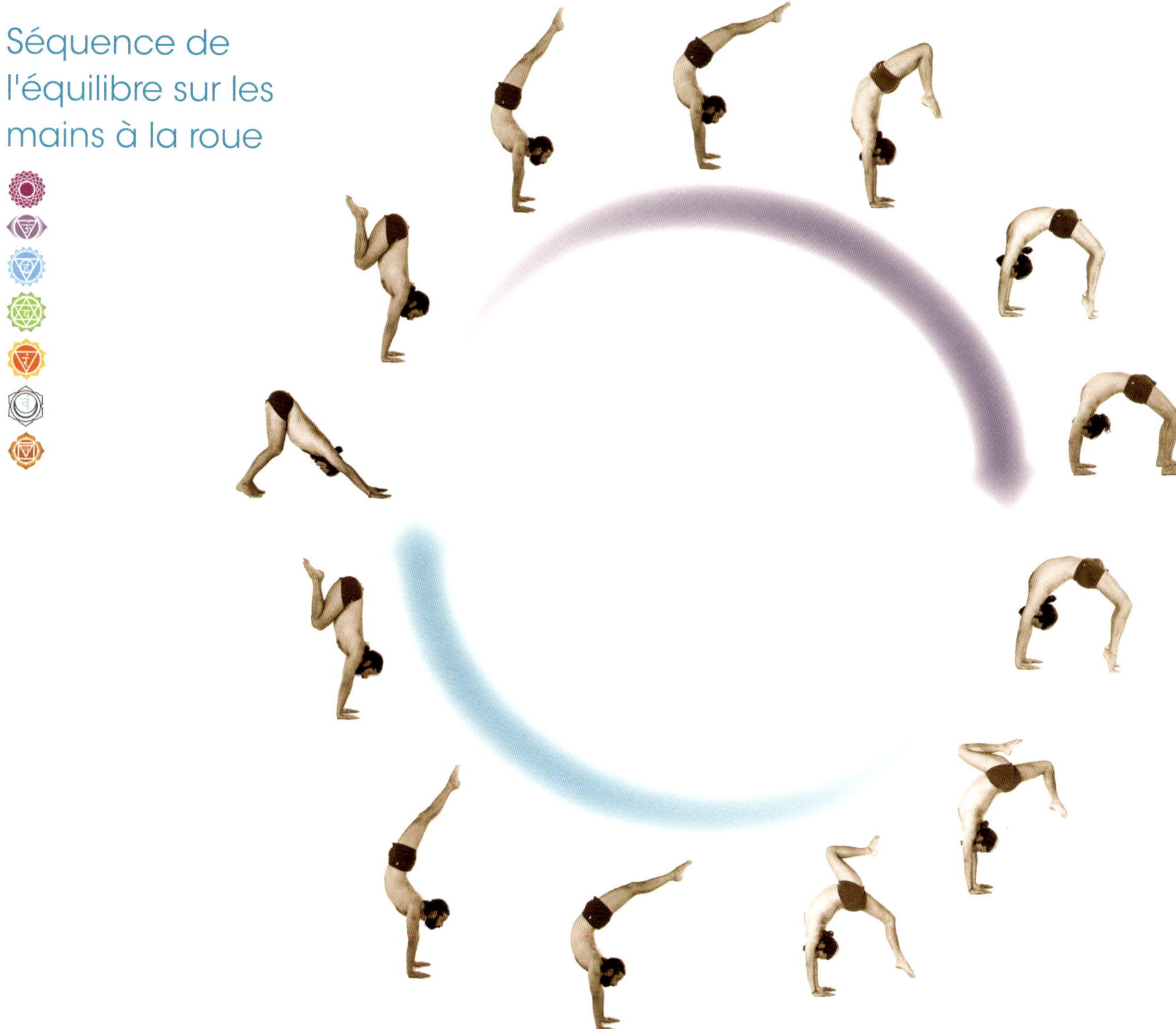

Séquence de la roue arrière

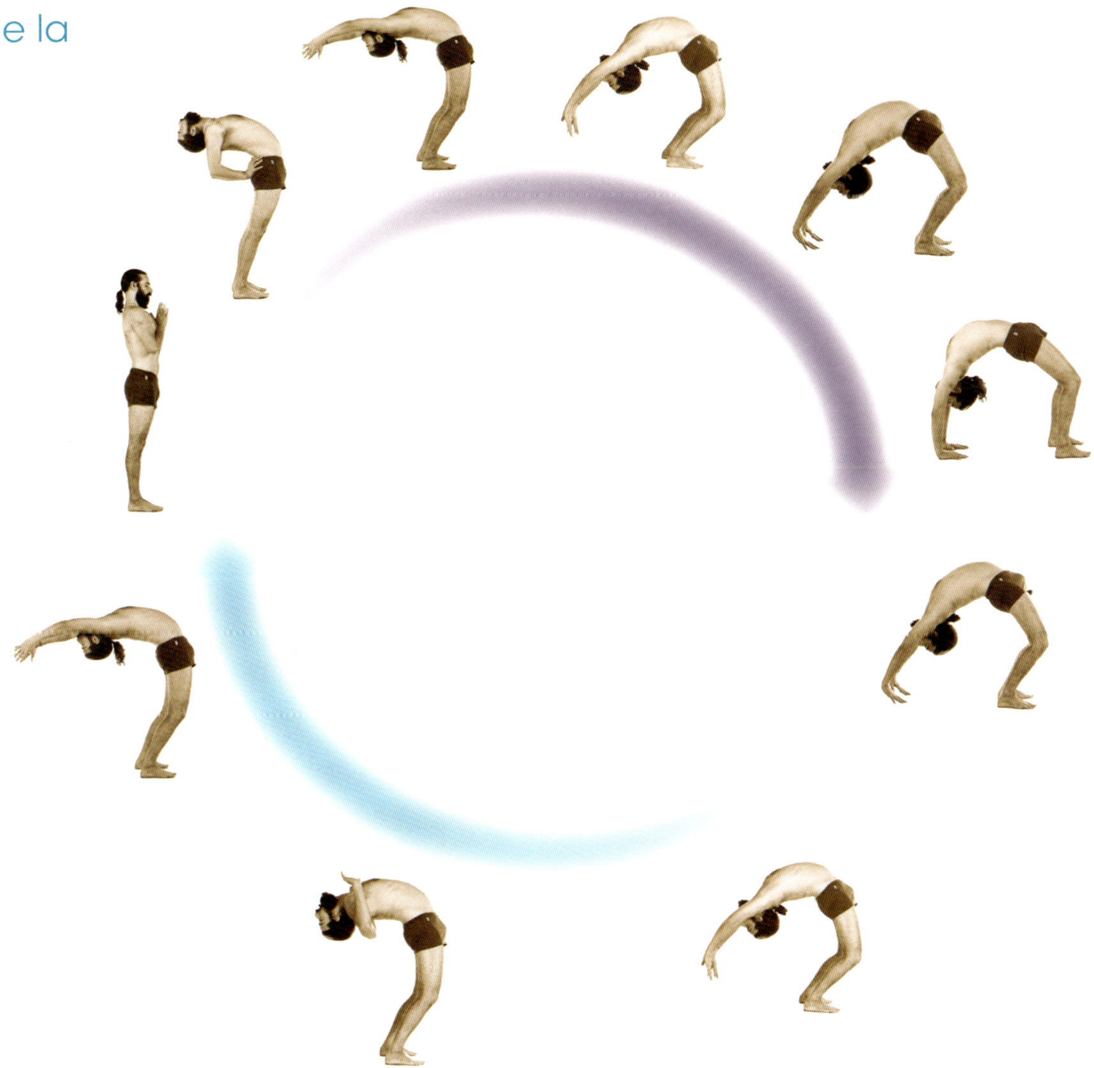

Séquence du scorpion arrière

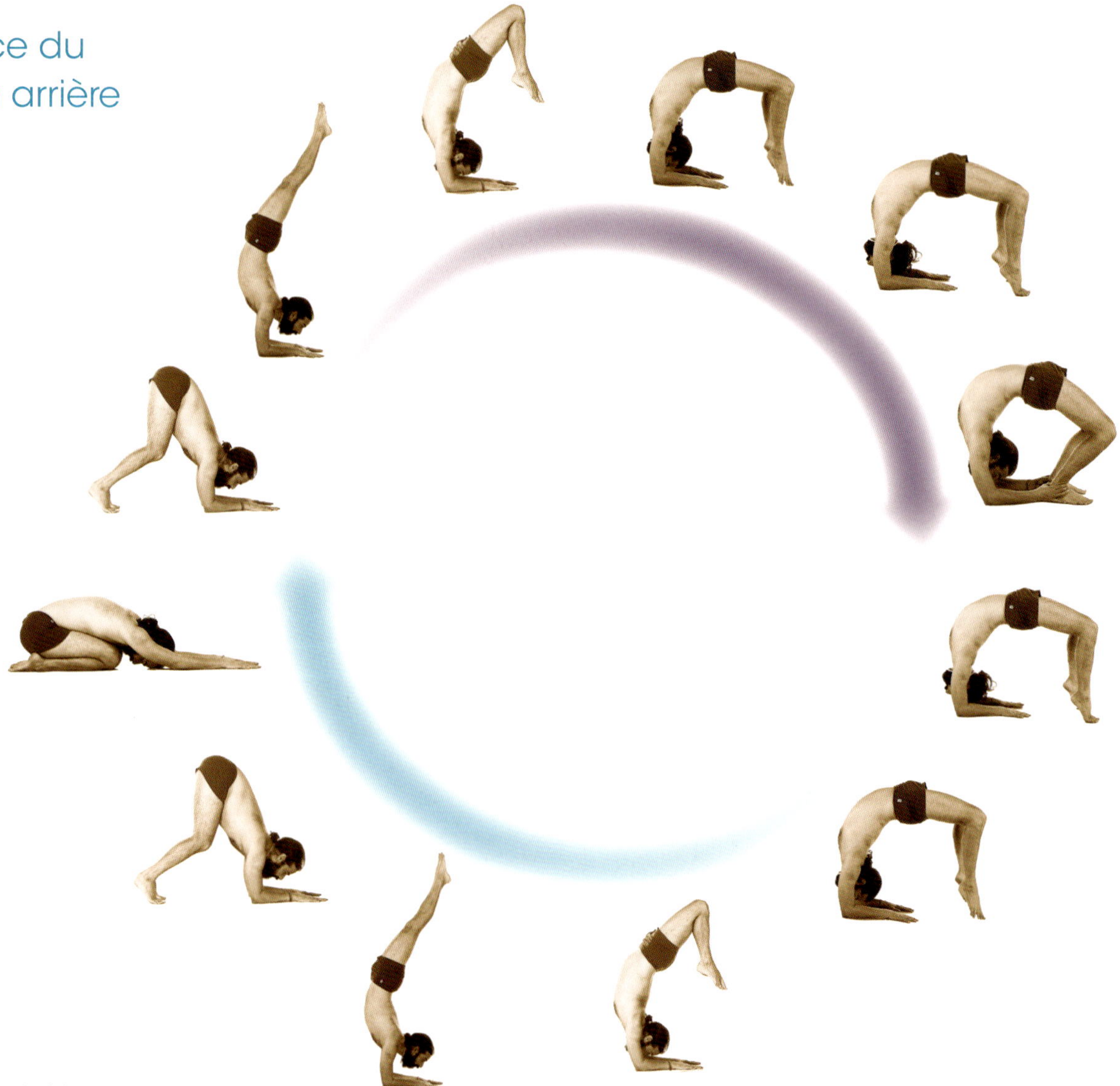

Séquence de la chandelle au pont

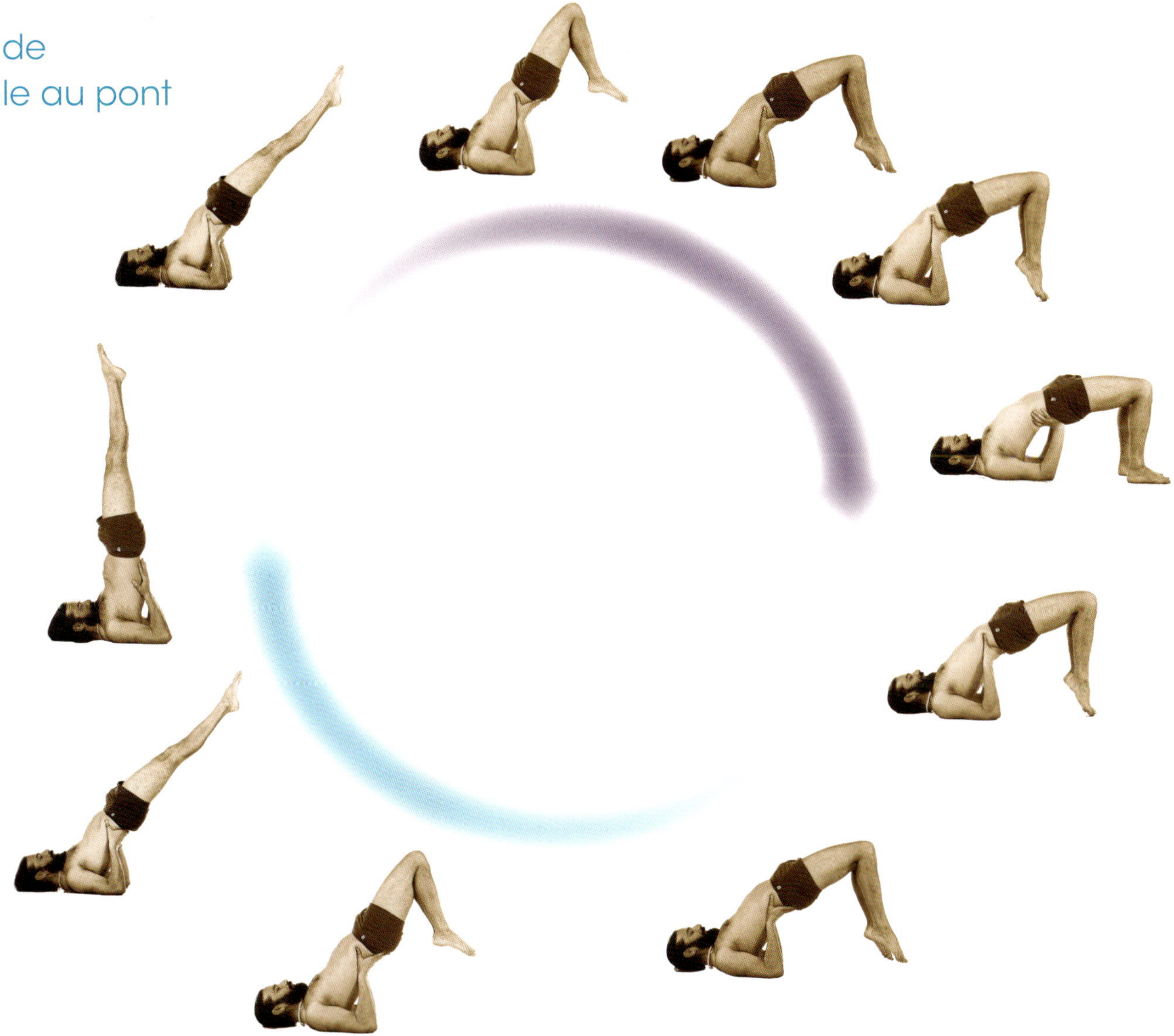

Yogrishi Vishvketu, Docteur en philosophie du Yoga

Célèbre pour son rire contagieux et son approche concrète de la spiritualité yogique, Yogrishi Vishvketu est un enseignant d'envergure internationale qui guide les pratiquants sur le chemin de la découverte de la nature sereine du soi véritable. L'Akhanda Yoga est son approche holistique, qui intègre des pratiques de purification appelées *kriya*, avec les *asana*, le *pranayama*, les chants védiques, la méditation et la philosophie yogique.

Né dans une famille de yogis et de praticiens ayurvédiques, Yogrishi Vishvketu a été toute sa vie imprégné de la sagesse et des enseignements du yoga et des sciences védiques. À l'âge de huit ans, il commence ses études au Gurukul Kanva Ashram à Uttarakhand, en Inde. Il obtient ensuite une bourse pour suivre un cursus de cinq ans en yoga et en sport.

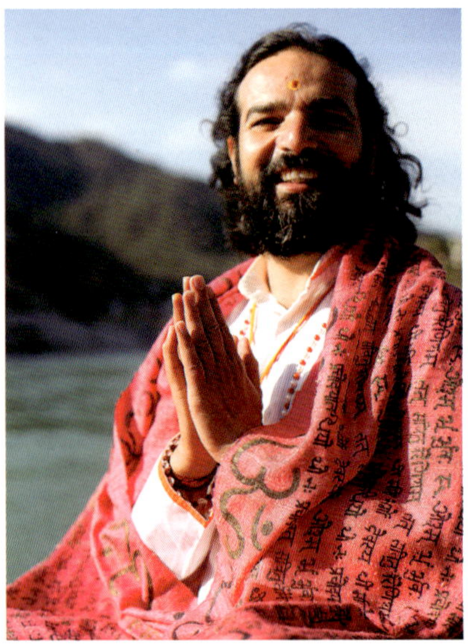

Après avoir obtenu une maîtrise en philosophie du yoga en tant que boursier d'honneur, il a obtenu un doctorat en philosophie du yoga à l'université Gurukula Kangri de Haridwar, en Inde. Bien qu'il ait été deux fois lauréat du prix interuniversitaire indien de yoga *asana* , pour Yogrishi Vishvketu, le yoga est avant tout une pratique intérieure, et c'est cette approche qu'il met au centre de ses enseignements. Lorsqu'il achève son doctorat, son gourou Baba Premnāth prédit : « Tu ne seras jamais employé. Tu créeras des emplois pour d'autres personnes ». Au cours des années suivantes, Yogrishi Vishvketu enseigne le yoga dans le célèbre ashram Yoga Niketan à Rishikesh. En 2000, il s'installe au Canada et commence à transmettre sa connaissance du yoga et de la sagesse védique dans le monde entier grâce à la méthode Akhanda Yoga. Ces dix dernières années, il a formé plus de deux mille professeurs de yoga dans le monde.

En 2007, il a fondé, avec Chetana Panwar, la fondation caritative Anand Prakash Ashram à Rishikesh, où il passe désormais une grande partie de l'année. En plus de la formation au yoga, il perpétue le legs de son père dans ses œuvres caritatives en soutenant des projets de protection des animaux et de l'environnement au sein des communautés locales. En 2014, Anand Prakash Ashram a créé une école gratuite pour plus de deux cent cinquante enfants défavorisés dans l'Uttar Pradesh rural, en Inde.

www.YouTube.com/ akhandayoga
www.Facebook.com/ YogiVishva
Twitter: @YogiVishvketu
Instagram: yogrishi_vishvketu

Akhanda Yoga

L'Akhanda Yoga est une pratique qui vise à nous reconnecter avec notre véritable nature, qui est sans limite, joyeusement sereine et dénuée de peur. En sanskrit, Akhanda signifie « entier » ou « indivisible ». Cette approche comprend le yoga comme un système complet associant le mouvement, le son, la respiration et la méditation. Il s'agit d'une pratique intégrée qui incorpore la sagesse yogique et védique dans notre vie quotidienne afin de créer paix et harmonie.

Par l'intermédiaire de la World Conscious Yoga Family, Yogrishi Vishvketu propose des ateliers ainsi que des programmes de formation de professeurs de yoga Akhanda, de deux cents et cinq cents heures, homologués par la Yoga Alliance, en Inde, au Canada et dans des studios affiliés du monde entier.

Pour en savoir plus sur les projets associatifs de Yogrishi Vishvketu, ou pour consulter son programme international de stages, de conférences et de formations de professeurs, rendez-vous sur le site web :

Akhanda Yoga : www.akhandayoga.com

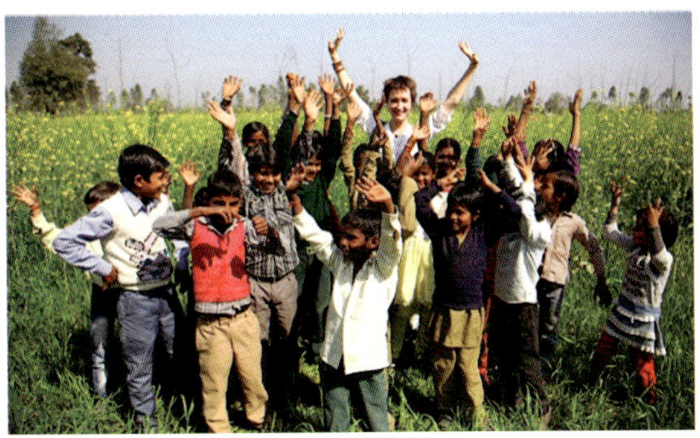

Glossaire

A adhah : fléchi
adhomukha : tourné vers le bas/ regard vers le bas
adhopāda : bas des jambes
ākarna : dessiné/tiré/étiré
ākāśa : ciel
ākuñcana : purification
ānanda : bienheureux
ananta : l'infini
aṇga : partie du corps, organe
aṇgada : étendu
aṅgula : doigts
aṅguṣṭha : gros orteil, orteils
antaṛ : intérieur
antara drishti, antaṛdṛsti : diriger le regard à l'intérieur
apsarā : ange
ārambha : début/initial
ardha : moitié
arjuna bāṇa : flèche concentrée
āsana : posture
asthih : os
avasthā : position

B baddha : serré /lié/ tenu
bahaya drishti : un regard doux avec les yeux ouverts, aide à focaliser votre concentration dans la posture
bahiḥ : ouvert
bahir : extérieur
bahirpāda : extérieur des pieds
baka : grue
bālaka : bébé
bhadra : beau
bhairava : sans peur
bheka : grenouille
bhrūh : sourcils
bhū : terre, déesse de la terre
bhuja : bras
bhujaṅga : cobra
brahmacarya : retenue de l'énergie vitale
buddhi, manīṣā, prajñā : intelligence

C cakra : roue
candra : lune
cātaka : alouette
catuḥ : quatre
cetaka : cheval

D dakśiṇa : sud
daṇḍa : bâton, droit.
dantah, daśana : dents
darśana : regard
darshana : communion avec la bénédiction
deha, kāya, sarīra : corps.
devatas : divinités qui entouraient les yogis.
devī : dieu, déesse
dhanuḥ : arc
dhara : empilé
dhātri : donnant
dhirga āntra : gros intestin
dhruva : figuier
dhyanam : méditation
drishti : vision et concentration de la conscience
dṛṣti : regard fixe
dvi : deux

E eka : un

G garbha : matrice
garuḍa : aigle
go : vache
grīvā : cou
gulpha : cheville
gupta : dissimulé
gurukula : site résidentiel d'éducation spirituelle

H ha : soleil
hala : charrue
hanu : menton
hasobha : joie
hasta : mains
hṛdayaḥ : cœur

J jānu : genou
jatā : dreadlocks
jatāyu : vautour
jñāna mudrā : geste où l'index touche le pouce. Utilisé pour équilibrer l'énergie et la concentration.

K kāga : corbeau
kākhah, kukṣi : aisselle
kalā : phase, temps
Kālī : déesse
kanda pīḍa : libération d'énergie
kaṇth : gorge
kāpāl : crâne
kaphoṇi : coude
kapolah : joues
kapota : pigeon
kara : main
karatala : paume
karṇa, sroṇī : oreille
karo : action
kartarī : ciseaux
kati : taille
keśa : cheveux
khañjana : bergeronnette
koṇa : angle
krauñca : un courlis
krīḍā : enjoué
kriyas : activité spontanée
kṛkalāsa : lézard
kṣitija : horizon
kukkuṭa : pratiques du coq
kūrma : tortue

L laghu āntra : intestin grêle
lalāṭa, mastaka : front
liṇgam, siśna, meḍhrah : pénis
lola : balançoire

M mahā : grand
makara : crocodile
mālā : guirlande
mana : esprit
maṇḍūka : grenouille
maṇgalā : de bon auspice
maṇi : bijou
maṇibandha : poignet
mantra : sons spécifiques utilisés pour activer les centres d'énergie, calmer l'esprit et aider à la méditation
mārjārī : chat
mastiṣkam : cerveau
matsya : poisson
mayūra : paon
meru : colonne vertébrale
mṛdula : heureux
mudita : bienheureux
mudrā : un geste qui crée et maintient une certaine énergie
mukham : visage
mukta : soulager
mūla : racine, assis
muladhara : le chakra racine

muṣṭika, muṣṭi : poing
nābhi, nābha : nombril
naḍi, snāyuh : canal énergétique
nakhah : ongles
namana : s'incliner, être humble, honorer
namaskāra : prière
nasika : nez
nata rāja : Roi de la danse
nātha : yogi
naukā : bateau
netraloma : cils
netram, locanam : yeux
nirālamba : sans support
niraṅkāra : sans forme
nirbhaya : tranquille
nitamba : hanches
nṛtya : danser
oṇkāra : la forme du OM
pāda : jambes, pieds, orteils
padma : lotus
pallava kṛmi : ver de terre
parigha : portail
parivṛtta : en torsion
pārśva : côté
parvat, parvata : montagne
parvati pāda : plantes des pieds jointes
pārvatī : féminin sacré /la déesse
paścima : dos
pavana : vent
pavitra : pureté
phalakaṃ : table
phuphphusah : poumons
pīḍa : pression
piṇḍa : compact, semblable à une matrice
prana : énergie vitale
pranayama : accroître, équilibrer et transformer les énergies solaire et lunaire dans le corps par des pratiques respiratoires
prapāda : demi-pointe des pieds
prapadika : demi- pointe à terre
prasarita : large
pṛṣṭha : arrière, derrière/dos
pṛṣṭhatah : de l'arrière
puccha : plume, queue
pūrṇa : plein/entier
pūrva : avant, frontal
pūrvatah : de l'avant

R

rāja : roi
rajju : serré, lié, tenu
randhra : une ouverture
rasanā, jihvā : langue
romah : pores

S

śalabha : sauterelle
sālamba : avec support
sama sthiti : se tenir debout/ immobile
samakoṇa pāda : fentes latérales
samakṣa : devant, en avant
samakṣatah : de face, vers l'avant
samidhā : sacré
sammukha : regarder devant
sandhi : articulations
sankalpa : intention
sarajju : avec le support d'une sangle
śārdūla : tigre
sarpa : serpent
sarva : tout
śaśāṅka : lapin
sāṣṭāṅga : huit membres
śava : cadavre
setu bandha : pont
śikhā : sommet de la tête, couronne.
śīrṣa, śira : tête.
śīśu : bébé
skandha : épaule
śodhana : purifier
sparśa : toucher
sthāpana : bûche de feu
sūcī : aiguille
sukha : facile
supta : incliné
sūtra : fil
śvāna : chien
śvāsa : jouer avec le souffle

T

tāḍa : palmier
tilaka : onction du troisième œil
ṭiṭṭibha : luciole
tri : trinité
trikoṇa : triangle
tulā : équilibre, variation
tvak : peau

U

udara : abdomen
uḍḍiyāna : soulevé, oiseau volant
upari : au sommet
upaviṣṭa : assis
ūrdhva : au-dessus, en l'air, soulevé, plié
uru : cuisse
uṣṭra : chameau
ut : en haut
utkaphoṇi : coudes levés
utkaṭa : fort
uttāna : étirer, étendre, soulever
utthita : debout
uttolana : en équilibre

V

vajra : éclair
vakra : assis
vakṣah : poitrine
vāma : gauche
vātāyana : fenêtre
vātsalya : berceau
vāyu yāna, vimāna : avion
vika, vikaṭa : défier
vikrama : sagesse
vinata : humble
viparīta : opposé
viparītakaraṇī : inversion
vīra : héros, guerrier
virāṭa, vistṛta : tendu
vṛkṣa : arbre
vṛścika : scorpion

Y

yantra : symboles géométriques des chakras
yoga daṇḍa : bâton utilisé par les yogis pour travailler avec le flux d'énergie
yoni mudrā : source de vie
yoni, bhagah : vagin

SYNCHRONIQUE ÉDITIONS

Remerciements :
Didier Estroumsa, Amélie Marc, Iris Rachez, Louise Raszyk.

Traduction française :
Celin Vuraler

Design de couverture :
Iris Rachez

Édition originale :
Yogāsana, The Encyclopedia of yoga poses, Yogrishi Vishvketu, PhD, Mandala Publishing, 2015.

ISBN : 9782382390290
www.synchronique-editions.com

Achevé d'imprimer en septembre 2022 en Chine.
Dépôt légal : octobre 2022.

LES OUVRAGES SUIVANTS ONT ÉTÉ CONSULTÉS LORS DE LA CRÉATION DE CE LIVRE

Bowditch, Bruce. *The Yoga Asana Index, A Complete Index of Hatha Yoga Postures,* 2nd ed. Nomentira Publishing, 2010.
Dhirendra, Bhramachari. *Yogasana Vijnana: The Science of Yoga.* India: Asia Publishing House, 1970.
Iyengar, B.K.S. *Light on Yoga. London*: Thorsons Classics Edition. HarperCollins, 2001.- Édition française : Lumière sur le Yoga, éd. HarperCollins, 2022.
Muktibodhananda, Swami. *Hatha Yoga Pradipika,* 3rd ed. India: Bihar School of Yoga, 1998. – Édition en français : Muktibodhananda, Swami. *Hatha yoga pradipika, Lumière*
sur le hatha yoga, 1991, *Ed. Satyanandashram.*
Samvat, Vikram. *Yoga Asana.* Gorakhpur, India: Gita Press, 1993.
The Gheranda Samhita. Traduit par James Mallinson. Woodstock, New York: YogaVidya.com, 2004.
Yogeshwaranand, Saraswati. *Bahiranga Yoga: First Steps to Higher Yoga.* Rishikesh, India: Yoga Niketan Trust, 2001.- Éditions en français : *Premiers pas du haut yoga,* traduit par Serge Hutin Dr ès lettres et Gilberte Durand (Divya) Divya Niketan (pdf).

Publié en accord avec Insight Editions, LP, 800 A Street,
San Rafael, CA 94901, USA
www.insighteditions.com

Éditeur : Raoul Goff
Co-éditeur : Michael Madden
Responsable éditoriale : Vanessa Lopez
Responsable de projet : Courtney Anderson
Fabricante : Rachel Anderson
Cheffe de fabrication : Jane Chinn